国家卫生健康委员会"十三五"规划教材
全国高等中医药院校研究生教材
供中西医结合专业用

中西医结合重症医学临床研究

主　编　张敏州

副主编　方邦江　王　醒

编　委（以姓氏笔画为序）

马春林（广西中医药大学第一附属
医院）

王　彤（北京中医药大学附属东方
医院）

王　醒（南京中医药大学附属医院）

方邦江（上海中医药大学附属龙华
医院）

江荣林（浙江中医药大学附属第一
医院）

李　兰（贵州中医药大学第一附属
医院）

李　玮（福建中医学院附属人民医院）

何健卓（广州中医药大学第二附属
医院）

张　庚（浙江中医药大学附属同德
医院）

张敏州（广州中医药大学第二附属
医院）

陈　岩（辽宁中医药大学附属医院）

陈　健（新疆医科大学附属中医
医院）

欧阳彬（中山大学第一附属医院）

柴艳芬（天津医科大学总医院）

高培阳（成都中医药大学附属医院）

郭力恒（广州中医药大学第二附属
医院）

梁　群（黑龙江中医药大学附属第
一医院）

韩　云（广州中医药大学第二附属
医院）

熊旭东（上海中医药大学附属曙光
医院）

学术秘书　何健卓（兼）

人民卫生出版社

图书在版编目（CIP）数据

中西医结合重症医学临床研究 / 张敏州主编. —北京：
人民卫生出版社，2019
ISBN 978-7-117-27980-2

Ⅰ. ①中… Ⅱ. ①张… Ⅲ. ①险症 - 中西医结合疗法 -
中医学院 - 教材 Ⅳ. ①R459.7

中国版本图书馆 CIP 数据核字（2019）第 021042 号

人卫智网	www.ipmph.com	医学教育、学术、考试、健康，
		购书智慧智能综合服务平台
人卫官网	www.pmph.com	人卫官方资讯发布平台

中西医结合重症医学临床研究

主　　编：张敏州
出版发行：人民卫生出版社（中继线 010-59780011）
地　　址：北京市朝阳区潘家园南里 19 号
邮　　编：100021
E - mail：pmph @ pmph.com
购书热线：010-59787592　010-59787584　010-65264830
印　　刷：河北新华第一印刷有限责任公司
经　　销：新华书店
开　　本：787 × 1092　1/16　印张：24
字　　数：584 千字
版　　次：2019 年 4 月第 1 版　2019 年 4 月第 1 版第 1 次印刷
标准书号：ISBN 978-7-117-27980-2
定　　价：65.00 元

打击盗版举报电话：010-59787491　E-mail：WQ @ pmph.com
（凡属印装质量问题请与本社市场营销中心联系退换）

出版说明

为了更好地贯彻落实《国家中长期教育改革和发展规划纲要（2010—2020年）》和《医药卫生中长期人才发展规划（2011—2020年）》，进一步适应新时期中医药研究生教育和教学的需要，推动中医药研究生教育事业的发展，经人民卫生出版社研究决定，在总结汲取首版教材成功经验的基础上，开展全国高等中医药院校研究生教材（第二轮）的编写工作。

全套教材围绕教育部的培养目标，国家卫生健康委员会、国家中医药管理局的行业要求与用人需求，整体设计，科学规划，合理优化构建教材编写体系，加快教材内容改革，注重各学科之间的衔接，形成科学的教材课程体系。本套教材将以加强中医药类研究生临床能力（临床思维、临床技能）和科研能力（科研思维、科研方法）的培养、突出传承，坚持创新，着眼学生进一步获取知识、挖掘知识、提出问题、分析问题、解决问题能力的培养，正确引导研究生形成严谨的科研思维方式和严肃认真的求学态度为宗旨，同时强调实用性（临床实践、临床科研中用得上）和思想性（启发学生批判性思维、创新性思维），从内容、结构、形式等各个环节精益求精，力求使整套教材成为中医药研究生教育的精品教材。

本轮教材共规划、确定了基础、经典、临床、中药学、中西医结合5大系列55种。教材主编、副主编和编委的遴选按照公开、公平、公正的原则，在全国40余所高等院校1200余位专家和学者申报的基础上，1000余位申报者经全国高等中医药院校研究生教育国家卫生健康委员会"十三五"规划教材建设指导委员会批准，聘任为主编、主审、副主编和编委。

本套教材主要特色是：

1. 坚持创新，彰显特色　教材编写思路、框架设计、内容取舍等与本科教材有明显区别，具有前瞻性、启发性。强调知识的交叉性与综合性，教材框架设计注意引进创新的理念和教改成果，彰显特色，提高研究生学习的主动性。

2. 重难热疑，四点突出　教材编写紧跟时代发展，反映最新学术、临床进展，围绕本学科的重点、难点、热点、疑点，构建教材核心内容，引导研究生深入开展关于"四点"的理论探讨和实践研究。

3. 培养能力，授人以渔　研究生的培养要体现思维方式的训练，教材编写力求有利于培养研究生获取新知识的能力、分析问题和解决问题的能力，更注重培养研究生的思维方法。注重理论联系实际，加强案例分析、现代研究进展，使研究生学以致用。

4. 注重传承，不离根本　本套研究生教材是培养中医药类研究生的重要工具，使浸含在中医中的传统文化得到大力弘扬，在讲述现代医学知识的同时，中医的辨证论治特色也在教材中得以充分反映。学生通过本套教材的学习，将进一步坚定信念，成为我国伟大的中医药事业的接班人。

5. 认真规划，详略得当　编写团队在开展工作之前，进行了认真的顶层设计，确定教材编写内容，严格界定本科与研究生的知识差异，教材编写既不沿袭本科教材的框架，也不是本科教材内容的扩充。编写团队认真总结、详细讨论了现阶段研究生必备的学科知识，并使其在教材中得以凸显。

6. 纸质数字，相得益彰　本轮教材的编写同时鼓励各学科配备相应的数字教材，此为中医出版界引领风气之先的重要举措，图文并茂、人机互动，提高研究生学以致用的效率和学习的积极性。利用网络等开放课程及时补充或更新知识，保持研究生教材内容的先进性、弥补教材易滞后的局限性。

7. 面向实际，拓宽效用　本套教材在编写过程中应充分考虑硕士层次知识结构及实际需要，并适当兼顾初级博士层次研究生教学需要，在学术过渡、引导等方面予以考量。本套教材还与住院医师规范化培训要求相对接，在规培教学方面起到实际的引领作用。同时，本套教材亦可作为专科医生、在职医疗人员重要的参考用书，促进其学术精进。

本轮教材的修订编写，教育部、国家卫生健康委员会、国家中医药管理局有关领导和相关专家给予了大力支持和指导，得到了全国40余所院校和医院、科研机构领导、专家和教师的积极支持和参与，在此，对有关单位和个人致以衷心的感谢！希望各院校在教学使用中以及在探索课程体系、课程标准和教材建设与改革的进程中，及时提出宝贵意见或建议，以便不断修订和完善，为下一轮教材修订工作奠定坚实的基础。

人民卫生出版社有限公司
2019 年 1 月

全国高等中医药院校研究生教育
国家卫生健康委员会"十三五"
规划教材建设指导委员会名单

主任委员

张伯礼

副主任委员（以姓氏笔画为序）

王永炎　王省良　匡海学　胡　刚　徐安龙
徐建光　曹洪欣　梁繁荣

委员（以姓氏笔画为序）

王　华　王　晖　王　键　王　滨　孔祥骊
石　岩　吕治平　乔延江　刘宏岩　刘振民
安冬青　李永民　李玛琳　李灿东　李金田
李德新　杨　柱　杨关林　余曙光　谷晓红
宋柏林　张俊龙　陈立典　陈明人　范永昇
周永学　周桂桐　郑玉玲　胡鸿毅　高树中
唐　农　曹文富　彭　成　廖端芳

秘书

李　丽　周桂桐（兼）

国家卫生健康委员会"十三五"规划教材
全国高等中医药院校研究生教材目录

一、基础系列

1	自然辩证法概论（第2版）	主编	崔瑞兰	
2	医学统计学	主编	王泓午	
3	科研思路与方法（第2版）	主编	季 光	赵宗江
4	医学文献检索（第2版）	主编	高巧林	章新友
5	循证中医药临床研究方法（第2版）	主编	刘建平	
6	中医基础理论专论（第2版）	主编	郭霞珍	王 健
7	方剂学专论	主编	李 冀	谢 鸣
8	中药学专论	主编	钟赣生	杨柏灿
9	中医诊断学专论	主编	黄惠勇	李灿东
10	神经解剖学	主编	孙红梅	申国明
11	中医文献学	主编	严季澜	陈仁寿
12	中医药发展史专论	主编	程 伟	朱建平
13	医学英语	主编	姚 欣	桑 珍

二、经典系列

14	黄帝内经理论与实践（第2版）	主编	王 平	贺 娟
15	伤寒论理论与实践（第2版）	主编	李赛美	李宇航
16	金匮要略理论与实践（第2版）	主编	姜德友	贾春华
17	温病学理论与实践（第2版）	主编	谷晓红	杨 宇
18	难经理论与实践（第2版）	主编	翟双庆	

三、临床系列

19	中医内科学临床研究（第2版）	主编	薛博瑜	吴 伟
20	中医外科学临床研究（第2版）	主编	陈红风	
21	中医妇科学临床研究（第2版）	主编	罗颂平	刘雁峰
22	中医儿科学临床研究（第2版）	主编	马 融	
23	中医骨伤科学临床研究（第2版）	主编	王拥军	冷向阳

前　言

　　重症医学是一门新兴的跨学科临床专业学科，它与临床各科既有密切的关系，又有自身的理论体系和特殊的临床医疗范畴，所以除掌握临床科室常用诊疗技术外，应具备独立完成监测与生命支持核心技术的能力。本书的内容以影响我国人民健康的较为严重、常见的危急重症为重点，以系统器官疾病为章节划分，重点突出器官功能评价及支持，并单独列出了"重症医学常用操作""重症患者评估""人文医学与医疗沟通"等章节以凸显重症医学的特点。考虑到器官移植的共性和该内容在《外科学》已有较为详细的阐述，本书将心、肝、肾等各系统器官移植内科问题合并为一章。在内容编写上，力求做到更新、更精、更深。注重培养学生独立分析、解决问题的临床思维能力；在诊治方案中，应用循证医学的观点，融入有证据的、国际公认的临床诊治指南、决策分析方面的内容。在言而有据的前提下，尽可能反映所涉及领域的最新成果。

　　编写过程中我们力求定义准确、概念清楚、结构严谨、层次分明、重点突出、逻辑性强，将循证医学的思想、人文素质教育贯穿其中，旨在培养学生的创新思维和实践能力。本书不仅可用作中医或中西医结合研究生教材，也适用于攻读医学专业博士学位的医师使用。

　　在临床上，由于患者个体差异和现代医药的迅速发展，治疗方法和药物剂量不断变化。因此，本书提供的资料仅供参考，不作为法定依据。

　　本教材的编委来自全国16所高等医学院校，所属单位为全国知名中医或西医院校附属教学医院，全部拥有研究生教学经验。他们均工作在医疗、教学、科研第一线，有着丰富的临床和教学经验，为本书编写付出了大量的时间和精力。如方邦江、王醒、郭力恒、韩云、柴艳芬等教授分别在各篇内容的审稿中做了大量工作，学术秘书何健卓博士也为定稿做了很多协调和文字处理工作，全体编委都认真负责地参与整个编写过程。在此一并表示衷心的感谢！

　　由于编写时间短促，加之编者水平所限，书中难免有不尽完善之处，期盼广大读者不吝指正。

编　者

2018年8月

目　　录

第一章 概　述

第一节　中西医结合重症医学科的发展现状

一、重症医学发展概况

（一）重症医学的概念

重症医学（critical care medicine，CCM）是研究任何损伤或疾病导致机体向死亡发展过程的特点和规律性，并根据这些特点和规律性对重症患者进行救治的科学。重症医学科（intensive care unit，ICU）是实施重症医学的主要场所。ICU配备专职人员和尖端设备，对急危重症特别是多器官功能障碍患者进行抢救性治疗和延续性生命支持，是现代医学发展的产物，是各临床科室的坚强后盾，是医院整体医疗水平的重要标志。

（二）我国重症医学科的发展历程

1974年，王今达教授创建了我国第一个急救医学研究机构——天津市第一中心医院急性三衰（心、肺、肾）抢救研究室，并创建了我国第1个ICU监护病房。2005年，中华医学会重症医学分会成立。2008年7月，国家标准化委员会公布重症医学成为临床二级学科，学科代码320.58。2009年1月，卫生部增加"重症医学科"为一级诊疗科目，代码28，并颁布了《重症医学科建设与管理规范》。卫生管理部门对重症医学的正名，代表着重症医学科正式进入了全面发展的快车道。广大重症医学从业人员有了自己的学科归属，一些国内先进的ICU，无论是硬件技术，还是流程管理，迅速向国际水平追赶。

尽管对重症医学科建设投入的不断增加，相关的诊疗理论和技术却并未取得突破。最基本的脓毒症诊断标准，仍困扰着广大重症医学工作者。强大的生命支持技术，包括呼吸机、血液净化等，虽然对维持生命、争取诊断和治疗时间等有积极作用，但仍存在有创性和代价高昂等缺点。最强的心肺支持的体外膜肺氧合（extracorporeal membrane oxygenation，ECMO）技术，其总体存活出院率仍在50%以下，长期支持仍然难以实现。重症医学尚有太多课题呕待解决，其发展依旧任重道远。

（三）重症医学的主攻方向

脓毒症（Sepsis）和全身炎症反应综合征（systemic inflammatory response syndrome，SIRS）是重症医学的主要研究目标。2002年10月，世界几大重症学会共同签署了《巴塞罗那宣言》，制定了Sepsis和SIRS的具体定义，提出5年内将脓毒症的死亡率降低25%的宏伟目标。

由于人体炎症反应复杂,核心机制尚不清楚,现有的量化标准诊断脓毒症还不完善。临床中各种原因所致脓毒症的差异很大,如肠穿孔感染与重症肺炎,两者的病理生理特点及治疗方法就有很大不同,创伤、颅脑、血液等方面疾病就更加复杂了。国际学界对脓毒症的定义又不断进行补充修订。复杂的诊断标准,导致世界各国各地区发病率、死亡率差异较大。美国全国医院数据统计,严重脓毒症的发生率为300/10万~1031/10万,死亡率为14.7%~29.9%。澳大利亚和新西兰的ICU数据,死亡率更是达到22%~61%。

标准不一,影响了脓毒症临床疗效的客观评价。重症患者的治疗干预很多,也进一步限制其临床科研,针对脓毒症目前国际上仍然缺乏明确公认的有效药物。谷氨酰胺一度被寄予厚望,新的研究又出现争议。曾经唯一上市的活化蛋白C,PROWESS-SHOCK研究证实不能改善感染性休克患者28天病死率,最终退市。目前认为鱼油可能有一定疗效,但尚在研究中。

二、中医院重症医学科建设与发展

中医医院重症医学科是中西医结合重症医学研究与发展的有力依托。1998年7月,广东省中医院重症医学科成立,这是全国中医系统中最早建立的大型综合性重症医学科之一。随后全国中医院重症医学科纷纷成立,促进了中医院的发展,也促进了中西医结合重症医学的发展。在SARS和甲型H1N1流感的救治过程,中医院重症医学科的参与及贡献,提高了中西医结合治疗重症医学的地位,进一步推动了中医院重症医学科的发展。目前全国大部分大型中医院已经建立重症医学科。

随着医院和科室的发展,各地各级中西医结合重症医学专业学术组织相继成立。2005年,广东省中西医结合学会重症医学专业委员会率先成立,其后又有江西省、江苏省、贵州省、浙江省、黑龙江省、云南省、辽宁省、山西省、重庆市及上海市成立了中西医结合重症医学专业委员会,另有多个省份在筹备成立中。

2010年4月,中国中西医结合学会重症医学专业委员会成立,我国重症医学中西医结合有了自己的交流平台。学会积极推动中西医结合重症医学学科发展,2012年受国家中医药管理局委托制定颁布了《中医医院重症医学科建设与管理指南》。同年,重症医学科成为国家中医药管理局"十二五"重点专科。目前全国共有重症医学科重点专科培育单位30个,协作组单位31个,分布在全国28个省份及直辖市,由广东省中医院担任总牵头单位。2014年,广东省中医院重症医学科成为国家临床重点专科(中医专业)——重症医学科建设单位,是全国中医系统中首个成为国家临床重点专科的重症医学科。

2013年广东省中医院重症医学科发起了第二次全国中医医院重症医学科现状调查,显示我国中医院重症医学科又有了显著的发展。ICU在床位数、建筑面积等规模指标上总体有所提高,医院床位比占到2%,基本上达到了《中医医院重症医学科建设与管理指南》建议的最低要求。在科室设备方面,各种类型呼吸机、血液净化仪、纤支镜等主要设备数量有所提高,基本达到《中医医院重症医学科建设与管理指南》要求。中医医院大多能发挥中医学优势,配备中医诊疗设备,开展中医疗法。独立开展的监测及技术方面,如超声、血流动力学监测、床边血气生化等,较第一次调查有所提高,尤其是PACS及HIS等现代化系统的应用上比例提高>50%,体现了中医院对医疗现代信息技术的重视。在开展临床路径及中医参与率方面的数据也有提高。但对比我国西医院重症医学科的先进水平,还存在着一定差距:如专科医生与护士配比未达标,辅助人员配备比例低,床位比仍相对偏低,一些重要技术如纤支镜、CRRT、血流动力学监测等的覆盖率尚未达到100%等,也是今后继续努力的方向。

第二节 重症患者评估

在疾病的诊治中,明确诊断是有效针对性治疗的基础,在重症疾病中也不例外,及时地发现重症患者、正确地评估病情才能更好地进行救治。

一、重症患者的识别

对于非危急重的疾病,诊治程序应从详细、完整的病史采集,到全面、仔细的体格检查,再到针对性的辅助检查,通过综合分析病史、症状、体征及辅助检查的结果,明确诊断,再行治疗。这过程是相当耗时的,短则几天,长可数月。但对于重症患者,抢救时间紧迫,有时甚至以分秒计算,抓紧时间快速地对患者的状况有较准确的评估、判断及处理,才能为后续病因的进一步明确及治疗赢取机会与时间。

临床上往往是先关注患者的神志、心率、心律、呼吸、血压、血氧饱和度等关键生命体征,边采集病史边查体,对于危及生命的状态及时快速地干预、纠正,力求先稳定患者的生命体征,不能强求病因明确再行处理。

因此,准确识别重症患者应为ICU医生的基本专业素养,对于非从事危重症专业或经验尚浅的ICU医生,可采用评分系统,如改良早期危险评分等,帮助从基本生命体征早期发现重症患者(表1-1)。

表1-1　改良早期危险评分(modified early warning score, MEWS)

项目	0分	1分	2分	3分
收缩压(mmHg)	101~199	81~100	≥200或71~80	≤70
心率(次/min)	51~100	41~50或101~110	≤40或111~129	≥130
呼吸(次/min)	9~14	15~20	21~29或<9	≥30
体温(℃)	35~38.4		<35或≥38.5	
意识状态	清醒	对声音有反应	对疼痛有反应	无反应

MEWS仅包括收缩压、心率、呼吸、体温、神志5项基本生命体征评分项目,临床获取迅速、方便、不受条件限制,应用简单。评分越高,危重程度越高。有研究指出,MEWS>5分时危重患者的构成比明显增加,≥9分时危重症患者病死率明显增高,有学者认为MEWS≥4分即需要加强对患者监护治疗。

在紧急复苏抢救的同时,可同时进行病史了解、查体及必要的辅助检查,但此时的病史采集、查体及辅助检查都是应该针对合理有效的复苏而有选择地进行的,并不要求像常规情况那样巨细无遗。某些查体项目应当同时进行,如检查一位昏迷的患者,可以同时判断意识状态、脉搏、呼吸情况等。

同时,还需有动态、发展的眼光看待重症患者。某些危重症可有发病隐匿、进展迅速的特点,如创伤后患者颅脑、腹腔脏器等空腔内出血,免疫抑制患者初发感染,患者合并严重、恶性心律失常基础等,而患者就诊时可仍处于相对稳定状态,临床上需提高警惕,不可麻痹松懈。这有赖于医护人员对危重急症疾病的充分认识。

二、重症患者的评价

重症患者的客观量化评价可借助评分系统、核查表等工具进行。

(一)病情危重度的评估

对于病情危重度的评价有许多评分系统可供使用,如APACHE评分系统、MODS评分、LODS评分、SOFA评分、肺损伤评分、多发伤的诊断和损伤评分AIS-ISS系统等。其中,APACHE评分系统可适用于一般危重患者的病情危重度的评估与预后预测;上述其余评分系统均属于专项评分系统,只用于专项疾病的病情评估。

(二)重症患者治疗的评估

1. 治疗干预评价系统(therapeutic intervention scoring system,TISS) 对于重症患者的治疗强度是否合适,可使用TISS系统进行评估,见表1-2。

表1-2　TISS评分

评分	标	准
4	心搏骤停或电除颤后(48小时内)	人工低温
	控制呼吸,用或不用PEEP	加压输血
	控制呼吸,间断或持续用肌松药	抗休克裤
	食管静脉出血,三腔二囊管压迫止血	输血小板
	持续动脉内给药	主动脉球囊反搏
	放置肺动脉漂浮导管	24小时内急诊手术
	心房和(或)心室起搏	急性消化道出血灌洗
	病情不稳定者行血液透析	急诊行内镜或纤维支气管镜检查
	腹膜透析	应用血管活性药物(>1种)
3	静脉营养(包括肾、心、肝衰营养液)	电转复治疗心律失常
	备用起搏器	应用降温毯
	胸腔引流	动脉置管测压
	间歇指令通气或辅助通气	48小时内快速洋地黄化
	应用CPAP治疗	测定心排量
	经中心静脉输高浓度钾	快速利尿治疗体液超负荷或脑水肿
	经鼻或口气管内插管	积极纠正代谢性碱中毒
	无人工气道者行气管内吸引	积极纠正代谢性酸中毒
	代谢平衡复杂,频繁调整出入量	紧急行胸腔、腹膜后或心包穿刺
	频繁或急量动脉血气分析、出凝血指标(>4次/班)	积极抗凝治疗(最初48小时)

评分		标　准	
3	频繁成分输血（＞5U/24h）	因容量超负荷行静脉放血	
	非常规静脉单次注药	静脉应用2种以上抗生素	
	静脉滴注一种血管活性药物	药物治疗惊厥或代谢性脑病（发病48小时内）	
	持续静脉滴注抗心律失常药物	复杂性骨牵引	
2	监测CVP	鼻饲	
	同时开放2条静脉输液	因体液丢失过多行补液治疗	
	病情稳定者行血液透析	静脉化疗	
	48小时内的气管切开	每小时记录神经生命体征	
	气管内插管或气管切开者接T形管	频繁更换敷料	
	或面罩自主呼吸	静脉滴注垂体后叶素	
1	监测心电	褥疮	
	每小时记录生命体征	留置导尿管	
	开放1条静脉输液	吸氧治疗（鼻管或面罩）	
	慢性抗凝治疗	静脉应用抗生素（＜2种）	
	常规记录24小时出入量	胸部物理治疗	
	急查血常规	伤口、瘘管或肠瘘需加强冲洗、包扎	
	按计划间歇静脉用药	或清创	
	常规更换敷料	胃肠减压	
	常规骨牵引	外周静脉营养或脂肪乳剂输入	
	气管切开护理		

使用时，每日同一时间由一名观察者收集资料，对前24小时内完成的治疗措施进行评分，所得总分若没有与APACHE评分等病情危重程度评分一致，应检讨治疗措施是否适当。

2. ICU核查表　ICU核查表是为了使重症患者治疗质量得到提高而对ICU每日工作项目进行列表清单，并根据清单内容核实工作落实的情况，以减少临床诊治过程中的遗忘和失误。不同ICU可根据工作的需求和实际环境情况进行设计，并根据最新的学术指南、循证研究结果调整，将最重要的项目简明列出，制订一个适合自身需要的ICU核查表（check list）。

第三节　中西医结合重症医学的研究进展

重症医学的疾病特点要求把患者看作一个整体，治疗体现系统性和整体性，这符合中医的整体观。中西医的有机结合，可以从宏观整体到微观局部全方面地了解急危重症的发生发展，并在治疗过程中取长补短，避免单纯中医或西医治疗的局限性，从而提高急危重症的综合诊治水平。脓毒症是重症医学研究内容的重点及难点,下面以脓毒症为切入点分析目前重症医学中西医结合的研究进展。

一、脓毒症的中西医结合治疗

近30年来,随着重症医学的整体发展,脓毒症的中医药治疗已取得不少成果。王今达等于20世纪70年代首先提出"三证三法"治疗脓毒症的临床思路。和脓毒症的"菌毒并治"理论体系,即西医抗菌与中药拮抗内毒素并用的中西医结合疗法。在此基础上,发展为"四证四法",即血瘀证与活血化瘀法,毒热证与清热解毒法,急性虚证与扶正固本法,腑气不通证与通里攻下法,已有较多临床研究显示该方案能降低严重脓毒症患者的病死率,并首次列入中华医学会的脓毒症指南。

(一)血瘀证与活血化瘀法

因毒致瘀,因虚致瘀,瘀毒夹杂,毒瘀阻络是脓毒症常见证候。当热毒侵犯营血,可出现发斑、出血等营血分见症。针对脓毒症凝血功能障碍,对患者应用益气扶正、化瘀解毒中药进行干预,常可减轻临床症状,改善凝血功能障碍,改善预后。

现代医学研究表明,血瘀证是机体凝血-纤溶平衡失调及血小板功能紊乱的体现,表现为"血行失度"和"血脉瘀阻"。脓毒症时炎症反应过度激活可引起凝血系统活化,机体处于高凝状态,并出现微循环血栓形成、组织低灌注,两者相互影响,共同致脓毒症的恶化,导致器官功能损害和脓毒症发生、发展。史载祥教授等提出"污秽之血为瘀血",既包括致病因素直接所致,也有由脏器衰竭引起,并以活血祛瘀法、解毒法治疗,取得良效。

常用药物有红花、赤芍、川芎、当归、丹参等,方剂中以血府逐瘀汤为代表,中成药以血必净注射液为代表。现代医学发现,活血化瘀中药具有保护血管内皮细胞,改善微循环,增加血流量,拮抗血小板黏附和聚集,降低急性炎症毛细血管的通透性,改善局部血液循环的作用。通过调节机体凝血-纤溶平衡,阻止炎症反应进一步发展,来改善脓毒症的预后。

血必净注射液是专用于重症脓毒症的中成药,由王今达教授以血府逐瘀汤为基础研制,具有活血化瘀、疏通经络、溃散毒邪的作用,现代研究表明其在治疗感染性多器官功能衰竭患者方面具有明确效果,其主要作用机制为抗内毒素及多种炎性介质,调节免疫、促进单核细胞HLA-DR表达,改善微循环,保护血管内皮,等。通过大量的临床和实验研究,包括大规模多中心的前瞻性研究,证实其安全性和有效性。

其他较多研究的药物有丹参及其相关制剂如丹参酮等,川芎及其相关制剂如川芎嗪等,对脓毒症有调节炎症反应、保护重要器官等作用。

(二)毒热证与清热解毒法

温、热、火三者同一属性,统称为热,脓毒症火热为主甚为常见,其病因不外内生和外感两类,外感六淫入里可化热;五志过极,脏腑偏胜,亦可化火,而导致里热偏胜。中医自古以来注重清热解毒法在温热病中的应用,并取得了良好的疗效。

现代医学研究表明,脓毒症,特别是早期,高热、组织渗出、炎症反应剧烈,内毒素是脓毒症的主要致病因子,由此引起的炎症介质,进一步损伤机体,形成恶性循环,甚至失控,导致多器官出现功能障碍。与内毒素拮抗剂和抗内毒素单克隆抗体相比,中药不仅可以通过对内毒素结构的直接破坏使其生物学活性及免疫源性减弱或消失,还可以通过增强机体免疫吞噬能力来提高对内毒素的清除能力;同时可拮抗多种炎性介质,从而减轻器官的损伤程度。

常用方剂如黄连解毒汤、凉膈散、普济消毒饮、清瘟败毒饮、仙方活命饮等,中成药如清开灵、醒脑静等,在脓毒症的急性期或者极期恰当选用,具有清热、解惊、解毒、抑菌等功效。

研究发现清瘟败毒饮有助于改善脓毒症患者的临床疗效,降低中医症状积分及APACHEⅡ评分。清气凉营汤对脓毒症患者的发热具有显著的退热作用。清热解毒方可通过清热解毒和通里攻下的双重作用机制,拮抗和降低内毒素的致炎作用,降低脂多糖结合蛋白和单核细胞趋化因子-1水平,从而减轻脓毒症时主要脏器损害,降低死亡率。

许多单味中药或其提取物具有直接抗内毒素、增强机体非特异性免疫功能以及减轻组织或器官的炎性损伤等作用,在脓毒症的治疗中使用可取得积极疗效。临床常用或研究较多的药物有黄连及小檗碱、黄芩、金银花、连翘、蒲公英、板蓝根等。

(三)急性虚证与扶正固本法

中医认为正气内虚是脓毒症发病的根本原因,《黄帝内经》云"邪之所凑,其气必虚"。正气耗伤常在重症脓毒症早期即出现,此后一直伴随病情迁延,甚至成为首要矛盾。有调查其中83.6%的患者存在虚证,表现为虚实夹杂。

脓毒症的早期以炎症失控的全身炎症反应和代偿性抗炎反应诱发的免疫抑制的相互交叉,TNF-α、IL-6、补体、氧自由基等促炎细胞素和介质的大量释放,造成淋巴细胞、树突状细胞加速凋亡和中性粒细胞延缓凋亡,引起特异性免疫功能抑制,非特异性全身炎症反应亢进,使病情难以缓解,进一步发展导致MODS。严重脓毒症死亡患者存在严重的免疫麻痹,CD4、CD8和人白细胞DR抗原的表达显著减少或缺乏,在后期更为明显。脓毒症中后期,扶正固本更为重要,调节机体的免疫能力和预防能力成为众多学者的研究热点。有学者提出"急性虚证"是脓毒症的重要病机,"扶正"应贯穿于脓毒症治疗的全过程。

常用药物有独参汤、参附汤等,中成药有参附注射液、参麦注射液、生脉注射液等。以上方药,或扶正益阴,或扶正助阳,抑或扶正固脱,可用于治疗脓毒症中后期出现的各种虚、厥、脱诸证。诸多实验亦证明上述制剂或有较强的抗内毒素作用,或对脓毒症具有调节促炎/抗炎平衡,双向调节严重脓毒症免疫紊乱作用,提高机体的免疫功能,降低感染扩散,降低APACHEⅡ和Mashall评分,防止MODS的发生发展。

研究证实,人参及其有效成分虽然无直接抗内毒素作用,通过改变机体应激状态,促进紊乱功能恢复和机体损伤修复、增强免疫力,提高对各种有害刺激的防御功能,对内毒素引起的发热、白细胞骤降、休克死亡等均有较强的拮抗和防护效果。

参附注射液主要成分为红参、附片提取物等,具有回阳救逆、益气固脱的功效,可以改善血流动力学,清除氧自由基,增强抗氧化能力,促进能量代谢,提高机体非特异性和特异性免疫功能。李春盛等发现参附注射液有助于稳定血压,减少血管活性药物的使用,减轻脓毒症心肌损伤,可作为严重脓毒血症和脓毒性休克治疗用药。其机制是去甲基乌药碱增强心肌收缩,人参皂苷双向调节血压,抑制Bcl-2、Bax和Caspase3的表达,减少心肌细胞凋亡,改善心肌功能障碍和机体灌注。

一些具有益气活血化瘀的中成药制剂如通冠胶囊、生脉注射液、参麦注射液、复方丹参注射液等,也常用于有气虚血瘀证表现的脓毒症患者,这也是中医"异病同治"思想的体现。

(四)腑气不通证与通里攻下法

中医理论中,肺与大肠相表里,腑气不通证常与肺和大肠两个脏腑功能障碍有密切联系。在脓毒症急性期或极期,甚至整个病程中,常伴有腑气不通的临床表现。脓毒症肠功能障碍和(或)肠源性脓毒症、肠源性感染,病理上与《伤寒论》中的阳明腑实证相符。《素问·阴阳应象大论》云:"其下者,引而竭之"。通里攻下法治疗脓毒症,具有十分重要的意义。

现代医学发现,肠道是人体最大的内毒素库,在严重创伤、休克、外科大手术、缺血-再灌注损伤等情况下,胃肠道的通透性增强,肠黏膜屏障破坏,原居于肠道的细菌和内毒素移位,启动全身炎症反应,相继作用于各靶器官,使多个脏器出现功能不全或衰竭,导致MODS的发生。吴咸中院士等运用中医通里攻下法对MODS肠道屏障功能保护作用的实验研究,提示阻断肠启动机制或可成为中医药治疗的切入点。而亦有实验证明,利用中医"肺与大肠相表里"的理论,运用中医药配合机械通气治疗,可以减少机械通气并发症,缩短机械通气时间。

通里攻下常常选用承气类方剂,如新加黄龙汤、宣白承气汤、增液承气汤等,其中大承气汤最为常用,能泻下湿热毒邪,且有祛瘀之功,显著降低MODS患者病死率。研究最多的是大黄以及大承气汤加减制剂。研究发现,大黄及大承气汤能够有效保护危重病患者的胃肠道功能,抑制菌群移位,保护胃肠黏膜屏障,抑制炎症反应,预防脓毒症发生发展,从而避免和减轻SIRS发展的肠道机制,降低了MODS的发生率。现代研究证实,其作用是通过以下途径:清除氧自由基,减少炎性介质的产生,抑制炎症反应;调节免疫功能,同时具有抗菌作用;保护肠道屏障功能,减少MODS肠源性内毒素血症和肠源性细菌移位。

陈德昌等采用大黄粉治疗胰腺炎,可以退热,抗炎,抗感染,清除氧自由基和炎症介质,改善预后。同时,大黄可改善微循环,增加缺血脏器血流量,通过降低内毒素对内皮细胞、血小板等靶细胞的刺激能力,控制细胞因子及炎症介质造成的损伤,保护和促进凝血和肾脏、肝脏功能恢复。

(五)其他研究

尚有研究表明,常规治疗同时,配合某些中医传统疗法,可以起到一定辅助治疗作用。如电针足三里穴具有抗炎和减轻脏器损伤的作用,可降低脓毒症胃肠功能障碍患者的腹腔压力,改善胃液潴留,促进胃肠蠕动。而针刺放血可令热随血出,达到外泻火毒热邪的目的。李建国等研究发现,电针刺足三里,可通过调节基质金属蛋白酶MMP2及MMP9,减轻脓毒症大鼠心肌损害。并可通过调升高迁移率蛋白、NOD受体,减轻脓毒症大鼠肝损害。还有研究证实,针刺放血能发挥一定抗感染以及明显退热的作用。

此外,更多学者正不断试图寻找准确的切入点来开展相关的临床研究,关于其成分和药理的研究也从未停止。随着中医对脓毒症的认识越来越深入,相关的中药研究也达到了前所未有的高度,取得了一系列成果。

二、问题与展望

不可否认,现今运用中西医结合手段治疗急危重症已经初见成效,尤其是在对SIRS、脓毒症MODS等主要疾病的治疗上已逐渐提高参与率及参与层次,中医药对这些疾病的干预效果也从被怀疑到逐渐被接受。在坚持发展中西医结合道路的同时,也需要认真审视目前的优势和不足,切实做到取长补短,加强中医药治疗危重症的诊疗水平。

首先,要充分肯定中医学固有的"整体观"和"辨证论治"特色在脓毒症等主要疾病防治上确实有其独特的优势。例如脓毒症涉及机体多个系统多个脏器的功能改变,其导致的众多炎性介质的瀑布式释放一直是西医学干预治疗的"瓶颈"。而若采用中医的辨证思路,从整体观念出发,则可能比西医进行单一信号通路和介质调控的治疗思路更有效实用且更具有潜在的科学价值。中药多采用复方制剂,其化学组成复杂,具有多环节、多靶点作用的物质基础,这为脓毒症治疗提供了更大优势。随着对脓毒症研究越来越深入,中医药治疗多靶点、多环节干预的优势正逐渐显现,在对抗细菌毒素、调节炎症反应、预防和阻断MODS的发生等多方面的研究中,中医药展现出了新的应用前景。

然而,中医药治疗也尚存在一定的局限性及不足之处。例如中医对于脓毒症的认识还不够统一和规范化。现有文献报道多限于简单的疗效观察,多中心、大样本的随机对照临床研究还比较缺乏,规范的疗效评价体系也尚未建立。有些研究结果虽然显示中医干预有效,但对其产生疗效的机制认识的还不深入。

在这个走向大数据、大学科、大协作的真实医疗世界,在基因组学、蛋白组学、精准医疗等新理念新方法层出不穷的时代,如何科学地整理中医诊疗经验、发挥中医优势、进行交叉学科的机制研究,还需要医学界群策群力,提出更多有建设性的思考与建议。应重视加强中医对重症疾病本质的认识,广泛筛选有效药物,在中医学理论的指导下,优选组方配伍,并进一步深入进行中药复方、单味药多靶点作用机制的研究,开发出切实有效的防治新药,从而降低脓毒症等疾病的整体发病率和病死率。在临床研究上,要针对中医重症学科研究的特点和方法,进一步完善科研设计,为中医药治疗脓毒症收集更多确切可信的临床证据。

目前重症医学科面临重大发展与机遇,而中西医结合重症医学更是遇到了前所未有的发展契机,抓住这样的机遇是我们这一代中医人义不容辞的义务与责任。我们应该清晰地审视我们存在的不足,积极改进,不断加强人才梯队培养,加强学科建设,努力将中医院重症医学科的建设水平提升到一个新的阶段。

（张敏州　郭力恒）

第二章 脓毒症及多器官功能障碍综合征

脓毒症(sepsis)是由感染因素引起的损害性全身炎症反应综合征,即严重感染引起全身失控的炎症反应,于远离感染灶的其他组织出现血管扩张、炎症细胞聚集、毛细血管通透性增加等损害反应,造成组织缺血缺氧,严重时可出现循环衰竭和(或)多器官功能障碍综合征(multiple organ dysfunction syndrome, MODS),甚至死亡。

MODS是严重感染、创伤、大手术等疾病发病24小时后出现的两个或两个以上器官先后或同时的功能障碍或衰竭,受损器官包括肺、肾、肝、心血管、胃肠、中枢系统、凝血等,脓毒症是诱发MODS的重要原因。

脓毒症-MODS发病率高,病情进展快,病死率高,严重危害人类健康。据调查,美国每年大约每1000人中有3人发生严重脓毒症;全球总病例数约1800万/年,且呈现不断增长趋势,以每年8%~13%的速度上升,每年新增数百万例患者。近年来,抗感染治疗和器官功能支持技术取得了长足进步,总体死亡率较既往下降,但严重感染病死率仍高达30%~70%。而且因脓毒症死亡的绝对值上升,已成为急危重病患者死亡的主要原因之一。美国死于脓毒症患者约22.5万/年,欧洲约13.5万/年,全世界死亡人数1.4万/天。且有相当数量的死亡病例归咎于原发病而没有计算在内。在美国平均治疗费用约2.2万美元/例,年耗资近200亿美元;欧洲年耗资近100亿美元。我国缺乏详细流行病学调查资料,据推算,我国每年至少有300万例脓毒症患者,死亡病例达100万/年以上,治疗费用巨大。因此,及时诊断、有效救治脓毒症-MODS为重症医学亟需关注的难题之一。

第一节 总 论

一、相关概念及其关系

(一)脓毒症的相关概念

1. 感染 病原微生物或潜在病原微生物侵入正常时无菌的组织、体液或体腔,并产生炎症的过程。

2. 菌血症 循环血液中存在活体细菌(表现为血培养阳性)。同样适用于病毒血症、真菌血症和寄生虫血症等。

3. 全身炎症反应综合征（systemic inflammatory response syndrome，SIRS） 任何致病因素作用于机体引起的全身性炎症反应，具备以下2项或2项以上表现：

（1）体温>38℃或<36℃。

（2）心率>90次/分。

（3）呼吸频率>20次/分或$PaCO_2<32mmHg$。

（4）外周血白细胞计数>12.0×10^9/L或<4.0×10^9/L，或未成熟细胞>10%。

SIRS可有多种病因，细菌、病毒、真菌等病原微生物感染可引起，创伤、大手术等非感染因素也可引起。

4. 脓毒症 由明确或可疑感染引起的感染失控反应并导致可威胁生命的器官功能衰竭。临床上常见于肺炎、腹膜炎、泌尿道感染、蜂窝织炎、脑膜炎、脓肿等。

5. 脓毒症性休克 脓毒症在充分液体复苏后仍无法纠正的低血压（平均动脉压<65mmHg），需要使用血管活性药物，且乳酸水平>2mmol/L。

6. MODS 机体遭受严重感染、休克、创伤等急性损害24小时后同时或序贯出现2个或2个以上系统或器官功能障碍或衰竭。

SIRS、脓毒症、严重脓毒症和脓毒症性休克的最初定义由美国胸科医师学会（American college of chest physicians，ACCP）和危重病医学会（society of critical care medicine，SCCM）所组织的专家共识小组于1991年制定，会议制定了sepsis定义1.0版，指在感染的基础上SIRS的2条及以上标准。2001年由ACCP、SCCM以及美国胸科学会（American thoracic society，ATS）、欧洲重症监护医学协会（European society of intensive care medicine，ESICM）和美国外科感染学会（surgical infection society，SIS）的代表共同参加的国际脓毒症定义会议上重新审议，并在2012年由SCCM、ESICM再次审议，对相关概念进行了进一步细化及明确而推荐推广，产生了sepsis定义2.0版，在sepsis定义1.0版基础上加上了21条诊断指标，但因过于复杂，临床鲜少应用。随着医学研究对脓毒症的认识深入，1.0版以及2.0版定义显现出诊断过于宽泛、未能体现脓毒症病理生理、检验和流行病学特点等缺点，2016年，在大数据分析的基础上，由SCCM、ESICM联合研讨出sepsis定义3.0版（详见下文"脓毒症的诊断"）。而在脓毒症-MODS的学科研究进程中，还曾使用过一些与上述概念相类似的术语，如"败血症""脓毒综合征""多器官功能衰竭（multiple organ failure，MOF）""严重脓毒症"等，由于这些术语概念混乱，不能准确反映临床病情动态变化而建议不再使用。

（二）相关概念间的关系

微生物可引发感染而引发炎症反应，亦可不引发炎症反应而成为定植。定植指的是病原体在人体一定部位定居、生长、繁殖，但没有引起人体的临床症状和体征。这对于微生物存活于血液中的情况也适用。

感染引发炎症反应为机体对抗感染的过程，若炎症反应处于可控状态，可使感染逐渐向愈；若炎症反应失控则可引发SIRS，但SIRS的发生并不意味着机体组织器官的广泛性损害一定发生，经积极干预仍可能向愈；但如果炎症进一步失控，可出现难以遏制的病理生理改变，最终发展为MODS甚至死亡。

感染导致的SIRS则为脓毒症。感染与非感染所引发的SIRS在性质和临床表现上基本是一致的，只是起因不同而已。MODS则是SIRS进行性加重的后果。就本质而言，SIRS是

MODS产生的基础,也是导致MODS的共同途径。

　　脓毒症、脓毒症性休克则是感染引发SIRS不断加剧、向MODS发展的结果。脓毒症性休克可以被认为是脓毒症的一种特殊类型,以伴有组织灌注不良为主要特征,与其他类型休克相比,脓毒症性休克有着体循环阻力下降、心排血量正常或增多、肺循环阻力增加、组织有效血流灌注减少等特殊的血流动力学改变。

　　上述概念之间的关系图见图2-1。

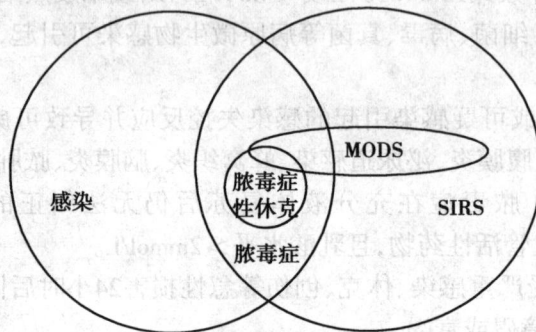

图2-1　脓毒症相关概念关系图

二、脓毒症 -MODS 的病理生理

(一)细菌内毒素释放、触发失控的炎症反应

　　内毒素是革兰阴性细菌细胞壁的脂多糖(lipopolysaccharide,LPS)成分,见于细胞壁的外膜,细菌溶解时被释放。释放后产生内毒素的生物学作用。内毒素还可激活补体系统和凝血反应。

(二)炎症介质释放失控

　　研究证实,脓毒症的基本原因是感染因素激活机体单核巨噬细胞系统及其他炎性反应细胞,产生并释放大量炎性介质所致。

　　脓毒症时,内源性炎性介质,包括血管活性物质、细胞因子、趋化因子、氧自由基、急性期反应物质、生物活性脂质、血浆酶系统产物以及血纤维蛋白溶解途径等相互作用形成网络效应。一旦失控,可引起全身各系统、各器官的广泛损伤。

(三)免疫功能紊乱

　　严重脓毒症及MODS后期,患者免疫力往往减弱,尤其是细胞免疫受到严重抑制。一方面是T细胞功能失调,即炎症介质向抗炎反应飘移,另一方面表现为细胞凋亡与免疫无反应性。

(四)凝血功能紊乱

　　在脓毒症发展过程中凝血活化、炎症反应及纤溶抑制起相互作用,其中凝血活化是脓毒症发病的重要环节。凝血酶联接触系统的激活和吞噬细胞的活化使机体产生相同的炎症反应,两者相互作用,互为因果,形成恶性循环。重要器官的微血管内血栓形成可导致器官功能衰竭,而凝血因子的消耗和继发性纤溶系统的激活可导致凝血功能障碍,使患者出现异常出血症状。

（五）肠道细菌/内毒素移位

大量研究表明,严重损伤后的应激反应可造成肠黏膜屏障破坏、肠道菌群失调及机体免疫功能下降,从而发生肠道细菌移位/内毒素血症,触发机体过度的炎症反应与器官功能损害。即使成功的复苏治疗在总体上达到了预期目标,但肠道缺血可能仍然存在,并可能导致肠道细菌/内毒素移位的发生。

（六）基因多态性

脓毒症患者的临床表现呈现多样性,包括实验室生化指标差异很大。机体对致病微生物入侵后是否产生免疫应答、应答的强弱及炎症介质释放方式一定程度上受到遗传因素影响。CD14启动子C-159T基因多态性与机体对脓毒症的易感性相关;TT基因型是患者预后不良的高危标志物,是脓毒症机体免疫应答反应异常的相关易感基因。

第二节 脓毒症-MODS的诊断治疗

一、脓毒症实验室检查及临床意义

（一）降钙素原

降钙素原(procalcitonin, PCT)是无激素活性的降钙素(calcitonin, CT)前肽物质,半衰期为25~30小时。

健康人血浆PCT含量极微(<0.1ng/ml),在慢性炎症、病毒感染、轻中度的局部细菌性感染情况下多数<0.5ng/ml,在全身严重细菌、真菌和寄生虫感染等异常情况下,水平明显升高,可高达100ng/ml。所以,一般0.5ng/ml被认为是重症感染性疾病诊断的分界值,而当浓度>2ng/ml时严重脓毒症的可能性相当高。

但降钙素原并非只在感染性疾病中升高,在一些非感染性疾病,如烧伤、创伤、手术等,也可升高,但一般很少超过5ng/ml。而在新生儿出生后两天内血浆PCT生理性升高,最高达21ng/ml,3天后快速降至成人水平。

（二）C反应蛋白

C反应蛋白(C-reaction protein, CRP)是急性应激状态下患者血清内一种参与反应的蛋白质,主要由肝脏合成,具有活化补体和促进吞噬等功能,在机体遭受感染、大手术、创伤等应激打击后,CRP水平数小时即可升高,48~60小时达到高峰,可高达千倍;随着组织结构和功能的恢复,其血清的浓度也随之恢复正常,一般6~10天即下降到正常范围;若CRP持续升高或居高不下,提示患者感染、损伤严重,预后不佳。CRP对于各种原因引起的炎症反应和组织损伤相当灵敏,可帮助早期预警及疗效判定,但特异性不高,需结合临床症状、体征及其他辅助检查综合判断其意义。

（三）乳酸

严重感染与感染性休克时组织缺氧使乳酸生成增加。在常规血流动力学检测指标改变之前,组织低灌注与缺氧已经存在,乳酸水平已经升高。研究表明,感染性休克时血乳酸>4mmol/L,病死率达80%。

但仅以血乳酸水平尚不能充分反映组织的氧合状态,如合并肝功能不全的患者,血乳酸水平明显升高。动态监测血乳酸浓度变化或计算乳酸清除率对疾病预后的评价更有价值。积极复苏后仍持续高乳酸血症者(即持续乳酸＞2mmol/L)预后不良。

(四)病原学检查

重症患者的病原学检查结果阳性并不一定代表该微生物引起了感染,而病原学检查阴性也不能说明该部位不存在感染。

对于阳性的病原学检查结果,应鉴别是否因污染而得。采集过程中可能受行经部位定植菌感染;存放、运输标本时有同批标本间交叉污染的风险;处理、检测标本时亦存在环境、仪器污染标本的风险。污染所致结果可呈现数量较少、阳性报告时间较长、同批次标本结果相似或相同、感染特点与临床不相符等特点,必要时可进行不同时段、不同人员多次采集、处理标本进行检测以明确。

如果考虑并非污染所致,则需要判断该病原微生物是定植状态还是感染状态。若标本有白细胞、淋巴细胞、巨细细胞等免疫细胞吞噬病原微生物的免疫病理现象,可判断该病原体处于感染状态。病原体的培养定量也可协助判定病原体是否感染状态,感染状态的病原体数量较大。然而,病原微生物的定植状态与感染状态之间是可相互转变的,需用动态的眼光观察。

如果考虑该病原菌是感染状态,还应考虑该病灶是否是引发严重脓毒症、MODS的责任病灶。对于隐匿部位的感染灶(如腹腔、深部组织)需注意排查,临床要注意病史、症状、体征的采集,必要时可进行超声、CT、MR等检查。原发器官的感染征象较轻却已出现远隔器官的序贯损害的情况是不合理的。所以,不可因临床已有明确的感染病灶而停止对责任病灶的查找及明确,尤其在当前已明确的感染病灶感染程度与全身炎症反应程度不一致时。

若病原学检查为阴性结果,而临床判断该感染灶极可能为引发严重脓毒症、MODS的责任病灶,应首先反思标本的采集、处理是否合理、正确。如标本采集是否有足够有效的样本量、是否需要特定的培养器皿、特别的存放及运输方式、是否有特殊的检测期限。病原学检查能否准确地检出还与医院检验设备、人员的水平有关。不可因病原学检查无相应的阳性结果而武断地认为无该种病原体感染的可能,应结合病史、症状及体征特点、用药治疗后反应等情况综合判断,必要时可尝试诊断性治疗。

二、脓毒症-MODS 严重程度评估

(一)急性生理和慢性健康评分系统(acute physiology and chronic health evaluation, APACHE)

1. APACHE Ⅰ 评分 APACHE评分系统由美国华盛顿大学医学院学者Knaus于1981年提出,即APACHE Ⅰ 评分,其包括急性疾病严重程度的急性生理学评分(acute physiology score, APS)和患病前的慢性健康状况评价,但由于参数设置及分值赋予由专家组主观设定,数据繁杂又需要手工计算,且未考虑年龄因素对预后的影响,不能用于预测病死率,不能满足临床及科研的需要。

2. APACHE Ⅱ 评分 1985年Knaus对APACHE Ⅰ 进行了简化,把不常用的、意义不大或检测不方便的参数去除,将慢性健康状况赋予权重量化,增加了年龄的分值,并将APS减为12项大多数医院均可获得的项目,并规定各项参数均为必需参数,于入住ICU后第1个

24小时内取最差值而得,这与APACHEⅠ所规定的缺失项目数据视为正常处理相比更为合理。

另外,APACHEⅡ还提供了一个计算每个患者死亡危险性(R)的公式:ln(R/1-R)=-3.517+(APACHEⅡ得分×0.416)+0.603(仅适用于急诊手术后患者,即非急诊手术后患者此项为0)+患者入住ICU主要病种风险系数。其中,"患者入住ICU主要病种风险系数"可在Knaus于1985年发表在*Critical Care Medicine*的文章《APACHEⅡ: A severity of disease classification system》中查阅。Knaus以此公式对13所医院共5815例ICU患者进行APACHEⅡ评分,发现APACHEⅡ评分的分值与病死率之间存在明显的正相关关系,APACHEⅡ评分分值越高,病死率越高,其预测病死率的正确率高达86%。

APACHEⅡ评分也存在着不足:它对于充血性心力衰竭、急性心肌梗死患者预后的预测欠准确;冠脉搭桥手术、药物过量、急性哮喘等评分较高,但预计病死率较低。运用APACHEⅡ评分系统对上述人群进行比较时可能带来偏差。

3. APACHEⅢ评分　Knaus为了更优化APACHE评分系统以更准确地预测危重症患者病死率,于1991年提出了APACHEⅢ评分系统。

与APACHEⅡ相比,APACHEⅢ评分项目中扩增了APS内的项目,增加了24小时尿量、尿素氮(BUN)、血糖(BS)、人血白蛋白(ALB)、总胆红素(TB)5个参数,并在血液酸碱度项目中加入$PaCO_2$参数共同决定分值,且每项参数分值及总分均较APACHEⅡ高,同一参数的不同值域间的分值差异大,各项参数的最高分值不相等;而对于中枢神经系统功能的判定,不再采用GCS评分法,而采用在语言或疼痛刺激下是否睁眼以及语言和运动功能的反应情况进行评分,镇静状态下不可进行神经系统功能判定评分。

APACHEⅢ中对于慢性健康状况的部分不再区分是否急诊手术,而是具体列出了疾病的分值,并且根据疾病不同的损害程度给予计分。

而对于年龄的评分,APACHEⅢ当中的分值也较APACHEⅡ明显提高。

APACHEⅢ关于预测患者死亡风险的公式如下: ln(R/1-R)=APACHEⅢ评分×0.0537+患者入住ICU主要疾病分值+入住ICU前治疗场所分值。关于该公式运用的具体方法可查阅Knaus在1991年发表在*Chest*的文章*The APACHE Ⅲ prognostic system: risk prediction of hospital mortality for critically ill hospitalized adults*,但是文中只明确列出了78种"患者入住ICU主要疾病"的疾病名称,对于其分值,以及"入住ICU前治疗场所分值"并没有明确公开发表。Knaus在文中也特别指出,APACHE Ⅲ评分只用于同种疾病状态下不同严重程度的分级使用,而且是针对ICU患者设计,随便挪用于其他类别的患者的评估往往不适用。这些不足都一定程度上限制了它的广泛应用。

4. APACHEⅣ评分　为了更好地评估ICU各种疾病人群的病情及预后,Zimmerman于2006年提出APACHEⅣ评分系统。

APACHE Ⅳ评分在APACHE Ⅲ的基础上修整而来,它加大了APS部分中最异常生理参数在评分系统中的权重;对于中枢神经系统功能评分增加"是否缺失"的调整条目,以区分"真实的正常"与无法评估而"默认的正常";入住ICU主要疾病的条目细化增加至116个病种;另外,还将ICU患者以"是否冠脉搭桥手术术后"进行划分,不同类别患者以不同条目进行评分,弥补了以往APACHE评分系统在心血管系统疾病,尤其是冠心病患者病情及预后评估不够准确的不足。

但是由于APACHE Ⅳ评分计算方法繁杂,仅提供软件测评,其建立和运用、测评的数据均源于美国,在其他国家和我国是否能有效预测尚待验证,国内外关于APACHE Ⅳ评分运用效果的报道较少,并没有被广泛应用。

综上所述,APACHE评分系统是针对ICU患者所建立的一套疾病严重程度、预后评估的评价工具,由于设计合理性、获得便利性及验证效力等多种因素影响,当中APACHE Ⅱ、APACHE Ⅲ成为国内外应用最广泛的危重症评分系统。

(二)序贯器官功能衰竭评分(sequential organ failure assessment, SOFA)

SOFA评分由比利时学者Ferreira于2001年提出,它将器官功能失常或衰竭评价系统所包含的脏器数量限定为6个;每1个脏器的分值均为0分(正常)~4分(最差);每24小时记录1次最差值。

SOFA评分的最初值、最高值以及平均值都与病死率良好相关。若入住ICU最初24小时所测得的SOFA评分最初值以及ICU住院期间所测得的SOFA评分最高值超过11分或多日测量SOFA评分的平均值超过5分,其病死率大于80%。若以入住ICU的最初48小时的SOFA评分趋势进行评估,最初值大于11分时,无论48小时SOFA评分是否增减,病死率均大于90%;最初值小于等于11分时,48小时内评分下降者病死率低于6%;最初值在8~11分时,48小时评分无下降者病死率为60%;最初值在2~7分时,48小时评分无下降者病死率为37%。而在各种SOFA评分的预测方式的效能比较中,最高值优于平均值,其后为评分的变化趋势,最后为最初值。

SOFA评分的变量均为持续变量,将MODS/MOF看作是一种连续疾病过程而非孤立的事件,具有客观、容易获得及可靠的特点。这些变量与患者来源、病种、人口统计学特征等因素无关,与治疗措施无关,它能区分单个器官功能障碍或衰竭的程度。

(三)多脏器功能障碍评分(multiple organ dysfunction score, MODS)

1995年由Marshall提出,2001年由Richard改良并成为重症胰腺炎并发器官功能衰竭的诊断标准。在Marshall的MODS评分涉及最常发生功能障碍的6个器官系统,并从中选出1个最具代表性的变量。0分代表脏器功能基本正常,ICU病死率<5%,≥4分代表显著的脏器功能失常,ICU病死率明显增加;评分在9~12分时ICU病死率≤25%,在13~16分时为50%,在17~20分时为75%,当MODS评分>20时ICU病死率高达100%。其优点在于评分项目少,测评简单,每天测量值比较可用于治疗效果的量化评判。但它只选取了最常发生功能障碍的6个器官系统的1个代表性指标进行测量,不能全面反映全身多个器官系统的功能状态以及其他影响预后的因素。

(四)器官功能障碍逻辑性评价系统(logistic organ dysfunction system, LODS)

于1996年由Le Gall创建,其中包括神经、心血管、肾脏、肺脏、血液以及肝脏6个器官,每个变量均经过Logistic回归筛选,权重经过Logistic回归方程计算,每日记录单个器官中最差分值(单个器官有超过1项评价项目的取最差分值项目的分值),单个器官最高评分为5分,缺失的项目默认为正常,镇静状态下的患者应以镇静前的状态进行GCS评分,总分最高22分,其总分数与病情严重程度密切相关,可计算预测住院病死率。

上述评分系统为重症患者的病情评估、救治效果的测评提供了客观的量化工具,为不同时空的患者疾病严重程度之间的比较提供了平台,对于疾病病死率的预测也有一定的价值,但因为构建时基础数据的来源和设定,病死率的预测在不同病种、不同地区、不同人种等方面会有不同程度的偏差,而且随着医学的进展,救治手段的进步,病死率预测的准确度也随之下降,势必需要不断更新、调整,重新构建。

三、脓毒症的诊断

(一)诊断

脓毒症的诊断需存在已确定或高度怀疑的感染,并存在由感染引起的宿主对感染的反应失调,产生危及生命的器官功能损害。器官功能损害标准在重症监护室采用SOFA评分≥2分,在非重症监护室采用qSOFA评分≥2分(qSOFA评分:①呼吸频率≥22次/min;②GCS评分≤13分;③收缩压≤100mmHg)

(二)感染及病原学诊断的相关问题

对于脓毒症进行感染及病原学的诊断,应遵循以下原则:

1. 确定是否有可控制的感染源的存在 控制感染的最有效手段为感染灶的及时、有效、充分的移除或引流,比其他控制感染的治疗,包括抗生素的使用,都要重要。因此,在进行脓毒症感染诊断时首要明确责任病灶,并对其进行有效控制措施的评估。

对于一些需要紧急处理的特定感染,如坏死性筋膜炎、弥漫性腹膜炎、胆管炎、肠梗死等,要尽快寻找病因并确定或排除诊断,在症状出现6小时以内完成。对于确定为胰腺周围坏死并可能成为潜在感染灶者,最好待明确划分有活力组织和坏死组织之后,再进行干预。因此,应为脓毒症患者进行快速及时的影像学检查以早期确定潜在的感染病灶。病情不稳定不适宜转运检查时应根据实地条件考虑床旁进行CT和(或)超声检查。

2. 应尽早、尽可能全面地取得相关标本进行病原学检查 如果不会带来有临床意义的延误,应在开始使用抗生素治疗之前尽可能获取培养标本。进行血标本采集时应尽可能对患者至少采集经皮穿刺及经留置超过48小时的血管内置管两处血液标本(每处均需同时采集需氧瓶及厌氧瓶),并应在救治的最初3小时内抗生素使用前完成。但不能因为留取标本而延误抗生素的使用。

对于真菌严重脓毒症高危患者,可结合1,3-β-D葡聚糖抗体试验、甘露聚糖及抗甘露聚糖抗体试验,对侵入性念珠菌病做出早期诊断。

四、西医治疗

脓毒症的治疗重在及时,如果能在休克1小时内得到正确的诊治,患者的存活率将达到80%以上;而在休克6小时之后才被诊治,患者的生存率即会下降至30%。

因此,在脓毒症的救治中强调早期有效治疗的重要性。具体而言,在脓毒症救治的前3小时争取完成的集束化措施有:①测量乳酸;②抗生素使用前采集血培养标本;③使用广谱抗生素;④对于低血压或乳酸≥4mmol/L的患者给予30ml/kg的晶体液复苏。前6小时争取完成的集束化措施有:①经初始液体复苏治疗仍持续低血压,应用升压药维持MAP≥65mmHg;②初始液体复苏后持续低血压或初始乳酸水平超过4mmol/L时,需要重复评估容量状态和组织灌注,可通过以下两种方式之一进行评估:一是由执业医师重新评估患者初始复苏后的生命体征、心肺功能、毛细血管再充盈、脉搏以及皮肤改变情况进行综合判断;一是测量CVP、$ScvO_2$、床旁心肺超声、被动抬腿试验或液体负荷试验评估液体反应性中的任意两项共同评估;③初始乳酸水平增加应重复测量。而一旦明确诊断为严重脓毒症/脓毒症休克,应在1小时内开始有效的静脉抗菌药物治疗。

分而述之,治疗包括以下项目:

(一)早期复苏

复苏的时机应在确定存在低灌注第一时间,无论是在院前还是在急诊,而不是延迟到入住ICU后实施。

早期液体复苏首选晶体液,当极大量的晶体液复苏也难以达标时可使用白蛋白,但不建议使用羟乙基淀粉、明胶等分子量较大的液体。

在开始4~6小时内至少要用1000ml晶体液,持续补液直到血流动力学(例如动脉压、心率、尿量)得到改善;更快速度更大剂量的液体治疗可达30ml/kg,在3小时内完成;当然,临床也可能存在需求量更大的情况。

对于无自主呼吸和心律失常、非小潮气量通气(潮气量≥8ml/kg)的患者,可选用脉压变异、每搏量变异作为脓毒症患者液体反应性的判断指标。

机械通气、自主呼吸或心律失常患者可选用被动抬腿试验预测液体反应性,试验后心排血量或心脏每搏输出量增加10%以上可作为脓毒症性休克患者液体反应性阳性指标。

(二)抗生素治疗

1. 强调及时、尽早使用   在确认诊断1小时内尽早静脉使用抗生素治疗,救治前3小时集束化治疗应完成广谱抗生素的使用。若考虑为病毒感染应及早进行抗病毒治疗。

2. 抗生素的经验性使用   针对所有可疑病原微生物[细菌和(或)真菌]使用1种或多种药物,并且渗透到导致脓毒症的感染病灶中的药物浓度足够高,特别是中性粒细胞减少症的患者。对已知或怀疑为多重耐药不动杆菌或假单胞菌属感染引起的严重脓毒症患者,应采取联合治疗。对于铜绿假单胞菌引起的合并呼吸衰竭和脓毒症休克的严重感染,可以超广谱β-内酰胺抗生素联合氨基糖苷类或氟喹诺酮类使用;对于肺炎链球菌血行感染引起的脓毒症休克可联合使用β-内酰胺类和大环内酯类抗生素。

经验性、联合、广覆盖地使用抗生素,只是权宜之计,不可盲目认为可完美解决重症感染的问题。感染控制不佳时不能单纯寄希望于通过调整为更广谱、更强效的抗生素而获效,往往需要重新审视感染灶的明确、责任感染灶是否得到充分引流等内容,有效的控制感染的治疗只能建立在正确诊断的基础上。

3. 抗生素的疗程   经验性联合治疗应不超过3~5天,每日评估抗生素方案,一旦得到可靠的病原学结果,应考虑降阶梯治疗策略。维持有效、合适的抗生素的疗程一般为7~10天,但对于临床治疗反应慢、感染病灶没有完全清除,以及金黄色葡萄球菌血行感染或某些真菌、病毒感染或免疫缺陷(包括中性粒细胞减少症)患者,可适当延长疗程。如果确定为非感染因素,应迅速停止抗生素治疗,以降低耐药细菌引起感染和药物相关副作用的风险。其中,降钙素原可作为严重细菌感染的阴性排除指标,即在降钙素原低的情况下,可考虑不使用抗细菌药物。

(三)感染源控制

感染灶的移除、充分引流为首要的对因处治措施。实施时应采用对生理损伤最小的有效干预措施、尽可能全面地进行,定期评估、必要时更换长期留置的人工导管。选择性消化道净化和选择性口咽部净化可能可减少呼吸机相关性肺炎的发生。选择性肠道净化可通过肠内使用万古霉素等方式来进行,但有继发耐药革兰阳性菌感染的可能。

（四）升压药的使用

1. 升压药的目标　积极液体复苏仍不能达标可适当使用升压药来保持最基本的组织灌注需要，尽可能获取患者既往基础血压水平来制订血压目标，当不能获得时，可暂定MAP目标≥65mmHg，严密观察血乳酸清除情况、尿量、神志、皮肤色温等综合评估组织灌注是否有所改善，摸索获得最适合的目标血压。

2. 升压药的选择　首选去甲肾上腺素，可针对脓毒症休克的血流动力学的特点主要增加血管张力，对心脏的不良影响较少。不应该采用增加心指数达到超常水平的疗法。如果使用去甲肾上腺素效果不佳，可联合或改用肾上腺素；也可联合使用血管加压素（0.03U/min）。但不建议将低剂量的血管加压素作为升压治疗的首选，只有在使用其他升压药都难以达到合适血压时才使用血管加压素（0.03~0.04U/min）。

当脓毒症休克患者同时合并存在低心排血量和（或）心率缓慢的情况，心律失常发生率低，可考虑选用多巴胺。目前循证研究无证据显示低剂量的多巴胺可有肾脏保护的作用。

对于即使血容量、血压情况已达标仍存在心肌功能障碍（充盈压升高及心排血量降低）或持续灌注不足，可静脉使用或在已使用血管加压素的基础上联合使用多巴酚丁胺2~20μg/（kg·min），也可考虑使用左西孟旦。如果充足的液体复苏后心排血量不低，心率较快，可考虑使用短效β-受体阻滞剂。

去氧肾上腺素一般不用于脓毒症性休克，除非使用去甲肾上腺素引发了严重的心律失常，或心排血量过高而仍顽固性低血压，或经联合使用肾上腺素和血管加压素以及单用低剂量血管加压素仍无法达到目标血压，才将去氧肾上腺素作为最后的补救措施。

（五）糖皮质激素

不常规应用糖皮质激素治疗脓毒症休克，暂无证据支持糖皮质激素应用于脓毒症休克可改善预后。

（六）针对血液系统的治疗

1. 针对贫血　一旦组织低灌注缓解，且不存在心肌缺血、急性出血、缺血性冠状动脉疾病等情况，血红蛋白低于7.0g/dl（70g/L）时可予输注红细胞，使血红蛋白维持在7.0~9.0g/dl（70~90g/L）。不常规使用促红细胞生成素作为严重脓毒症贫血的治疗，除非患者基础存在其他需要使用促红细胞生成素的疾病时，如慢性肾衰竭。

2. 针对凝血功能　当临床存在活动性出血或拟进行手术或有创操作时，可输注新鲜冰冻血浆以纠正凝血功能检测指标的异常，否则不需要用新鲜冰冻血浆纠正实验室凝血异常。

不应将抗凝血酶作为严重脓毒症、脓毒症休克患者的常规治疗。

3. 针对血小板　血小板计数≤10×10^9/L，无论是否有出血，都应补充血小板。血小板计数≤20×10^9/L，且有明显出血危险时，予输注血小板。需进行外科手术或有创性操作时，血小板计数应≥50×10^9/L。

（七）机械通气

对于脓毒症所致急性呼吸窘迫综合征（acute respiratory distress syndrome，ARDS）患者，机械通气治疗遵循"肺保护性通气策略"进行，具体包括小潮气量的设定（按6ml/kg理想体重）、选择合适患者的吸气末平台压（最初平台压高限设置为≤30cmH$_2$O，视临床监测情况调整）。为了达到目标的平台压和潮气量，允许患者存在高碳酸血症（$PaCO_2$高于正常）。恰当地使用呼气末正压（positive end-expiratory pressure，PEEP）以及肺复张手法改善呼气末肺泡萎陷。一般情况下机械通气患者保持床头抬高30°~45°的半卧位，病情需要而情况又许可时可使用俯卧位通气。对于轻度的ARDS可试用无创呼吸机通气。详见第六章重症呼吸系统疾病有关内容。

（八）镇静、麻醉、神经肌肉阻断

镇静时应进行程序化镇静：记录并制订目标，每天中断/减少镇静剂，使患者有一醒觉-再镇静的周期，根据镇静深度评分调节镇静剂用量；如非必要不轻易使用神经肌肉阻断剂，但对于脓毒症所致的严重ARDS可早期短疗程（≤48小时）应用，采取间断推注的方式使用，或在短时间内持续点滴，并在使用过程中用4小时序列监护阻滞深度。

（九）血糖控制

若连续两次出现血糖水平>180mg/dl（或10.0mmol/L），应开始进行血糖的控制。治疗目标设定为血糖水平≤180mg/dl（或10.0mmol/L）。在最初的血糖调控治疗阶段，需要1~2小时监测1次血糖情况，直到胰岛素用量平稳、血糖在理想范围内波动，可减少血糖监测的频次到4小时1次。用床旁快速检测法监测末梢血糖水平时，当血糖值较低、过高或患者血压过低或现正使用儿茶酚胺类药物（如去甲肾上腺素、肾上腺素、多巴胺等）时末梢血糖水平与动脉血或血浆葡萄糖水平会有较大偏差。

（十）肾脏替代治疗

严重脓毒症患者合并出现急性肾衰竭时，可考虑进行肾脏替代治疗。无血流动力学的不稳定时，持续肾脏替代治疗与间断血液透析等效；血流动力学不稳定时，应采用持续肾脏替代治疗（治疗持续时间≥24小时）减少对血流动力学的影响。

无出血风险的患者可采用全身抗凝，高出血风险患者（如存在活动性出血、血小板<$60×10^9$/L、INR>2、APTT>60秒或24小时曾发生出血），应首选局部抗凝的方式（如局部枸橼酸抗凝、局部肝素抗凝），在无相关技术和条件时可采用无抗凝剂方法。

脓毒症患者使用通透性高、滤过面积小的滤器能更有效清除炎症介质、降低脓毒症性休克患者去甲肾上腺素用量；如需使用滤器的吸附作用协助清除细胞因子，应考虑滤器吸附能力饱和的问题及定期更换血滤器。

（十一）其他治疗

1. 碳酸氢盐治疗　对于低灌注致高乳酸血症、pH≥7.15的患者，不宜使用碳酸氢钠改善血流动力学或减少升压药使用。

2. 预防深静脉血栓形成　除非有禁忌证（如血小板减少、严重凝血功能障碍、活动性出血、近期脑出血等），否则可使用小剂量普通肝素每日2~3次或每日低分子量肝素预防深静脉血栓。首选使用低分子肝素方案。若肌酐清除率<30ml/min，需选择肾代谢比例较低的药物（如达肝素等）。

对肝素等药物使用存在禁忌证者，除非有使用机械预防措施的禁忌证，否则可使用器械预防措施（如逐渐加压袜或间歇压迫器等）。当使用药物预防的风险降低，考虑开始使用药物预防方案。尽可能同时进行药物与机械的预防方案。

3. 预防应激性溃疡　存在出血危险因素时，使用H_2受体阻滞剂或质子泵抑制剂预防应激性溃疡，优选质子泵抑制剂。没有危险因素时可不使用药物预防。

4. 营养　在胃肠功能尚可耐受的范围内,应尽量进行胃肠道内营养支持。第1周的治疗可进行允许性低热卡的营养方案(如500cal/d或20~25cal/kg),视胃肠道耐受度加减;不常规使用谷氨酰胺;在肠内营养3~5天仍不能达到50%目标量,可考虑给予肠外营养;ARDS患者使用含鱼油的脂肪乳可缩短机械通气时间和ICU住院时间,但对降低病死率无影响。

第三节　脓毒症-MODS的中医药治疗

一、中医对脓毒症的认识

脓毒症与MODS的概念尚较新颖,但其疾病本身一直存在于人类发展历史当中。中医是长久以来中华民族抗争疾病、捍卫健康的主要手段,早在《黄帝内经》中就有关于感染性疾病的论述:"今夫热病者,皆伤寒之类"。在汉代形成专著《伤寒杂病论》,将其复杂的临床表现归结为六经病变,提出六经传变的规律和相应的治法治则。随后温病学派的形成与发展,卫气营血辨证规律及治疗的提出更加完善了中医对脓毒症、MODS的疾病认识和处治。现代医家结合西医学对脓毒症、MODS的认识也提出了不同的辨证、分型、治法。目前临床使用较成熟的是"四证四法"。总归来说,由于脓毒症常有发热、感染部位红肿流脓等主要表现,故多将其归为"外感热病""热病""温毒""疮疡走黄""疔毒内陷"等范畴。具体视感邪途径、部位,其传变规律情况有所不同。脓毒性休克和MODS则属于"厥证""脱证""血证""暴喘""神昏""脏衰"等范畴。

脓毒症的发生病因不外乎内因(正气不足)和外因(邪毒侵入)。

(一)外因

外感六淫、戾气、虫兽、金刃、毒物等侵袭机体,正邪交争,耗伤正气,邪毒阻滞,正虚邪实,气机逆乱,脏腑功能失调。

(二)内因

正气虚弱,抗邪无力,正虚邪恋,邪毒阻滞,气机逆乱,脏腑功能失调。

脓毒症的病机主要责之于正气虚弱,邪毒入侵,如《黄帝内经》所云:"邪之所凑,其气必虚"。外来毒邪致内生毒邪产生、蓄积,内陷营血,络脉气血营卫运行不畅,因毒致瘀、生痰、毒热、瘀血、痰浊瘀滞脉络,互生互结,脏腑功能紊乱,引发本病。其基本病机是正虚毒损,毒热、瘀血、痰浊瘀滞脉络,气机逆乱,脏腑功能失调。

二、脓毒症 -MODS 的辨证施治

脓毒症治疗的要旨在于初期阶段即截断病势,防止向重症脓毒症方向发展,这与《黄帝内经》提出的"治未病"理论不谋而合,而有效的截断治疗有赖于正确的辨证。目前多分为"四证四法":毒热证与清热解毒法、腑气不通证与通里攻下法、血瘀证与活血化瘀法、急性虚证与扶正固本法。其中热证又分热邪之轻重、病位之浅深、病势之缓急,并结合具体脏腑进行分型治疗;瘀证分病情轻重,虚证分阴虚阳虚分别予以不同治疗。

（一）清热解毒法

证候特征：高热持续不退，烦躁，神昏，恶心呕吐，舌质红绛，脉数。

推荐方药：黄连解毒汤（《外台秘要》）和清瘟败毒饮（《疫疹一得》）加减。

推荐中成药：热毒清注射液、清开灵注射液、醒脑静注射液、紫雪散。

（二）通腑泻下法

证候特征：腹胀，呕吐，甚或潮热谵语，无排便排气，或矢如粒状，肠鸣音减弱或消失，舌苔黄燥起刺，或焦黑燥裂，脉沉实。

推荐方药：大承气汤（《伤寒论》）加减。

推荐中成药：大黄胶囊。

（三）活血化瘀法

证候特征：高热，或神昏，或疼痛状如针刺刀割，痛处固定不移，常于夜间加重，肿块，出血，舌质紫黯或有瘀斑，脉沉迟或沉弦等。

推荐方药：血府逐瘀汤（《医林改错》）加减。

推荐中成药：血必净注射液。

（四）扶正固脱法

证候特征：神志恍惚或烦躁不安，面色潮红，两眶内陷，皮肤皱褶，身热心烦，口渴欲饮，少尿或无尿，舌质红干燥，脉细数无力。

推荐方药：生脉散（《医学启源》）和来复汤（《医学衷中参西录》）加减。

推荐中成药：生脉注射液、参麦注射液、参附注射液。

对于脓毒症-MODS，西医学取得了许多进展，但绝非完美无缺，中医药在几千年来积累了丰富的临床经验，可在许多诊疗环节发挥中医治疗的优势。如严重感染时给予清热解毒法、凝血功能障碍时给予活血化瘀法、免疫力低下时给予扶正固本法、肠功能障碍时给予通里攻下法……研究提示清热解毒法可调节脓毒症全身炎症反应，活血化瘀法可保护脓毒症时血管内皮细胞、减轻组织损伤、改善凝血紊乱，通腑法可改善脓毒症肠功能、保护肠屏障，扶正固本法可调整脓毒症免疫功能状态、协助对抗耐药菌感染，温补肾阳法可从整体上调动肾上腺皮质功能、一定程度上改善脓毒症致急性肾上腺皮质功能不全。

而脓毒症西医诊疗积极寻找、针对性处理原发病灶、病原体的同时积极顾护脏器功能的指南精神与中医"危则救急""治病求本"、重视整体观念的理念十分契合；MODS中器官的交互作用在MODS的发生、发展演变及预后有相当重要的作用，与中医"五脏相关"学说不谋而合。在脓毒症的诊疗中，应寻找中西医各自的优势，有机结合，取长补短，共同发挥最佳疗效。

典型病例

黎某，女性，45岁，2011年5月29日入院。

主诉：右侧腰腹疼痛1天，高热寒战伴气促半天。

现病史：患者5月28日凌晨右侧腰腹部持续性绞痛，下午高热40.8℃，寒战，气促，查体：右肾区叩击痛（+）；查血常规：WBC 6.68×10⁹/L，NEUT% 92.8%；尿常规：尿白细胞计数82个/μl，尿红细胞计数288个/μl；胸片：左下肺炎症；予抗感染、解热止痛、补液等治疗，次日早上患者血压下降,低至70/50mmHg,心率约110次/分,复查血常规: WBC 28.04×10⁹/L, NEUT% 95.4%,考虑存在重症感染、休克,收入ICU。

入院症见: 神清,烦躁不安,气促,恶寒发热,右侧腰腹部持续性胀痛,口干,尿频急痛,纳眠差。舌尖红,苔黄微腻,脉数。

既往史:"右肾结石"病史5年。平素血压约110/60mmHg。

入院查体: T38.1℃, P100次/分, R27次/分, BP78/59mmHg; 右下肺湿啰音; 右侧输尿管行程压痛(+),右肾区叩击痛(+)。

入院诊断:

中医: ①外感高热(毒热证); ②淋证——石淋(湿热瘀结证)。

西医: ①脓毒症; ②感染性多器官功能障碍综合征(呼吸、肾脏、凝血); ③肺部感染; ④泌尿道感染; ⑤泌尿系结石。

辅助检查: 入院急查血气(吸氧5L/min下): pH 7.426, PCO₂ 24.7mmHg, PO₂ 74.2mmHg; 凝血: PT 16.7秒, FIB 4.31g/L, APTT 36.9秒; CRP 201.8mg/L; 生化: Cr 136μmol/L; PCT 32.87ng/ml。全腹CT平扫: 右肾结石,右侧输尿管上段结石并右肾及右侧输尿管上段轻度扩张、积液; 双下肺及左上肺下舌段炎症。

诊治过程: 患者重症感染,根据降阶梯治疗原则,予经验性选用注射用亚胺培南西司他丁钠针抗感染,并予稀化痰液、碱化尿液、改善凝血功能及无创呼吸机辅助通气。泌尿外科行经尿道膀胱镜下右侧输尿管支架管置入术,右肾引流混浊积液。术后患者热退,右侧腰部疼痛缓解,气促改善,复查血常规、尿常规、凝血及肾功能逐渐恢复正常,血培养及肾积液细菌培养+药敏定量均为大肠埃希菌(ESBL阳性),降阶梯改用头孢哌酮-舒巴坦钠抗感染。

中医方面,入院时以"实则泻之"为则,以"清热解毒、化石利尿通淋"为法,予清开灵针静脉滴注清热解毒,方选五味消毒饮加减,四黄水蜜腰腹外敷清热活血止痛。6月1日患者热退,右侧腰腹隐痛,口干,纳呆,舌淡红,苔白微腻,脉弦。考虑毒热之象渐消,目前辨证为"脾虚湿热瘀阻",治以"健脾行气化湿、清热利尿排石"为法,予四君子汤合八正散加减。

经治疗至6月4日患者病情稳定。血培养: 无菌生长,复查胸片双肺感染吸收,予出院。

出院西医诊断: ①脓毒症,脓毒症性休克; ②感染性多器官功能障碍综合征(呼吸、肾脏、凝血); ③肺部感染; ④泌尿道感染; ⑤泌尿系结石。

[点评]

1. 抗感染药物的选择 本患者起病急、病情重,进展快,根据降阶梯治疗原则,早期经验性选用碳青霉烯类抗生素,可最大限度地保障抗感染治疗的疗效;病原学诊断明确后则立即改为敏感和针对性强的相对窄谱抗菌药物头孢哌酮-舒巴坦钠,以减少耐药菌株的产生。

2. 中西医结合思路 本患者尿源性脓毒症的救治关键在于外科及时对病灶引流解除梗阻以及抗生素的选择。这方面西医治疗占有优势,针对此类患者,中医治疗的干预点可着眼于对脓毒症全身炎症反应、后期康复治疗的处理。

结合本例患者发病初期临床表现,毒热之象更甚,故遵循急则治其标为原则,以清热解毒为法,同时兼顾利湿通淋、行气活血,方以五味消毒饮清热解毒,加入金钱草、石韦、车前草等利湿通淋,苏子、厚朴宣肺降气平喘。同时外用四黄水蜜加强局部清热解毒活血之效,内服外治兼施。而后期随着患者炎症反应减缓,热毒之象减轻,临床渐渐显现虚象,呈正虚邪恋状态,以缓则治其本为则,以扶正祛邪为主。

(韩 云)

第三章　心肺脑复苏

心肺复苏(cardiopulmonary resuscitation, CPR)是指针对心搏、呼吸骤停采取的紧急医疗措施,即用心脏按压或其他方法形成暂时的恢复心脏自主搏动和血液循环,用人工呼吸代替自主呼吸,达到恢复苏醒和挽救生命的目的。但是,心肺复苏的成功不仅是要恢复自主呼吸和心跳,更重要的是恢复中枢神经系统功能。但是长时间心搏骤停后导致缺血缺氧性脑病,却成为影响预后的严重障碍。故有学者提出心肺脑复苏(cardiac pulmonary cerebral resuscitation, CPCR)的概念,旨在强调对复苏后综合征治疗的重要性。

第一节　总　论

一、分类

根据病因不同,分为心源性与非心源性病变。

(一)心源性病变

冠心病是心搏骤停的主要原因,大约占心搏骤停的60%~80%。非缺血性心脏病:包括心肌病、心律失常、高血压性心脏病、充血性心力衰竭等。可能增加心搏骤停的风险。

(二)非心源性病变

约占心搏骤停的30%,最常见的原因包括:创伤,非创伤相关性出血(如胃肠道出血、大动脉破裂和颅内出血),药物过量,溺水和肺栓塞。

二、心搏骤停的诊断和临床分期

(一)诊断

对心搏骤停的诊断必须迅速、果断,最好在30秒内明确诊断,凭以下征象即可确诊:

1. 意识突然丧失,面色可由苍白迅速呈现发绀。
2. 大动脉(颈动脉或股动脉)搏动消失。
3. 瞳孔散大。
4. 呼吸停止或呈喘息样呼吸,逐渐减慢,继而停止。
5. 心电图表现可出现:心搏停顿,心室纤颤,心电机械分离。
(1)心搏停顿:心脏完全丧失收缩活动,呈静止状态,ECG呈一平线或偶见心房P波。

（2）心室纤颤：心室心肌呈不规则蠕动，但无心室搏出。ECG上QRS波群消失，代之以不规则的连续的室颤波。在心搏停止早期最常见，约占80%。

（3）心电机械分离：心肌完全停止收缩，心脏无搏出，ECG上有间断出现的、宽而畸形、振幅较低的QRS波群。

其中1、2条标准最为重要，凭此即可以确诊心搏骤停的发生。切忌对怀疑心搏骤停的患者进行反复的血压测量和心音听诊，或等待ECG描记而延误抢救时机。瞳孔散大虽然是心搏骤停的重要指征，但反应滞后且易受药物等因素影响，所以临床上不应等瞳孔发生变化时才确诊心搏骤停。

（二）临床分期

1. 骤停前期　心搏骤停前，机体潜在的疾病及促进心搏骤停的因素能明显影响心肌细胞的代谢状态，也将影响复苏后细胞的存活能力。如窒息引起心搏骤停，之前的低氧血症和低血压状态消耗了细胞能量储存，导致酸中毒，又可明显加剧复苏过程中缺血损伤的程度。

2. 骤停期　心搏骤停引起血液循环中断，数秒内导致组织有氧代谢中断。这种情况下细胞转化为无氧代谢。心肌能量消耗与心搏骤停时的心律失常相关，发生颤动的心肌要消耗更多的能量。能量的消耗导致细胞膜去极化，从而触发了一系列的代谢反应。

（三）病理生理

1. 体内各种主要脏器对无氧缺血的耐受力　正常体温时，心肌和肾小管细胞的不可逆的无氧缺血损伤阈值约30分钟。肝细胞可支持无氧缺血状态约1~2小时。肺组织由于氧可以从肺泡弥散至肺循环血液中，所以肺能维持较长时间的代谢。脑组织各部分的无氧缺血耐受力不同，大脑为4~6分钟，小脑0~15分钟，延髓20~30分钟，脊髓45分钟，交感神经节60分钟。

2. 钙离子在无氧缺血时细胞损伤中的作用　正常情况下，细胞外和细胞内的Ca^{2+}梯级差为10 000 : 1。它的两个主要作用是：延缓房室交界区的传导和延长该区细胞的不应期；同时因为在交界区的延缓，就有足够时间让心室充盈得较满意。形成电和机械耦联，结合肌动蛋白和肌凝蛋白，心肌和血管平滑肌方能收缩。

钙离子进入细胞后，促发细胞内储存库（肌浆网）释出储存的Ca^{2+}。两者的总量足够提供细胞蛋白质收缩所需。多余的Ca^{2+}由ATP泵出细胞外。如ATP合成受阻，不能泵出多余Ca^{2+}至细胞外；同时由于细胞膜因无氧性缺血的影响，Ca^{2+}从慢通道离子变成快通道离子，大量进入细胞内。细胞内的Ca^{2+}浓度可以从0.1μmol/L的基数增高到接近细胞外的浓度1.0mmol/L。细胞内增多的Ca^{2+}储存在线粒体内。Ca^{2+}激活磷脂A2（一种破坏细胞膜完整性的酶）。细胞膜被破坏后，释出花生四烯酸（一种游离脂肪酸）。再灌流时提供的氧，在环氧化酶催化下，生成大量血栓素，是强力的可使心肌纤维和血管壁平滑肌纤维挛缩物质，此外血栓素并破坏线粒体的膜。ATP主要在线粒体内合成，线粒体被破坏后，ATP不能合成，体内的能量就更易耗竭，到了不可逆的阶段。

3. 氧游离基在组织无氧缺血时的破坏作用　氧是代谢作用必不可缺的因素。正常时，它在组织系统中经细胞内的色素系统作用，进行4价还原。在还原时，有1%~2%的氧分子逸出，进行单价还原，它具有高度反应作用的活性。因为单价还原的氧分子最外圈只含有1个离子，成为氧游离基，均属极强的氧化和（或）还原物质。如果过多地存在，就会威胁细胞的完整性。无氧缺血时，氧游离基含量在细胞内大量增加，超过氧歧化酶的清除作用，严重地破坏蛋白质和脂肪的成分,引起了广泛的脂肪过氧化酶的连锁反应,从而严重地破坏了细胞的正常结构。

4.铁离子在组织无氧缺血时的破坏作用　上面提到缺血组织中,过氧化游离基含量过多,通过它的促发作用,引起铁离子催化的Haber-Weiss反应,产生反应力极强的氢氧基。线粒体中细胞色素,铁蛋白以及其他含铁酶可以释放足够的游离的离子铁进行催化作用,结果摧毁了细胞膜。

三、心肺复苏综合征

(一)心搏骤停后脑损伤

脑组织对缺血、缺氧很敏感,耐受性差,因此,心搏骤停后脑损伤是心搏骤停后综合征的早期主要表现,也是导致心搏骤停存活者死亡的重要原因。

(二)心搏骤停后心功能紊乱

心搏骤停后恢复自主循环的患者心脏本身也经历了缺血-再灌注的过程,因此同样存在再灌注损伤,其主要表现为心肌顿抑、心律失常以及能量代谢障碍,由此导致的心脏功能下降是心搏骤停后患者死亡的重要原因。

(三)机体各器官缺血-再灌注损伤

心搏骤停发生时机体内氧分和代谢产物输送突然中止,CPR只能部分的逆转这一过程,氧供较正常明显减少。恢复自主循环的患者由于心肌功能失调、血管调节功能下降、微循环衰竭等原因,低氧状态仍会持续存在,因此可造成不可逆的细胞损伤,内皮功能失调以及全身炎症反应。而且恢复血供后由于再灌注损伤还可以加重损伤情况,并激活免疫系统和凝血系统导致多器官功能衰竭和感染。心搏骤停后出现的多器官功能障碍属于一种特殊的类型,机体各个器官损害的部位、顺序、时间早晚和其他原因导致的多器官功能障碍存在着明显的不同,早期即出现心脑血管功能损害,而后出现全身各器官功能障碍,而且心脏及脑组织的损害是患者死亡的主要原因。但是其他器官的损害也不容忽视,否则也同样会导致患者病情恶化。

第二节　心肺脑复苏的西医治疗

一、基础生命支持

(一)监测

1.常规监测

(1)生命体征:体温、心率、血压、血氧饱和度、尿量/出入量、神志变化。

(2)容量监测:有创/无创血压、中心静脉压。

(3)呼吸系统:动脉血气。

(4)机械通气呼吸动力学监测:容积、压力、阻力、顺应性、呼吸功等。

(5)心血管系统:心肌酶谱、肌钙蛋白、BNP和Pro-BNP、心电图。

(6)血液系统:全血细胞计数及分系计数、血细胞比容、凝血系列。

（7）水盐电解质：血清K^+、Na^+、Cl^-、Ca^{2+}。

2.特殊监测

（1）高级血流动力学监测：超声心动图、心排出量（无创或肺动脉导管）。

（2）脑组织监测：脑电图、CT、MRI。

（二）基本生命支持

心搏骤停常是骤然发生，能否迅速准确地开始抢救是决定复苏成败的关键因素。无论何种原因所致的心搏骤停，现场抢救时的基础生命支持措施相同，即C（Circulation）胸外心脏按压建立人工循环；A（Airway）保持气道通畅；B（Breathing）人工呼吸。

1.人工循环　建立有效的人工循环，最迅速有效的是胸外心脏按压法。

胸外心脏按压法

（1）胸外心脏按压法操作要点

1）体位：患者应仰卧于硬板床或地上。

2）部位：即按压部位，操作者位于患者一侧，以一手掌根部置于患者胸骨中、下1/3交界处或剑突上2横指宽距离，手掌与胸骨纵轴平行以免按压肋骨，另一手掌压在该手背上。

3）姿势：操作者肘关节伸直，借助双臂和躯体重量向脊柱方向垂直下压。不能采取过快的弹跳或冲击式的按压，开始的1~2次用力可略小，以探索患者胸部的弹性，忌用力过猛，以免发生肋骨骨折、血气胸和肝脾破裂等并发症。

4）按压深度：每次按压，成人胸外按压幅度至少5cm，但不应超过6cm；儿童5cm；婴幼儿4cm。按压后放松胸骨，便于心脏舒张，但手不能离开按压部位。施救者应避免在按压间隙倚靠在患者胸上，以保证每次按压后胸廓回弹和避免过度通气，并尽可能减少胸外按压中断的次数和时间。

5）按压频率：100~120次/分。

（2）胸外心脏按压的并发症：由于按压时操作不当，可发生肋骨骨折，折断的肋骨骨折端可刺伤心、肺、气管以及腹腔脏器或直接造成脏器破裂，从而导致气胸、血胸，肝、脾、胃、膈肌破裂，脂肪栓塞等。

（3）关于胸外心脏按压机制：胸外心脏按压时，血流的产生主要有"心泵"和"胸泵"两种机制。"心泵机制"理论认为，胸部按压时，心脏由于受到胸骨和脊柱的挤压，导致心脏内的血液射向主动脉，形成血流。"胸泵机制"理论则认为，胸外按压引起胸内压升高，导致肺血管床中的血液流经心脏进入全身血管。此时，心脏就像一根输送血液的管道，失去了瓣膜的功能，而胸腔入口处的静脉瓣保证了血液向动脉方向流动。

胸内心脏按压法

做胸内心脏按压时其心排血量可达正常的40%~60%。脑血流量可达正常的60%以上，心肌血流量达正常的50%以上。此外胸内心脏按压时，可以直接观察心脏情况，确定心肌张力，便于心内注药和电击除颤。

（1）适应证及时机

1）经标准的胸外心脏按压10~15分钟无效者。有的作者把这个时限定为3~5分钟，并认为如果在抢救心搏骤停患者时首选胸内心脏按压则有可能救活更多的患者。这适用于医院内包括手术室、各种监护室、急诊室的心肺复苏。

2）严重的胸部外伤者的心肺复苏，应把胸内心脏按压法作为首选。

3）在手术中发生的心跳停止，尤其是已经开胸者。另外，腹内大出血一时不易控制者，在膈肌上临时阻断主动脉行胸内心脏按压法是救急的有效措施。

4）胸廓或脊柱畸形伴心脏移位者。

5）多次胸外除颤无效的顽固室颤。

（2）开胸心脏按压的方法和步骤

1）切口选择：在心脏术后或胸壁已有前或前外切口的患者，可由原切口进入胸腔。在其他患者，可选择左第4或第5肋间前外切口进入。切开速度要快，如暴露不佳，可切断第5或第4肋软骨。在切开前，如有条件可快速消毒皮肤和铺无菌巾（但不应间断胸外心脏按压），以减少切口感染。为了争取时间，可在未消毒的情况下进行，待心脏复苏后，再行消毒，彻底冲洗手术野，术后并用大量抗生素。

2）心脏按压：进入胸腔后，首先挤压心脏，以建立循环。除非有心脏压塞，一般不先忙于切开心包，以免延长停搏时间，挤压2~3分钟后，如无效，再于左膈神经前方1cm处纵行切开心包，再行心脏挤压。

3）其方法有：

①单手挤压法：以右手握住心脏，4指放在左室后方。拇指放在右室前方。

②双手挤压法：左手4指置于右室前方，右手4指置于左室后方，右方拇指置于左手指之上以加强挤压力量。

③单手推压法：若用左前外切口，可把右手置于心脏后方，将之推向胸骨背侧，进行挤压。

按压心脏有效的表现：①大动脉能触摸到搏动；②可测到血压，收缩压≥8.0kpa（60mmHg）；③发绀的口唇渐转为红润；④散大的瞳孔开始缩小，甚至出现自主呼吸。

2. 保持呼吸道通畅　保持呼吸道通畅是施行人工呼吸的首要条件，其常用的方法有：仰头抬颏法，托下颌法，清洁呼吸道。

3. 人工呼吸　目的是保证机体的供氧和排出二氧化碳。当呼吸道通畅后，立即施行人工通气，以气管插管行机械通气效果最好，但在现场，无此设备，应采用口对口人工呼吸，以免延误抢救时机。如患者肺脏正常，口对口人工呼吸的吹入气量等于正常潮气量的两倍，这种气体足可用于复苏。

口对口人工呼吸法：将患者置仰卧位，头后仰，迅速松解衣和裤带以免妨碍呼吸动作，急救者一手按住额部，另一手抬起颈部。如患者牙关紧闭或下颌松弛，将抬颈之手来支持下颌并使口部微张，以便于吹气。急救者一手的拇指和食指捏住患者鼻孔，然后深吸一口气，以嘴唇密封住患者的口部，用力吹气，直至患者胸部隆起为止。当患者胸部隆起后即停止吹气，放开紧捏的鼻孔，同时将口唇移开，使患者被动呼气。当患者呼气结束即行第2次吹气，吹气时间约占呼吸周期的1/3，吹气频率为14~16次/分。若仅1个人实施复苏术，则每心脏按压30次后，迅速大力吹气两口，若两人或两人以上实施复苏术，则每心脏按压15次吹气2次。

口对鼻人工呼吸法：对于牙关紧闭、下颌骨骨折或口腔严重撕裂伤等不适于口对口人工呼吸的患者应采用口对鼻人工呼吸。口对鼻人工通气时，应紧闭患者嘴唇，深吸气后，口含患者鼻孔，用力吹入气体。

二、高级生命支持

是在BLS基础上,应用药物、辅助设备和特殊技术恢复并保持自主呼吸和循环。包括:给药和输液(drug and fluids)、心电监测(ECG)、心室纤颤治疗(fibrillation treatment)等手段,为自主心脏复跳和脑复苏提供有利条件。

(一)控制气道

口咽和鼻咽通气道:可免除舌后坠而堵塞气道,但在放置时,需患者维持适当的头后仰位,以免通气道滑出。

喉罩:喉罩由通气密封罩和通气管组成。通气密封罩呈椭圆形,周边隆起,注气后膨胀,罩在咽喉部可密封气道,可与麻醉机和呼吸机相连。

气管插管:最有效、最可靠的开放气道方法。但此项操作应由受过专门训练的救护人员进行。应尽早进行,插入的通气管要适合患者体型,并且管壁外必须有气囊。插入后,即将气囊充气,避免漏气,并可防止呕吐物流入气管。插入通气管后,可立即连接呼吸机或麻醉机。

(二)人工通气和氧疗

简易呼吸器可以代替口对口呼气。面罩充气后可与患者的鼻和口部分"密闭"地接触。有的简易呼吸器还可以连接氧气筒(给氧10L/min),效果与口对口呼气相同。

(三)药物治疗

CPR给药的目的主要在于:增加心肌血灌流量(MBF)、脑血流量(CBF)和提高脑灌注压(CPP)和心肌灌注压(MPP);减轻酸血症或电解质失衡;提高室颤(VF)阈或心肌张力,为除颤创造条件,防止VF复发。

1. 给药途径

(1)静脉给药:静脉给药安全、可靠,为首选给药途径。但在复苏时必须从上腔静脉系统给药,因下腔静脉系统(尤其是小腿静脉)注射药物较难进入动脉系统。如有中心静脉导管,经中心静脉导管注药,其药物起作用的速度,约3倍于周围静脉注射者。

(2)气管内滴入法:静脉不明显或已凹陷者,不要浪费时间去寻找穿刺,可快速由环甲膜处行气管内注射。已有气管内插管行机械通气者更好。一般用一细塑料管,尽量插入气管深部将含有0.5~1mg肾上腺素的10ml生理盐水,从塑料管注入,然后用大通气量进行通气,把药吹入远端,让其扩散。其用量可2.5倍于静脉注射者,如有需要,可隔10分钟注射1次。已知可经气管内滴入的药有肾上腺素、利多卡因、阿托品。

2. 常用药物

(1)肾上腺素:就心脏复苏而言,该药被公认为是最有效且被广泛使用的首选药物。推荐标准剂量为1mg(0.02mg/kg)静脉注射,若初量无效,每3~5分钟可重复注射1次,直至心搏恢复。根据我们的临床经验,主张采用1、3、5的即所谓"中等剂量"模式,即首先1mg静脉注射,隔3分钟后无效,第2次3mg,再无效,3分钟后5mg静脉注射。当心搏恢复后,静脉持续滴入肾上腺素以提高和维持动脉压和心排血量。

2015年美国心肺复苏指南指出联合使用加压素和肾上腺素,替代标准剂量的肾上腺素治疗心搏骤停时没有优势。

(2)碳酸氢钠:心跳呼吸停止必然导致乳酸酸中毒和呼吸性酸中毒,致使血pH明显降低,在心脏按压过程中,低灌流状态,使代谢性酸中毒进一步加剧,酸中毒使室颤阈值降低,心肌收缩力减弱,机体对心血管活性药(如肾上腺素)反应差,只有纠正酸中毒,除颤才能成功。因此,积极合理地应用碳酸氢钠纠正酸中毒无疑对提高复苏成功率有意义。但应用碳酸氢钠的前提是保证有效的通气,尽管$NaHCO_3$能有效地提高血液中的pH,但HCO_3^-不能通过血脑屏障,纠正脑脊液中的低pH,而且输入的HCO_3^-进一步缓冲H^+后,可再离解成CO_2,CO_2可自由地通过血脑屏障,使脑组织和脑脊液的pH进一步降低,因此强调,在给$NaHCO_3$时,需做过度通气。碳酸氢钠首次静脉注射量1mmol/kg,然后根据动脉血pH及BE值,酌情追加。

（3）抗心律失常药

1）利多卡因:可降低心肌应激性、提高室颤阈、抑制心肌异位起搏点。对室性异位起搏点最有效,是目前治疗室性心律失常的首选药物。其用法:先以1mg/kg剂量缓慢静脉注射,然后以每分钟1~4mg连续静脉滴注维持。

2）氯化钙:钙离子能增强心肌收缩力,提高心肌自律性与加快传导速度,长期用来抢救心搏骤停如心室停搏和电机械分离。目前主要用于高钾或低钙引起的心搏骤停,或心跳已恢复,心肌收缩无力,血压不升时,或钙通道阻滞剂过量。

3）β-受体阻滞剂:2015年美国心肺复苏指南提出虽然目前的证据不足以支持心搏骤停后β-受体阻滞剂常规使用。但因室颤/无脉性室性心动过速导致心搏骤停而入院后,可以尽早开始或继续口服或静脉注射β-受体阻滞剂。

（4）纳洛酮:对所有发生可能和阿片类药物相关的危及生命的紧急情况的无反应患者,可以在标准急救和非医护人员BLS协议的基础上,辅以纳洛酮肌内注射或鼻内给药。

（四）电除颤

心室纤颤最有效的治疗方法,是用除颤器进行电击除颤,使得全部或绝大部分心肌细胞在瞬时内同时发生除极化,并均匀一致地进行复极,然后由窦房结或房室结发放冲动,从而恢复有规律的协调一致的收缩。

2015年美国心肺复苏指南提出,当可以立即取得除颤器时,对于有目击的成人心搏骤停,应尽快使用除颤器。若成人在未受监控的情况下发生心搏骤停,或不能立即取得除颤器时,应在他人前往获取以及准备AED的时候开始心肺复苏,而且视患者情况,应在设备可供使用后尽快尝试进行除颤。目前常用的为直流电除颤器。具体方法:把电极1个放在心尖部,另1个放在右侧第1肋间近胸骨右缘处。电能选择:成人用200~400焦尔(J);小儿用20~200J直流电除颤。体内除颤时,成人用10~50J,小儿为5~20J。如有需要,可重复进行。

三、持续生命支持

持续生命支持(prolonged life support, PLS):也称后期复苏,主要是指完成脑复苏及重要器官支持。此期包括3个步骤,即:对病情及治疗效果加以判断,争取恢复神志及低温治疗,加强治疗。

（一）病情估计

要判断心搏停止或呼吸停止的原因,采取对因措施,并决定是否继续抢救。患者能否生存并全面恢复意识和活动能力主要取决于下述条件:

1. 所受打击的严重程度以及心跳停搏的时间长短。

2. 初期复苏或基础生命支持是否及时、得当。

3.后期脑复苏是否及早进行并具有高质量。

(二)加强监测治疗

任一脏器功能衰竭将影响其他脏器的功能,这包括大脑在内。如:低血压、低氧血症、高碳酸血症、重度高血压、高热、感染、肾衰等都可加重脑的损害,使脑水肿、脑缺氧和神经功能损害更加严重。所以在采用特异性脑复苏措施的同时,要对机体各脏器进行功能监测和支持,才能有利于脑功能恢复。

1.**维持循环功能**　心搏恢复后,往往伴有血压不稳定或低血压状态。为此,应严密监测,包括ECG、BP、CVP,根据情况对肺毛细血管嵌顿压(PCWP)、心排血量(CO)、外周血管阻力胶体渗透压等进行监测,补足血容量,提升血压,支持心脏,纠正心律失常。在输血输液过程中,为避免过量与不足,使CVP不超过1.18kPa(12cmH$_2$O),尿量为60ml/h。对心肌收缩无力引起的低血压,如心率<60次/分,可静脉滴注异丙肾上腺素或肾上腺素(1~2mg溶于500ml液体中);如心率>120次/分,可静脉注射西地兰0.2~0.4mg。或其他强心药,如多巴胺或多巴酚丁胺。在应用强心药同时,还可静脉注射呋塞米20~40mg,促进液体排出,以减轻心脏负荷,也对控制脑水肿有利。

2.**维持呼吸功能**　心脏复跳后,自主呼吸可以恢复,也可能暂时没有恢复,若自主呼吸恢复得早,表明脑功能愈易于恢复。无论自主呼吸是否出现,都要进行呼吸支持直到呼吸功能恢复正常,从而保证全身各脏器,尤其是脑的氧供。在CPCR中,确保气道通畅及充分通气、供氧是非常重要的措施,气管插管是最有效、可靠又快捷的开放气道方法,即使在初期复苏时,有条件应尽早插管。如复苏后72小时患者仍处昏迷、咳嗽反射消失或减弱,应考虑行气管切口,以便于清除气管内分泌物。充分保证患者氧供,使动脉血PaO$_2$>13.33kPa(100mmHg),PaCO$_2$保持在3.33~4.67kPa(25~35mmHg)的适度过度通气,以减轻大脑酸中毒,降低颅内压。同时加强监测,防止呼吸系统的并发症如肺水肿、ARDS、肺炎、肺不张,也不能忽视由于复苏术所致的张力性气胸或血气胸。

3.**维持体液、电解质及酸碱平衡**　维持正常的血液成分、血液电解质浓度、血浆渗透压以及正常的酸碱平衡,对重要器官特别是脑的恢复和保证机体的正常代谢是必不可少的条件,因而必须对上述指标进行监测,及时纠正异常。

4.**控制抽搐**　严重脑缺氧后,患者可出现抽搐,可为间断抽搐或持续不断抽搐,抽搐越严重,发作越频繁,预后越差。但特别严重的脑缺氧出现深昏迷,可以不出现抽搐。抽搐时耗氧量成倍增加,脑静脉压及颅内压升高,脑水肿可迅速发展,所以必须及时控制抽搐,否则可因抽搐加重脑缺氧损害。

5.**预防感染**　心搏骤停的患者,由于机体免疫功能下降,容易发生全身性感染。而复苏后某些意识未恢复的患者,或由于抽搐、较长时间处于镇静镇痛及肌松药等作用下,患者易发生反流、误吸,导致肺部感染;长期留置导尿管,易致尿道感染;或长期卧床发生褥疮等。因此复苏后应使用广谱抗生素,以预防感染。同时加强护理,一旦发生感染、发热,将会加重脑缺氧,而影响意识的恢复,由于感染甚至导致多器官功能失常综合征(MODS)。

心肺复苏的目的在于脑复苏,即恢复智能、工作能力,至少能生活自理,故脑功能的恢复是复苏成败的关键。为取得良好的脑复苏效果,应及早进行CPR,并在CPR一开始就致力于脑功能的恢复,尽快恢复脑的血液灌流,尽量缩短脑组织缺血缺氧的时间,减少原发性脑损害的范围和程度。在循环恢复后,积极采取各种有效的脑保护措施。根据急性完全性脑缺血的病理生理改变,这些措施包括两个方面。即维持颅外各脏器功能稳定的治疗,特异性脑复苏措施。

(三)脑复苏的病理生理研究

脑能量代谢改变:脑的正常生理活动需要充分的能量支持,除一小部分来自储存的ATP外,几乎全部能量都靠葡萄糖有氧代谢产生。脑内能量储备很少,所储备的ATP和糖原(约1.5g)在10分钟内即完全耗竭,使脑功能丧失。脑血流中断5~10秒就发生晕厥,继而抽搐。近年来的研究发现,脑缺血持续15~30分钟,当重建循环后,ATP浓度仍可恢复到正常或接近正常水平,甚至循环停止60分钟,能量代谢和酶功能仍可恢复,并出现诱发电位。脑细胞形态在缺血后10~20分钟也可无明显损害。这些结果提示,心搏停止后(缺血期)的能量代谢障碍易于纠正,而重建循环后发生的病理生理变化将给脑组织以第2次打击(即再灌注损害),这可能是脑细胞死亡的主要原因。

脑生化异常:缺血早期,由于能量代谢障碍,无氧酵解形成乳酸增多,致脑细胞内产生酸中毒,加重脑细胞肿胀。循环重来后,自由基的释放增多,导致神经细胞结构和功能的破坏,是引起细胞死亡的主要致病原因。缺血后导致细胞损害的另一重要激活物是细胞内钙离子增加,细胞质中钙离子浓度增高是致使缺血缺氧后脑细胞死亡的关键因素。

脑水肿:脑缺血后的脑水肿包括细胞毒性和血管源性两种机制,前者在缺血期间已启动,属细胞内水肿,在再灌注后可继续加重,主要由于脑细胞内大量Na^+、Cl^-、Ca^{2+}和水潴留形成脑细胞肿胀。当缺血达一定时限,脑血管内皮细胞损伤,血脑屏障受损,脑毛细血管通透性增加,血浆蛋白与水分外溢,脑细胞外液增加,造成间质性脑水肿,即血管源性脑水肿。脑水肿和脑肿胀除脑细胞功能受损外,由于脑体积增加致颅内高压。颅内压升高,进一步减少脑血流灌注,从而使受损的脑细胞遭受第2次打击,因此向不可逆方向转化,也因此而发生脑疝而致不可逆的呼吸再次停止。

(四)脑复苏措施

特异性脑复苏措施是以低温、脱水为主的综合疗法。

1. 低温 自1985年Williams等报道低温治疗心搏骤停的脑缺氧有效后,国内外临床及实验均证实低温可减轻缺血后脑损害。

脑低温疗法有极强的脑保护作用,但降温及控制温度有一定困难,目前主张头部重点降温,以及亚低温(34℃左右)也能减轻复苏后早期脑功能和脑组织病理损害。

降温要点:

(1)及早降温:凡心搏骤停时间未超过4分钟,不一定降温。若超过4分钟,即应在心肺复苏成功的基础上及早进行降温,尤其在缺氧的最初10分钟内是降温的关键时间。

(2)头部重点降温:以头部(包括颈部大血管)冰帽配合体表物理降温,当体温低达预期温度后,可仅用头部冰帽维持低温状态。体表降温可采用大血管处放置冰袋,或垫以冰毯。冬眠药物有助于降温及防止物理降温进程中的寒战反应,但需注意冬眠药物的不良反应。近年来有主张应用咪达唑仑静脉滴注既有防止抽搐、寒战的作用,又可防止突触损害起到脑保护作用。

(3)足够降温:对于心搏骤停后恢复自主循环的昏迷(即对语言指令缺乏有意义的反应)的成年患者都应将目标温度选定在32~36℃之间,并至少维持24小时。

(4)持续降温:应坚持降温到皮层功能恢复,其标志是听觉恢复。切忌体温反跳。

2.利尿脱水　利尿脱水是减轻脑水肿、改善脑循环的重要措施。在自主心跳恢复测得血压后,尽早使用甘露醇0.5~1g/kg,每天快速静脉滴注2~3次,以后视尿量辅用利尿剂,如呋塞米20~40mg静脉注射。此外,浓缩白蛋白、血浆亦可用于脱水治疗,尤其对于低蛋白血症,胶体渗透压低的患者,联用呋塞米效果更佳。

3.促进脑内血流再流通　复苏早期尽量维持血压正常或稍高于正常,可促进脑内血流再流通,适当的血液稀释,使血细胞比容降至30%左右,以降低血液黏度,防止红细胞及血小板聚集。

4.脑保护药物的应用　促进代谢药物:ATP直接为脑细胞提供能量,促进细胞膜Na^+-K^+ATP酶泵功能恢复,有助于消除脑肿胀,减轻脑水肿。

精氨酸:能增加钾离子内流,促进钠离子流出细胞,ATP与精氨酸配合使用,作用更好。其他药物如辅酶A、辅酶Q10、细胞色素C等也可配合应用。尽管脑内葡萄糖浓度增高虽可提供更多的代谢底物,但可引起严重脑内乳酸蓄积,加重脑水肿及神经细胞死亡,故在治疗时,尽量少用葡萄糖液,同时监测血糖,保持血糖正常,低血糖是有害的,发现低血糖应输注葡萄糖液。

钙通道阻滞药:细胞质内钙离子浓度增高是造成脑细胞损害的重要因子。钙通道阻滞药如尼莫地平、维拉帕米等对缺血再灌注的脑损伤有脑保护作用。

氧自由基清除剂:甘露醇、维生素E、维生素C有自由基清除作用,可抑制自由基触发的脂质过氧化过程,增强脑细胞的抗氧化能力,减少血栓素的产生,减轻再灌注后脑细胞的超微结构损伤。

肾上腺皮质激素:应用的目的是稳定细胞膜结构,改善血脑屏障功能,减轻脑水肿。应注意肾上腺皮质激素的副作用,如诱发上消化道出血。

5.高压氧治疗　高压氧能极大地提高血氧张力,显著提高脑组织与脑脊液中的氧分压,增加组织氧储备,增强氧的弥散率和弥散范围,纠正脑缺氧,减轻脑水肿,降低颅内压;还具有促进缺血缺氧的神经组织和脑血管床修复的作用。促进意识的恢复,提高脑复苏的成功率,有条件者应尽早常规应用。

6.体外膜肺氧合(ECMO)　体外膜肺氧合简称膜肺,是抢救垂危患者生命的新技术,ECMO的本质是一种改良的人工心肺机,最核心的是膜肺和血泵,分别起人工肺和人工心的作用。ECMO运转时,血液从静脉引出,通过膜肺吸收氧,排除二氧化碳。经过气体交换的血,在泵的推动下可回到静脉,也可回到动脉。前者可用于体外呼吸支持,后者因血泵可以代替心脏的泵血功能,既可用于体外呼吸支持,也可用于心脏支持。当患者的肺功能严重受损,对常规治疗无效时,ECMO可以承担气体交换任务,使肺处于休息状态,为患者的健康获得宝贵时间。

7.呼吸机　在现代临床医学中,呼吸机作为一项人工替代自主通气的有效手段,已经普遍用于各种原因所致的呼吸衰竭,在西医学中占有十分重要的地位,成为挽救及延长患者生命的至关重要的医疗设备。

(五)脑复苏的结局

脑复苏的结局可按照GPS(Glasgow-Pittsburg)分级:GPS-1级:脑及总体情况优良:清醒,健康,思维清晰,能从事工作和正常生活,可能有轻度神经及精神障碍;GPS-2级:轻度脑和总体残废:清醒,可自理生活,能在有保护的环境下参加工作,或伴有其他系统的中度功能残废,不能参加竞争性工作;GPS-3级:中度脑和总体残废:清醒,但有脑功能障碍,依赖旁人料理生活,轻者可自行走动,重者痴呆或瘫痪;GPS-4级:植物状态(或大脑死亡):昏迷,无神志,对外界无反应,可自动睁眼或发声,无大脑反应,呈角弓反张状;GPS-5级:脑死亡:无呼吸,无任何反射,脑电图呈平线。

第三节　心肺脑复苏的中医中药治疗

一、中医对心肺脑复苏的认识

我国早在东汉时期,著名医家张仲景所著《金匮要略·杂疗方》中,对缢死复苏方法进行详尽描述,就创用了人工呼吸术。《金匮要略·杂疗方》明确记载了急救自缢的心肺复苏术及疗效观察指标、注意事项等一连串缜密细致的工作,既有胸外心脏按压,也有拉臂压胸式、屈腿压腹式人工呼吸,与西医学的心肺复苏术基本一致。人工呼吸急救技术,到晋代有了进一步改进,如葛洪的《肘后救卒方》中,将此技术改进为:"塞两鼻孔,以芦管纳其口中至咽,令人嘘之。有倾,其中砉砉转,或是通气也"。北周时期姚僧垣《集验方》又加以改进。这种急救技术,在汉唐以后已被广泛应用,已扩大到其他非自缢死亡的急救范围。

二、心搏骤停的辨证施治

迄今为止,安宫牛黄丸、独参汤是治疗心搏骤停的常用方。可根据中医脏腑辨证、病因病机辨证,将心搏骤停分为3个临床证型:亡阴证、亡阳证和痰闭证。

(一)亡阴证

主症:神志昏迷,皮肤干皱,手足蠕动,口唇干燥无华,面色苍白,或面红身热,目陷睛迷,或自汗肤冷,气息低微,舌淡或绛,少苔,脉孔或细数或结代。

病机:阴损及阳,阴液耗竭,阳气暴脱,神无所依。

治法:救阴敛阳,回阳固脱。

推荐方药:参麦汤加减。

推荐中成药:参麦注射液。

(二)亡阳证

主症:昏愦不语,面色苍白,口唇青紫,呼吸微弱,冷汗淋漓,四肢厥逆,二便失禁,唇舌淡润短缩,脉微细欲绝。

病机:真阳欲脱。

治法:回阳固脱。

推荐方药:参附汤加减。

推荐中成药:参附注射液。

(三)痰闭证

主症:面赤身热,呼吸急促,喉间痰鸣,呼之不应,舌红赤胖大或无法见及,脉洪大。

病机:痰瘀热阻,神蒙窍闭。

治法:豁痰化瘀解毒,开窍醒神。

推荐方药: 安宫牛黄丸; 菖蒲郁金汤加减。

推荐中成药: 醒脑静注射液。

其他疗法: 针刺治疗: 针刺人中、内关、十宣、十二井等急救穴, 起到开窍醒神、通络醒脑的作用, 针刺尺泽、曲池、委中穴后拔罐, 起到清热解毒的作用。对心搏骤停患者起到一定的促醒作用。

典型案例

刘某, 女性, 83岁, 2015年5月10日22: 40入院。

主诉: 胸闷不适40分钟, 意识丧失5分钟。

现病史: 患者于2015年5月10日晨起时突然出现胸闷不适, 向家人索要 "速效救心丸" 口服无好转, 家人遂拨打 "120" 急救电话, 5分钟前患者突然发生意识丧失, 呼吸微弱, 呼之不应, 120送入我科室抢救, 病程中患者二便失禁。

入院症见: 意识丧失, 大动脉波动消失, 叹气样呼吸, 大汗淋漓, 口唇发绀, 二便失禁。

既往史: 4月15日摔伤, 出现右侧髋关节脱位, 18日右侧股骨头置换术, 术后经治疗, 患者出院。

入院查体: BP: 0, P: 0, R: 6次/分, 双侧瞳孔扩大, 对光反射消失, 颈动脉搏动消失, 心音消失, 呼吸微弱, 生理反射消失, 心电提示室颤。

入院诊断:

中医: 厥脱。

西医: ①心跳呼吸骤停; ②右侧股骨头置换术后; ③呼吸衰竭; ④重症肺炎; ⑤冠状动脉粥样硬化性心脏病。

辅助检查: 入院急查血气: pH7.24, $PCO_2$50mmHg, $PO_2$40mmHg, BE: -7.6mmol/L, $SaO_2$50%。

诊治过程: 急救处理: 心电监护提示室颤, 给予360J除颤后心电示室速, 胺碘酮150mg静脉推注, 利多卡因70mg静脉推注, 持续心肺复苏, 按压频率: 120次/分, 按压深度: 5.5cm, 气管插管, 呼吸机辅助呼吸, AC模式, 氧浓度: 35%, 呼吸频率: 12次/分, 应用肾上腺素1mg, 每3分钟加用1次, 阿托品1mg静脉注射2次, 地塞米松10mg静脉推注。醒脑静20ml静脉推注开窍醒脑, 生脉注射液3支静脉推注以益气升压, 血必净静点活血抗感染, 10分钟后患者恢复自主心率, BP: 186/130mmHg, HR: 120次/分, SpO_2: 80%。

复苏后综合征的治疗:

5月11日凌晨出现体温升高, 考虑患者出现脑损伤, 予冰毯持续物理降温, 床旁肺部胸片示: 双肺纹理增粗, 双肺炎。

5月12日患者出现球结膜水肿, 考虑患者出现脑水肿, 予甘露醇250ml静脉滴注脱水降颅压。出现自主呼吸: 10次/分, 脱机, 予面罩给氧, 神志清, 生命体征平稳。

5月14日患者出现无尿, 周身水肿, 血肌酐, 尿素氮升高, 考虑患者出现肾损害, 心力衰竭, 与患者家属沟通后, 行CRRT治疗。血流量180ml/min, 除水量: 300ml/min, 置换液: 2000ml/min, 经治疗后, 患者症状略有缓解。病程中给予黄芪多糖静点提高免疫力, 中药穴位贴敷, 中药汤剂结肠透析等辅助治疗。

预后: 患者于5月18日出院。

出院西医诊断: ①CPR术后; ②呼吸衰竭; ③重症肺炎; ④冠状动脉粥样硬化性心脏病;

⑤恶性心律失常；⑥右侧股骨头置换术后。

[点评]

1. 患者复苏成功的关键　患者年老，各脏器功能不良，基础疾病多，医护人员对患者进行及时有效的高质量的心肺脑复苏是必不可少的，在复苏成功后，尤其需要注意复苏后综合征的防治。纠正患者内环境的紊乱，同时早期进行低温疗法，早期注重脑复苏，使患者神经功能不受到进一步的损伤，明显改善神经功能及预后，尽早锻炼呼吸功能使患者尽早脱机。

2. 中西医结合思路　对于心跳呼吸骤停的患者，首先建立有效的人工循环以及电复律的方法，配合中医辨证思维，心脏呼吸骤停的患者，常表现出"亡阳证"，我们选用参附注射液进行治疗，同时应用中药穴位贴敷、结肠透析等治疗，突出中西医结合治疗心跳呼吸骤停的优势。

（梁　群）

第四章 休　克

休克（shock）是机体遭受强烈的致病因素侵袭后,由于有效循环血量锐减,机体失去代偿,组织缺血缺氧,神经-体液因子失调的一种临床综合征。其主要特点是:重要脏器组织中的微循环灌流不足,代谢紊乱和全身各系统的功能障碍。简言之,休克就是人们对有效循环血量减少的反应,是组织灌流不足引起的代谢和细胞受损的病理过程。多种神经-体液因子参与休克的发生和发展。

第一节　休克总论

一、相关概念

（一）低血压

成人收缩压低于90mmHg,儿童低于相应的标准[儿童正常收缩压=80（2×年龄）,mmHg]则表示低血压。注意:一些健康成人正常状态下血压可能低于90mmHg;相反,先前有高血压的患者在出现休克时血压可能在正常范围。低血压不一定是休克,低血压可分为急性、慢性与直立性低血压3大类。

1. **急性低血压**　是指血压由于正常或较高水平突然显著下降,根据临床表现不同,又分为:休克、晕厥和急性运动性麻痹。

2. **慢性低血压**　指血压处于持续性低水平状态。

3. **体位性低血压或直立位性低血压**　是指在卧位时血压正常或升高,而当患者突然取直立位时,立即出现显著的血压下降,如收缩压下降超过20mmHg。

须注意:无低血压表现的患者不能除外休克存在。低血压是休克的常见表现,但非必要条件,也非充分条件。

（二）休克的分类

1. **休克按病因分类**　按休克的病因临床上休克大致分为:

（1）感染性休克:是临床上最常见的休克类型之一,临床上以G⁻杆菌感染最常见。根据血流动力学的特点又分为低动力休克（冷休克）和高动力性休克（暖休克）两型。

（2）低血容量性休克、失血性休克:是指因大量失血,迅速导致有效循环血量锐减而引起周围循环衰竭的一种综合征。一般15分钟内失血少于全血量的10%时,机体可代偿。若快速失血量超过全血量的20%左右,即可引起休克。

（3）心源性休克:心源性休克是指心脏泵功能受损或心脏血流排出通道受损引起的心排出量快速下降而代偿性血管快速收缩不足所致的有效循环血量不足、低灌注和低血压状态。从病因上说,心源性休克包括心脏本身病变、心脏压迫或梗阻引起的休克。

（4）过敏性休克:已致敏的机体再次接触到抗原物质时,可发生强烈的变态反应,使容量血管扩张,毛细血管通透性增加并出现弥散性非纤维蛋白血栓,血压下降、组织灌注不良可使多脏器受累。

（5）神经源性休克:交感神经系统急性损伤或被药物阻滞可引起相关神经所支配的小动脉扩张,血容量增加,出现相对血容量不足和血压下降。这类休克预后好,有一定自限及自愈性。

（6）创伤性休克:机体遭受暴力作用后,发生了重要脏器损伤、严重出血等情况,使患者有效循环血量锐减,微循环灌注不足;以及创伤后的剧烈疼痛、恐惧等多种因素综合形成的机体代偿失调的综合征。

2. 休克按血流动力学分类　1975年Weil等提出对休克新的分类,即按血流动力学特点把休克分为4类:

（1）低血容量性休克:循环容量的丢失。循环容量丢失导致心脏前负荷不足,心排血量下降,组织灌注减少。其原因为失血(外伤或者胃肠道出血)、体液损失(呕吐、腹泻或者烧伤)、第三间隙液体积聚(肠梗阻或者胰腺炎等)。其血流动力学特点为低心排高阻力。

（2）心源性休克:又称泵功能衰竭。由于泵功能衰竭或充盈障碍而导致心排量过低,使各主要器官和周围组织灌注不足、细胞缺血缺氧而产生一系列代谢和功能障碍的综合征。常见于急性心肌梗死、终末期心肌病、心力衰竭、急性心肌炎、室间隔穿孔、乳头肌及腱索断裂、严重心律失常等。其血流动力学特点为低心排高阻力,属于心脏本身病变引起的休克。

（3）分布性休克:血管收缩舒张调节功能异常。以容量血管扩张、循环血量相对不足为主要表现;一部分表现为阻力血管扩张及动、静脉分流增加。主要由感染因素所致,其血流动力学特点为高心排低阻力。感染性、过敏性、神经源性等原因导致的休克属于分布性休克范畴。

（4）梗阻性休克:血流的主要通道受阻。见于急性肺栓塞、心脏压塞、张力性气胸等。根据梗阻部位的不同,对回心血量和心排出量分别产生影响。其血流动力学特点为低心排高阻力,属于心脏压迫或梗阻引起的休克。

二、病理生理

（一）微循环改变

微循环(microcirculation)是指微动脉与微静脉之间微血管的血液循环,是循环系统最基本的结构,是血液和组织间进行物质代谢交换的最小功能单位。微循环障碍是休克病理生理的基础,此学说认为休克是由于有效循环血量减少,引起重要生命器官血液灌流不足和细胞功能紊乱。微循环障碍在休克的不同阶段表现出不同特点,分别是早期"少灌少流"、进展期"多灌少流"及晚期"不灌不流"。休克时微循环的改变大致可分为3个时期:缺血性缺氧期、淤血性缺氧期以及微循环衰竭期,分别对应临床上休克的代偿期、失代偿期及不可逆期。

1. 缺血性缺氧期(ischemic anoxia phase) 休克早期小血管痉挛,毛细血管前阻力显著增加,大量毛细血管网关闭,动、静脉短路开放,组织灌流量减少,出现少灌少流,灌少于流的情况。

2. 淤血性缺氧期(stagnant anoxia phase) 该期组织细胞缺血和缺氧,机体代谢障碍,血管顺应性差,血流黏滞,血流更慢,组织灌多而少流,甚至血流停止,组织灌注不足,心脑功能障碍,甚至衰竭。

3. 微循环衰竭期(microcirculation failure phase) 微循环内微血管扩张,大量微血栓阻塞,随后凝血因子耗竭,纤溶活性亢进,发生弥散性血管内凝血(DIC);微循环血流停止,不灌不流,组织得不到足够的氧气和营养物质供应,重要器官功能衰竭,甚至发生多系统器官功能衰竭(multiple system organ failure)。微血管平滑肌麻痹,对任何血管活性药物均失去反应。

(二)代谢变化

休克时组织细胞缺氧,糖有氧氧化受阻,无氧酵解增强,乳酸生成显著增多,同时组织机体代谢障碍,乳酸、CO_2等产物不能及时清除导致出现酸中毒;细胞缺血缺氧导致细胞膜损伤,离子泵功能障碍,而水电解质失衡,严重则细胞破坏及凋亡,也是重要器官功能衰竭的基础之一。

(三)器官功能障碍

休克发生与发展导致组织缺血缺氧、代谢障碍、细胞凋亡进而内脏脏器器质性或功能性损害,出现急性呼吸窘迫综合征、心律失常和心功能不全、急性肾衰竭、脑水肿、颅内压升高、脑疝、胃肠功能障碍以及急性肝损伤等。

第二节　休克的诊断治疗

一、诊断及临床分期

(一)休克的诊断

急性循环功能衰竭的诊断应当根据临床、血流动力学和生物化学等方面进行综合考虑。临床上延续多年的休克诊断标准是:①有诱发休克的原因;②有意识障碍;③脉搏细速,超过100次/分钟或不能触及;④四肢湿冷,胸骨部位皮肤指压阳性(压迫后再充盈时间超过2秒钟),皮肤有花纹,黏膜苍白或发绀,尿量少于30ml/h或尿闭;⑤收缩血压低于10.7kPa(80mmHg);⑥脉压小于2.7kPa(20mmHg);⑦原有高血压者,收缩血压较原水平下降30%以上。凡符合上述第①项以及第②、③、④项中的两项和第⑤、⑥、⑦项中的1项者,可诊断为休克。

(二)临床分期

1. 休克早期　在原发症状体征的情况下出现轻度兴奋征象,如意识尚清,但烦躁焦虑,精神紧张,面色、皮肤苍白,口唇甲床轻度发绀,出冷汗,肢体湿冷。可有恶心、呕吐,心率轻度增快,脉搏细数,收缩压可轻度降低或偏高或正常,舒张压升高,脉压减低,尿量减少。

2. 休克中期　临床表现随休克的程度而异,除上述表现加重,中度休克时,神志尚清楚,疲乏无力,表情淡漠,反应迟钝,意识模糊。脉搏细数无力,收缩压低于80mmHg以下,脉压下降,表浅静脉萎缩,口渴,尿量减少至20ml/h以下。重度休克时,呼吸急促,重度发绀,可陷入昏迷状态,四肢厥冷,大汗淋漓,皮肤可见黯紫花纹,收缩压低于60mmHg,甚至测不出,无尿。

3. 休克晚期 表现为DIC和多器官功能衰竭。

(1)DIC表现:顽固性低血压,皮肤发绀或广泛出血,甲床微循环淤血,血管活性药物疗效不佳,常与器官衰竭并存;消化道出血和血尿较常见,肾上腺出血可致急性肾上腺皮质功能衰竭,胰腺出血可致急性胰腺炎。

(2)多器官衰竭表现

1)急性呼吸衰竭:吸氧难以纠正的进行性呼吸困难,进行性低氧血症,肺水肿和肺顺应性降低等表现。

2)急性心功能衰竭:呼吸急促,发绀,心率加快,心音低钝,可有奔马律、心率不齐等心功能衰竭征象,中心静脉压及肺动脉楔压升高,严重者可有肺水肿表现。

3)急性肾衰竭:少尿或无尿、氮质血症、高血钾等水电解质和酸碱平衡紊乱。

4)其他表现:意识障碍程度反映脑供血情况。可出现黄疸、血胆红素增加等肝衰竭表现,由于肝脏具有强大的代偿功能,肝性脑病发病率并不高。胃肠道功能紊乱常表现为腹痛、消化不良、呕血和黑便等。

二、重要辅助检查指标及临床意义

(一)临床观察指标

随着医学的进步,目前能够获取的评估休克的指标越来越多,但是基础的临床指标仍然是休克病情观察的关键,主要包括:

1. 意识状态 能够反映脑组织的灌注情况。患者神志清楚,反应良好,表示循环血量已够;神志淡漠或烦躁、头晕、眼花,或从卧位改为坐位时出现晕厥,则表示有效循环血量不足。

2. 肢体温度和色泽 反映末梢灌注情况。患者四肢温暖,皮肤干燥,轻压指甲或口唇时,局部暂时缺血呈苍白,松压后迅速转红润,表明休克好转;四肢皮肤常苍白、湿冷,轻压指甲或口唇时颜色苍白,在松压后恢复红润缓慢,表明休克未纠正。

3. 血压 休克代偿期,剧烈的血管收缩,血压可以保持或高于正常;休克抑制期血压逐渐下降,收缩压低于90mmHg,脉压低于20mmHg;血压回升,脉压增加,则表明休克有所好转。

4. 心率和脉率 心率加快或脉率细速常常出现在血压下降之前。有时血压仍低,但脉搏清楚、手足温暖,则提示休克趋于好转。休克指数[脉率/收缩期血压(以mmHg表示)]有助于判断休克的程度。休克指数正常为0.5,表示无休克;超过1.0~1.5表示存在休克;在2.0以上,则表示休克严重。

5. 尿量 尿量是反映肾脏灌注情况的指标,也可以反映器官血流灌注情况。休克患者应常规放置导尿管,观察每小时尿量和尿比重。尿量少于25ml/小时、尿比重增加,说明肾血管收缩或血容量仍不足;血压正常,但尿量仍少,尿比重高,反映肾脏灌注仍然不足;如血压正常,尿量少,尿比重低,则可能发生急性肾衰竭。尿量稳定在每小时30ml以上时,表示休克好转。

(二)组织灌注指标

如上文所述,休克的病理生理学基础是微循环障碍,因此,体现微循环状态的组织灌注指标是诊断休克及评估休克严重程度的重要指标。主要包括血乳酸、混合静脉血氧饱和度（SvO_2）、中心静脉血氧饱和度（$ScvO_2$）及其他灌注指标。

1. 血乳酸 血乳酸是反映组织是否处于低灌注状态和是否缺氧的灵敏指标，如乳酸水平高于4mmol/L时死亡率明显升高。而动态监测血乳酸变化或计算乳酸清除率对疾病状态的评估更有价值。研究表明，住院早期乳酸清除率可能表明全身组织缺氧的解除，并与低死亡率相关。

2. 上腔静脉血氧饱和度（$ScvO_2$） 大量的研究提示，在休克复苏早期，特别是脓毒症休克复苏早期，$ScvO_2$的降低是休克时组织灌注不足的重要表现，同时也是心排血量改变的重要诊断指标。在传统认识中，$ScvO_2$与混合静脉血氧饱和度（SvO_2）一样，能够反映机体全身氧输送与氧耗之间的平衡，所以多数人认为$ScvO_2$的降低是氧输送相对于此时机体需氧不足而引起。然而，关于$ScvO_2$在休克复苏中意义的争论也从来没有停止过，并且不断有新的研究来支持或挑战这一策略。$ScvO_2$可提供关于氧输送和氧需求平衡的重要信息。$ScvO_2$偏低提示氧输送不足，尤其是合并高乳酸血症时。与Rivers的研究相比，近期的ProCESS研究和ARISE研究患者$ScvO_2$基线水平较高，病死率较低。

3. 动、静脉血二氧化碳分压差（$P_{v-a}CO_2$） CO_2是氧代谢的最终产物，动脉血二氧化碳分压主要取决于肺泡通气量，组织中二氧化碳清除几乎完全依赖于组织灌注，静脉血二氧化碳含量取决于组织产生二氧化碳的速率及组织灌注水平。因此静脉血中CO_2含量一定比动脉血中CO_2含量高，血流动力学稳定时，动、静脉血二氧化碳分压非常接近，$P_{v-a}CO_2$正常范围为2~5mmHg。若肺泡通气量及组织产生二氧化碳的量基本不变，则动、静脉血二氧化碳分压差取决于组织灌注水平。但当患者循环血流量不足、组织低灌注情况下，外周组织清除CO_2能力下降，静脉血二氧化碳含量高，导致$P_{v-a}CO_2$升高，即出现动、静脉血二氧化碳分压分离现象。

（三）血流动力学指标

血流动力学（hemodynamics）是指血液在心血管系统中流动的力学，主要研究血流量、血流阻力、血压以及它们之间的相互关系。血液是一种流体，因此血流动力学基本原理与一般流体力学的原理相同。但由于血管系统是比较复杂的弹性管道系统，血液是含有血细胞和胶体物质等多种成分的液体而不是理想液体，因此血流动力学既具有一般流体力学的共性，又有其自身的特点。

血流动力学在休克的应用经历了数个发展阶段，其发展之初仅涉及血液在循环系统内部的运动，目前已发展至研究血液及其组分在机体内的运动特点及规律性，揭示从血液运动到细胞代谢，乃至器官功能完整过程的科学。从监测到治疗，血流动力学治疗与最初的治疗最大不同是由反映病情的指标到直接调控、定量的、个体化治疗。

目前临床获得血流动力学监测指标的方法主要可以分为有创及无创两大类。无创血流动力学监测是应用对机体组织没有机械损伤的方法，经皮肤或黏膜等途径间接取得相关资料。有创是指经体表插入各种导管或监测探头到心脏或血管腔内，利用各种监测装置直接测定各种生理参数。临床常用的无创血流动力学监测包括无创血压监测、超声心电图、生物电阻抗、重复吸入二氧化碳法测定心排血量等；有创监测方法包括动脉穿刺插管直接测压、中心静脉压监测、经肺动脉置管（Swan-Ganz导管）、经脉搏指示连续心排血量监测（PICCO）、唯捷流（Vigileo）微创血流动力学监测等。

常用的血流动力学指标包括:

1. 中心静脉压(CVP) 中心静脉压(CVP)是上、下腔静脉进入右心房处的压力,通过上、下腔静脉或右心房内置管测得,它反映右房压,它受心功能、循环血容量及血管张力3个因素影响。正常值: 0.49~1.18kPa(5~12cmH$_2$O)。体循环血容量改变、右心室射血功能异常或静脉回流障碍均可使CVP发生变化,胸腔、腹腔内压变化亦可影响CVP测定结果。在无条件测定PCWP时,CVP对血容量的估计及输液的监测有一定价值。一般CVP增高见于右心衰、严重三尖瓣反流、心脏压塞。CVP低反映血容量不足,但补液时需考虑左心功能。

2. 肺毛细血管楔压(PWAP) 肺动脉楔压测量方法通常是应用Swan-Ganz气囊漂浮导管经血流漂浮并楔嵌到肺小动脉部位,阻断该处的前向血流,此时导管头端所测得的压力即是肺动脉楔压(PAWP)。当肺小动脉被楔嵌堵塞后,堵塞的肺小动脉段及与其相对应的肺小静脉段内的血液即停滞,成为静态血流柱,其内压力相等。由于大的肺静脉血流阻力可以忽略不计,故PAWP等于肺静脉压即左房压。能反映左室充盈压,可用作判断左心室功能,监测正常值6~12mmHg,是反映左心功能及其前负荷的可靠指标。

失血性休克的患者,如果PCWP降低,则提示应补充血容量。心源性休克的患者,如果PCWP升高,提示左心衰竭或肺水肿。左心功能不全代偿期(或称左心功能不全)的PCWP为12~18mmHg,>18mmHg为心衰,适应不良。当其值>20mmHg时,说明左室功能轻度减退,但应限液治疗;>25~30mmHg时,提示左心功能严重不全,有肺水肿发生的可能;其值<8mmHg时,伴心排血量的降低,周围循环障碍,说明血容量不足。

3. 心排血量(CO)和心脏指数(CI) 每分钟一侧心室射出的血液总量,又称每分输出量。左、右心室的输出量基本相等。心室每次搏动输出的血量称为每搏输出量,人体静息时约为70ml(60~80ml),如果心率每分钟平均为75次,则每分钟输出的血量约为5000ml(4500~6000ml),即每分心排血量。通常所称心排血量,一般都是指每分心排血量。心排血量是评价循环系统效率高低的重要指标。正常值: 4~6L/min。用温度稀释法所得的结果实际上是右室输出量。输出量大小受心肌收缩力、心脏的前负荷和后负荷及心率等4个因素影响。表示为: CO=SV(心室每搏量)×HR(心率)。一般多采用空腹和静息时每1平方米体表面积的每分心排血量即"心指数"为指标。

心排血量是休克血流动力学分类的重要依据。按照其数值的上升与下降把休克分为高动力型及低动力型两种基本类型,即高心排与低心排。调节心排血量的基本因素是心脏本身的射血能力,外周循环因素为静脉回流量。此外,心排血量还受体液和神经因素的调节。心交感神经兴奋时,其末梢释放去甲肾上腺素,后者和心肌细胞膜上的β-肾上腺素能受体结合,可使心率加快、房室传导加快、心脏收缩力加强,从而使心排血量增加;心迷走神经兴奋时,其末梢释放乙酰胆碱,与心肌细胞膜上的M胆碱能受体结合,可导致心率减慢、房室传导减慢、心肌收缩力减弱,以致心排血量减少。

4. 胸腔内总血容量(ITBV)、全心舒张末期容积(GEDV)和血管外肺水(EVLW) 这三者均是PICCO监测的指标,其中ITBV及GEDV是反映前负荷(容量负荷)的敏感指标,优于中心静脉压及肺动脉嵌顿压,不受机械通气及通气时相的影响。全心舒张末期容积是舒张末时心脏4个腔室的容积之和。胸腔内血容积是全心舒张末期容积和肺血管内血液容积之和。

血管外肺水是反映肺间质内含有的水量,通过胸腔总热容量与胸腔内总血容量之差得到。总的肺水量=肺血含水量+血管外肺水量,EVLW指分布于血管外的液体。任何原因引起的肺毛细血管滤出过多或液体排除受阻都会导致EVLW增加,＞2倍的EVLW影响气体弥散和肺的功能。正常EVLW＜500ml。意义为反映肺渗透性损伤的定量指标,帮助了解肺循环的生理及病理生理改变及气体弥散功能;指导肺水肿的液体治疗,判断利尿疗效;预示疾病严重程度;评价降低毛细血管通透性、消炎以及机械通气对其影响。

5. 功能血流动力学指标　功能性血流动力学监测(functional hemodynamic monitoring, FHM)是全新的血流动力学监测手段,它是以心肺交互作用为基本原理,将循环系统受呼吸运动影响的程度作为衡量指标,以此预测循环系统对液体负荷的反应结果,进而对循环容量状态进行判断的血流动力学监测方式。其指标是功能性的、动态的参数,不同于目前临床常用的静态指标。功能性血流动力学参数(functional hemodynamic parameters, FHP)是某一时间段内容量、压力、血流速或腔静脉直径的变化率,代表了一种变化程度,故均以百分数的形式表示。

临床最常用的指标包括收缩压变异率(SPV)、每搏量变异率(SVV)和脉压变异率(PPV)。它们分别代表了30秒内收缩压、每搏量(SV)和脉压(PP)的最大与最小值间的变异程度。SV、SP和PP的变异程度越大,表明有效血容量不足就越明显,给予容量负荷后心排出量就会增加。因而SPV、SVV和PPV具有预测心脏对容量负荷反应的能力,反映了循环系统对液体负荷的敏感性。不论预测价值怎样,SVV、SPV和PPV均只能反映患者的低血容量状态,而在高血容量状态下则无变化,说明了它们不能用来判断血容量是否过多。

6. 超声心电图在休克评估中的应用　在所有的血流动力学监测手段中,心脏超声是唯一可以从形态与功能两个方面提供循环系统有关信息的工具。重症超声可以从结构到功能,从收缩到舒张功能,从左心到右心,从局部到弥漫,从整体到心肌本身,对心脏功能进行全方位的评价。通过对血流动力学的诸多要素进行评估,心脏超声已经可以整合进入对休克患者血流动力学的监测与治疗中,其在休克中监测的指标主要包括:

超声评估心脏前负荷及容量反应性:在机械通气耐受良好的患者中,上腔静脉(superior vena cava, SVC)的塌陷指数可以作为评估容量状态的一个指标。塌陷指数可以通过呼气相SVC的最大值减去吸气相SVC的最小值的差值除以SVC的最大值进行计算。也可以对剑突下平面的下腔静脉(inferior vena cava, IVC)的扩张指数进行评估,扩张指数的计算公式为吸气相IVC的最大值减去呼气相IVC的最小值的差值除以IVC的最小值。机械通气时,下腔静脉扩张程度越大,前负荷的潜力越大,对液体的反应性也越好。但对于自主呼吸的患者而言,腔静脉的变异度用于评价患者的容量状态作用有限。在这种情况下,通常会采取被动抬腿实验(PLR)对容量反应性进行评估,而这需要对操作前后的左室心搏量进行测量,而这可以通过心脏超声方便地获得。

超声评估心功能:心脏超声通过二维心脏超声、M型心脏超声、利用几何模型的容量测定、组织多普勒技术、Tei指数和三维心脏超声等方法对心脏功能进行评估,无创且便捷。心功能测定包括左(右)心室收缩和舒张功能测定,其中左心室功能检测在临床病情评估和治疗中最为重要。可以监测左室射血分数(LVEF)以评估左室的收缩功能。

超声评估外周血管阻力:心脏超声多普勒技术可以直接测量外周血管阻力,但不易方便和简单使用,因此在临床工作当中,经常根据临床和心脏超声的检查结果进行排除诊断,如在心脏负荷足够同时左右心脏收缩功能均满意的情况下,仍然存在低血压则提示外周血管阻力低。

（四）感染和炎症因子的血清学检查

通过血清免疫学检测手段,检查血中降钙素原(PCT)、C-反应蛋白(CRP)、念珠菌的细胞壁成分——(1,3)-β-D-葡聚糖(G试验)以及曲霉菌的半乳甘露聚糖(GM试验),以及LPS、TNF、PAF、IL-1等因子,有助于快速判断休克是否存在感染因素、可能的感染类型以及体内炎症反应紊乱状况。

三、西医治疗

（一）总体治疗原则及思路

根据休克的发病机制和病理生理,应在去除病因前提下采取综合性措施,以支持生命器官的微循环灌注和改善细胞代谢为目的。无论何种休克,治疗应该以改善微循环、改善氧合作为目标。休克的基本治疗包括几方面:

1. **一般治疗** 患者应平卧(下肢可抬高15°~20°),以利于呼吸和下肢静脉回流,同时保证脑灌注压力;保持呼吸道通畅,可予鼻导管或面罩给氧,必要时予呼吸机辅助通气;开通静脉通道,以利于扩容补液处理;保持患者安静,必要时可予小剂量镇静、镇痛药;保持患者正常体温。

2. **病因治疗** 病因的治疗是休克治疗的基础,根除或控制导致休克的原因对阻止休克的进一步发展十分重要,比如感染性休克应该控制感染,稳定自身炎症反应;低血容量性休克应彻底止血等,心源性休克是对心脏本身的治疗,尤其某些外科疾病引起的休克,原发病灶大多需手术处理。治疗原则应该是:尽快恢复有效循环血量,对原发病灶做手术处理。即使有时病情尚未稳定,为避免延误抢救的时机,仍应在积极抗休克的同时进行针对病因的手术。

3. **补液治疗** 各型休克的大部分患者都会出现低血容量。因此,早期复苏的首要目标是恢复血容量(增加心排血量和运氧量)。扩容治疗应遵循的输液原则是"先盐后糖""先晶后胶""按需供给"。补液种类有晶体和胶体两种,晶体液以平衡液为主,胶体包括低分子右旋糖酐、白蛋白、血浆及其代用品。30分钟内快速补充500~1000ml晶体液或者300~500ml胶体液,重复直至首次复苏容量达到20~40ml/kg体重的晶体液和0.2~0.3g/kg的胶体液(对应的是大部分类型的胶体液5ml/kg)。同时动态监测血流动力学,根据血压及输出量等评估容量复苏反应。

4. **血管活性药物与正性肌力药物** 扩血管药物在休克时的应用前提是充分扩容,应用目的在维持调节血管功能、改善灌注循环。

缩血管药物常有升血压作用,包括去甲肾上腺素、多巴胺和多巴酚丁胺。常用多巴胺是传统药物,小剂量<5μg/(kg·min)时扩张血管利尿;中剂量5~10μg/(kg·min)时兴奋β₁受体为主,增加心肌收缩力和心排量,提升血压;大剂量>10μg/(kg·min)以兴奋α受体为主,显著收缩血管,提升血压,同时引起心率加快。去甲肾上腺素常用量0.03~1.5μg/(kg·min),可同时增加冠状动脉血流,是近年来各指南更为推荐的一线用药。肾上腺素一般不首选,可在常规药物无效时试用。如充分扩容后仍不能维持心排血量,可以使用正性肌力药物,如多巴酚丁胺;多巴酚丁胺在缩血管同时增加心肌收缩力和心率,同时增加心肌耗氧量,适于合并心功能不全患者。

低排高阻型休克、缩血管药物致血管严重痉挛休克、体内儿茶酚胺浓度过高的中晚期休克患者可考虑谨慎使用血管扩张剂,包括抗胆碱能药物如山莨菪碱、阿托品等,以及α受体阻滞剂如酚妥拉明或酚苄明。

5. 肾上腺皮质激素的应用 在休克的治疗中存在争议,目前指南倾向慎用少用激素。仅用于对液体复苏和血管加压药治疗不敏感的患者,对这两种治疗敏感的则倾向不用,当患者不再需要血管升压药时建议停用。每日糖皮质激素量不大于氢化可的松300mg当量。

6. 其他综合治疗手段 休克可引起内环境紊乱和多器官功能不全,故治疗中应注意纠正体内水、电解质、糖代谢紊乱,及保护肠功能、营养支持等,应注意评估和对症支持治疗。

(二)不同休克类型的治疗特点

ICU中最常见的休克类型为感染性休克,其次为心源性及低血容量性休克,梗阻性休克相对少见。一项纳入超1600例随机应用多巴酚丁胺和去甲肾上腺素休克患者的研究发现,感染性休克占62%,心源性休克占16%,低血容量性休克占16%,其他原因导致的分布性休克占4%,梗阻性休克占2%。

1. 低血容量性休克 低血容量休克的发生与否及其程度,取决于机体血容量丢失的量和速度。以失血性休克为例估计血容量的丢失(表4-1):

表4-1 失血的分级(以体重70kg为例)

分级	失血量ml	失血量占血容量比例%	心率(次/分)	血压	呼吸频率	尿量(ml/h)	神经系统症状
I	<750	<15	≤100	正常	14~20	>30	轻度焦虑
II	750~1500	15~30	>100	下降	>20~30	>20~30	中度焦虑
III	>1500~2000	>30~40	>120	下降	>30~40	5~20	萎靡
IV	>2000	>40	>140	下降	>40	无尿	昏睡

大量失血可以定义为24小时内失血超过患者的估计血容量或3小时内失血量超过估计血容量的一半。

治疗要点包括:

(1)及时补充血容量、治疗其病因和制止其继续失血是治疗失血性休克的关。强调液体复苏,可用晶体溶液(生理盐水和乳酸林格液,不推荐5%葡萄糖溶液)、胶体溶液(羟乙基淀粉和白蛋白、明胶和右旋糖苷)。临床上,快速输入晶体溶液2000ml。注意要:①限制葡萄糖液的使用;②尽量使用平衡盐液,不使用生理盐水;③高渗盐水起自体扩容作用,视具体患者情况而定(如对于颅脑外伤等)。适量输注胶体比单纯输注晶体更优越,一般胶体:晶体为1:2~1:4,让患者的血浆胶体渗透压>20mOsm/L,Hct>25%,DO_2>600ml/min。

补液试验,取等渗盐水250ml,于5~10分钟内经静脉注入。如血压升高而中心静脉压不变。提示血容量不足;如血压不变而中心静脉压升高0.29~0.49kPa(3~5cmH_2O),则提示心功能不全。

(2)对出血部位明确,仍有活动性出血的患者,应尽早手术治疗或介入止血治疗。

(3)输血治疗:输血及输注血制品在低血容量休克是极为重要的,无活动性出血的患者每输注1单位(200ml全血)的红细胞其血红蛋白升高约10g/L,血细胞压积升高约3%。Hb>100g/L,不必输血;Hb<70g/L,有组织缺氧症状,考虑输入浓缩红细胞。急性大出血,出血量>

30%血容量,可输入全血。当患者血小板计数<50×10^9/L,或确定血小板功能低下,可考虑输注。大量失血时输注红细胞的同时应注意使用新鲜冰冻血浆补充凝血因子、冷沉淀等。

（4）失血性休克合并低体温是一种疾病严重的临床征象,低体温（<35℃）可影响血小板的功能、降低凝血因子的活性、影响纤维蛋白的形成,是出血和病死率增加的独立危险因素。

（5）复苏与预后评估:临床评估:常把神志改善、心率减慢、血压升高和尿量增加作为复苏目标,但难以反映真实情况;常常同时把心脏指数>4.5L/（min·m^2）、氧供指数>600ml/（min·m^2）、氧消耗指数>170ml/（min·m^2）、动脉血乳酸小于2mmol/L、纠正碱缺失、胃黏膜pH值>7.30作为复苏与预后的评估。

控制性液体复苏（延迟复苏）:对出血未控制的失血性休克患者,早期采用控制性复苏,收缩压维持在80~90mmHg,以保证重要脏器的基本灌注,并尽快止血;出血控制后再进行积极容量复苏。

2. 心源性休克　心源性休克的典型临床表现为明显的低心排（心率增快、低血压、少尿、意识改变、皮肤湿冷等）。血流动力学指标符合以下典型特征:①平均动脉压<8KPa（60mmHg）;②中心静脉压正常或偏高;③左室舒张末期充盈压或肺毛细血管楔嵌压升高;④心排血量极度低下。经积极扩容治疗后低血压及临床症状无改善或反恶化。接受针对心脏异常的处理措施后血压迅速回升。

治疗要点包括:

（1）调整容量负荷:心源性休克时,心脏泵功能及外周循环功能衰竭并存,应严格掌握补液量及补液速度。可选用生理盐水、5%葡萄糖盐水等晶体液,低分子右旋糖酐、白蛋白等胶体液适当补充血容量;根据血压变化及血流动力学指标改变程度决定是否继续补液及补液量;无血流动力学监护条件者可参照以下指标进行判断:诉口渴,外周静脉充盈不良,尿量<30ml/h,尿比重>1.02,中心静脉压<6mmHg,则表明血容量不足。急性心肌梗死并发休克时,补液量应视梗死部位（左、右室）不同而异。

（2）血管活性药及正性肌力药

1）升压药的应用:当经过充分液体复苏,收缩压仍<90mmHg,且PCWP>18mmHg,需要用升压药。首选多巴胺,而去甲肾上腺素不作为一线药物推荐,肾上腺素仅作为心搏骤停的复苏治疗。

2）若收缩压>90mmHg,且PCWP>18mmHg,可用血管扩张剂（硝普钠或硝酸甘油）降低前后负荷,需密切关注血压。

3）若在充分升压、液体复苏后,心功能仍未改善,微循环灌注不足,可用正性肌力药,如多巴酚丁胺增强心肌收缩力,较少增加心肌耗氧,改善微循环。

4）洋地黄制剂:急性心肌梗死的24小时内,尤其是6小时内应尽量避免使用洋地黄制剂,在经上述处理休克无改善时可酌情使用西地兰0.2~0.4mg,静脉注射,以增强心肌收缩力。

5）磷酸二酯酶抑制剂:具正性肌力和血管扩张作用,常用的有氨力农（amrinone）和米力农（milrinone）,后者的正性肌力作用更强。

（3）机械辅助循环:主动脉内气囊反搏（IABP）、体外反搏、左室辅助泵等机械性辅助循环。

（4）再灌注与血管重建术:急性心肌梗死引起的心源性休克应进行早期溶栓、急诊PCI、

CAGB等血运重建治疗；肺栓塞引起的休克应尽早溶栓治疗。

3. 分布性休克　分布性休克的基本机制为血管收缩舒张功能异常，它是按照血流动力学来划分。依据病因可分为感染性休克、神经源性休克、中毒性休克、过敏性休克、内分泌性休克等引起的休克，其中感染性休克最为常见。重点讲述感染性休克的诊治。

治疗要点包括：

（1）抗感染治疗：在病原菌未明确前，可根据原发病灶、临床表现，推测最可能的致病菌，选用强力的、抗菌谱广的杀菌剂进行治疗，在分离得病菌后，宜按药物试验结果选用药物。单联、双联或多联合用；同时积极清除感染灶，外科手术或介入穿刺等。

（2）液体复苏治疗：参见2012年拯救脓毒症运动（SSC）指南提出的脓毒症早期目标指导性治疗（EGDT）策略（详见第二章脓毒症及多器官功能障碍综合征）。

（3）液体选择方面：2012年指南推荐感染性休克患者早期液体复苏首选晶体液，不推荐使用胶体液——羟乙基淀粉；白蛋白是血浆制品，能够有效的维持胶体渗透压，快速迅速恢复血容量。

（4）输血方面：经早期液体复苏组织灌注恢复并不存在缺血性心脏病、严重缺氧或急性出血的患者，血红蛋白低于70g/L，可考虑输注红细胞维持在70~90g/L；血小板活性明显下降，必要时可输注血小板治疗；新鲜冰冻血浆不用于没有明显活动性出血及凝血功能障碍的患者。

4. 梗阻性休克　梗阻性休克指血液循环（心脏和大血管）受到机械性梗阻，造成回心血量或心排血量下降而引起循环灌注不良、组织缺血缺氧。引发梗阻性休克的常见基础疾病有肺动脉栓塞、心脏压塞、张力性气胸等。

治疗要点除改善血流动力学，积极补充血容量，必要时使用正性肌力药物外，最重要的措施是尽快解除梗阻因素，包括：

（1）针对血流动力学不稳定的肺栓塞急性静脉溶栓。

（2）对于急性心脏压塞尽快解除心脏压迫，如心包穿刺、心包切开引流或外科手术。

（3）对于张力性气胸急救治疗原则为立即排气，降低胸膜腔内压力。在紧急状况下，可用粗针头在伤侧锁骨中线第2~3肋间处刺入胸膜腔，有喷射状气体排出，即能收到排气减压效果，针头固定，远端接闭式引流；或留置胶管行闭式引流，接引流瓶，观察水柱波动，然后行X线检查；漏气停止后，夹闭引流管24小时，若无水柱波动，可拔除引流管。

第三节　休克的中医药治疗

一、中医对休克的认识

休克属于中医"厥脱证"，是指邪毒内陷，或内伤脏气，或亡精失血所致的气血逆乱、正气耗脱的一类病证。厥为急症，脱为危症。《素问·大奇论》曰："脉至如喘，名曰暴厥，暴厥者不知与人言"。《伤寒论·辨厥阴病脉证并治》曰："凡厥者，阴阳气不相顺接，便为厥。厥者，手足逆冷是也"。从中医方面阐述了厥脱证的病理病机与特点。

厥脱病因无外3种：①外感六淫之邪，疫疠温毒之气或一切可致厥脱的外来因素，导致津液大伤,阴阳离脱者;②内因:五志过激,七情内伤,忧思恼怒,导致气机郁闭,阴阳不相顺接,或饮食不慎,误食毒馊,或劳倦过度,气不续接者;③不内外因:跌打损伤,交通事故,虫兽咬伤者。上述3种因素,导致脏腑功能紊乱,气血津液失调,使得维持人体正常生命活动的阴阳之气严重障碍,便可发生厥脱。

二、辨证论治

1. 气脱

证候特征:神志昏倦,面色清白,目视不明,声低息微,汗漏不止,四肢微冷,舌淡白,苔白润,脉微弱。

治法:益气固脱。

推荐方药:独参汤(《十药神书》)。

推荐中成药:黄芪注射液。

2. 阴脱

证候特征:神情恍惚或烦躁不安,面色潮红,身热心烦,口干欲饮,两眶内陷,皮肤干燥而皱,少尿或无尿,舌红而干,脉微细数。

治法:救阴固脱。

推荐方药:固阴煎(《景岳全书》)。

推荐中成药:生脉注射液。

3. 阳脱

证候特征:神志淡漠,声低息微,冷汗淋漓,四肢厥冷,舌淡,苔白润或紫,脉微弱。甚者突然昏愦,面赤唇紫,口开目闭,大汗不止或汗出如油,二便失禁,脉微欲绝或散大无根。

治法:回阳固脱。

推荐方药:参附汤(《圣济总录》)。

推荐中成药:参附注射液。

4. 血脱

证候特征:猝然内外出血,神情淡漠或烦躁,面色苍白,枯涩无神,动则汗出,心悸气短,头晕目暗,舌质淡白而干燥,脉沉微,或芤或细数欲绝。

治法:益气养血。

推荐方药:圣愈汤(《医宗金鉴》)。

推荐中成药:参附注射液、云南白药。

5. 阴阳俱脱

证候特征:急病重病,突然大汗不止或汗出如油,精神疲惫不支,声短息微,遗尿失禁,舌卷少津,脉微细欲绝或脉大无力。

治法:回阳救阴。

推荐方药:阴阳两救汤(《医醇賸义》)。

推荐中成药:参麦注射液。

三、其他治疗

1. 针刺疗法 以人中、内关、足三里、涌泉为主,配以素髎、少冲、少泽、十宣。先刺人中、内关、涌泉,施泻法,强刺激,间歇捻转5分钟,足三里直刺,施捻转补法。若效果不明显,可加用配穴1~2个,均用强刺激泻法,或十宣点刺放血。

2. 灸法 用艾条灸神阙、关元、气海、足三里,每次15分钟。

典型病例

李某,男性,70岁,2014年4月12日入院。

主诉: 解黑便17天,呕血15天。

现病史: 3月下旬开始出现上腹痛伴有黑便,于27日在当地医院行腹部平片提示消化道穿孔,行胃镜提示十二指肠球部穿孔,行穿孔修补术。术后腹痛缓解,但仍有解柏油样便、胃管引出黯红血,转至上级医院行胃镜提示修补术后溃疡,再行胃大部切除术。术后仍有反复呕血、便血。入院见: 痛苦面容,贫血貌,四肢多发红色结节,疼痛难以活动,口干,纳眠差。舌尖红,苔黄微腻,脉数。胃管: 黯红血液350ml。

既往史: 痛风10余年,长期使用"止痛药"。

入院查体: T 36.3℃, P 100次/分, R 20次/分, BP 99/62mmHg; 双肺呼吸音粗,右下肺湿啰音; 中上腹压痛(+),余无异常。

入院诊断:

中医: ①血证——呕血(气不摄血证); ②血证——便血(气不摄血证)。

西医: ①急性上消化道出血; ②低血容量性休克; ③手术史(远端胃大部切除术、毕-Ⅱ吻合术后); ④肺部感染(Ⅰ型呼衰); ⑤贫血(中度); ⑥痛风。

诊治过程: 血常规: Hb: 68g/L, WBC: 21.03 × 10⁹/L, NEU92.6%, PLT 206 × 10⁹/L; 凝血: PT: 15秒, FIB: 4.25g/L; 肝功能: ALB: 31.2g/L; 降钙素原: 2.17ng/ml。入院后急行胃镜检查,提示: 输入端进镜至盲端见一大小约11mm × 12mm裸露血管,未见活动性出血,予钛夹夹闭裸露血管。治疗给予禁食,肠外营养;支持治疗予输血、抑酸护胃、减少消化酶分泌、止痛等。患者于4月15日再次解褐红色烂便1500ml,胃管引出黯红胃液200ml,血红蛋白降至60g/L。床边胃镜提示: 输入端黏膜见鲜血及黯红色血凝块黏附,进镜至输入袢盲端旁可见陈旧钛夹固定在位,于钛夹对侧见一溃疡并活动性渗血,并可见血管搏动,因出血较多而溃疡范围难以观察,共予8枚钛夹夹闭止血,术毕予生理盐水冲洗观察10分钟未见活动性出血,退镜前予生理盐水+去甲肾上腺素局部喷洒治疗。患者于4月20日再次解黯红色烂便2000ml,胃管引出淡红色胃液,输注4U红细胞悬液后血红蛋白未见好转,胃镜提示: 残胃、吻合口及输入端均未见活动性出血及裸露血管。考虑存在下消化道出血,予行床边肠镜,进镜时见肠腔内大量血液,距肛门约6~15cm直肠及直乙交界处见多处巨大溃疡,其中距肛门约15cm一处大小约20~40mm的溃疡见活动性渗血,予去甲肾上腺素+冰冻盐水喷洒止血后,黏膜下注射1: 10 000肾上腺素+生理盐水,治疗后无再活动性渗血。20~24日继续局部止血,予云南白药、凝血酶、铝镁加、白芨粉灌肠;局部抗菌,予甲硝唑灌肠;肠内营养,予谷氨酰胺、少量粥水促进胃肠细胞修复。4月23日,患者解黯红便1300ml,复查Hb62g/L。4月23日夜间至24日早晨解鲜血便、黯红大便约2200ml,当时HR: 120次/分, BP: 75/52mmHg。考虑下消化道大出血,失血性休克。急输4U红细胞,400ml新鲜冰冻血浆。外科会诊,急诊腹腔镜下直肠部分切除术。术中: 肠镜定位后行出血灶切除术,手术创面渗血明显,止血极度困难,予止血纱布压迫止血。治疗后病情稳定,26日解大便墨绿色,Hb稳定80~95g/L。30日解大便黄色,5月5日转至消化科。

随访无再发生消化道出血,好转出院。

[点评]

1.消化道多部位出血,上消化道及下消化道同时溃疡出血,增加了诊断及治疗难度。对于治疗后反复出血,应及早行全消化道排查。治疗顺序按指南要求内镜→介入→外科。本患者消化道出血在反复内镜止血效果不佳、介入难以进行(溃疡出血以渗血为主,非持续性动脉出血)的情况下,只余外科手术手段;而患者全身情况差,手术风险大。但患者合并失血性休克,充分解决出血病灶、彻底止血才是治疗的关键。

2.中西医结合思路 对于顽固性的消化道出血,局部药物止血与全身止血需同时进行,本患者大量使用黏膜保护剂;同时使用了中药/中成药肛门滴注治疗直肠出血,体现了中西医治疗难治性消化道出血的优势。

(郭力恒 何健卓)

第五章　重症循环系统疾病

重症循环,也称重症心血管疾病,是指原发性或继发于其他原因的、以心脏或大血管病变急性发作为主要临床特征的一类重症,此类疾患发病急,进展快,诊断或处理不及时常危及生命。特别是在继发于危重病基础上,由于患者病情复杂,临床表现容易重叠极易导致漏诊或误诊,促使病情急转直下,不但造成医生难于处理,甚至会加速患者的死亡。因此,ICU医护人员要不断加强对重症患者重症心血管疾病的诊断水平和处理能力,抓住诊治过程中的主要矛盾,理顺处理过程中的轻重缓急,才能更好地提高救治水平,提高救治的成功率。重症心血管常见疾病包括休克(详见第四章休克)、急性心肌梗死、恶性心律失常、急性心力衰竭及暴发性心肌炎等。

第一节　急性心肌梗死

急性心肌梗死(acute myocardial infarction, AMI)是危害人类健康的重大疾病,在发达国家被称为"头号杀手",是世界范围的主要死亡原因。近年来,美国因推行胆固醇教育计划和PCI诊疗技术的发展,美国AMI的患病率和病死率逐渐下降。而中国因经济的发展、生活方式的改变以及人口老龄化的加剧,AMI的发病率和死亡率呈逐年增长趋势,心血管病死亡成为我国死因第1位。《中国心血管病报告2011》指出,我国总人群心血管疾病患病率仍在持续上升,估计全国有2.3亿心血管疾病患者,心肌梗死200万人。AMI发病率和医疗费用的增加给个人、家庭和社会带来沉重的负担。

一、相关概念及其联系

急性心肌梗死是冠状动脉粥样硬化,斑块破裂和血栓形成,冠状动脉供血急剧减少或中断,使相应的心肌急性缺血而发生的急性心肌坏死。临床主要表现为持久而剧烈的胸骨后疼痛,心电图动态演变,以及血清心肌标志物升高,常伴有心律失常、心力衰竭或休克。AMI可分为ST段抬高型心肌梗死(ST-segment elevation myocardial infarction, STEMI)和非ST段抬高型心肌梗死(non-ST-segment elevation myocardial infarction, NSTEMI)。

重症患者合并急性心肌梗死尤其需要与感染诱发的心肌损伤相鉴别,近年来,脓毒症诱导心肌损伤越来越受到重视。脓毒症心肌病(septic cardiomyopathy),或称脓毒症心功能障碍(sepsis-induced myocardial dysfunction, SIMD)是脓毒症中最严重的并发症之一,也是院内主要死因之一,且死亡率随年龄的增加而增加,甚至大于急性心梗,并直接影响脓毒症的预后,研究指出:伴有心功能障碍的脓毒症患者的死亡率高达70%,而没有心功能障碍的脓毒症患者死亡率仅为20%。

二、病理生理

心肌梗死的基本病因是冠状动脉粥样斑块破裂,富含脂质的粥样核心暴露于循环血液,导致血小板黏附、聚集,斑块表面形成,而导致冠状动脉狭窄、闭塞,心肌缺血;偶见病因包括冠状动脉栓塞、痉挛、炎症及冠状动脉先天畸形等。常因过劳及情绪激动或精神紧张、用力大便诱发,少数为手术大出血或其他原因的低血压、休克或心搏骤停复苏后、冠脉痉挛等也可以成为诱发因素。由于上述病因造成冠状动脉狭窄和供血不足,且相应的侧支循环尚未能建立,此时一旦出现冠状动脉闭塞,血流完全中断,使心肌严重而持久地急性缺血达1小时以上,即可发生急性心肌梗死。

冠状动脉闭塞最常累及左冠状动脉的前降支,引起左心室前壁、心尖部、下侧壁、前间隔和二尖瓣前乳头肌梗死。左冠状动脉回旋支闭塞引起左室侧壁梗死,或左室下壁、正后壁及室间隔后部梗死。右冠状动脉闭塞引起左室下壁、正后壁及室间隔后部梗死,偶有伴发右心室梗死,同时根据梗死面积大小可以分为局灶坏死和小面积(小于左室心肌10%)、中面积(左室心肌的10%~30%)以及大面积(大于左室心肌的30%)坏死。心梗发生后,易发生心室重构,影响左室功能,引起血流动力学改变,如心力衰竭和休克。

三、重要辅助检查指标及临床意义

(一)血清酶及心肌标志物的测定

由于心肌梗死后心肌细胞不可逆地损害、坏死,释放出大量的酶进入血循环,使血清酶活性大大增加,能较好地预测心肌梗死,根据其特异性及敏感性评估心肌梗死。

肌钙蛋白(cTn)是目前诊断心肌坏死特异性最强和敏感性较高的首选标志物,"全球心肌梗死统一定义"中将cTn升高作为诊断AMI的核心指标,同时也应排除其他原因引起的心肌损伤,应考虑并排除其他可能引起心肌损伤的病因,如主动脉夹层、心肌炎、肺栓塞、心衰和肾衰竭等。

CK-MB作为诊断依据时,其诊断标准值至少应是正常上限值的2倍,且适用于诊断再发心肌梗死,心肌梗死后溶栓再通的判定其中可以通过动态测定CK-MB,其酶峰提前(14小时以内)。

血清肌红蛋白可作为AMI诊断的早期最灵敏的指标,其出现时间比cTn和CK-MB早,但特异性差,骨骼肌损伤、创伤、肾衰竭等疾病,都可导致其升高。肌红蛋白阳性虽不能确诊AMI,但是早期排除AMI诊断的重要指标,如肌红蛋白阴性,则基本排除心肌梗死。

而其他血清酶,如天冬氨酸转氨酶(AST)、乳酸脱氢酶(LDH)及其同工酶、肌酸磷酸激酶(CK),许多疾病都可引起它们升高,特异性不强。肝脏疾病(通常ALT>AST)、心肌疾病、心肌炎、骨骼肌创伤、休克及糖尿病等,均会导致AST、LDH、CK的升高,影响对AMI的诊断。肌红蛋白、肌钙蛋白和CK-MB的正常值、开始升高时间、峰值和恢复时间见表5-1。

表5-1　急性心肌梗死的血清心肌标志物及其检测时间

	肌红蛋白	肌钙蛋白（I）	肌钙蛋白（T）	CK-MB
出现时间（小时）	1~2	2~4	2~4	3~4
100%敏感时间（小时）	4~8	8~12	8~12	8~12
峰值时间（小时）	4~8	10~24	10~24	10~24
持续时间（天）	0.5~1.0	5~10	5~14	2~4

注：CK-MB：肌酸激酶同工酶

（二）心电图

心电图是确诊AMI的基本方法之一，AMI完整的心电图诊断需具备坏死性Q波、损伤性ST段和缺血性T波的改变以及这些改变的动态演变，并且通过一定导联上的上述改变反映心肌梗死的部位。根据心电图的改变，可将AMI分为超急性期、急性期、亚急性期、陈旧期4个阶段（图5-1）。

1. 超急性期　在起病数小时后即可发生，主要表现为面向梗死区的导联出现巨大直立的T波，ST段变直并斜行向上偏移与T波的前支融合，以后ST段斜行向上抬高可达1.0~1.5mV。与此同时，背向梗死区的导联表现为ST段下移，称为"对称性改变"或"镜面改变"。

2. 急性期　高耸的T波已下降，出现病理性Q波或QS波，ST段呈弓背状抬高，T波倒置并逐渐加深；坏死型Q波、损伤型ST段抬高和缺血性T波倒置在此期常同时并存；此期持续数日至2周，原发性室颤的发生率较前减少。

3. 亚急性期　ST段于数日至2周左右逐渐回复到基线，T波对称箭头样倒置加深，以后又逐渐变浅。此期持续数周至数月，少数患者ST段持续抬高超过基线，提示左心室壁运动失调持续存在或室壁瘤形成。

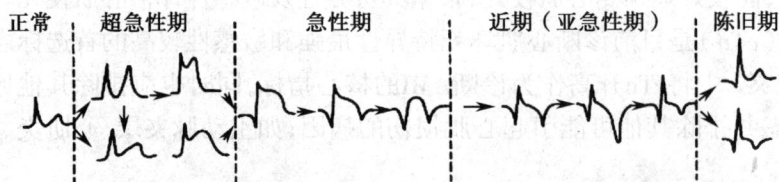

正常　超急性期　　急性期　　近期（亚急性期）　陈旧期

图5-1　典型急性心肌梗死心电图表现及分期

4. 陈旧期　病理性Q波可为此期唯一的心电图表现，部分病例的病理性Q波可变窄变浅，个别甚至可完全消失。R波电压常比梗死前略低。ST段在等电位线上，如ST段仍明显抬高者，多为并发室壁瘤所致。T波可回复至正常，也可有不同程度的慢性缺血改变。

（三）超声心动图

超声心动图可测量左室射血分数等评估心脏整体和局部功能，同时心肌缺血区域表现为室壁节段性运动异常，并发现其他并发症如乳头肌功能不全、室壁瘤和室间隔穿孔、二尖瓣反流等，同时可以排除其他疾病引起的非特异性心电图改变，如主动脉夹层、肺栓塞等。

（四）放射性心肌核素显像

利用坏死心肌细胞中钙离子能结合放射性[201]T1灌注显像可显示出梗死的部位及梗死

面积的大小，^{99}Tc焦磷酸盐显影可观察心室壁的动作和左心室的射血分数,有助于判断心室功能、诊断梗死后造成的室壁动作失调和室壁瘤。目前多用单光电子发射计算机断层显像(SPECT)来检查,新的方法正电子发射计算机断层扫描(PET)可观察心肌的代谢变化,判断心肌是否存活。

（五）磁共振成像（MRI）

心血管MRI能准确评估心肌功能,能测定梗死区和非梗死区心肌组织的血液灌注量,以及再灌注心肌的血液灌注情况,确定缺血尚未梗死的心肌,鉴别心肌水肿、纤维化、室壁变薄和肥厚,测定心室腔大小和节段性室壁运动异常,以及鉴别心肌缺血与梗死间的转变时间。

（六）选择性冠状动脉造影

对于可疑心肌梗死患者,可行选择性冠脉造影,明确病变血管和梗死相关靶血管,对于评估患者危险度和制定血运重建策略具有重要意义。

四、临床表现及严重程度评估

（一）症状

1. 疼痛 胸痛典型部位在胸骨后或心前区压榨性疼痛,伴有左侧肩部、后背、颈部或下颌、剑突下疼痛,部分患者以牙痛为首发症状;常有焦虑不安,汗出肢冷,面色苍白,濒死感。持续时间长,服用硝酸甘油不能缓解;少数患者胸闷痛症状不典型,很容易造成漏诊或误诊。

2. 全身症状 多在发病后出现低热,系由坏死物质吸收所致,体温一般在38℃左右,使用抗生素无效,高热或发热持续时间超过1周者要考虑感染的可能。严重心肌梗死者伴有恶心呕吐或上腹痛,多出现在下壁心肌梗死,这与迷走神经受坏死心肌刺激和心排血量降低、组织灌注不足有关,严重者发生呃逆。

3. 心律失常 以室性过早搏动常见,房室传导阻滞和束支传导阻滞也较多见,前壁心肌梗死易发生快速心律失常,包括频发性早搏、阵发性心动过速和颤动,下壁心肌梗死易发生房室传导阻滞。前壁心肌梗死发生房室传导阻滞表明梗死范围广泛,情况严重,是急性期引起死亡的主要原因之一,可导致心室停搏或室性异位节律,或无任何先兆而猝死。

4. 心力衰竭 主要表现为呼吸困难、咳嗽、发绀、烦躁等症,严重者发生肺水肿等症状,以急性左心衰竭为主,可最初几天内发生,为梗死后心脏收缩力减弱或不协调所致。后期可见慢性心衰,右壁梗死可见右心衰。

5. 心源性休克 约20%~30%的AMI患者合并心源性休克,绝大多数发生在起病后第1周内,特别是发病24小时内。有焦虑不安、面色苍白、皮肤湿冷、脉细而快、大汗淋漓、尿量减少(每小时小于20ml)、神志迟钝甚至昏厥等休克表现,主要原因为大面积心肌透壁性梗死导致。

（二）常见并发症

急性心肌梗死常见并发症主要有乳头肌功能失调或断裂、心脏破裂、体循环或肺循环动脉栓塞、心脏室壁瘤和心肌梗死后综合征等。

（三）严重程度评估

根据有无心力衰竭表现及相应的血流动力学改变严重程度,按Killip分级法,可将急性心肌梗死心功能分为4级(表5-2):

表5-2   急性心肌梗死后心力衰竭的Killip分级法

分级	分级依据
Ⅰ级	无明显心功能损害依据
Ⅱ级	轻度至中度的心力衰竭,肺啰音听取范围小于两肺野之50%,出现第3心音,X线胸片上出现肺淤血表现
Ⅲ级	重度心力衰竭(肺水肿),肺啰音听取范围大于两肺野的50%
Ⅳ级	心源性休克

急性心肌梗死时,重度左室衰竭或肺水肿与心源性休克同样是左心室排血功能障碍所引起,两者可以不同程度合并存在,常统称为心脏泵功能障碍,或泵衰竭。在血流动力学上,肺水肿是以左心室舒张末期压及左房与肺毛细血管压力的增高为主,而休克则以心排血量和动脉压的降低更为突出。心源性休克是较左心室衰竭程度上更重的泵衰竭,一定水平的左室充盈后,心排血指数比左心室衰竭时更低,亦即心排血指数与充盈压之间关系的曲线更为平坦而下移。

Forrester等对上述血流动力学分级做了些调整,并与临床进行对照,分为如下4类(表5-3):

表5-3   Forrester等对血流动力学分级

分级	分级依据
Ⅰ类	无肺淤血和周围灌注不足;肺毛细血管压力(PCWP)和心排血指数(CI)正常
Ⅱ类	单有肺淤血;PCWP增高(>18mmHg),CI降低[>2.2L/(min·m^2)]
Ⅲ类	单有周围灌注不足;PCWP正常(<18mmHg),CI降低[<2.2L/(min·m^2)],主要与血容量不足或心动过缓有关
Ⅳ类	合并有肺淤血和周围灌注不足;PCWP>18mmHg,CI<2.2L/(min·m^2)

在以上两种分级或分类中,都是第4类最为严重。

五、诊断

2012年欧洲心脏病学会(ESC)、美国心脏病学会(ACC)和美国心脏协会(AHA)专家组共同制定并发表了关于"心肌梗死全球统一定义"的专家联合共识,该定义指出,临床患者心脏生物标志物(肌钙蛋白)升高超过正常参考值的99%百分位值以上,并且有以下心肌缺血证据之一:①心肌缺血临床症状;②新发生心肌缺血的心电图改变,如新发生的ST段改变或新出现的左束支传导阻滞(LBBB);③心电图上演变出病理性Q波;④影像学证据显示新的心肌活力丧失或区域性室壁运动异常;⑤冠脉造影或尸检证实冠状动脉内有血栓,即可诊断为急性心肌梗死。

六、西医治疗

急性心肌梗死的治疗除一般治疗外,还包括抗心肌缺血、抗血栓治疗(抗血小板治疗和抗凝治疗),以及调脂稳斑和再灌注治疗。

(一)一般治疗

AMI患者来院后应立即进行血流动力学监测,绝对卧床休息,鼻导管吸氧,建立静脉通道;如胸痛剧烈,可给予吗啡镇痛,纠正水、电解质及酸碱平衡失调,流质、半流质饮食,保持大便通畅,使用缓泻剂,避免用力排便诱发心衰和导致心脏破裂。

(二)药物治疗

1. 抗血小板治疗 心肌梗死急性期,所有患者只要无禁忌证,均应立即口服水溶性阿司匹林或嚼服肠溶阿司匹林300mg,继以100mg/d长期维持,无绝对禁忌者应终身服用;氯吡格雷初始负荷量300mg,继以维持75mg/d,植入支架的患者,术后使用氯吡格雷75mg/d至少12个月。对阿司匹林禁忌者,可长期服用氯吡格雷。

2. 抗凝治疗

(1)普通肝素:肝素作为对抗凝血酶的药物在临床应用最普遍,对于STEMI患者,肝素作为溶栓治疗的辅助用药,对于NSTEMI患者,静脉滴注肝素为常规治疗。一般使用方法是先静脉推注5000U冲击量,继之以1000U/h维持静脉滴注,每4~6小时测定1次APTT或ACT,以便于及时调整肝素剂量,保持其凝血时间延长至对照的1.5~2.0倍。

(2)低分子量肝素:常用药物包括依诺肝素钠、那屈肝素钙、达肝素钠等,鉴于低分子量肝素有应用方便、不需监测凝血时间、出血并发症低等优点,建议可用低分子量肝素代替普通肝素。

3. 抗心肌缺血治疗

(1)硝酸酯类:通过扩张周围血管降低心脏前、后负荷,扩张冠状动脉改善血流,增加侧支血管开放,从而实现控制血压、减轻肺水肿和缓解缺血性胸痛的作用。常用硝酸酯类药物包括硝酸甘油、硝酸异山梨酯和5-单硝山梨醇酯。

(2)β-受体阻滞剂:其作用机制是通过减慢心率,降低氧耗和延长舒张期心内膜下血供,减少梗死面积,降低恶性心律失常的发生。在无该药禁忌证的情况下应及早常规应用。常用的β-受体阻滞剂为美托洛尔和比索洛尔,用药需严密观察,使用剂量必须个体化。

4. 血管紧张素转换酶抑制剂(ACEI)和血管紧张素受体阻滞剂(ARB) ACEI主要作用机制是通过影响心肌重塑、减轻心室过度扩张而减少充盈性心力衰竭的发生率和病死率。发病24小时后,如无禁忌证,所有AMI患者均应给予ACEI长期治疗。如果患者不能耐受ACEI,如干咳、皮疹和血管性神经炎,可用ARB代替。

5. 他汀类药物 除调脂作用外,他汀类药物还具有抗炎、改善内皮功能、抑制血小板聚集的多效性,所有无禁忌证的AMI患者入院后应尽早开始他汀类药物治疗,且无需考虑胆固醇水平,将低密度脂蛋白胆固醇(LDL-C)水平控制在1.80mmol/L(80mg/dl)以下。

6. 洋地黄制剂 AMI发生24小时之内一般不使用洋地黄制剂,对于AMI合并左心衰竭的患者24小时后常规服用洋地黄制剂是否有益也一直存在争议。对于AMI左心衰竭并发快速心房颤动的患者,使用洋地黄制剂较为适合,可首次静脉注射西地兰0.4mg,此后根据情况追加0.2~0.4mg,然后口服地高辛维持。

(三)再灌注治疗

"时间就是心肌,时间就是生命",对于STEMI患者,应尽早给予再灌注治疗,开通梗死相关血管(infarct related artery,IRA),挽救濒死心肌,减少心肌梗死范围,要求患者到达医院后

30分钟内开始溶栓治疗或90分钟内开始介入治疗。

1. 急诊冠脉介入术（Primary，PCI）　急诊冠脉介入术是患者首选的再灌注治疗方式，具有开通率高、并发症发生率低的优势，其适应证包含：①在ST段抬高和新出现或怀疑新出现左束支传导阻滞的AMI患者，发病在12小时内；②急性ST段抬高/Q波心肌梗死或新出现左束支传导阻滞的AMI并发心源性休克患者，年龄＜75岁，AMI发病在36小时内，并且血运重建术可在休克发生18小时内完成者，应首选直接PCI治疗；③有溶栓治疗禁忌证者，发病在12小时内；④AMI患者非ST段抬高，但梗死相关动脉严重狭窄、血流减慢（TIMI血流≤2级），如可在发病12小时内完成，可考虑进行PCI。

2. 溶栓治疗

（1）适应证：①2个或2个以上相邻导联ST段抬高（胸导联≥0.2mV、肢体导联≥0.1mV），或提示AMI病史伴新发左束支传导阻滞，起病时间＜12小时，年龄≤75岁；②ST段抬高，发病时间12~24小时，但仍有进行性缺血性胸痛和广泛ST段抬高并经过选择的患者，仍可考虑溶栓治疗；③高危心肌梗死，就诊时收缩压＞180mmHg和（或）舒张压＞110mmHg，对这些患者首先应镇痛、降低血压至150/90mmHg时再行溶栓治疗；④虽有ST段抬高，但起病时间＞24小时，缺血性胸痛已消失者或仅有ST段压低者不主张溶栓治疗（ACC/AHA指南列为Ⅲ类适应证）。

（2）禁忌证及注意事项：①既往任何时间发生过出血性脑卒中，1年内发生过缺血性脑卒中或脑血管事件；②颅内肿瘤；③近期（2~4周）活动性内脏出血（月经除外）；④可疑主动脉夹层；⑤入院时严重且未控制的高血压（＞180/110mmHg）或慢性严重高血压病史；⑥目前正在使用治疗剂量的抗凝药，已知有出血倾向；⑦近期（2~4周）创伤史，包括头部外伤、创伤性心肺复苏或较长时间（＞10分钟）的心肺复苏；⑧近期（＜3周）外科大手术；⑨近期（＜2周）在不能压迫部位的大血管穿刺；⑩活动性消化性溃疡等。

（3）溶栓剂的使用方法：①尿激酶：建议剂量为150万U左右，于30分钟内静脉滴注，配合肝素皮下注射7500~10 000U，每12小时1次，或低分子量肝素皮下注射，每日2次。②链激酶或重组链激酶：150万U于1小时内静脉滴注，配合肝素皮下注射7500~10 000U，每12小时1次，或低分子量肝素皮下注射，每日2次。③重组组织型纤溶酶原激活剂（rt-PA）：阿替普酶：首先静脉注射15mg，继之在30分钟内静脉滴注0.75mg/kg（不超过50mg），再在60分钟内静脉滴注0.5mg/kg（不超过35mg）；瑞替普酶：10U溶于5~10ml注射用水，2分钟以上静脉推注，30分钟后重复上述剂量。

（4）溶栓再通的判断：溶栓2~3小时后，胸痛症状突然减轻或消失、心电图上抬的ST段迅速回落＞50%，出现再灌注心律失常，CK-MB峰值提前（14小时以内）。

3. 并发症及处理　心力衰竭、心源性休克、心律失常是AMI的常见并发症，及时诊断和处理对于患者的抢救具有重要意义，其抢救和治疗方法参见相关章节。

AMI临床常见机械性并发症，包括左室游离壁破裂、室间隔穿孔、乳头肌和邻近的腱索断裂等，常发生在AMI发病第1周。临床表现为突然或进行性血流动力学恶化伴低心排血量、休克和肺水肿，药物治疗病死率高，外科手术治疗如冠脉旁路搭桥结合瓣膜修补、室间隔修补可以改善预后。

（四）非ST段抬高型心肌梗死的处理策略

入院后建议使用TIMI、GRACE等评分系统对患者进行危险分层，以决定再灌注治疗策略，对于高危和极高危的NSTEMI患者应早期行冠脉介入治疗。需要特别指出的是，NSTEMI

患者不能进行溶栓治疗,其他药物治疗同STEMI患者的治疗。

七、中医中药

本病属中医学"真心痛"的范畴,其临床表现最早见于《黄帝内经》,特点为剧烈而持久的胸前疼痛,常伴心悸、肢冷、喘促、汗出、面色苍白等症状,甚至危及生命。《灵枢·五邪》篇指出:"邪在心,则病心痛"。其并发症属"心悸""喘证""厥脱"等范畴,病情凶险,病死率较高,如《灵枢·厥病》言:"厥心痛,手足青至节,心痛甚,旦发夕死,夕发旦死"。

(一)病因病机

1.病因 中医学认为真心痛的发生与年老体衰、七情内伤、过食肥甘或劳倦伤脾、痰浊化生、寒邪侵袭、血脉凝滞、阳气不足等原因有关。

2.病机 其基本病机为心脉闭阻,心失所养,不通则痛,发为胸痹心痛,严重者部分心脉突然闭塞,气血运行中断,心胸猝然大痛,而发为真心痛。

真心痛的发病基础是本虚,标实是发病条件,在本病发生过程中,可先实后虚,亦有先虚后实者,若病情进一步发展,可心胸猝然大痛,发作为真心痛(急性心肌梗死);如心气不足,帅血无力,心脉瘀阻,心血亏虚,气血运行不利,可见心动悸、脉结代(心律失常);若心肾阳虚,水邪泛滥,水饮凌心射肺,可出现心悸、水肿、喘促(心力衰竭),或亡阳厥脱、亡阴厥脱(心源性休克),或阴阳俱脱,最后导致阴阳离决。总之,本病其位在心,其本在肾,总的病机为本虚标实,而在急性期则尤以标实为主。

(二)辨证治疗

1.急性心痛的治疗 适用于急性心肌梗死疼痛发作期的中医处理。如速效救心丸、复方丹参滴丸、麝香保心丸等。

2.缓解期的治疗 不同阶段其证候表现也不同,应根据不同的证候给予相应的治疗。根据《急性心肌梗死中西医结合诊疗专家共识》,分为以下4个证型。

(1)气虚血瘀

证候特征:胸痛胸闷,动则加重,休息减轻,伴短气乏力,汗出心悸,舌体胖大,边有齿痕,舌质黯淡或有瘀点瘀斑,舌苔薄白,脉弦细无力。

治法:益气活血,化瘀通络。

推荐方药:补元汤(《证治准绳·幼科》)合血府逐瘀汤(《医林改错》)加减。

推荐中成药:黄芪注射液,丹参注射液。

(2)寒凝心脉

证候特征:胸痛彻背,胸闷气短,心悸不宁,神疲乏力,形寒肢冷,舌质淡黯,舌苔白腻,脉沉无力、迟缓或结代。

治法:温补心阳,散寒通脉。

推荐方药:当归四逆汤(《伤寒论》)加减。

推荐中成药:邓老暖心胶囊(邓铁涛教授自拟方)。

(3)痰瘀互结

证候特征:神疲倦怠,胸闷如窒,腹胀纳差,咳嗽咯痰,口淡无味,舌淡胖或瘀黯,舌底脉络曲张,苔白浊腻,脉滑或涩,甚或结代。

治法:健脾化痰,活血祛瘀。

推荐方药：邓氏冠心方（《邓铁涛学术经验集》）加减。

推荐中成药：丹蒌片。

（4）正虚阳脱

证候特征：心胸剧痛，四肢厥逆，大汗淋漓，或汗出如油，虚烦不安，皮肤青灰，手足青至节，甚至神志淡漠或不清，口舌青紫，脉微欲绝。

治法：回阳救逆。

推荐方药：四逆汤（《伤寒论》）合人参汤（《金匮要略》）加味。

推荐中成药：参附注射液。

典型病例

罗某，男，73岁，2014年6月14日入院。

主诉：反复胸闷痛2年，加重3天，持续闷痛3小时。

现病史：2年前开始反复胸闷，未系统治疗。3天前其妻因病猝死而悲痛欲绝，自觉胸闷痛症状加重，每天发作2~3次，每次持续5~10分钟。今晨6时许，患者起床后出现心前区持续性、压榨样疼痛，伴心慌、头晕、黑蒙、气促、出冷汗，晕倒在地，无四肢抽搐、口吐白沫，30秒后自行苏醒，由家属急呼救护车送入急诊科。患者症见神清，精神萎靡，四肢逆冷，乏力，心前区持续闷痛，伴心悸、出冷汗、口唇发绀，舌淡黯、苔白腻，脉微欲绝。

既往史：高血压病史2个月，吸烟史50年，每天吸烟约20支。

入院查体：BP：80/40mmHg，颈静脉充盈，双肺呼吸音粗，未闻及干湿啰音，心率40次/分，律齐，各瓣膜听诊区未闻及病理性杂音。心电图示：Ⅱ、Ⅲ、aVF、V3R、V4R导联ST段弓背向上抬高0.2~0.4mV。

入院诊断：

中医：真心痛（阳气亏虚、痰瘀互阻证）。

西医：①急性ST段抬高型心肌梗死（下壁、右室）；②心源性休克。

诊治过程：当天上午9时15分送入介入室行经皮冠状动脉内介入治疗，术中停留临时起搏器。心导管造影示：右冠近段100%闭塞，余冠脉未见异常。遂于RCA行PCI术，微导丝通过病变，以2.5mm×20mm球囊扩张，并植入3.5mm×24mm支架1枚，支架植入后出现无复流和再灌注心律失常（室性自主心律），给予冠状动脉内注射尿激酶75万IU。

术后给予肠溶阿司匹林、氯吡格雷、低分子肝素抗栓治疗。患者仍自觉胸痛隐隐，血压偏低，不能停用多巴胺和临时起搏器，遂请国医大师邓铁涛教授会诊。诊见：患者精神萎靡，乏力懒言，嗜睡，胸痛隐隐，纳呆，食则呕逆，四肢厥冷，不能平卧，动则气促，舌淡黯、苔薄白见裂纹、舌底脉络迂曲，关脉滑、尺脉沉。邓老四诊合参，认为当属心肾阳虚、痰瘀内阻证。病机属本虚标实，以心肾阳虚为主，治宜温阳益气，健脾化痰通络。

处方：

吉林参15g^{（另炖）}	当归15g	白术15g	茯苓15g
党参30g	熟附子10g^{（先煎）}	法半夏10g	竹茹10g
枳壳6g	橘红6g	炙甘草6g	

每天1剂，加水400ml，煎取200ml，温服。

服2剂后，患者精神明显好转，无胸闷痛发作，四肢转温，血压、心电图稳定，并撤除多巴胺、临时起搏器。守方再服3剂后,患者精神佳,言语、纳食如常,可下床轻度活动,舌质由淡黯转为淡红,舌底络脉迂曲减轻,复查心电图Ⅱ、Ⅲ、aVF、V_3R、V_4R导联ST段回落至基线,患者病愈出院。

[点评]

本例患者急性心肌梗死诊断明确,并发生严重并发症——心源性休克,发生梗死的心肌面积很大,推测是主要血管发生闭塞所致。此时,争分夺秒进行血运重建,开通罪犯血管是抢救的关键。对于6小时内的ST段抬高型心肌梗死血运重建可选择急诊冠脉介入术或静脉溶栓,对于有介入条件的治疗中心,PCI是首选方案。本例患者血运重建(支架植入)后出现再灌注心律失常,同时出现无复流现象,这是血运重建的治疗难点,本例治疗采用冠脉内注射尿激酶,取得了较好的效果。术后患者仍有胸痛隐隐,血压偏低,对于主要血管血流已恢复的患者考虑存在微血管阻塞,此时中医进行干预,采用益气化痰祛瘀的治法,取得了良好的效果,体现了中西医结合抢救急性心肌梗死的优势。

第二节　恶性心律失常

恶性心律失常又称为致命性心律失常,对于其定义,目前尚缺乏统一的标准,一般是指在短时间内引起严重血流动力学障碍,导致患者晕厥甚至猝死的心律失常。恶性心律失常属于严重心律失常,也是需要紧急处理的心律失常。

恶性心律失常可致猝死,冠心病导致的恶性心律失常的猝死率最高,约占总猝死患者的70%~90%,其中以室性心动过速、室颤及严重传导阻滞的发生率最高,严重威胁人类的健康。据统计,中国每年约60万人死于心源性猝死,其中90%以上由室性心动过速(简称室速)、心室颤动(简称室颤)、心房颤动(简称房颤)等恶性心律失常所致,而美国每年约39万人死于恶性心律失常。据有关流行病学调查提示,在所有复杂心律失常中,恶性心律失常约占5%,潜在的恶性心律失常约达65%,由于恶性心律失常常突然发生,救治成功率低,是大多数患者心脏性猝死的直接原因和主要原因,可在短期内导致严重后果,给患者家属及社会带来巨大危害,因此应当高度重视,早期识别,早期处理。

一、分类

(一)按心律失常频率分类

1. 快速性心律失常　常见的快速性心律失常包括:①持续性室性心动过速;②心室扑动;③心室颤动;④预激综合征伴心房颤动。

2. 严重的缓慢性心律失常　常见的缓慢性心律失常包括:①严重的病态窦房结综合征;②高度或Ⅲ度房室传导阻滞。

(二)按心律失常病因分类

1. 原发性心律失常

(1)器质性心脏病导致的心律失常:冠心病及心肌病为导致恶性心律失常最常见的器质性心脏病。常表现为:无梗死证据的院外猝死复苏存活者,大多数为冠心病患者,其猝死多由室颤所致。心肌梗死或扩张型心肌病合并的单行性持续室性心动过速。

（2）原发性心电疾病：如先天性长QT综合征和Brugada综合征所致的室速和室颤。

2. 继发性心律失常　　常见病因包括：①内分泌代谢性疾病与电解质紊乱，如甲状腺功能亢进、低钾或高钾等；②药物的毒性作用，如洋地黄、奎尼丁、丙吡胺、胺碘酮等抗心律失常药等；③外科手术和诊断性操作，如胸部手术，尤其是心脏手术，包括麻醉过程，还有冠状动脉造影；④其他：急性感染、急性颅内病变（如蛛网膜下腔出血）。

二、发病机制

常见的恶性心律失常包括完全性房室传导阻滞（AVB）、病态窦房结综合征（SSS）、持续性室性心动过速、多形性室性心动过速、尖端扭转型室性心动过速、逆向型房室折返性心动过速、预激综合征伴心房颤动、心室扑动（室扑）、心室颤动（室颤）和心搏骤停等。恶性心律失常是心脏结构异常和心肌电活动紊乱相互作用的结果，其发病机制有心肌电活动不稳定、心肌生化代谢异常、肾上腺素能激活、交感神经系统活性增高。有研究发现，降低交感神经兴奋性，或提高迷走神经兴奋性在心肌缺血期与降低心室易颤性是明显相关的。心肌的心电稳定性依赖迷走神经、交感神经和体液因素三者之间的调节平衡：迷走神经张力降低时，交感神经张力相对增强，可导致心室纤颤阈值降低，增加心室纤颤发生的风险。自主神经调节紊乱会导致心肌电活动稳定性改变和心室纤颤阈值降低，进而促使恶性心律失常的发生甚至发生心脏性猝死（SCD）。

三、主要辅助检查及临床意义

（一）心电图

心电图检查是诊断心律失常最重要的一项无创伤性检查技术。应记录12导联心电图，V1或Ⅱ导联长条。节律分析：心房与心室节律是否规则、频率多少、PR间期是否恒定、P与QRS波群形态是否正常、P与QRS波群关系如何等。

1. 快速型恶性心律失常

（1）室性心动过速（图5-2）：心电图表现：相当于一系列很快的室早，频率多在140~200次/分，节律可稍有不齐；QRS波宽大畸形，时间通常＞0.12秒；P波常不可见，如能发现P波，并且P波频率慢于QRS波频率，PR无固定关系（房室分离），则可明确诊断；可见心室夺获、室性融合波。

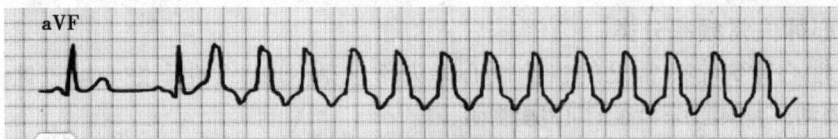

图5-2　室性心动过速

（2）尖端扭转型室速（图5-3）：心电图表现为发作时可见一系列增宽变形的QRS波群，以每3~10个心搏围绕基线不断扭转其主波的正负方向，每次发作持续数秒到数十秒后可自行停止，但极易复发或转为室颤。

（3）长QT间期综合征：心电图表现为QT间期延长、T波和U波异常，可分为两类：其一是获得性，由电解质平衡失调（低血钾、低血钙、低血镁）、药物作用（奎尼丁、丙吡胺、胺碘酮等抗心律失常药,酚噻嗪,三环类抗抑郁药),某些中风、二尖瓣脱垂等引起;另外一类是先天性或家族性,或原因不明,狭义的QT间期延长综合征仅指此类。

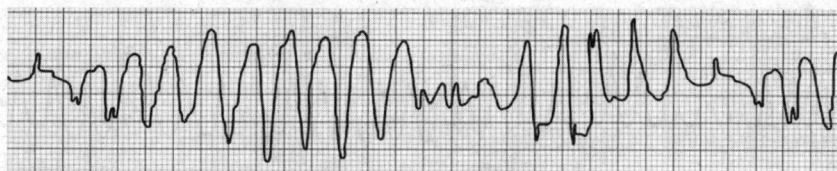

图5-3 尖端扭转型室速

(4)逆向型房室折返性心动过速(图5-4):逆向型房室折返性心动过速心率在150次/分钟以上时,即可产生明显的症状及血流动力学障碍,常并发有心绞痛、心源性休克或晕厥,严重者可导致室性心律失常,甚至猝死。心电图表现:心率为150~250次/分钟,多为200次/分左右,绝对整齐;逆行P波出现在QRS波后,位于R-R间期的前半部分;QRS波宽大畸形呈完全性预激图形,时间>0.12秒,多为0.14秒左右,呈宽QRS波心动过速;适时的电刺激可诱发及终止发作;使用兴奋迷走神经的方法如颈动脉按压可终止心动过速。

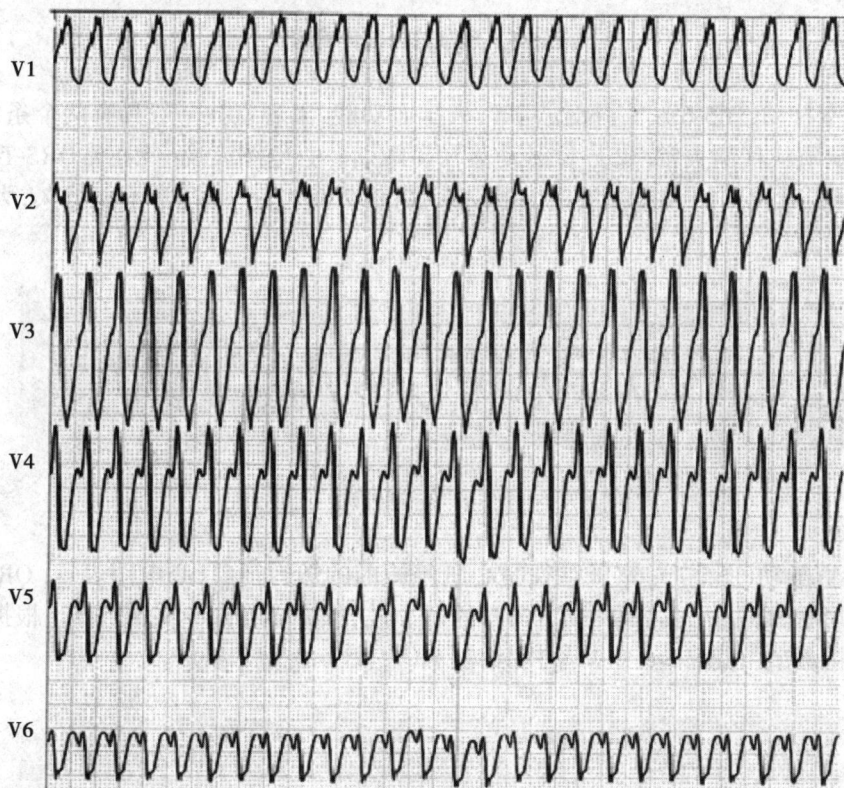

图5-4 逆向型房室折返性心动过速

(5)预激综合征伴房颤(图5-5):心电图表现为预激合并房颤时,有极快速的心室率,多在200次/分以上,有时可达230次/分以上。多伴有低血压等血流动力学变化,常呈顽固性持续性发作；QRS波群除宽大畸形外还有多形性、易变性和复杂性的特点；RR间距多变，仔细辨认有时可找到f波和预激波。RR间距绝对不等是预激合并房颤的重要特征之一。

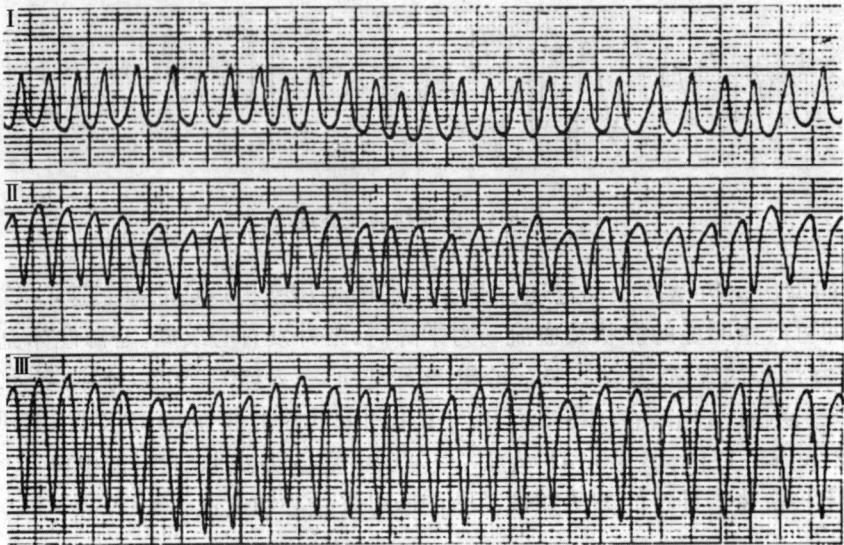

图5-5   预激综合征伴房颤

（6）心室扑动（图5-6）：室扑时心脏失去排血功能，出现室扑一般具有两个条件：①心肌明显受损、缺氧或代谢失常；②异位激动落在易颤期。心电图表现：无正常QRS-T波，代之以连续快速而相对规则的大振幅波动，频率多为200~250次/分，室扑常不能持久，大多数转为室颤而导致死亡。

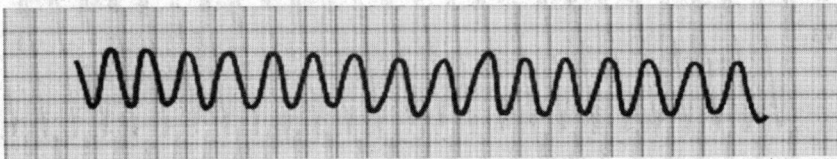

图5-6   心室扑动

（7）心室颤动（图5-7）：室颤往往是心脏停搏前的短暂征象，心电图表现：QRS-T波完全消失，出现形状不同、大小不等、极不匀齐的低小波，频率多在200~500次/分。根据室颤波振幅，可分为粗颤型（f振幅>0.5mV者）和细颤型（f振幅≤0.5mV者）。

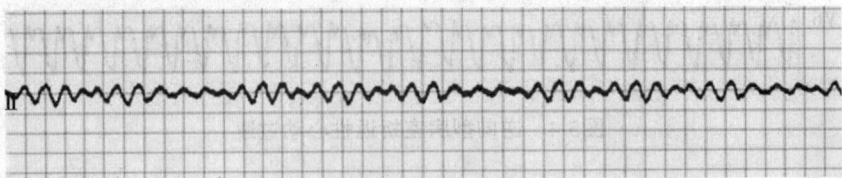

图5-7   心室颤动

2. 缓慢性恶性心律失常

（1）三度（完全性）房室传导阻滞（图5-8）：发生三度房室传导阻滞时，心房与心室分别由两个不同的起搏点激动，各自保持自身的节律，心电图表现：P波与QRS波毫无关系（PR间期不固定），心房率高于心室率。若偶尔有P波下传到心室，则为几乎完全性房室阻滞。

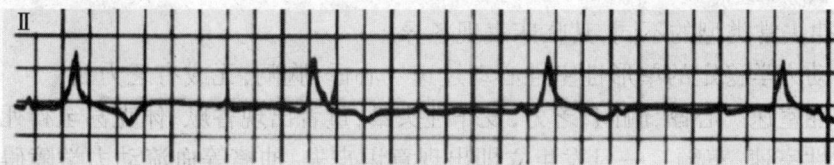

图5-8 三度房室传导阻滞

（2）病态窦房结综合征（图5-9）：心电图表现为持续而显著的窦性心动过缓，小于50次/分；窦性停搏与窦房传导阻滞；窦房传导阻滞与房室传导阻滞同时并存；心动过缓与房性快速性心律失常（房性心动过速、房扑、房颤）交替出现。为排除自主神经张力改变的影响，可做阿托品试验和异丙肾上腺素试验，若注射后心率不能增快达90次/分者提示窦房结功能低下，但阴性结果不能排除本征。本试验对有青光眼或明显前列腺肥大的患者慎用。

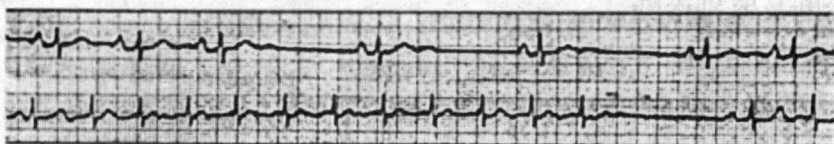

图5-9 病态窦房结综合征

（二）动态心电图

使用一种小型便携式记录器，连续记录患者24小时的心电图。患者日常工作和活动不受限。这项检查便于了解心悸与晕厥等症状的发生是否与心律失常有关，明确心律失常或心肌缺血发作与日常活动的关系以及昼夜分布特征，协助评价抗心律失常药物疗效，起搏器或植入型心律转复除颤器的疗效以及是否出现功能障碍。若患者心律失常间歇发作且不频繁，有时难以用动态心电图发现，此时，可应用时间记录器记录发生心律失常及其前后的心电图，通过直接回放或经电话或互联网将实时记录的心电图传回医院。植入式循环心电图记录仪埋置于患者皮下，可自行启动，检测和记录心律失常，可用于发作不频繁、原因未明而可能系心律失常所致的晕厥患者。

（三）食管心电图

解剖上左心房后壁毗邻食管，因此，插入食管电极导管并置于心房水平时，能记录到清晰的心房电位，并能进行心房快速起搏或程序电刺激。食管心电图结合电刺激技术对常见室上性心动过速发生机制的判断可提供帮助，如确定是否存在房室结双径路。食管心电图能清晰地识别心房与心室电活动，便于确定房室分离，有助鉴别室上性心动过速伴有室内差异性传导与室性心动过速。食管快速心房起搏能使预激图形明显化，有助于不典型的预激综合征患者确诊。应用电刺激诱发与终止心动过速，可协助评价抗心律失常药物疗效。食管心房刺激技术亦用于评价窦房结功能,或用来终止不愿/不能应用药物或药物治疗无效的某些类型室上性折返性心动过速。

四、临床表现及严重程度评估

(一)症状

根据心律失常类型的不同,其临床表现各异。

1. 血流动力学稳定的单形性室性心动过速 心悸,胸闷,无或有乏力。

2. 多形性室速 心悸,胸闷,乏力,发作性头晕,重者出现昏厥、休克甚至猝死。

3. 无脉性室速、室颤 一旦发生立即出现意识丧失、抽搐等血流动力学障碍的表现,继之循环、呼吸停止。

4. 缓慢性心律失常 心悸,胸闷,头晕,乏力,气促,可有一过性黑蒙,甚至晕厥表现,严重者出现意识丧失,继而循环呼吸停止。

(二)严重程度评估

一般来说,所有的恶性心律失常都会引起或潜在导致血流动力学障碍,都属于严重的心律失常。而心室率的快慢、QRS波的宽窄程度、是否有脉搏、是否存在意识丧失等都是评估心律失常严重程度的重要指标。

五、诊断及鉴别诊断

恶性心律失常的诊断主要依靠心电图,心电监护不能代替心电图的地位。缓慢性心律失常是指心率<50次/分的心律失常,快速性心律失常是指心率>100次/分的心律失常。

(一)缓慢性心律失常

1. 完全性房室传导阻滞(AVB)。

2. 病态窦房结综合征(SSS)。

3. 严重室内传导阻滞。

(二)快速性心律失常

1. 窄QRS心动过速 指心率>100次/分,QRS波时间≤0.12秒的心动过速,主要包括窦性心动过速、房性心动过速、心房扑动、心房颤动、房室结折返性心动过速以及折返性房性心动过速等(图5-10)。

2. 宽QRS心动过速 QRS波时间>0.12秒,主要包括持续性室性心动过速、多形性室性心动过速、尖端扭转型室性心动过速、逆向型房室折返性心动过速、预激综合征伴心房颤动等(图5-11)。

3. 心室扑动(室扑)、心室颤动(室颤)和心搏骤停等。

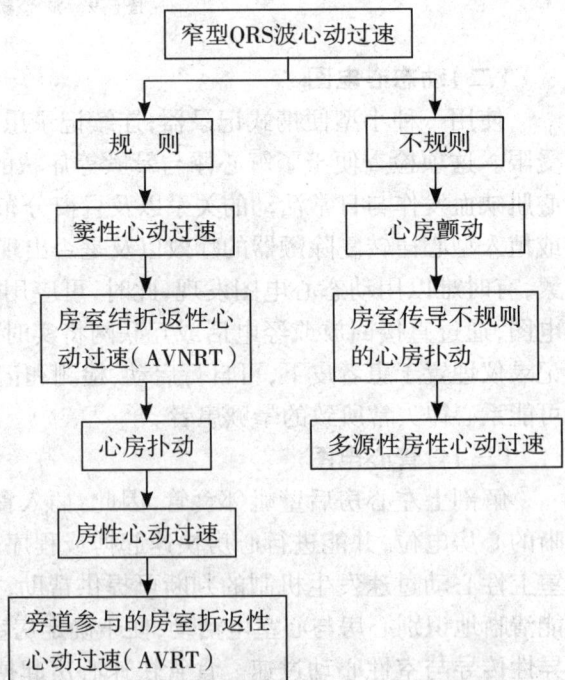

图5-10 窄型QRS波心动过速的鉴别诊断流程

任一胸前导联成RS

↓ 无 → 室性心动过速

↓ 有 → 进行下一步

↓

任一胸前导联RS间期＞100ms
（RS间期为R波起点至S波谷的时距）

↓ 有 → 室性心动过速

↓ 无 → 进行下一步

↓

房室分离

↓ 有 → 室性心动过速

↓ 无 → 进行下一步

↓

V_1、V_2和V_6符合室性心动过速图形

↓ 符合 → 室性心动过速

↓ 不符合 → 室上速伴差异性传导

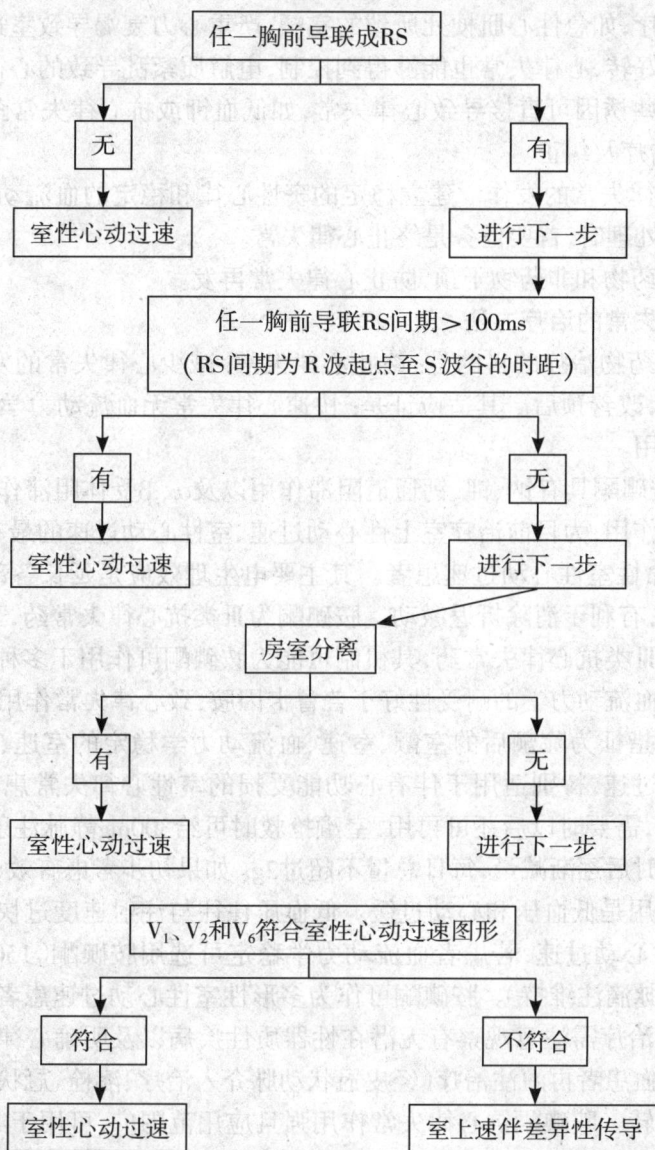

图5-11 宽型QRS波心动过速的鉴别诊断（brugada）流程

六、西医治疗

恶性心律失常发病急剧,病情严重,若不采取积极措施,可在短期内导致严重后果甚至猝死,死亡率极高,因此应早期识别、早期处理。准确的诊断是急诊救治的必要前提,发现潜在性心内、心外因素以及明确心律失常的具体机制是采取最佳措施的重要条件,药物治疗仍是恶性心律失常治疗的核心。但所有抗心律失常药物同时也都是一把双刃剑,既可治疗心律失常,也可产生各种不同的毒副作用,甚至会诱发新的心律失常或心脏停搏。

（一）恶性心律失常的治疗原则

1. 积极治疗原发病,纠正和预防诱因 如伴有器质性心脏病并且为心律失常的原因,则

应强调原发病的治疗,如急性心肌梗死所致的室颤、严重心力衰竭导致室速、室颤,随着心肌再灌注和心功能的好转,心律失常也能够得到控制,电解质紊乱导致的心律失常则以纠正电解质紊乱为主。某些诱因可直接导致心律失常,如低血钾或抗心律失常药物造成的扭转性室速等,应该给予治疗及纠正。

2. 尽快终止心律失常的发作 建立稳定的窦性心律和稳定的血流动力学状态,当原发病未能及时诊断或处理时,首要任务是终止心律失常。

3. 积极持久的药物和非药物干预,防止心律失常再发。

(二)恶性心律失常的治疗方法

1. 药物治疗 药物治疗的目的是:终止心律失常;减少心律失常的发生,减轻症状;减少心律失常的发生,改善预后。其适应证是:快速心律失常无血流动力学障碍;缓慢心律失常的临时起搏器使用。

(1)胺碘酮:胺碘酮具有钠、钾、钙通道阻滞作用以及α、β受体阻滞作用,并具有血管扩张作用及负性肌力作用,为目前治疗室上性心动过速、室性心动过速的最有效的抗心律失常药,尤其适用于致命性室性心动过速患者。其主要电生理效应是延长各部心肌组织的动作电位及有效不应期,有利于消除折返激动。胺碘酮为Ⅲ类抗心律失常药,药物性致心律失常发生率远低于其他Ⅲ类抗心律失常药,其机制可能为胺碘酮可作用于多种钾离子通道、钾离子电流。静脉应用血流动力学的耐受性好于普鲁卡因胺,致心律失常作用较小。

静脉胺碘酮的指征为除颤后的室颤、室速、血流动力学稳定的室速、多形性室速、未明确诊断的QRS心动过速,特别适用于伴有心功能受损的室性心律失常患者。用法:负荷量150mg,10分钟注入,需要时以后还可再用,室颤抢救时可给300mg静脉注射,维持量1~1.5mg/min,根据病情数小时后逐渐减量,每日总量不超过2g。如果初步考虑有效,应同时开始口服。静脉注射主要副作用是低血压和心动过缓。低血压往往与注射速度过快有关。单形性、持续性(>30秒)室性心动过速,若患者血流动力学稳定可选用胺碘酮(150~300mg/5min静脉注射,1050mg/天静脉滴注维持)。胺碘酮可作为多形性室性心动过速患者的抢救用药,多形性室性心动过速的治疗需注意观察有无潜在性器质性疾病以及明确心律失常发生的机制。大部分急性心肌缺血患者再灌注治疗(经皮冠状动脉介入治疗、溶栓、冠状动脉旁路移植)后心律失常可自行好转。胺碘酮抗心律失常作用强且应用范围广,可用于心房颤动及恶性室性心动过速的治疗,对室性心动过速、心室颤动除颤失败后亦有效。

(2)普鲁卡因胺:普鲁卡因胺为Ⅰ类抗心律失常药。指征:转复各种室上性心律失常(改变旁路传道)(Ⅱa);控制快速房颤的室率(Ⅱb);未明确诊断的宽QRS心动过速(Ⅱb)。禁用于QT间期长及尖端扭转室速。本药国外仍应用较多,国内现在无药供应。用法:20mg/min静点至心律失常消失、低血压或QRS增宽50%,或总量达17mg/kg。因其负荷量易出现中毒血浓度和严重低血压,输注起效慢,使其在威胁生命情况下应用受到限制。紧急情况下可50mg/kg至最大剂量。维持输注1~4mg/min。应密切监测心电图和血药浓度,特别是用药超过24小时者。

(3)β-受体阻滞剂:β-受体阻滞剂抗心律失常作用的机制十分独特,有阻断钠、钾、钙3种离子通道作用,中枢性抗心律失常作用,抗心室颤动、降低猝死率作用,改善交感神经过度兴奋或交感电风暴作用,兼有治标与治本作用。除预激综合征等极少数情况外,大部分快速性心律失常都伴有不同程度的交感神经兴奋增高,都属于β-受体阻滞剂的适用指征。B-受体阻滞剂抗心律失常治疗的应用指南提示,β-受体阻滞剂被推荐为多种心律失常治疗的Ⅰ类和Ⅱa类指征,为多种快速性心律失常的首选药物,为心房颤动急性发作期及长期心室率控制及预防的Ⅰ类推荐用药。极快速性心律失常急性发作时,常伴有不同程度的血流动力学障碍及交感神经过度兴奋,甚至交感风暴,需紧急静脉注射β-受体阻滞剂。对于多形性室性心动过速的交感电风暴,β-受体阻滞剂是最有效的可单独使用的药物,可作为首选药物静脉给药。

禁忌证:缓慢心律失常、传导阻滞、低血压、严重充血性心衰、伴有支气管痉挛的肺部疾病。用法:阿替洛尔:5mg静脉注射(5分钟内),10分钟后可再给5mg,然后口服。美托洛尔:5mg静脉注射(5分钟内),可间隔5分钟连续给3次,共15mg,然后口服。

(4)钙通道阻滞剂:维拉帕米可用于某些特殊类型的室速,不能用于心功能受损的患者。用法:维拉帕米:2.5~5.0mg,静脉注射。15~30分钟后可重复5~10mg,直至最大量20mg。

(5)肾上腺素:心搏骤停患者在进行心肺复苏给予通气、给氧及电除颤治疗失败后,应尽早开通静脉通道给予静脉内药物支持治疗。目前心搏骤停时的抢救用药仍首选肾上腺素,但所用肾上腺素的最佳剂量仍不清楚。临床上常规给药方法是静脉推注1mg,每3~5分钟可重复1次,可逐渐增加剂量至5mg。

(6)阿托品:阿托品为乙酰胆碱受体拮抗剂,能恢复窦房结功能,加快房室结传导,改善因副交感神经兴奋引起的缓慢性心律失常,可用于迷走神经所致的窦性心动过缓、房室结阻滞以及心搏骤停。对于心肌缺血所致的缓慢性心律失常应禁用阿托品,其机制为阿托品可增加房室结组织的需氧量、加重缺血,使缓慢性心律失常恶化。

2. 非药物治疗 非药物治疗主要包括电复律、电除颤、射频消融、心脏起搏器以及外科手术治疗。

(1)电复律:电复律是将一定强度的电流直接或经胸壁作用于心脏,使全部或大部分心肌在瞬间除极中断折返,由窦房结重新主导心脏节律,恢复为窦性心律的方法。电复律放电时需要和心电图R波保持同步以避开心室易损期,否则可导致心室颤动。适应证主要包括致命性恶性心律失常及持续时间较长的快速性心律失常,对于任何快速型的心律失常,如血流动力学障碍或出现低血压、休克、充血性心力衰竭等,应迅速施行电复律。成人心房颤动、心房扑动、室上性心动过速、室性心动过速、心室颤动电复律起始能量分别为100~200J、50~100J、100~150J、100~200J、200~360J,后续复律可采取逐级递增的能量水平。儿童室上性心动过速/室性心动过速,起始能量0.5~1J/kg,失败后可改用2J/kg。

(2)电除颤:心室颤动是心搏骤停患者中最常见的心律失常,终止心室颤动最有效的方法为电除颤,心室颤动终止率随时间锐减,心室颤动可数分钟内恶化为心搏骤停,因此早期电除颤是生存链中最关键的一环。与电复律区别为,电除颤主要用于心室颤动与心室扑动,电复律主要用于心房颤动、室上性心动过速或室性心动过速;电除颤可以同步或非同步放电,电复律仅能同步放电。一般认为,电除颤能量过小,不足以终止心室颤动;若除颤能量过高,又可引起心律失常和心肌损伤。电除颤能量应从低开始,胸外100~300J,儿童2J/kg;胸内10~30J,儿童5~20J。

(3)心脏起搏器:心脏起搏器是一种植入于体内的电子治疗仪器,通过脉冲发生器发放由电池提供能量的电脉冲,通过导线电极的传导,刺激电极所接触的心肌,使心脏激动和收缩,从而达到治疗由于某些心律失常所致的心脏功能障碍的目的。人工心脏起搏分为临时和永久两种，它们分别有不同的适应证。临时心脏起搏适应证：临时心脏起搏是一种非永久性植入起搏电极导线的临时性或暂时性人工心脏起搏术。起搏电极导线放置时间一般不超过2周，起搏器均置于体外，待达到诊断、治疗和预防目的后随即撤出起搏电极导线。如仍需继续起搏治疗则应考虑置入永久性心脏起搏器。任何症状性或引起血流动力学变化的心动过缓患者都是临时心脏起搏对象。永久心脏起搏适应证：随着起搏工程学的完善，起搏治疗的适应证逐渐扩大。早年植入心脏起搏器的主要目的是为挽救患者的生命，目前尚包括恢复患者工作能力和生活质量。目前主要的适应证可以简单地概括为严重的心跳慢、心脏收缩无力、心搏骤停等心脏疾病。

（4）病因治疗：包括射频消融术和外科手术如冠状动脉搭桥手术、心脏各瓣膜修补及置换手术、先天性心脏病矫治手术、心包剥离术、心脏移植术等。

3. 常见恶性心律失常的急救处理

（1）血流动力学稳定的宽QRS心动过速：在急诊情况下，不要求采用非常复杂的分析方法。重点是找出有无室房分离的证据。如果有，肯定为室性心动过速处理。若找不到则仍可以认为是无法明确诊断的宽QRS心动过速。若肯定为室速，利多卡因虽可应用，但位置放在胺碘酮、普鲁卡因胺或索他洛尔之后。如肯定为室上速并差异性传导，可用维拉帕米或腺苷。索他洛尔、普罗帕酮、氟卡胺仅可用于室上速。在无法明确诊断时可经验性使用普鲁卡因胺、胺碘酮，有心功能损害时只可使用胺碘酮。

（2）血流动力学稳定的单型室速：可首先进行药物治疗，应用的药物为静脉普鲁卡因胺、索他洛尔、胺碘酮和β-受体阻滞剂。利多卡因终止室速相对疗效不好，治疗室速疗效不如普鲁卡因胺、索他洛尔、胺碘酮。有心功能不好的患者首先考虑胺碘酮。可以使用电转复。应警惕抗心律失常药的致心律失常作用，药物之间的相互作用是复杂的，相继应用两种或以上的药物易出现副作用，尤其是当出现心动过缓、低血压、尖端扭转室速时。应用药物种类一般不要超过1种，当1种抗心律失常药经过适宜剂量不能终止心律失常，应考虑电转复。

（3）多形性室速：多形性室速一般血流动力学不稳定，可蜕变为室颤。血流动力学不稳定者应按室颤处理。血流动力学稳定者应进一步鉴别有否QT间期延长。QT间期延长所致尖端扭转性室速是多形室速的一种特殊类型，可自行终止但反复发作。易转变为血流动力学不稳定的室速。伴QT延长的扭转性室速应停止使用可致QT延长的药物、纠正电解质紊乱。亦可采用下列措施：静脉注射镁剂，临时起搏，异丙肾上腺素（在除外缺血综合征后可作为临时起搏应用前的临时措施），β-受体阻滞剂（在应用临时起搏后可作为辅助措施），利多卡因。尖端扭转性室速有反复发作的特点，在没有纠正诱发原因之前（如低血钾），不能期望停止发作。药物造成的尖端扭转性室速需要等待一定数量的药物排除才能解决。不伴QT延长的室速多伴有缺血或心衰等原因，应先行病因治疗。如伴缺血者使用β-受体阻滞剂、利多卡因。其他情况的室速治疗可应用静脉胺碘酮、利多卡因、普鲁卡因胺，及静脉索他洛尔和β-受体阻滞剂。

（4）室颤/无脉搏的室速：只要心律失常属于血流动力学不可耐受型，都应按心肺复苏处理。要强调及时电复律的重要性。首先按心肺复苏的原则进行3次除颤，根据指南，在院外最好在发作后8分钟内电复律，院内应该3分钟内进行。不能转复或无法维持稳定灌注节律者，通过应用呼吸辅助设施如气管插管等改善通气，应用药物肾上腺素、加压素等措施后，再行除颤1次，仍未成功，可用抗心律失常药改善电除颤效果，首选胺碘酮，利多卡因、普鲁卡因胺和镁剂也可使用。

七、中医中药

(一)中医对恶性心律失常的认识

对于恶性心律失常的中医学病名,历代医家见解不一,恶性心律失常临床上常表现为自觉惊慌不安,心中动悸不宁,不能自主,心中跳动,呈阵发性或持续不止,心烦易激动,伴有气短乏力、胸闷,甚或胸痛、喘促、肢冷汗出、晕厥等症,因此,现代医家一般认为其大致可归属于"虚劳""怔忡""昏厥""心悸""缓脉证""迟脉证"等范畴。

西医学中,心律失常分为缓慢性心律失常和快速性心律失常,相对应的,在中医学可以分别归纳为阳热类和阴寒类心律失常。而恶性心律失常多见于快速性类型或者阳热性证型。

阳热类心律失常(类似于西医诊断的快速性心律失常):形成的关键是"热",必然环节是"血脉瘀阻",根本因素是"心脏亏虚"。主要病机是心脏亏虚,血脉痹阻,瘀久化热。阴寒类心律失常(类似于西医诊断的缓慢性心律失常):表现特点是脉搏迟缓,或迟缓而兼有间歇,或三五不调等涩滞不通之象。形成本病的关键是"阴寒",必要环节是"心脉瘀阻",根本因素是"心脾肾脏亏虚",主要病机是阴血不足或心脾肾阳气亏虚,痰饮、寒湿之邪阻滞心脉,心脉瘀阻不畅。

(二)恶性心律失常的辨证论治

目前对于心律失常的辨证分型尚未统一,而对于恶性心律失常更是缺少较为公认的证治分型。但中医药治疗心律失常或者恶性心律失常,依然有一定的原则可以依循。由于恶性心律失常具有极大的危险性,治疗时常需辨证与辨病相结合。结合当代众多学者论著以及临床实践,我们将恶性心律失常主要证型分列于下:

1. 心血瘀阻证

证候特征:痛处固定,如刺如绞,心胸剧痛,入夜更甚,心悸不宁,舌紫黯或有瘀斑,脉沉涩或结或代。

治法:活血化瘀。

推荐方药:桃仁红花煎(《陈素庵妇科补解》)或血府逐瘀汤(《医林改错》)加减。

2. 痰浊闭阻证

证候特征:胸闷如窒而痛,痛引肩背,气短喘促,肢体沉重,体胖多痰,舌苔浊腻,脉弦滑。

治法:祛痰逐饮。

推荐方药:涤痰汤(《奇效良方》)加减。

3. 寒凝心脉证

证候特征:卒然心痛如绞,心痛彻背,喘不得卧,多因气候骤冷或骤感风寒而发病或加重,伴形寒,甚则手足不温,冷汗自出,胸闷气短,心悸,面色苍白,苔薄白,脉沉紧或沉迟。

治法:辛温散寒,宣通心阳。

推荐方药:枳实薤白桂枝汤(《金匮要略》)合当归四逆汤(《伤寒论》)加减。

4. 痰火扰心证

证候特征:心悸胸闷,口苦心烦,头晕失眠,舌红苔黄腻,脉弦滑或结或代。

治法:镇心安神,涤痰清热。

推荐方药:黄连温胆汤(《六因条辨》)合朱砂安神丸(《内外伤辨惑论》)加减。

5. 阳气虚衰证

证候特征：胸闷气短，或胸痛时作，心悸汗出，形寒肢冷，面色苍白，唇甲青紫，舌淡白或紫黯，脉沉细或细微欲绝。

治法：益气温阳。

推荐方药：复脉汤(《医门补要》)加减。

典型案例

李某，女性，52岁，2015年5月30日入院。

主诉：因突发意识不清1.5小时。

现病史：患者在我院心血管科陪护亲人时突发晕厥。意识不清，呼之不应，小便失禁，立即予心肺复苏、气管插管，后予肾上腺素、多巴胺等升压，及碳酸氢钠纠酸等药物抢救，予反复电除颤后19：10分患者恢复自主心律，心率120次/分，血压95/62mmHg，血氧饱和度95%，呼之可应，收入ICU进一步监护治疗。

入院症见：昏迷状，气管插管接呼吸机辅助通气支持，舌苔未及，脉微细数。查体：血压测不到，心率108次/分，血氧饱和度98%，患者呈昏迷状态，听诊心音微弱，颈动脉搏动微弱。

既往史：颈椎病病史5年余，无特殊诊治。

入院诊断：

中医：厥脱证(心阳暴脱证)。

西医：①心搏骤停——心肺复苏术后；②恶性心律失常(心室颤动)。

辅助检查：

	5月30日	5月31日	6月1日	6月2日
I(Tnl-ultra)	3.017	>50	23.620	6.157
CKMB	76	36	23	12
LAC	>12	7.1~2.4	2.0	1.5
K	3.49	2.81~4.05	4.75	4.82
WBC	30.21	24.84	26.3	17.53
D2聚体	>8000	>8000		

5月31日	
心脏彩超	EF 55%，心内结构及功能未见异常，三尖瓣少量反流
胸片	轻度肺淤血，心脏增大
双下肢动静脉彩超	未见血栓形成
血糖、电解质	未见明显异常
神经体查	脑膜刺激征阴性，病理反射未引出

诊治过程：

5月30日19：50转入ICU后予呼吸机辅助通气，考虑存在心源性休克，行主动脉球囊反搏术治疗，增加心脏泵血功能。心电监测提示频发室性早搏，予利多卡因泵入。经一系列抢救处理后,患者生命体征趋于稳定。

6月1日予逐渐减少镇静药用量,患者神志恢复。2日顺利拔除气管插管改Bipap机辅助通气,床边指导患者锻炼呼吸功能。复查双下肢动静脉彩超未见血栓形成;患者血压稳定,予停用血管活性药物,IABP反搏频率调整为1:2。第3日患者仍有头晕,余生命体征良好,予拔除IABP。第4日冠脉造影显示:LM、LAD、LCX、RCA均未见明显异常,TIMI血流3级。10日经各主任会诊讨论后,患者心搏骤停考虑为自身室颤的发生,予左侧锁骨下置入永久起搏器/自动除颤仪(ICD)。后患者痊愈出院,无后遗症。

[点评]

此类心脏停搏患者复苏成功的关键是在首发现场医护人员对患者及时进行有效的高质量的心肺复苏,使患者在长时间的心肺复苏中仍然没有脑神经的损伤,没有留下后遗症,并且能够重新回到工作岗位当中。在心肺复苏成功后转ICU及时纠正患者内环境的紊乱,纠正低血钾和酸中毒,排查心搏骤停的原因,找出导致心搏骤停的原因,同时早期进行低温疗法,早期注重脑复苏,对患者做好早期的躯体功能康复,明显改善神经功能及预后。针对此类突发恶性心律失常患者,寻找既往家族史非常重要,需要排查家族相关性的遗传性疾病,如长QT综合征、BURGADA综合征等,而针对无明显诱因下的恶性心律失常发作,为避免其再次发作,在具有明确的ICD植入适应证的情况下为其植入ICD。

中西医结合思路。对于恶性心律失常,应首选终止恶性心律失常药物以及电复律的方法,配合中医辨证思维,心律失常的证型与心律失常的原发病因、心律失常的类型以及心律失常的并发症等有密切关系。因心功能不全引起者,或因严重心律失常引起的心功能不全者常表现为"心气不足"证,甚至严重"心阳不足"表现为"心阳虚脱"证,本例选用参附注射液进行治疗,顾护心阳,提升正气,促进患者康复,体现出中西医结合治疗心律失常的优势。

第三节　急性心力衰竭

急性心力衰竭(AHF)是指急性发作或加重的左心功能异常所致的心肌收缩力降低、心脏负荷加重,造成急性心排血量骤降、肺循环压力升高、周围循环阻力增加,引起肺循环充血而出现急性肺淤血、肺水肿并可伴组织、器官灌注不足和心源性休克的临床综合征,以左心衰竭最为常见。急性心衰可以在原有慢性心衰基础上急性加重或突然起病,发病前患者多数合并有器质性心血管疾病,心功能衰竭根据部位可划分为左心衰竭、右心衰竭和全心衰竭,根据收缩及舒张功能可区分为收缩性和舒张性心力衰竭,临床上以急性左心衰竭为多见。心衰病因主要为冠心病、风湿性心瓣膜病和高血压病。

一、相关概念及其联系

对急性心功能衰竭进行临床分类,有利于对其进行准确评估,有助于指导临床治疗。

(一)根据不同的分类方法,心衰可分为不同临床类型

1. 左心衰竭、右心衰竭和全心衰竭　左心衰竭的特征是肺循环淤血,主要见于左室梗死、高血压、主动脉瓣病变患者。右心衰竭以体循环淤血为主要表现。左心衰竭的发展可出现右心衰竭,即全心衰竭。

2. 低排血量型和高排血量型心衰　低排血量型心衰的特征是有外周循环异常的临床表现,如全身血管收缩、发冷、苍白,偶四肢发绀,晚期每搏输出量下降使脉压变小。它是绝大多数类型心脏病心衰的特征。高排血量型心衰患者通常四肢温暖和潮红、脉压增大或至少正常。见于甲状腺功能亢进、动静脉瘘、脚气病、贫血和妊娠等疾病。

3. 收缩性和舒张性心衰　依据左心室射血分数(LVEF),心衰可分为LVEF降低的心衰(heart failure reduced left ventricular ejection fraction, HF-REF)和LVEF保留的心衰(heart failure with preserved left ventricular ejection fraction, HF-PEF)。一般来说,HF-REF指传统概念上的收缩性心衰,而HF-PEF指舒张性心衰。收缩性心衰主要临床特点源于心排血量不足,收缩末期容积(内径)增大,射血分数(EF)降低及心脏扩大。绝大多数心衰有收缩性心衰。舒张性心衰是起因于非扩张性纤维组织代替了正常可扩张的心肌组织,使心室顺应性下降,因而心搏量降低,左室舒张末期压增高而发生心衰,而代表心脏收缩功能的射血分数正常。收缩性和舒张性心衰常合并存在。

(二)心衰、心肌衰竭和循环衰竭

三者不是同义词。严重的心肌衰竭常引起心衰,但心衰未必是心肌衰竭。因为心腔突然超负荷(如继发于急性感染性心内膜炎的急性主动脉瓣反流)可以在正常心肌功能状态时引起心衰。在三尖瓣狭窄和限制性心包炎等可影响心脏充盈,没有心肌衰竭时也能引起心衰。同样,心衰常引起循环衰竭,而循环衰竭不一定有心衰。许多非心脏因素,如血容量不足性休克,能引起循环衰竭,但其心脏功能却正常或仅轻度受损。循环衰竭是指某些循环成分--心脏、血容量、动脉血氧合血红蛋白浓度或周围血管床异常导致与心排血量不相适应的异常状况。

二、病理生理

(一)神经体液系统

1. 交感神经-肾上腺素能系统(SAS)的过度激活　心力衰竭时交感神经系统(SAS)显著激活,SAS激活后,心力衰竭患者血中的去甲肾上腺素(NE)、多巴胺(DA)、肾上腺素(A)等儿茶酚胺类药物水平显著提高,能显著增强心肌收缩力、增加心排血量,从而改善心力衰竭的症状。但SAS系统的持续与过度激活会使机体的儿茶酚胺类受体数量下调,受体下调使机体对儿茶酚胺反应减弱或无反应,受体的敏感度降低及数量减少将会导致负性肌力效果,进而变成心肌抑制,加速衰竭心脏功能下降。同时SAS系统过度激活也会激活肾素-血管紧张素-醛固酮系统(RAAS),增加容量负荷,加重心脏负担。

2. 肾素-血管紧张素-醛固酮系统(RAAS)的过度激活　血流动力学障碍致肾血流量和灌注压的下降,将激活RAAS。在病理情况下,RAAS的激活可产生以下危害:过度激活的交感神经使血管张力升高;血容量增加引起前负荷增加及血管收缩引起后负荷增加;增加心肌耗氧量;促进心肌间质、胶原成分及平滑肌增生、重构;诱发心肌细胞及平滑肌的细胞凋亡,最终使心脏功能走向衰竭。

(二)心脏重构

心力衰竭时,心肌及其间质为代偿增加的心脏负担,细胞在数量、结构、功能等方面都会发生一系列适应性或增生性的变化,最终使心脏的大小、形状和功能发生变化。在上述变化的过程中,胶原纤维网、心肌细胞以及胞外基质等均会产生相应的变化,使心脏形态发生变化,主要表现为心室扩大和(或)心室肥厚等各种代偿性改变。心肌细胞在发生上述适应性改变的同时,也会对细胞膜上的受体、离子通道及连接缝隙等细胞结构产生相应的改变,可表现为心脏电重构,使心肌在电位分布、电兴奋性及传导性等方面出现异常,致多种心律失常。

(三)心脏舒张功能不全

心脏的舒张能使心室有足够的血液充盈,心室充盈量减少,弹性回缩力的下降和心室顺应性的下降均可以引起心室舒张功能的降低。心脏舒张功能异常将会影响心室充盈压,如左室舒张末压过高时,将会出现肺循环高压及淤血状态,也就是舒张性心功能不全。冠心病及高血压都可能出现这种情况,而这两种疾病属于常见病、多发病,故这一类型的心功能不全越来越受到重视。需要注意的是,当有容量负荷增加、心室扩大时,心室的顺应性也是增加的,这时即便有心室肥厚也不会出现单纯的舒张性心功能不全。

三、重要辅助检查指标及其临床意义

(一)实验室检查

1. B型利钠肽(BNP)及其N末端B型利钠肽原(NT-proBNP) 是心衰诊断的重要的客观指标,其浓度的增高对诊断心衰有非常重要的意义。其临床意义如下:如BNP<100ng/L或NT-proBNP<300ng/L,心衰可能性很小,其阴性预测值为90%;如BNP>300ng/L或NT-proBNP>1500ng/L,心衰可能性很大,其阳性预测值为90%。若未经治疗者的BNP/NT-proBNP水平正常,可基本排除急性心衰诊断;已接受治疗的患者,BNP/NT-proBNP值持续走高,则常常提示预后不良。

2. 心肌坏死标志物 评价是否存在心肌损伤、坏死及其严重程度的重要指标。

(1)心肌肌钙蛋白及肌酸磷酸激酶同工酶:详见本章第一节急性心肌梗死。

(2)动脉血气分析:左心衰可引起不同程度的呼吸功能障碍,常伴低氧血症,病情越重,肺淤血越明显,肺泡氧气交换明显受限。所以,应立即监测动脉氧分压(PaO_2)、二氧化碳分压($PaCO_2$)和氧饱和度,以评价氧含量(氧合)和肺通气功能;多数患者出现$PaCO_2$减低,是过度通气后的结果;昏迷或者休克患者$PaCO_2$可能升高,出现呼吸酸中毒,及时处理纠正很重要;无创测定血氧饱和度可用作长时间、持续、动态监测以及过程简便,应得到广泛应用。

(3)其他生物标记物检查:近几年一些新的标志物也显示在心衰危险分层和预后评价中的作用,其中中段心房利钠肽前体(MR-proANP,分界值为120pmol/L)在一些研究中证实,用于诊断急性心衰,不劣于BNP或NT-proBNP。反映心肌纤维化的可溶性ST2及半乳糖凝集素1等指标在急性心衰的危险分层中可能提供额外信息,此外,反映肾功能损害的指标也可增加额外预测价值。

(二)心电图

心力衰竭无特殊心电图表现,但能提供心率、心脏节律、传导等信息,能帮助判断心肌是否缺血、损伤以及坏死,可检测出心肌肥厚、心房或心室扩大、传导阻滞、心律失常的类型、窦性心动过速、室上性心动过速、QT间期延长等。

(三)影像学检查

1. 胸部X线检查 是确诊左心衰肺水肿的主要依据,以此鉴别其他肺部疾病。可显示肺淤血的程度和肺水肿。肺淤血早期肺静脉压升高,早期表现为肺门血管影增强,纹理增多,进一步出现间质性肺水肿,肺尖纹理增多,变粗,甚或模糊不清;肺泡性肺水肿是肺门呈蝴蝶状,亦可表现为全肺野均匀模糊阴影。还可观察心影的大小以及形态,间接反映其心脏功能。

2. 超声心动图 是诊断急性心功能衰竭的最主要的仪器检查,能客观准确评价基础心脏病变以及与心衰相关的心脏结构的改变,包括心脏大小变化以及心瓣膜结构和功能。

超声心动图彩色多普勒检查可用于了解左右心室和心瓣膜结构及功能改变、是否存在心包疾病、急性心肌梗死的机械并发症以及占位病变;根据主动脉或者肺动脉的血流时速可以测出心排血量、左室射血分数(LVEF);超声多普勒成像可监测急性心衰时的心脏收缩/舒张功能相关的数据,估算肺动脉压等。此法为无创性,应用方便,有助于快速判断和评价急性心衰及患者病情的动态变化,是一种不可或缺的监测方法。

近年来,重症超声技术的发展也大大提高了急性心力衰竭的诊断速度及准确率,尤其是肺脏超声在急性肺水肿中的应用。肺超声检查是一种无创、可重复的床旁检查技术,能够评估各种原因引起的肺通气变化。近期研究显示,肺超声在评估胸腔积液、气胸、肺间质综合征、肺实变、肺脓肿、肺复张/再萎陷等情况时,可以替代床旁胸部X线和胸部CT检查。检查时超声探头应垂直于肋骨,纵切扫查。根据肋骨后方的声影确定肋骨线。在肋骨线深面约0.5cm处,可见一条随呼吸运动来回滑动的高回声线,为"胸膜线"。当超声垂直投射于胸膜-肺表面,可出现混响伪像,表现为等距离排列的多条回声,其强度依次递减,称之为A线,也称水平线。因此,正常肺的声像图特征就是"滑动征"和A线。此外,偶可见到自胸膜发出并与胸膜垂直的彗星尾征,向远场延伸,称之为B线,也称垂直线。B线仅出现在侧胸部最后1个肋间(第10肋间侧壁),在1个扫描切面内B线的数目不超过3个。急性肺水肿的超声表现:在特定区域内有超过2条B线。在1个超声视野可以见到多根B线,像火箭发射,叫做肺火箭征。肺火箭征是急性肺水肿的声像图特点之一。

3. 放射性核素检查 放射性核素检查可准确测量左室射血分数(LVEF)和心脏大小,还能计算出左室最大充盈速率和心脏舒张功能,结合心肌灌注显像观察存活/缺血心肌。

(四)有创性血流动力学监测

左心衰竭患者血流动力学变化先于X线的改变,对心衰早期有指导治疗作用,多可挽回患者生命。应用Swan-Ganz漂浮导管检测肺动脉压力(PAP)、肺毛细血管嵌顿压(PCWP)和心排血量(CO)等,算出外周血管阻力、心排出量和心脏血管内压力。而且,肺毛细血管楔嵌压(PCWP)能很好地反映左心室功能,是检测左心功能的重要指标。正常值为6~15mmHg,当PCWP≥18mmHg提示出现肺淤血,PCWP>30mmHg提示出现肺水肿。

四、急性心力衰竭严重程度评估

主要有Killip法、Forrester法和临床程度分级3种。

1. Killip法(表5-2) 是根据临床和血流动力学状态分级,主要用于急性心肌梗死(AMI)患者。

2. Forrester法(表5-3) 适用于监护病房,及有血流动力学监测条件的病房、手术室。

3. 临床程度分级(表5-4) 根据Forrester法修改而来,主要适用于普通门诊和无血流动力学监测条件的住院患者。

表5-4 急性心衰的临床程度分级

分级	肤温	肺部啰音
I	温暖	无
II	温暖	有
III	寒冷	无或有
IV	寒冷	有

4. 液体潴留的判断标准 液体潴留是使用利尿剂的重要依据,短时间内体重增加是液体潴留的可靠指标,应尽可能常规记录体重。反映容量超载的可靠体征是颈静脉怒张。肺部啰音增加常常提示心衰进展,但对容量过载程度的反应有限。

五、诊断及鉴别诊断

(一)诊断

急性心功能衰竭需结合病史、症状、体征及辅助检查做出诊断。主要诊断依据有基础心脏病加上循环淤血的表现,发现心功能衰竭的关键是早期的症状和体征。左心衰竭的依据是不同程度的呼吸衰竭、肺部啰音,严重的患者可出现急性肺水肿和心源性休克,右心衰竭的依据是水肿、颈静脉征、肝大。心脏听诊闻及奔马律和瓣膜区杂音,及心电图的异常变化均可作为心衰诊断的重要依据。B型利钠肽(BNP)及其N末端B型利钠肽原(NT-proBNP)的测定也可作为依据,并能鉴别肺部疾病的病因,对患者预后的评价具有一定的价值。

(二)鉴别诊断

1. 与重度支气管哮喘鉴别 重度支气管哮喘常有反复发作史,肺部听诊呈呼气相出现高音调的哮鸣音,湿啰音较肺水肿少,叩诊呈过清音,心脏检查常未见异常,肺功能检查可鉴别诊断;急性左心衰竭时,咯大量粉红色泡沫样痰和心尖部奔马律有助于鉴别诊断。

2. 急性肺水肿的原因鉴别 这主要需要与其他原因引起的急性肺水肿鉴别,最常见为急性呼吸窘迫综合征(ARDS)。根据最新的柏林定义,ARDS与急性左心衰的鉴别不再推荐常规使用漂浮导管。柏林定义加上了"如有条件,需行超声心动图(EC)等客观检查"的内容。EC可床旁进行,又无创伤,可评价心脏各房室大小、左心功能(如射血分数)、有无肺动脉高压,对排除静水压增高型肺水肿很有意义。另外,BNP或pro-BNP的显著增加有助于心衰的诊断。中心静脉压(CVP)进行性增加的趋势对液体过度负荷也颇有价值。这些检查对危重患者的心功能评价也是很有意义的。

六、西医治疗

(一)抢救措施

1. 体位 半卧位或端坐位,双腿下垂以减少回心血量,降低心脏前负荷。

2. 氧疗 立即高流量鼻管给氧,适用于低氧血症,特别是指端血氧饱和度<90%的患者。一般采用鼻导管吸氧: 低氧流量(1~2L/min)开始,根据其动脉血气分析加以调整,如未见CO_2潴留,可采用高流量给氧6~8L/min。

3. 镇静剂 主要应用吗啡,用法为2.5~5.0mg静脉缓慢注射,可以使患者镇静,减低心脏负担,减轻呼吸困难带来的痛苦。另外,其还能抑制呼吸,伴CO_2潴留者则不宜应用;也不宜应用大剂量,可促使内源性组胺释放,使外周血管扩张导致血压下降。应密切观察疗效和呼吸抑制的不良反应。伴明显和持续低血压、休克、意识障碍、COPD等患者禁忌使用。老年患者可减量或者改为肌内注射。

4. 利尿剂 适用于体循环明显淤血和(或)急性心衰伴肺循环以及容量负荷过重的患者,除利尿作用外,还可以扩张静脉,缓解肺水肿。首选使用呋塞米、托塞米、布美他尼等作用于肾小管的攀利尿剂,可在短时间里迅速降低容量负荷。若不能使用上述攀利尿剂时,可用噻嗪类利尿剂、保钾利尿剂(阿米洛利、螺内酯)等作为攀利尿剂替代药物,或在需要时作为联合用药。药物种类和用法:静脉利尿制剂首选呋塞米,先静脉注射20~40mg,继以静脉滴注5~40mg/h,其总剂量在起初6小时不超过80mg,起初24小时不超过200mg。

5. 血管扩张药物 此类药广泛应用于急性心衰早期阶段。血管扩张药物可降低左、右心室充盈压和全身血管阻力,也使收缩压降低,从而减轻心脏负荷。而对于急性心衰,包括合并急性冠状动脉综合征的患者,此类药既能缓解肺淤血和肺水肿又不会影响心排血量,也不会增加心肌耗氧量。密切监控血压变化,收缩压水平是评估此类药是否适宜的重要指标。收缩压<90mmHg的患者则禁忌使用;收缩压在90~110mmHg之间的患者应谨慎使用;收缩压>110mmHg的急性心衰患者通常可以安全使用。药物种类和用法:主要有硝酸酯类、硝普钠、重组人脑利钠肽(rhBNP)、乌拉地尔、酚妥拉明,但钙拮抗剂不推荐用于急性心衰的治疗。

6. 正性肌力药物 此类药物通过增加心脏输出量,以缓解组织低灌注状态,以保证重要脏器的血流供应。低血压和对使用血管扩张药物不耐受或反应不佳的患者对此类药物反应效果显著,但用药期间要密切监测心电、血压情况。

(1)洋地黄类:一般应用毛花苷C,治疗时用0.2~0.4mg缓慢静脉注射,2~4小时后可以再用0.2mg缓慢静脉推注,伴快速心室率的房颤患者,要根据病情变化酌情调整剂量。此类药物正性肌力作用并不强,且能降低左室充盈压,对急性左心衰竭患者的治疗有一定帮助。

(2)多巴胺:一般小剂量[<3μg/(kg·min)]应用,能降低外周血管阻力,促进利尿;中、大剂量[>3μg/(kg·min)]应用有强的正性肌力作用,应监测SaO_2,防止低氧血症。此药应用时因个体体质差异较大,一般从小剂量开始,逐渐增加剂量,短期应用。

(3)多巴酚丁胺:一般是2~20μg/(kg·min)静脉滴注,该药短期应用可以缓解症状。此药使用时会出现心律失常、心动过速等不良反应,所以要注意监测血压。由于作用靶点的关系,正在应用β受体阻滞剂的患者不推荐应用多巴酚丁胺和多巴胺,会增加死亡风险。

(4)磷酸二酯酶抑制剂:米力农,首剂25~75μg/kg静脉注射(大于10分钟),继以0.375~0.750μg/(kg·min)静脉滴注。此类药主要是通过抑制磷酸二酯酶活性,促进Ca^{2+}内流,增强心脏的收缩功能,同时扩张外周血管。

(5)钙增敏剂:常用左西孟旦,此药机制是在体内结合于心肌细胞上的肌钙蛋白C,使心肌收缩加强,还通过介导ATP敏感的钾通道而发挥血管舒张作用,也可减轻心脏的前负荷,而且,左西孟旦也可起到轻度抑制磷酸二酯酶的活性。其正性肌力作用独立于β肾上腺素能刺激,对于正接受β受体阻滞剂治疗的患者同样适用。用法:首剂12μg/kg静脉注射(大于10分钟),继以0.1μg/(kg·min)静脉滴注,可酌情调整剂量(减半或加倍)。对于收缩压<100mmHg的患者,为了防止发生患者低血压,则不需要负荷剂量,可直接用维持剂量。

（6）支气管解痉剂：对于呼吸困难明显的患者，一般应用氨茶碱0.125~0.25g以葡萄糖水稀释后静脉推注（10分钟），以解痉处理。冠心病如急性心肌梗死或不稳定性心绞痛所致的急性心衰患者和伴心动过速或心律失常的患者不可用氨茶碱。

（二）病因治疗

1. 基本病因治疗　如心脏瓣膜疾病行瓣膜置换术；冠心病通过介入治疗开通病变血管；先天性心脏病行手术矫正等。

2. 消除心衰诱因　针对心衰的常见诱因，如呼吸系统感染、心律失常、肺梗死、贫血及电解质紊乱等病因进行纠正。

（三）非药物治疗

1. 主动脉内球囊反搏（IABP）　这是一种增加心输血量、有效改善心肌灌注同时又降低心肌耗氧量的治疗手段。IABP适用于下述情况：①急性心肌梗死或严重心肌缺血并发心源性休克，且不能由药物治疗纠正；②伴血流动力学障碍的严重冠心病（如急性心肌梗死伴机械并发症）；③心肌缺血或急性心肌炎伴顽固性肺水肿；④作为左心室辅助装置（LVAD）或心脏移植前的过渡治疗。

2. 机械通气　机械通气分为有创和无创，其中无创正压通气（NPPV）已成为急性心力衰竭治疗的常规手段之一，尤其是双水平气道正压（BiPAP）。对于心源性肺水肿，BiPAP呼吸机通气不仅能改善气体交换，通过左心室后负荷下降也能直接改善心功能。心功能不全时，胸腔负压显著上升。双水平气道正压通气使胸腔负压下降，左心室跨壁压、后负荷相应下降。心源性肺水肿患者神志清楚，自主呼吸强，需通气的时间短，BiPAP呼吸机通气治疗的效果好。

3. 血液净化治疗　此法能有效维持水、电解质和酸碱平衡，促进内环境稳定，可清除尿毒症毒素（肌酐、尿素、尿酸等）、炎症介质、心脏抑制因子以及细胞因子等有害物质，维持内环境稳定，控制循环血量，减少心脏负荷。当出现高容量负荷如肺水肿或严重的外周组织水肿，且对利尿剂抵抗可考虑使用（详见第十九章第十节血液净化技术的原理和方法）。

4. 心室机械辅助装置　在急性心衰经常规药物治疗无明显改善的前提下，在有条件的医院可应用此种技术，挽救患者生命。此类装置有：体外模式人工肺氧合器（ECMO）、心室辅助泵（如可置入式电动左心辅助泵、全人工心脏）。在积极纠治基础心脏病的前提下，根据急性心衰的不同类型，选择应用心室辅助装置，短期辅助心脏功能，可作为心脏移植或心肺移植的过渡。临床研究表明，ECMO可以部分或全部代替心肺功能，且这类短期循环呼吸支持可以改善预后。

七、中医中药

根据心力衰竭的临床表现，心衰属于中医学中"心悸""水肿""喘证""心水""心痹""痰饮""胸痹""怔忡"等病症的范畴。1997年10月由国家技术监督局颁布实施的国家标准统一了"心衰病"的病名。

（一）中医病因病机

1. 病因　心为阳中之阳，五行属火，其为阳脏而主神明，若心阳不足，难以温煦鼓动，使心脏缺乏动力，则血脉瘀滞不畅，久则发为慢性心衰。张仲景在《金匮要略》所描述"胸痹"可归为心衰，并进行了专门的论述，认为乃本虚标实之证，其上焦阳气不足，则下焦阴寒气盛,即"阳微阴弦"。正如喻昌在《医门法律》中所云:"胸痹心痛,然总因阳虚,故阴得乘之。"正因为心为阳中之太阳,心之本性属阳,其阳气不可缺也,阳气亏虚,则心脏动力不足,因而阳气亏虚是急性心衰的一个基本病因。

2.病机

(1)基本病机:急性心衰为本虚标实之证。阳气亏虚是其基本病因,而气血阴阳互因互用,气为血帅,津血同源,气虚血瘀而致阴津不足,故气虚易致气阴两虚,阴阳互根,阳虚终引致阴阳俱损。也有因患者体质或原发疾病不同,少数患者可有阴虚或血虚。此均可概括为初始状态的"阳微"。标实为气滞、痰湿、血瘀、水结。在病变过程中,因为气血阴阳不足,气血津液输布不及,逐渐形成病理产物,生成血瘀、痰浊或水结,阻滞气机,发展为气滞血瘀痰浊水结之标实之疾,此可概括为"阴弦"。因此"阳微阴弦"可以作为急性心衰的基本病机。

(2)脏腑病机:《素问·玉机真脏论》云:"五脏相通,移皆有次,五脏有病,则各传其所胜。"心衰的病位虽在心,而五脏六腑,息息相关,正如"血之源头在乎肾",脾主统血,肝主藏血,肺朝百脉,脉为血之府,肺、肝、脾、肾的功能失调都可影响于心。而脏腑相因相病的则常见于心肺气虚、心脾两虚、心肾亏虚。

(二)辨证治疗

临床常将心力衰竭的中医辨证分为心肺气虚证、气阴两亏证、气虚血瘀证、阳虚水泛证、阴竭阳脱证。

1.心肺气虚证

证候:心悸,胸闷,气短乏力,活动后加重,夜寐易发胸憋气短,坐起则缓解,面色㿠白,自汗或盗汗,头晕,舌质淡胖,苔白滑或舌红少苔,脉细数无力。

治法:补益心肺。

推荐方药:补肺汤(《备急千金要方》)加减。

推荐中成药:黄芪注射液、心宝丸。

2.气阴两亏证

证候:心慌心悸,气短,疲倦乏力,动则尤甚,动则汗出、自汗或盗汗,心胸部憋闷疼痛,甚则痛引肩背,颈部青筋暴露。舌红夹瘀斑瘀点、苔少或剥苔,脉沉细数,或脉促,或脉涩。

治法:益气养阴。

推荐方药:生脉散(《医学启源》)加减。

推荐中成药:生脉注射液、生脉胶囊。

3.气虚血瘀证

证候:心悸气短,两颧黯紫,口唇发绀,腹胀,水肿,颈静脉怒张,甚则胁下肿块,纳呆,舌质紫黯有瘀斑,脉涩或结代。

治法:益气活血,通络祛瘀。

推荐方药:加味保元汤(《医学集成》)加减。

推荐中成药:丹参注射液。

4.阳虚水泛证

证候:心悸心慌,气促喘息不得卧,动则喘甚,咳吐泡沫样痰,形寒肢冷,颜面、下肢浮肿。疲倦乏力,面色无光或青灰,或伴腹水。舌脉:舌淡黯,胖嫩大,有齿痕,苔白厚腻或白滑,脉沉迟,或沉弱,或沉弦。

治法：温阳利水，泻肺平喘。

推荐方药：真武汤(《伤寒论》)合苓桂术甘汤(《金匮要略》)加减。

推荐中成药：参附注射液、芪苈强心胶囊。

5.阴竭阳脱证

证候：心悸，喘促不得卧，呼多吸少，张口抬肩，形寒肢冷，汗出淋漓。精神烦躁不安，或精神不振，或神昏不语，颜面青紫，尿少或无尿。舌脉：舌红绛萎小，或胖嫩浮大，脉细微欲绝，或浮大重按无力，或散空。

治法：挽阴回阳，救逆固脱。

推荐方药：参附汤(《圣济总录》)合桂枝甘草龙骨牡蛎汤(《伤寒论》)、生脉散(《医学启源》)加减。

推荐中成药：参麦注射液。

（三）其他治疗

1.体针　主穴选内关、间使、通里、少府、心俞、神门、足三里。辨证取穴：若水肿者，取水分、水道、阳陵泉、中枢透曲骨，或三阴交、水泉、飞扬、复溜、肾俞，两组穴位可交替使用。咳嗽痰多，加取尺泽、丰隆；嗳气腹胀者，加取中脘；心悸不眠者，加曲池；喘而不能平卧者，加取肺俞、合谷、膻中、天突。每次取穴4~5个，1日1次，7~10天为1个疗程，休息2~7天再行下1个疗程。

2.灸法　灸神阙、气海、关元，以回阳固脱。

3.耳针　取穴肾上腺、皮质下、心、肺、内分泌，两耳交替取穴，适当刺激后间歇留针，留针2~4小时。

典型病例

刘某，男性，73岁，2015年7月7日入院。

主诉：胸闷痛2天。

现病史：患者有高血压病史，入院前2天开始出现胸痛，无明显放射痛。入院查体未见明显异常。辅助检查提示心酶、肌钙蛋白升高，心电图提示：窦性心律，房性早搏，Ⅰ度房室传导阻滞，前间壁心肌梗死。紧急完善术前准备，予氯吡格雷、阿司匹林口服抗血小板聚集后行冠状动脉造影+单个冠状动脉球囊扩张术(血管成形术)+冠状动脉药物洗脱支架植入术，于冠状动脉前降支植入支架1枚。术后规范抗血小板聚集、抗凝、降血脂稳定斑块治疗，一般情况稳定。

7月12日22:00突发胸闷，气促，端坐呼吸，口唇发绀，床边监测：HR 130bpm，BP 201/112mmHg，SpO$_2$:80%。查体：颈静脉怒张，双肺呼吸音粗，可闻及明显干湿啰音，心律齐，各瓣膜听诊区未闻及杂音。

辅助检查：超敏肌钙蛋白17.053μg/L，脑利钠肽前体8591pg/ml；心电图：前壁导联ST段抬高。血常规、凝血、离子、肾功能基本正常。

诊断：

中医：心衰病(气虚血瘀证)。

西医：①急性心力衰竭；②冠状动脉支架内血栓形成(待排)。

诊治过程：立即予无创呼吸机(BiPAP)辅助呼吸，呋塞米静脉推注减轻心脏负荷，西地兰静脉推注强心，硝酸甘油、硝普钠静脉滴注泵入扩冠降压，吗啡静脉推注镇静减低心脏负荷。经处理后患者症状缓解不明显，心率波动于120~130bpm，血压波动于160~210/90~112mmHg。结合心电图及肌钙蛋白升高，考虑冠状动脉支架内血栓形成诱发急性左心衰。予紧急床边镇静下行气管插管术，并予球囊辅助通气下送介入室行IABP植入术及冠状动脉造影术。造影提示前降支近段完全闭塞，予球囊扩张，并植入支架1枚。手术过程顺利，术后转ICU进一步监护治疗。经治疗后患者心功能逐步恢复，血流动力学稳定，逐步停用血管活性药物。7月15日拔除气管插管，间断予无创呼吸机辅助呼吸，17日拔除IABP。复查心肌酶及肌钙蛋白降至正常范围。复查血小板聚集率56%，考虑存在氯吡格雷抵抗现象，予改替格瑞洛抗血小板聚集。18日转回心脏科病房。病情稳定，于7月25日出院，随访一般情况稳定。

[点评]

本例患者年老，首次冠脉造影前急性心肌梗死诊断明确，手术指征明确，予行支架植入术，术后第4天出现急性左心衰。心衰表现典型，予常规抗心衰药物治疗及无创呼吸机辅助呼吸治疗后症状改善不明显，考虑存在冠状动脉支架内血栓形成，当机立断再次行冠脉造影，明确罪犯血管，血运重建后心衰症状缓解，血流动力学稳定。再次说明病因治疗是心力衰竭治疗的基石，祛除病因才能有效缓解心衰发作。本患者单纯行无创呼吸机症状改善不明显，联合气管插管接有创呼吸机辅助呼吸及IABP辅助下行冠状动脉造影+支架植入术，呼吸及循环系统支持技术为介入治疗提供了有力的保证，体现了现代医学多学科联合救治重症患者的优势，也体现了ICU的综合救治水平。同时支架植入术后规范地抗血小板聚集、抗凝治疗，但仍出现支架内血栓形成的并发症，后实验室检查证实此患者存在氯吡格雷抵抗，也正是这个原因造成了不能有效地抗血小板聚集，血栓形成，最终导致急性心力衰竭的发生。通过这一病例也说明目前临床上氯吡格雷抵抗现象并不少见，必须加以重视，监测血小板聚集率是其中一个有效的方法。

第四节　暴发性心肌炎

一、相关定义及概述

暴发性心肌炎又称急性重症病毒性心肌炎（serious type of acute virus myocarditis）指由于各种病毒感染或病毒感染性疾病导致的局灶性或弥漫性心肌间质炎性渗出，心肌纤维水肿、变性、坏死。在发病24小时内病情急剧进展恶化，出现心源性休克、急性左心衰竭（肺水肿）、急性充血性心力衰竭、恶性心律失常、阿-斯综合征。广泛的心肌损伤、坏死，心电图上呈现出类似心肌梗死的图形，死亡率甚高，约70%~80%，多在1~2周内死亡，其发病率约占急性心肌炎总数的11%。1991年Lieberman首次将心肌炎分为暴发型、急性型、慢性活动型和慢性持续型4种类型。并归纳出暴发型心肌炎的共性为：起病均为非特异性流感样表现；病情迅速恶化，短时间内出现严重血流动力学改变，表现出重度心功能不全等征象；心肌活检显示广泛的急性炎细胞浸润和多发性心肌坏死灶；1个月内完全康复或（少数）死亡；免疫抑制剂治疗只能减轻症状而不能改变疾病的自然病程。

二、病理生理

虽然心肌炎的病因学尚未明确,但许多感染性因素、系统性疾病、药物和毒素都可以引起此病。部分病因学主要是基于病史或者继发于特殊疾病,如败血症或者免疫功能不全患者。近年随着RT-PCR技术的发展,病毒感染逐渐成为心肌炎重要的病因,其中包括肠道病毒、腺病毒、流感病毒、人类疱疹病毒-6(HHV-6)、巴尔病毒、巨细胞病毒、丙型肝炎病毒、细小病毒B19等。淋巴细胞和巨细胞性心肌炎常见于特发性或自身免疫性心肌炎,但首先要排除病毒和其他原因引起的心肌炎。同理,诊断特发性肉芽肿性心肌炎(心脏结节病)也要求微生物染色阴性。自身免疫性心肌炎可能仅有心脏受累或者伴随自身免疫性疾病的心脏外临床表现,多继发于结节病、高嗜酸性粒细胞综合征、硬皮病、系统性红斑狼疮(SLE)。

肉眼外观心脏心肌晦暗,无光泽,色泽苍白,质地较软,心肌表面可见到白斑或黄褐色斑纹,心脏以左心室扩大为主,侵袭心包时可有心包积液,侵及心内膜时,心内膜和心瓣膜上可见赘生物或溃疡。心肌可见大量急性损害灶,细胞水肿程度不一,主要为间质的弥漫性炎性细胞浸润,多以淋巴细胞为主的单核细胞。

三、重要辅助检查指标及其临床意义

(一)心肌标志物

血清肌钙蛋白、心酶可增高,但无酶峰无明显特异性;白细胞、血沉、CRP、BNP等炎症指标可升高;心脏自身抗体亦可见异常。

(二)心电图

重症心肌炎急性期心电图典型改变为ST段和T波异常,但往往是一过性的,且不特异。窦性心动过速、房性及室性期前收缩、房颤等快速性心律失常,窦性心动过缓、房室传导阻滞等缓慢性心律失常,也可以见到早期复极异常、QRS时限延长、QT间期延长。少数患者心电图可无改变。

(三)病毒学检测

咽拭子或者粪便或心肌活检中可分离病毒,血清IgM抗体检测用于早期诊断。病毒中和抗体测定:是对本病急性期的病初血清与相距3~4周的第二次血清分别测定病毒中和抗体效价。如果第二次血清效价比第一次高4倍,或第一次≥1:640,都是阳性表现。如果第一次血清病毒中和抗体效价是1:320,则为可疑阳性。

(四)心脏MR

心肌炎磁共振成像能提示心肌内炎症病灶和水肿,美国JACC于2009年推荐Lake louise心肌炎CMRI诊断标准:①局部或全心心肌在T_2加权像信号强度增高,提示心肌水肿;②以钆为造影剂,T_2加权像全心心肌早期增强显影;③钆增强扫描像,心肌延时强化,符合以上3条中两条或以上时诊断成立。其中全心心肌在T_2加权像信号强度增高,有更高的敏感度及特异度。而且研究表明,T_2mapping成像可能比T_2加权像有更高的诊断准确性。

(五)心脏彩超

心脏彩超能快捷方便检测心脏各种指标,可有收缩、舒张功能障碍,室间隔增厚,心室腔增大,阶段性或区域性室壁肌运动异常;组织多普勒超声心动图成像可以对心肌炎时的心肌瘢痕有不正常提示。但超声心动图对诊断病毒性心肌炎特异性不是很高,难以发现小细节。

（六）X线检查

有文献报道，X线检查的病毒性心肌炎患者中约有25%的患者有程度不同的心脏扩大。严重病例可见有肺淤血或肺水肿征象。病毒性心肌心包炎可见心包积液。

四、严重程度评估

Robert等人研究中将暴发性心肌炎定义为通过心内膜心肌活检证实的心肌炎患者，伴严重的血流动力学障碍，需要大剂量血管收缩药物[$>5\mu g/(kg \cdot min)$]多巴胺或多巴酚丁胺，或需要左心室辅助装置来维持心功能或血压，并伴乏力、呼吸困难、水肿等明显心力衰竭症状及发热等表现，且近2周有病毒感染病史。根据上述建议，暴发性心肌炎可以分以下4种类型：

（一）急性泵衰竭引起心力衰竭型

多突然发生充血性心力衰竭和（或）心源性休克，并可以发展为肝脏、胰腺、肾脏等多脏器衰竭。本型在急性期超声检查有时可见以室间隔为主的心室肥厚，随心功能改善心室肥厚亦平行减轻。心功能和心室肥厚恢复到正常时间为数周或数年。急性期心室肥厚可能由心肌细胞肿胀和间质水肿所致，肥厚持续时间长者，推测与炎细胞浸润等因素有关。

（二）阿-斯综合征发作型

突然、迅速起病。临床表现为晕厥，意识障碍，面色苍白，可伴抽搐及大小便失禁。听诊心动过缓（完全房室传导阻滞）或过速（室性心动过速），以前者多见。心电图可明确心律失常类型。本型多有呼吸道感染或胃肠道感染等前驱症状，至出现心脏症状的时间较短（平均1.5天）。急性期（经临时起搏或终止室速发作）后，多可恢复正常。如治疗正确、及时，预后较好。

（三）心动过速型

可表现室上性心动过速及室性心动过速。前者前驱症状至出现心脏症状的时间较长，平均10天，即心房心肌炎型，多为一过性，预后一般良好。亦可发生心房扑动、心房颤动或移行为慢性房性心动过速。室性心动过速（尤其是血流动力学障碍）多属病情危重，亦可发生猝死，但多为一过性，急性期过后心动过速消失，预后较好。遗留室性早搏者应密切观察。

（四）新生儿心肌炎型

新生儿病毒性心肌炎病初可先有腹泻、少食，突然起病。临床表现多为非特异症状，且累及多个脏器或类似重症败血症表现。

五、心肌炎的诊断

（一）病史与体征

在上呼吸道感染、腹泻等病毒感染后3周内出现心脏表现，如出现不能用一般原因解释的感染后重度乏力、胸闷、头昏（心排血量降低所致）、心尖第一心音明显减弱、舒张期奔马律、心包摩擦音、心脏扩大、充血性心力衰竭或阿-斯综合征等。

（二）上述感染后3周内新出现下列心律失常或心电图改变

1. 窦性心动过速、房室传导阻滞、窦房阻滞或束支阻滞。

2. 多源、成对室性早搏，自主性房性或交界性心动过速，阵发或非阵发性室性心动过速，心房或心室扑动或颤动。

3. 两个以上导联ST段呈水平型或下斜型下移≥0.01mV或ST段异常抬高或出现异常Q波。

（三）心肌损伤的参考指标

病程中血清心肌肌钙蛋白I或肌钙蛋白T（强调定量测定）、CK-MB明显增高。超声心动图示或胸片提示心脏扩大。

（四）病原学依据

1. 在急性期从心内膜、心肌、心包或心包穿刺液中检测出病毒、病毒基因片段或病毒蛋白抗原。

2. 病毒抗体　第二份血清中同型病毒抗体（如柯萨奇B组病毒中和抗体或流行性感冒病毒血凝抑制抗体等）滴度较第一份血清升高4倍（2份血清应相隔2周以上）或一次抗体效价≥640者为阳性，≥320者为可疑阳性（如以1：32为基础者则宜以≥256为阳性，128为可疑阳性，根据不同实验室标准做决定）。

3. 病毒特异性IgM　以≥1：320者为阳性（按各实验室诊断标准，需在严格质控条件下）。如同时有血中肠道病毒核酸阳性者更支持有近期病毒感染。

对同时具有上述（一）、（二）"（1、2、3中任何1项）"、（三）中任何两项，在排除其他原因心肌疾病后，临床上可诊断为急性病毒性心肌炎。如同时具有（四）中"1"项者，可从病原学上确诊急性病毒性心肌炎；如仅具有（四）中"2、3"项者，在病原学上只能拟诊为急性病毒性心肌炎。

如患者有阿-斯综合征发作、充血性心力衰竭伴或不伴心肌梗死样心电图改变、心源性休克、急性肾衰竭、持续性室性心动过速伴低血压或心肌心包炎等一项或多项表现，可诊断为重症病毒性心肌炎。如仅在病毒感染后3周内出现少数早搏或轻度T波改变，不宜轻易诊断为急性病毒性心肌炎。

六、西医治疗

暴发性心肌炎病情严重，进展快，治疗上主要以维持患者正常的心排血量，保证组织器官灌注为目的。

（一）一般治疗

绝对卧床休息，鼻导管给氧或者面罩给氧，保持气道通畅，必要时可予呼吸机呼吸支持；开通静脉通道，控制静脉输液量及速度；留置导尿管监测尿量。持续心电、血压、血氧饱和度监测。若患者烦躁，予以适当镇静，可予吗啡3~5mg或杜冷丁50mg，静脉注射或皮下注射；进食易消化而含丰富蛋白质和维生素的食物。

（二）营养心肌

大剂量维生素C：每次150~299mg/kg，在5~19分钟内缓慢注入，每天1次或每天2次；磷酸肌酸钠：每次0.5~1g，每日1次，在30分钟内静脉滴注；辅酶Q10：每次5~10mg，每日3次口服；1,6-二磷酸果糖（FDP）是一种有效的心肌代谢酶活性剂，有明显的保护心肌的作用，减轻心肌所致的组织损伤。剂量为0.7~1.6ml/kg静脉注射，最大量不超过2.5ml/kg（75mg/ml），静脉注射速度10ml/min，每日1次，每10~15日为1个疗程。

（三）急性心力衰竭治疗

暴发性心肌炎在早期即表现出急性心力衰竭症状，急性左心衰竭的治疗原则，包括强心药、利尿剂、ACEI或ARB药物、扩血管药物；多巴胺和磷酸二酯酶抑制剂如米力农，在早期应用是非常有意义的，能够增强心肌收缩力，减轻心室前负荷，多巴胺可予5μg/（kg·min）静脉输注；洋地黄类药物，因暴发性心肌炎对它敏感性增强，易发生心律失常，所以要密切关注，一般主张用常规剂量的1/2或2/3。

（四）心源性休克治疗

对合并心源性休克的暴发性心肌炎，根据其类型不同，临床治疗可选用不同的方法，如液体复苏方案或血管活性药物的使用，具体可参考心源性休克章节。

（五）心律失常的治疗

对合并快速心律失常的患者可选择盐酸胺碘酮片、利多卡因、普罗帕酮等治疗，缓慢性心律失常可以选择异丙肾上腺素持续静脉滴注或者阿托品静脉推注，对高度房室传导阻滞或窦房结损害患者需先及时应用人工心脏起搏器度过急性期。

（六）免疫治疗

早期不主张应用肾上腺皮质激素，因激素可抑制体内干扰素的合成，促使病毒增殖及病变加剧，一般起病10天内尽可能不用，一般用于病情危重或其他治疗效果不佳时，且主张应用短效免疫抑制剂。如地塞米松每日0.3~0.6mg/kg，连用3~7天，逐渐减量，不超过2周，使用1周无效，则应停用，或氢化可的松每日15~20mg/kg，静脉滴注。有研究报道环孢素A应用，但疗效尚未肯定，近来有人用大剂量免疫球蛋白冲击治疗，中和病毒抗体，但费用昂贵。

（七）抗病毒治疗

有研究表明抗病毒早期应用，可抑制暴发性心肌炎的进展，防止心肌炎转化成慢性炎性扩张心肌病；如利巴韦林，是广谱强效的抗病毒药物，它会干扰病毒复制所需的RNA的代谢，10~15mg/（kg·d），分2次肌内注射或静脉缓滴；同时它的主要严重不良反应是溶血性贫血，这可能会恶化已经存在的心脏疾病；干扰素（INF-α）300U/ml，每日1次，1周为1个疗程，1~2个疗程。

（八）对症支持治疗

对症支持治疗纠正酸碱失衡、水电解质紊乱；必要时予输血治疗及营养支持。

（九）机械辅助装置

对伴有严重血流动力学障碍并药物治疗无效的患者，可以应用体外膜肺氧合（extracorporeal membrane oxygenation, ECMO），是一种循环呼吸辅助系统，对呼吸或循环衰竭患者进行有效支持，使心肺得到充分休息，为肺功能和心功能的恢复创造条件，对临床效果欠佳的暴发性心肌炎，ECMO为首选的机械支持；经主动脉内球囊反搏（IABP）在临床上也是应用较广泛的，可增加心源性休克冠状动脉血流和终末器官灌注，增强心排血量，降低心率及左室舒张末压，降低心肌耗氧量，从而稳定病情，抑制病情恶化；其余机械装置有经皮心肺支持系统（PCPS）、心室辅助装置经皮左室辅助装置（PVAD）等。

七、中医中药

（一）中医对心肌炎的认识

西医病毒性心肌炎属于中医的心瘅，心瘅又名心热病。在《汉书·艺文志》之前已有心瘅之病名，因其《方技略》谓古代有"五脏六府瘅十二病方"，其五脏瘅中当有心瘅，可惜已佚。《外台秘要》："心瘅，烦心，心中热。"心瘅指因外感温热病邪，或因手术等创伤，温毒之邪乘虚侵入,内舍于心,损伤心之肌肉、内膜。以发热、心悸、胸闷等为主要表现的内脏瘅(热)病类疾病。

(二)病因病机

关于病毒性心肌炎的产生,中医研究认为该病是由内因和外因相互作用而产生。外因包括有"温邪""毒气"等外邪以及产生外邪的非时之寒暑、疾风淫雨、山岚瘴气等岁时不和的环境因素。关于外邪,《温疫论》中记载有:"然此气无形可求,无象可见,况无声复无臭,何能得睹得闻?人恶得知是气也"。该书作者吴又可显然是将不能直视到,又不能听到、嗅到的物质定义为气。即他认为气的众多内涵中包含有极为微小物质的一个层面,而使人致病的气则属于"毒气"。中医认为该病病位于心,病机为:易患本病之人多为年轻未达筋骨隆盛、本气尚未充满之时或素体禀赋不足之人。或因肺卫失司,感受温热病邪;或为脾胃适逢亏欠,感受湿热疫毒。凡为热邪,皆具耗气伤阴的特点。热耗气于心脉,则致心气虚衰,并可继发气虚帅血无力的气虚血瘀之变。总之,本病以外感温热、湿热邪毒为发病主因,瘀血、湿浊为病变过程中的病理产物。病初以邪实正虚、虚实夹杂为主,后期则以正气亏虚,心之气阴不足为主。

(三)辨证论治

1.热毒侵心型

证候特征:心悸胸痛,气短乏力,恶寒发热,头痛身痛,鼻塞流涕,咽痒喉痛,咳嗽咯痰,口干口苦,或腹痛泄泻,肌痛肢楚,小便黄,大便干结,舌质红,舌苔薄黄或腻,脉细数或结代。

治法:清热解毒,滋养心阴。

推荐方药:银翘散(《温病条辨》)合清营汤(《温病条辨》)加减。

2.湿热侵心型

证候特征:寒热起伏,全身肌肉酸痛,恶心呕吐,腹痛腹泻,腹胀纳呆,心慌胸闷,困倦乏力,小便黄,便溏,舌红,苔黄腻,脉濡数或结代。

治法:清热化湿,解毒透邪。

推荐方药:甘露消毒丹(《医效秘传》)合葛根芩连汤(《伤寒论》)加减。

3.阳虚气脱型

证候特征:气喘心悸,倚息不得卧,口唇青紫,烦躁不安,冷汗淋漓,四肢厥冷或浮肿,面色晦暗或紫黯,舌质淡白或黯,脉微欲绝。

治法:回阳救逆,益气固脱。

推荐方药:参附龙牡汤(《世医得效方》)加减。

4.气阴两虚型

证候特征:多为慢性期或后遗症期见到该型。症状表现为:心悸怔忡,气短胸闷,乏力,少气懒言,面色㿠白,自汗盗汗,五心烦热,舌红少苔,脉细数或促代或虚数。

治法:补气养阴,益心复脉。

推荐方药:生脉散(《医学启源》)合炙甘草汤(《伤寒论》)加减。

(四)其他中医治疗

1.针灸疗法

(1)体针:常用穴取内关、列缺、合谷、心俞、神门、足三里、三阴交、阴陵泉等。上述穴位交替使用,平补平泻,留针15分钟,每日1次,7日为1个疗程。适用于配合较好的学龄儿童,脉结代不齐者。

（2）耳针：主穴取心、肝、肾。配穴取脾、胃、小肠、神门、交感。主穴用电针，配穴用王不留行子粘布上贴压，每日针刺1次，按压6次，两耳交替，10日为1个疗程，每疗程间隔3日。

2. 推拿疗法　按心俞，揉内关、鱼际、迎香，清补心经，清补脾经，掐揉小天心，掐揉五指节。

典型病例

女性，33岁，2013年8月26日入院。

主诉：反复胸闷1周，胸痛2天，加重6小时。

现病史：患者1周前因受凉出现胸前区憋闷，呈紧缩感，无胸痛，伴发热，未测量体温，头晕，无头痛，全身酸痛乏力，无气促，无恶心呕吐等不适，自行服中药及对症治疗（具体不详）后，全身症状可缓解，但时有胸闷不适。2天前患者胸闷较前加重，伴胸痛，无肩背放射痛，稍有气促，无头晕头痛，无恶心呕吐等其他症状，休息后症状可缓解，患者未予重视，未有诊治；昨日23：00左右，患者胸闷痛加重不能缓解，呈紧缩感，伴气促呼吸困难，遂至我院急诊就诊，急查肌钙蛋白（cTnI）：25.022μg/L，心电图提示Ⅱ、Ⅲ、aVF导联ST段抬高，不能排除急性心肌梗死的可能，予开通绿色通道，立即行冠脉造影检查，示冠脉各血管未见明显病变，结合患者病史，考虑"心肌炎"的可能，患者为求进一步诊治，由急诊拟"心肌炎"收入我科。

入院症见：神清，精神疲倦，仍觉胸闷不适，暂无胸痛，稍气促，无发热恶寒，无恶心呕吐，无腹痛腹泻，无双下肢浮肿，纳差，眠一般，二便调。舌淡，苔白腻，脉细。

既往史：否认高血压、糖尿病、冠心病等基础病史。

入院查体：T: 36.5℃，P: 58次/分，R: 20次/分，Bp: 137/75mmHg，心肺听诊未见明显异常。

入院诊断：

中医诊断：胸痹（气虚痰瘀阻络证）。

西医诊断：心肌炎。

辅助检查：肌钙蛋白（cTnI）：25.022μg/L，CK-MB132U/L，心电图提示Ⅱ、Ⅲ、aVF导联ST段抬高；冠脉造影检查示冠脉各血管未见明显病变。心脏彩超提示：EF: 63%，考虑左室心肌病变并节段性缺血表现，轻度二尖瓣关闭不全。

诊治过程：结合患者病史及相关检查，考虑患者心肌炎的可能，以营养心肌为治疗原则，嘱其绝对卧床休息，维持低流量吸氧，予果糖营养心肌，维生素C抗心肌氧化，胸腺肽提高免疫力等对症支持治疗。经治疗，患者胸闷症状好转，复查肌钙蛋白10.202μg/L。

中医方面：入院时以"实则泻之，虚则补之"为则，以"益气活血，化痰通络"为法，以温胆汤加减（法半夏15g、茯苓10g、陈皮10g、白术15g、枳实10g、竹茹10g、甘草5g、党参15g、厚朴10g、丹参15g、荆芥穗5g、防风5g）；8月28日，患者症状好转，予原方基础去荆芥、防风续服。

经治疗至8月30日患者精神良好，无胸闷等特殊不适，生命体征稳定。肌钙蛋白持续下降。

出院西医诊断：心肌炎。

[点评]

结合临床表现、实验室结果及心电图，心肌炎诊断明确。入院后胸闷痛、气促症状较前明显缓解，生命体征稳定，根据病毒性心肌炎的治疗原则，保持绝对卧床休息，给予吸氧、营养心肌、增强免疫力、补液营养等支持治疗,同时密切关注患者生命体征变化,预防心衰、心源性休克等并发症,及时对症支持处理。

中医切入点:病毒性心肌炎的产生,中医研究认为该病是由内因和外因相互作用而产生。以邪实正虚、虚实夹杂为主,中药通过多环节多靶点整体调节患者的免疫状态,祛邪扶正,达到促进阴阳平衡、提高治愈率的目的。中西医结合点,一方面掌握治疗基本规律,如益气养阴、清热解毒、化痰活血法,另一方面也应知常达变,灵活运用,充分挖掘中医药治疗的环节优势,取得中西医结合的最佳疗效。

(张敏州 郭力恒)

第六章 重症呼吸系统疾病

重症呼吸系统疾病是重症医学的重要组成部分,近年来发展较快,国内外许多医院都成立了呼吸与危重症学科(pulmonary and critical care medicine, PCCM)。重症呼吸系统疾病包括了重症肺炎、重症哮喘、急性呼吸衰竭、急性呼吸窘迫综合征、肺栓塞和人高致病性禽流感、重症甲型流行性感冒等。呼吸监测和呼吸支持技术,如纤维支气管镜、胸腔镜、呼吸机械通气、人工膜肺(ECMO)等提高了呼吸重症的抢救成功率。本章重点介绍重症肺炎、急性呼吸窘迫综合征、肺栓塞和急性呼吸衰竭的中西医结合诊治。

第一节 重症肺炎

重症肺炎(life-threatening pneumonia)是指终末气道、肺泡及肺间质的炎症改变,并可造成严重血行感染。其诱发因素主要有病原微生物感染、理化因素、免疫损伤、药物及过敏等。临床上伴有急性感染症状,多见于老年人,青壮年也可发病。临床表现呼吸频率≥30次/分,低氧血症,$PaO_2/FiO_2<300mmHg$,需要机械通气支持,肺部X线显示多个肺叶的浸润影,脓毒症性休克,需要血管加压药物支持>4小时以上,少尿,病情严重者可出现弥散性血管内凝血、肾功能不全而死亡。

一、分类和病因

(一)分类

重症肺炎可分为重症社区获得性肺炎(severe community-acquired pneumonia, SCAP)和重症医院获得性肺炎(severe hospital acquired pneumonia, SHAP)。SHAP又可分为两类,入院后4天以内发生的肺炎称为早发型,5天或以上发生的肺炎称为迟发型,两种类型SHAP在病原菌分布、治疗和预后上均有明显的差异。呼吸机相关性肺炎(ventilator-associated pneumonia, VAP)在SHAP中占有相当大的比例,而且在发病机制、治疗与预防方面均有其独特之处。

(二)病因

1. 易感因素

(1)SCAP最常见的基础疾病是慢性阻塞性肺病(COPD),其次是慢性心脏疾病、糖尿病、酗酒、高龄、长期护理机构居住等;约有1/3的SCAP患者在发病前是身体健康的。

（2）SHAP的发生与感染控制相关因素、治疗干预引起的宿主防御能力变化等有关。患者相关因素包括多方面，如存在严重急性/慢性疾病、昏迷、严重营养不良、长期住院或围术期、休克、代谢性酸中毒、中枢神经系统功能不全、呼吸衰竭等。

2. 病原学 重症肺炎以感染为主，感染病原体主要为细菌，其次为病毒、真菌，混合感染占5%~39%。然而临床上常用的微生物检测方法只能检测到不足50%的致病微生物。我国台湾地区研究显示，在所有CAP中，不明原因重症肺炎占25%。

（1）SCAP最常见的病原体为肺炎链球菌（包括耐药的肺炎链球菌，DRSP），占30.8%~37.5%。还有军团菌属、流感嗜血杆菌、革兰阴性肠杆菌（特别是克雷伯菌）、金黄色葡萄球菌、铜绿假单胞菌、呼吸道病毒（人高致病性禽流感病毒、H7N9甲型流感病毒、SARS冠状病毒和中东呼吸综合征病毒等）及真菌（新型隐球菌、肺孢子菌）。

（2）SHAP早发型的病原体与SCAP类似；晚发型SHAP多见于革兰阴性菌，如铜绿假单胞菌、鲍曼不动杆菌、嗜麦芽窄食单胞菌、大肠埃希菌、肺炎克雷伯菌、阴沟肠杆菌、洋葱伯克霍尔德菌；革兰阳性菌为金黄色葡萄球菌、凝固酶阴性葡萄球菌；真菌以曲霉为主。

二、病理生理

具有易感因素的患者，通过微量吸入具有致病力的病原菌、误吸胃内容物、吸入已被污染的气雾剂、远处血行播散、临近感染灶的直接侵入、胃肠细菌易位、从气管插管直接进入下呼吸道并破坏宿主防御机制。侵入肺实质的致病微生物及其释放的毒素，刺激巨噬细胞、内皮细胞等产生内源性炎症介质如肿瘤坏死因子（TNF）、内皮源性舒张因子（EDRF）等；激活凝血和纤溶系统、补体系统、激肽系统等多种生物活性物质；产生心肌抑制因子（MDF）。一旦炎性细胞高度活化，进一步引起炎症介质的瀑布样释放，出现全身炎症反应综合征（SIRS）/代偿性抗炎反应综合征（CARS）失衡，其结果是全身炎症反应的失控，从而引起严重脓毒症（sepsis）、脓毒性休克（septic shock），并可引起全身组织、器官的损害，出现多器官功能障碍综合征（MODS）。

三、辅助检查

（一）病原学检查

1. 血培养 重症肺炎伴血流感染者，于抗菌药物使用前，可在血液中培养出致病菌。因此对所有重症患者均应留取多次血培养。

2. 痰培养 痰培养在24~48小时可确定病原菌。重症肺炎患者如有脓痰则需要及时进行革兰染色涂片，出现单一的优势菌则考虑为致病菌，同时可解释痰培养的结果。与革兰染色相符的痰培养结果可进行种属鉴定和药敏试验。某些特殊染色如吉曼尼兹（Gimenez）染色，可见巨噬细胞内呈紫红色细菌应考虑为军团杆菌可能。诊断卡氏肺孢子虫病（PCP）的金标准是在肺实质或下呼吸道分泌物中找到肺孢子菌包囊或滋养体。

3. 有创检查 应用有创操作取得无菌部位的标本对肺炎诊断具有重要意义。有创检查包括：胸腔穿刺、经皮肺穿刺、支气管镜保护性毛刷、支气管肺泡灌洗、支气管吸取物定量、支气管镜等。

4. 抗原检测 对住院的重症肺炎患者以及任何出现肺炎伴胸腔积液的患者均需要应用

免疫层析法进行尿肺炎链球菌抗原检测。因病情严重以及流行病学或临床怀疑军团菌感染患者,需要进行尿液及血清军团菌抗原检测。其中,尿军团菌Ⅰ型抗原检测是最快捷的诊断或排除诊断方法,试验阴性则表明军团菌感染可能性不大,但并不能完全排除。隐球菌荚膜多糖抗原,对隐球菌感染有非常好的诊断特异性。

5. **血清学试验**   对于肺炎支原体、肺炎衣原体和军团菌感染,血清学试验在流行病学研究中的作用比个体诊治更重要。如果在治疗过程中考虑有非典型病原感染可能(例如患者对β-内酰胺类抗生素治疗无反应),那么血清学试验不应作为唯一的常规诊断试验,联合应用病原IgM抗体和PCR检测可能是最敏感的检测方法。近年来研究发现通过测定真菌的细胞壁成分半乳甘露聚糖(GM)和代谢产物1,3-β-D葡聚糖(G试验)可提高对真菌感染的诊断能力。GM试验对肺曲霉病的诊断有一定的价值。怀疑病毒感染者应进行病毒抗体检测。

(二)影像学检查

1. **X线胸片**   早期表现为肺纹理增多或某一个肺段有淡薄、均匀阴影,实变期肺内可见大片均匀致密阴影。SARS肺部有不同程度的片状、斑片状浸润性阴影或呈网状改变,部分患者进展迅速,呈大片状阴影;常为多叶或双侧改变,阴影吸收消散较慢;肺部阴影与症状、体征可不一致。卡氏肺孢子虫病影像学表现主要涉及肺泡和肺间质改变。

2. **胸部CT**   主要表现为肺多叶多段高密度病灶,在病灶内有时可见空气支气管征象,于肺段病灶周围可见斑片状及腺泡样结节病灶,病灶沿支气管分支分布。

(三)动脉血气分析

动脉血氧分压下降,$PaO_2/FiO_2<300mmHg$,早期出现呼吸性碱中毒,晚期出现代谢性酸中毒及高碳酸血症。

四、诊断和临床评估

(一)重症肺炎的诊断

1. 2006年中华医学会呼吸病学分会重症肺炎诊断标准

(1)出现意识障碍。

(2)呼吸频率≥30次/分钟。

(3)呼吸空气时,$PaO_2<60mmHg$、$PaO_2/FiO_2<300mmHg$,需行机械通气治疗。

(4)动脉收缩压<90mmHg。

(5)并发脓毒性休克。

(6)X线胸片显示双侧或多肺叶受累,或入院48小时内病变扩大≥50%。

(7)少尿,尿量<20ml/h,或<80ml/4h,或并发急性肾衰竭需要透析治疗。

但晚发型发病(入院>5天、机械通气>4天)和存在高危因素者,如老年人、慢性肺部疾病或其他基础疾病、恶性肿瘤、免疫受损、昏迷、误吸、近期呼吸道感染等,即使不完全符合重症肺炎规定标准,亦视为重症。

2. 2007年美国胸科协会和美国感染性疾病协会(IDSA/ATS)指南   该指南更加细化,符合以下1项主要标准或3项次要标准为重症肺炎(表6-1)。

表6-1 重症肺炎主要指标与次要指标

主要指标	需有创机械通气
	感染性休克,需使用血管升压类药物
次要指标	呼吸频率≥30次/分钟
	$PaO_2/FiO_2 < 250mmHg$
	多肺叶浸润
	意识障碍
	$BUN \geq 20mg/dl$
	白细胞计数$< 4 \times 10^9/L$
	血小板计数$< 100 \times 10^9/L$
	体温$< 36.0°C$
	低血压,需要积极的液体复苏

(二)重症肺炎的临床评估

1. 肺炎严重指数(PSI) PSI评分是根据年龄、伴随疾病、实验室检查及体格检查,通过计分将肺炎风险分5级,Ⅰ~Ⅱ级可以门诊治疗,Ⅲ级需要观察,Ⅳ级以上需要住院治疗。PSI能较准确地预测低危患者的死亡率,但对老年患者严重程度评估尚不理想。

2. 英国胸科学会制定的CURB-65评分 CURB-65评分是5项临床指标的缩写:①意识障碍;②氮质血症(BUN>19.6mg/dl);③呼吸频率≥30次/分钟;④收缩压<90mmHg或舒张压≤60mmHg;⑤年龄≥65岁。0~1分门诊治疗,≥2分需要住院,其中≥3分需在ICU治疗。分值越高,死亡率越高。CURB-65评分对高危患者死亡率预测意义较大,但对生命体征的系统评估久完善。

五、监测与治疗

监测的重点是呼吸与血压。呼吸的频率,动脉血气的pH值、PaO_2、$PaCO_2$和PaO_2/FiO_2以及血压需动态地监测。尤其是机械通气患者更应严密监测,随时调整呼吸机的模式与参数。治疗重点是控制感染、呼吸支持和维持血压。

(一)控制感染

1. 初始经验性抗菌治疗 对于经验性治疗重症肺炎患者应采取重锤猛击和降阶梯疗法的策略,以抑制革兰阴性和革兰阳性病原菌。抗生素应用原则是早期、足量、联合、静脉应用。查清病原菌后,可选用敏感抗生素。

(1)SCAP治疗:早期的经验性治疗应有针对性地全面覆盖可能的病原体,包括非典型病原体,因为约5%~40%患者为混合性感染;2007年ATS/IDSA建议的治疗方案:无铜绿假单胞菌感染危险因素的患者,可选用:①头孢曲松或头孢噻肟联合大环内酯类;②氟喹诺酮联合氨基糖苷类;③β-内酰胺类抗生素/β-内酰胺酶抑制剂(如氨苄西林/舒巴坦、阿莫西林/克拉维酸)单用或联合大环内酯类;④厄他培南联合大环内酯类。有铜绿假单胞菌感染的患者选用:①具有抗假单胞菌活性的β-内酰胺类抗菌药物(如头孢他啶、头孢吡肟、哌拉西林/他唑巴坦、头孢哌酮/舒巴坦、亚胺培南-西司他丁、美罗培南等)联合大环内酯类,必要时可同时联用氨基糖苷类;②具有抗假单胞菌活性的β-内酰胺类联合喹诺酮类;③左旋氧氟沙星或环丙沙星联合氨基糖苷类。

（2）SHAP治疗：SHAP早发型抗菌药物的选用与SCAP相同，SHAP晚发型抗菌药物的选用以喹诺酮类或氨基糖苷类联合β-内酰胺类。如为MRSA感染时联合万古霉素或利奈唑胺；如为真菌感染时应选用有效抗真菌药物；如流感嗜血杆菌感染时首选第二、三代头孢菌素及新大环内酯类、复方磺胺甲噁唑、氟喹诺酮类。

若有可靠的病原学结果，按照降阶梯简化联合方案而调整抗生素，选择高敏、窄谱、低毒、价廉药物，但决定转换时机，除了特异性的病原学依据外，最重要的还是患者的临床治疗反应。如果抗菌治疗效果不佳，则应"整体更换"。抗感染失败常见的原因有细菌产生耐药、不适当的初始治疗方案、化脓性并发症或存在其他感染等。疗程长短取决于感染的病原体、严重程度、基础疾病及临床治疗反应等，一般链球菌感染者推荐10天。非典型病原体为14天，金黄色葡萄球菌、革兰阴性肠杆菌、军团菌为14~21天。

2008年亚洲HAP推荐治疗方案（表6-2）。

表6-2　2008年亚洲HAP推荐治疗方案

致病菌	抗感染方案
MRSA	万古霉素或替考拉宁
	利奈唑胺或替加环素
多耐药铜绿假单胞菌	哌拉西林/他唑巴坦或碳青霉烯类±氨基糖苷类或喹诺酮类（环丙沙星）
	多黏菌素B或黏菌素±环丙沙星
多耐药不动杆菌属	头孢哌酮/舒巴坦和（或）替加环素
	多黏菌素B或黏菌素
ESBL（+）肺炎克雷伯菌	碳青霉烯类或替加环素
	哌拉西林/他唑巴坦
ESBL（+）大肠埃希菌	碳青霉烯类或替加环素
	哌拉西林/他唑巴坦

（3）甲氧西林耐药的金黄色葡萄球菌（methicillin-resistant staphylococcus aureus，MRSA）治疗：MRSA是引起医院感染和社区感染的重要致病菌之一，2010年我国10省市14所不同地区医院临床分离菌耐药性监测（CHINET）结果显示，临床分离出的4452株金黄色葡萄球菌（以下简称金葡菌）中MRSA比例高达51.7%，占革兰阳性球菌的第1位，国外已报道有9株对万古霉素耐药的金葡菌（vancomycin-resistant staphylococcus aureus，VRSA）。MRSA肺炎（无论HA-MRSA还是CA-MRSA肺炎）推荐应用万古霉素、利奈唑胺或克林霉素治疗，疗程7~21天。伴脓胸者应及时引流。MRSA非复杂性血流感染患者至少给予两周万古霉素或达托霉素静脉滴注，而对于复杂性血流感染者，依据感染的严重程度建议疗程4~6周。大量耐药监测数据显示万古霉素对MRSA仍保持很好的抗菌活性。

（4）鲍曼不动杆菌治疗：鲍曼不动杆菌已成为我国院内感染革兰阴性菌的主要致病菌之一。根据2010年中国CHINET细菌耐药监测网数据显示，我国10省市14家教学医院鲍曼不动杆菌占临床分离革兰阴性菌的16.11%，仅次于大肠埃希菌与肺炎克雷伯菌。鲍曼不动杆菌有多重耐药鲍曼不动杆菌（multidrug resistant acinetobacterbaumannii，MDRAB）、广泛耐药鲍曼不动杆菌（extensively drug resistant A. baumannii，XDRAB）和全耐药鲍曼不动杆菌（pan drug resistant A. baumannii, PDRAB)。对非多重耐药鲍曼不动杆菌感染：可根据药敏结果选用β-内酰胺类抗生素等抗菌药物。MDRAB感染：根据药敏选用头孢哌酮/舒巴坦、氨苄西林/舒巴坦或碳青霉烯类抗生素，可联合应用氨基糖苷类抗生素或氟喹诺酮类抗菌药物等。XDRAB感染：常采用两药联合方案，甚至三药联合方案。两药联合用药方案包括：①以舒巴坦或含舒巴坦的复合制剂为基础联合以下1种：米诺环素（或多西环素）、多黏菌素E、氨基糖苷类抗生素、碳青霉烯类抗生素等；②以多黏菌素E为基础联合以下1种：含舒巴坦的复合制剂（或舒巴坦）、碳青霉烯类抗生素；③以替加环素为基础联合以下1种：含舒巴坦的复合制剂（或舒巴坦）、碳青霉烯类抗生素、多黏菌素E、喹诺酮类抗菌药物、氨基糖苷类抗生素。三药联合方案有：含舒巴坦的复合制剂（或舒巴坦）+多西环素+碳青霉烯类抗生素，亚胺培南+利福平+多黏菌素或妥布霉素等。上述方案中，国内目前较多采用以头孢哌酮/舒巴坦为基础的联合方案如头孢哌酮/舒巴坦+多西环素/米诺环素；另外含碳青霉烯类抗生素的联合方案主要用于同时合并多重耐药肠杆菌科细菌感染的患者。PDRAB感染：常需通过联合药敏试验筛选有效的抗菌药物选择治疗方案。

2. 抗病毒治疗　可引起呼吸道感染的病毒多达100~200余种，有RNA病毒和DNA病毒两种类型。近年来，不断出现一些不同种类以感染呼吸道为主的新型高致病性病毒，如2003年SARS冠状病毒、2009年新甲型H1N1流感病毒和2013年甲型H7N9人高致病性禽流感病毒以及2015年中东呼吸综合征冠状病毒等，使新发或再发呼吸道病毒感染的发病率不断增加，有些病毒感染所致的病死率极高。抗病毒药物分为抗RNA病毒药物、抗DNA病毒药物及广谱抗病毒药物。

（1）抗RNA病毒药物：①M2离子通道阻滞剂：这一类药物包括金刚烷胺（amantadine）和金刚乙胺（rimantadine），可通过阻止病毒脱壳及其核酸释放，抑制病毒复制和增殖。M2蛋白为甲型流感病毒所特有，因而此类药物只对甲型流感病毒有抑制作用，用于甲型流感病毒的早期治疗和流行高峰期预防用药。但该类药物目前耐药率很高。②神经氨酸酶抑制剂：主要包括奥司他韦（osehamivir）、扎那米韦（zanamivir）和帕拉米韦（peramivir）。各型流感病毒均存在神经氨酸酶，此类药物可通过黏附于新形成病毒微粒的神经氨酸酶表面的糖蛋白，阻止宿主细胞释放新的病毒，并促进已释放的病毒相互凝聚、死亡。③阿比多尔（arbidol）：阿比多尔是一种广谱抗病毒药物，对无包膜及有包膜的病毒均有作用，其抗病毒机制主要是增加流感病毒构象转换的稳定性，从而抑制病毒外壳HA与宿主细胞膜的融合作用，并能穿入细胞核直接抑制病毒RNA和DNA的合成，阻断病毒的复制。

（2）抗DNA病毒药物：有阿昔洛韦（acyclovir）、更昔洛韦（ganciclovir）和西多福韦（cidofovir）。西多福韦是一种新型开环核苷类抗病毒药物，具有较强抗疱疹病毒活性，对巨细胞病毒感染疗效尤为突出，可用于免疫功能低下患者巨细胞病毒感染的预防和治疗。

（3）广谱抗病毒药：①利巴韦林（ribavirin）：其磷酸化产物为病毒合成酶的竞争性抑制剂，可抑制肌苷单磷酸脱氢酶、流感病毒RNA聚合酶和mRNA鸟苷转移酶，阻断病毒RNA和蛋白质合成，进而抑制病毒复制和传播；②膦甲酸钠（foscarnet sodium）：主要通过抑制病毒DNA和RNA聚合酶发挥其生物效应。

3. 抗真菌治疗　根据患者临床情况选择经验性治疗、抢先治疗或靶向治疗的策略。目前应用的抗真菌药物有多烯类、唑类、棘白菌素类等。多烯类如两性霉素B虽然广谱、抗菌作用强，但毒性很大，重症患者难于耐受，近年研制的两性霉素B脂质体毒性明显减轻，且抗菌作用与前者相当。唑类如氟康唑、伊曲康唑及伏立康唑等,氟康唑常应用于白念珠菌感染;伏立康唑对念珠菌及曲霉均有强大的抗菌作用,且可透过血-脑屏障。棘白菌素类如卡泊芬净,是通过干扰细胞壁的合成而起到抗菌作用,具有广谱、强效的抗菌作用,与唑类无交叉耐药,但对隐球菌无效。对于病情严重、疗效差的真菌感染患者,可考虑联合用药,但需注意药物间的拮抗效应。抗真菌治疗的疗程应取决于临床治疗效果,根据病灶吸收情况而定,不可过早停药,以免复发。近年来肺隐球菌病的报道不断增多,尤其在南方。报道显示肺隐球菌病占真菌感染的第3位,达15.6%。隐球菌病最常见病原体为新型隐球菌,与其他肺真菌病比较,肺隐球菌病社区发病多,且大多不合并有基础疾病和其他免疫功能低下等因素,发病年龄相对较轻,预后较好。

(二)抗休克治疗

感染性休克属于血容量分布异常的休克,存在明显的有效血容量不足,治疗上首先应进行充分的液体复苏,尽早达到复苏终点:中心静脉压8~12cmH$_2$O,平均动脉压(MAP)≥65mmHg,尿量≥0.5ml/(kg·h),混合血氧饱和度(SvO$_2$)≥70%。在补充血容量后若血压仍未能纠正,应使用血管活性药物。根据病情可选择去甲肾上腺素等;若存在心脏收缩功能减退者,可联合应用多巴酚丁胺,同时应加强液体管理,避免发生或加重肺水肿,影响氧合功能及抗感染治疗效果。

(三)肾上腺糖皮质激素

肾上腺糖皮质激素具有稳定细胞溶酶体膜,抑制炎症介质的介导,减轻炎症和毒性反应,对保护各个脏器功能有一定作用。常用甲泼尼龙或氢化可的松、主张小剂量、短程(不超过3天)治疗,必须在有效控制感染前提下应用,在感染性休克中,糖皮质激素的应用越早越好,在组织细胞严重损害之前应用效果尤佳。一般建议应用氢化可的松200~300mg/d,分2~3次,疗程共5~7天。

(四)呼吸支持

呼吸支持对重症肺炎十分重要,必须严密监测呼吸与动脉血气分析,适时应用机械通气,保证氧合,改善通气。具体见本书相关章节。

(五)加强营养支持

重症肺炎患者早期分解代谢亢进,建议补充生理需要量为主,过多的热量补充反而对预后不利,且加重心脏负荷。一般补充热量30~35kcal/(kg·d),蛋白质1~1.5g/kg,改善营养状态,有利于病情恢复及呼吸肌增强、撤离呼吸机。

六、中医中药

(一)中医对重症肺炎的认识

重症肺炎易并发呼吸衰竭、感染性休克、DIC等,死亡率较高。在中医学中,无重症肺炎的病名,根据其临床表现,重症肺炎属"暴喘病""喘脱"范畴,除此还有"喘急""肺气喘急"及"喘急死证"等表述。暴喘之病名,首见于《中藏经》:"不病而暴喘促者死。"《灵枢·天年》篇中有"喘息暴疾"的记载,《仁斋直指方论》中对暴喘发生有"诸有笃病,正气欲绝之时,邪气盛行,多壅逆而为喘"的记载,《医宗金鉴》中将暴喘危重证候描述为"喘汗润发为肺绝,脉涩肢寒命不昌,喘咳吐血不得卧,形衰脉大气多亡"。

在总结历代医家理论和实践的基础上,现代医家认为,重症肺炎的病因主要为外邪、热毒、痰浊、血瘀、脏腑亏虚等。宋代严用和《济生方·喘》道:"将息失宜,六淫所伤,或堕惊恐,渡水跌仆,饮食过伤,动作用力遂使脏气不和,营卫失其常度,不能随阴阳出入以成息,促迫于肺,不得宣通而喘也。"病机方面主要为热毒壅肺、痰瘀阻滞、气血亏虚,多属本虚标实,《黄帝内经》认为其涉及脏腑多为肺、肾,《灵枢·经脉》曰:"肺手太阴之脉……是动则病肺胀满膨膨而喘咳","肾足少阴之脉……是动则病饥不欲食……咳唾则有血,喝喝而喘。"《圣济总录·肺脏门·肺气喘急》云:"肺气喘急者,肺肾气虚,因中寒湿至阴之气所为也,肺为五脏之华盖,肾之脉入肺中,故下虚上实,则气道奔迫,肺叶高举,上焦不通,喘急不得安卧。"

根据重症肺炎的病因病机,中医辨治多从热、毒、痰、瘀、虚入手,以清热、解毒、化痰、行瘀、通腑为主,辅以补虚、理肺之法。

(二)辨证施治

1. 辨证思路与要点

重症肺炎属于急重症,辨治首当分清虚实的矛盾主次以及邪毒的性质,以使治疗及时、准确、得当,以防变生危候。

(1)辨虚实:正虚和邪实虽为本病的基本病机,但在证候表现上,尤其是疾病的早期和极期,仍以实证为多见,常见大热、咳喘声粗、痰稠、胸闷、腹胀满、大便秘结、小便短赤、舌苔厚、脉浮或有力等表现;而本病后期或者老年患者可见到以虚证为主要表现,常见低热、咳痰无力、体倦乏力、舌质淡、脉无力等症。

(2)辨邪之性质为热、瘀或痰:热邪为主多见发热、痰色黄、舌红、苔黄、脉数等,痰邪为主则见痰多、胸闷、舌苔腻、脉弦或滑等,瘀邪为主则常见胸痛或腹痛、唇甲发绀、舌质黯或有瘀斑、脉涩或结等。

因此,本病辨治须分清主要矛盾是邪实抑或正虚,结合邪的不同性质和分型施治。

2. 治则治法

重症肺炎的主要病理因素不外乎热毒、痰浊、血瘀数端,故中医辨治当以实证为主,治以"急则治其标,缓则治其本"为原则,治疗大法主要为清热解毒、化痰平喘、通腑化瘀之类;亦有正虚之证,多为老年患者素体亏虚,易受邪发病,或者疾病后期正气未复,故临床多表现为虚实夹杂,而少见纯虚之证,辨治中应明确"扶正首当祛邪,攻邪不忘扶正"的原则。目前临床实践中多采用中西医联合治疗重症肺炎,既发挥中医辨治缓解临床症状及体征之优势,又汲取了西医针对病原体进行抗感染治疗的有效手段,以提高整体疗效。

(1)热毒犯肺证

证候特征:高热不退,呼吸气粗,或可兼见咳喘痰鸣,舌红绛,苔黄厚,脉数或洪大。

治法:清热解毒,泻肺平喘。

推荐方药:清瘟败毒饮(《疫疹一得》)或凉营清气汤(《丁甘仁医案》)加减。

推荐中成药:热毒宁注射液、喜炎平注射液、痰热清注射液。

(2)腑实血瘀证

证候特征:发热入夜尤甚,咳嗽、咯大量泡沫样痰,喘憋胸闷或喘促不宁,腹胀便秘,颜面唇甲发绀,舌质黯,苔燥,脉涩或结代。

治法:活血化瘀,通腑泻肺。

推荐方药:桃核承气汤(《金匮要略》)加减。

推荐中成药:血必净注射液。

（3）痰热闭窍证

证候特征：发热，喉间痰鸣，烦躁不安，谵语，或见嗜睡，神志不清，舌红苔黄腻，脉滑数。

治法：涤痰开窍，祛邪利肺。

推荐方药：安宫牛黄丸（《温病条辨》）加减。

推荐中成药：醒脑静注射液。

（4）正气虚衰证

证候特征：咳嗽咳痰无力，喘促气短，舌淡苔白，脉弱；或见喘促气急，动则尤甚，舌红，苔少，脉细；或见喘促，大汗，四肢厥冷，舌淡，苔白，脉微。

治法：扶正固脱。

推荐方药：参附汤（《圣济总录》）或生脉散（《医学启源》）加减。

推荐中成药：参附注射液、生脉注射液。

典型病例

刘某，男，58岁，于2012年2月25日收治入院。

主诉：发热伴气促5天。

现病史：入院前4天患者无明显诱因下出现乏力，自测体温39.8℃，伴气促，咳嗽咳痰，无寒战，无胸痛，无腹痛腹泻，至外院就诊，查血常规：WBC 11.0×10^9/L，N 87.2%，RBC 4.96×10^{12}/L，Hb 148g/L，PLT 113×10^9/L。胸部CT平扫：两肺炎症。予抗感染治疗，症状未见改善，至我院就诊。入院4小时发现患者呼吸急促加重，口唇青紫，立即转入ICU。

入院症见：发热，气促，尿量少，大便干结难解。

既往史：发现血压升高10余年，最高160/90mmHg，发现血糖升高2年，CKD5期。

入院查体：神清气促，R36次/分，口唇青紫。形体肥胖，两肺呼吸音粗，满布哮鸣音、湿啰音。心界叩诊左大，心率：110次/分，律齐，各瓣膜区未闻及杂音。全腹无压痛及反跳痛。双下肢浮肿。血压140/80mmHg，舌红绛，苔黄厚，脉数，洪大。

辅检回报：血常规：白细胞8.3×10^9/L，分叶核粒细胞85.7%，血小板93.0×10^9/L，C反应蛋白96.0mg/L，丙氨酸氨基转移酶54.0U/l，肌酸激酶1929.0U/l，乳酸脱氢酶2250.0U/l，白蛋白37.0g/L，尿素氮26.9mmol/L，肌酐480.0μmol/L，尿酸632.0μmol/L，钾5.0mmol/L，钠127.0mmol/L，钙1.8mmol/L，葡萄糖8.4mmol/L。血气分析：酸碱度（pH）7.256、氧分压（PO_2）41.20mmHg、二氧化碳分压（PCO_2）44.3mmHg、碱剩余（BE）-7.70mmol/L、呼吸指数（RI）147.0%。胸部CT：两肺渗出性病变。

入院诊断：

西医诊断：①重症肺炎；②急性呼吸衰竭（Ⅰ型）；③高血压病（极高危组）；④糖尿病；⑤慢性肾脏病（CKD5期）。

中医诊断：暴喘（热毒犯肺证）。

诊疗过程：入院后明确诊断为重症肺炎，予无创呼吸机辅助通气，考虑患者可能多重细菌混合感染，初始经验性治疗予美罗培南，联合利奈唑胺重拳猛击，并立即予连续性肾脏替代治疗。患者仍持续低氧，于2月26日行气管切开，有创机械通气。期间痰培养提示铜绿假单胞菌，血乳胶凝集试验阳性，予调整抗生素，并予化痰、解痉、抑制炎症反应等治疗。病程中患者出现血压下降、高血糖、心律失常、多发室早、短阵室速、消化道出血等并发症，及时予控制血糖、抗心律失常、护胃止血等治疗,并加强营养支持。

中医方面,患者入院时属于温病"风温"范畴,病情处于温病早期邪在气营两燔阶段,此阶段患者正气尚存,热毒内盛,治宜清热解毒,泻肺平喘。方用清气凉营汤加减(大青叶30g,金银花15g,野菊花15g,鸭跖草15g,知母15g,石膏30g,赤芍12g,白茅根15g,青蒿15g,大黄9g),患者3天后体温平,大便畅,仍有痰多,减石膏、知母,加用桑白皮、葶苈子化痰平喘。于4月1日患者口干,舌红,少苔,脉细弦,有热病伤阴之象,予沙参、麦冬养阴。患者症情逐渐稳定,于4月17日脱机,常规日间RRT治疗,5月12日出院。

［点评］

1. 重症肺炎的诊治　患者主因"发热伴气促五天"入院,根据临床及实验室检查,重症肺炎诊断成立,病情危重。抗感染药物的选择需重锤猛击治疗,后经病原学检测,诊断隐球菌感染,再调整抗生素,加用氟康唑治疗。患者表现为明显气促,低氧,故立即行机械通气。该患者出现重症感染导致急性肾损伤,故早期实施连续性肾脏替代治疗。

2. 中西医结合治疗的思路　患者舌红绛,苔黄厚,脉数,洪大,四诊合参,证属暴喘之热毒犯肺证,热毒犯肺属温病早期邪在气分阶段,此阶段患者正气尚存,热毒内盛,治宜清热解毒,泻肺平喘,方用清气凉营汤加减,患者体温迅速得退,但热病伤阴,清热药易伤阴,当顾护津液,温病云"存得一份津液,便存得一份生机",在清热同时,及时以滋阴清热之品补充津液。

第二节　急性呼吸窘迫综合征

急性呼吸窘迫综合征(acute respiratory distress syndrome , ARDS)是由多种疾病引起的临床综合征,是急性呼吸衰竭的特殊类型。表现为呼吸窘迫,顽固性低氧血症和双侧肺部浸润性病变的X线征。ARDS不是一个独立的疾病,它是连续的病理过程。ARDS晚期多诱发或合并MODS,病情凶险,病死率估计在50%~70%。ARDS的病理学特征为弥漫性肺泡损伤,包括肺水肿、炎症、透明膜形成、肺泡出血、细胞坏死或纤维化。其他与ARDS类似的疾病,不具有典型的弥漫性肺泡损伤组织学特征。

一、ARDS 分级

1. 根据氧合分级　2011年在德国柏林,由欧洲危重症协会成立了一个全球性专家小组,主持修订了ARDS诊断标准(称ARDS柏林定义),提出根据氧合情况进行分级,见表6-3。

表6-3　ARDS氧合分级

分级	标准
轻度	PEEP或CPAP$\geq$5cmH$_2$O时,200mmHg$<$PaO$_2$/FiO$_2$$\leq$300mmHg
中度	PEEP$\geq$5cmH$_2$O时,100mmHg$<$PaO$_2$/FiO$_2$$\leq$200mmHg
重度	PEEP$\geq$5cmH$_2$O时,PaO$_2$/FiO$_2$$\leq$100mmHg

2. 柏林定义严重程度分级标准与血管外肺水、肺通透性指数明显相关　ARDS是由于

炎症损伤导致肺毛细血管内皮通透性增加、肺泡塌陷、肺容积减少,表现为进行性低氧血症、X线胸片双肺浸润影、肺顺应性下降、死腔增加。通过监测肺毛细血管通透性指标可反映ARDS肺损伤的严重程度。

3. 柏林定义严重程度分级与弥漫性肺泡损伤病理改变明显相关 组织病理改变出现弥漫性肺泡损伤是衡量ARDS标准诊断准确性的依据。

4. 以实际氧合指数(PaO_2/FiO_2)作为柏林定义诊断分级存在一定缺陷 ARDS柏林定义的核心是PaO_2/FiO_2,但是PaO_2/FiO_2往往受呼吸机参数的影响,如FiO_2、PEEP、潮气量/吸气压力、呼吸频率、肺复张手法、患者体位以及体外循环支持等。

5. 柏林定义分级诊断可指导ARDS治疗方法的选择 近年来ARDS的临床研究重点转移至"严重ARDS",诸多RCT结果表明,"挽救性治疗"虽能改善患者氧合,但不能降低病死率。然而,对于RCT研究中的严重ARDS患者资料进行荟萃分析却提示挽救性治疗不仅显著改善严重ARDS患者的氧合,更能降低病死率。例如高PEEP对轻至中度肺损伤患者获益少而害处多,对严重ARDS患者获益多而害处少。

6. ARDS柏林定义对预后评判的不足 ARDS柏林定义去除了急性肺损伤的诊断,将ARDS分为轻度、中度和重度,能够反映血管外肺水和肺通透性指数,并且与弥漫性肺泡损伤病理改变明显相关。与AECC标准相比,柏林定义可更好地预测ARDS患者机械通气时间和病死率。

柏林定义提供了分级诊断的具体标准,并根据分级诊断选择相应的治疗策略,可能改善ARDS预后。柏林定义未考虑肺血管病变和不同机械通气条件对PaO_2/FiO_2的影响,存在一定缺陷。

二、ARDS病理生理

(一)常见病因

ARDS的病因复杂多样,可涉及临床各科,大致可分为两大类,肺内因素与肺外因素,以肺外因素为多见。

1. 肺外因素 如脓毒症、急性重症胰腺炎、大量输血、休克、创伤(多发性骨折、胸腹部外伤、烧伤)、心源性心肌梗死、心肺复苏后、体外循环。其他如羊水栓塞、一氧化碳中毒、肠梗阻、酮症酸中毒、中枢神经系统出血等。

2. 肺内因素 如重症肺炎、卡氏肺孢子虫肺炎、有害气体吸入、胃内容物误吸、肺挫伤等。

(二)病理生理

各种病因作用于肺,导致肺的病理解剖和生理方面的改变,其确切发病机制尚未完全阐明。ARDS是全身炎症反应综合征(SIRS)的一部分,故将ARDS视为SIRS在肺部的表现。另外,有害气体的吸入、胃内容物误吸等可直接损伤肺泡-毛细血管膜(ACM),造成肺毛细血管通透性增加,使水分甚至蛋白质聚积于肺间质和肺泡内,引起肺顺应性降低、功能残气量减少、V/Q比例失调、肺内分流量增加和严重低氧血症等一系列病理生理改变,导致ARDS。

由于肺毛细血管内皮细胞和肺泡上皮细胞损伤,肺泡膜通透性增加,引起肺间质和肺泡水肿;肺表面活性物质减少或消失,导致小气道陷闭,透明膜形成,肺泡萎陷不张,肺顺应性降低,从而引起肺的氧合功能障碍,导致顽固性低氧血症。由于病变不均匀,以重力依赖区

（dependent regions，仰卧时靠近背部的肺区）最重，肺水肿和肺不张占据了该区，通气功能极差，而在非重力依赖区（non-dependent regions，仰卧时靠近胸前壁的肺区）的肺泡通气功能基本正常。由于肺泡萎陷功能残气量减少，有效参与气体交换的肺泡数量减少，故称ARDS肺为"婴儿肺"（baby lung）。上述病理改变引起弥散障碍和肺内分流，造成严重的低氧血症和呼吸窘迫。

ARDS病理改变的特征为非特异性、弥漫性肺泡损伤，病变最终导致肺间质和支气管周围纤维化。

三、ARDS诊断和临床分期

（一）ARDS诊断

1. 国内外曾多次修订诊断标准但未统一　当具有ARDS高危因素，且在短期内（多为1~2天）发生：①不能解释的呼吸困难；②不能解释的低氧血症；③肺水肿。应考虑ALI和ARDS的可能，此时需要密切观察病情，尤其是PaO_2的动态变化。

2. 中华医学会呼吸病学分会1999年9月（昆明）提出ALI/ARDS的诊断标准　①有发病的高危因素；②急性起病、呼吸频数和（或）呼吸窘迫；③ALI：$PaO_2/FiO_2 \leq 300mmHg$；ARDS：$PaO_2/FiO_2 \leq 200mmHg$；④胸部X线检查两肺浸润阴影；⑤$PCWP \leq 18mmHg$或临床上能除外心源性肺水肿。凡符合以上5项可诊断为ALI或ARDS。

3. ARDS柏林定义并对修订方法进行解释（表6-4）。

表6-4　ARDS柏林定义诊断标准

指标	数值
起病时间	从已知临床损害，以及新发或加重呼吸系统症状至符合诊断标准时间，≤7天
胸部影像学	双侧浸润影，不能用积液、大叶/肺不张或结节来完全解释
肺水肿原因	呼吸衰竭不能用心力衰竭或液体过度负荷来完全解释；如无相关危险因素，需行客观检查（如超声心动图）以排除静水压增高型肺水肿
氧合情况	轻度：PEEP或CPAP≥5cmH₂O时，200mmHg<PaO_2/FiO_2≤300mmHg；中度：PEEP≥5cmH₂O时，100mmHg<PaO_2/FiO_2≤200mmHg；重度：PEEP≥5cmH₂O时，PaO_2/FiO_2≤100mmHg

4. AECC定义存在的局限性以及柏林定义的解决方案（表6-5）。

表6-5　AECC定义存在的局限性以及柏林定义的解决方案

	AECC定义	AECC局限性	柏林定义的解决方案
时机	急性起病	没有针对急性定义	说明了急性起病的时机窗
ALI	所有患者$PaO_2/FiO_2 \leq$300mmHg	$PaO_2/FiO_2$201~300可以导致ALI/ARDS分类错误	根据疾病的严重程度将ARDS分为互不包含的3个亚组；取消了ALI的概念
氧合	$PaO_2/FiO_2 \leq$300mmHg（无论PEEP）	不同的PEEP和（或）FiO_2对PaO_2/FiO_2比值的影响不一致	各个亚组中加入了有关最小PEEP的内容，在重度ARDS组，FiO_2作用不甚重要

续表

	AECC定义	AECC局限性	柏林定义的解决方案
胸片	前后位胸片显示双侧浸润影	不同医生对胸片解读的一致性很差	明确了胸片的标准,确立了胸片的临床实例
PAWP	PAWP<18mmHg,或没有左房压升高的临床证据	PAWP高可以与ARDS并存,不同医生对PAWP及左房压升高的评估一致性很差	取消了PAWP的要求;静水压升高的肺水肿不是呼吸衰竭的主要原因;建立了临床实例,以帮助排除静水压升高的肺水肿
危险因素	无	定义中并未涉及	纳入诊断标准;当未能确定危险因素时,需要客观排除静水压升高的肺水肿

（二）ARDS临床分期

早期主要是原发病症状,并无典型的呼吸窘迫和明显的缺氧表现,易被忽视。一般在创伤、休克或大手术后1~3天,突然呼吸窘迫,呼吸频率常达30~50次/分钟,严重时患者烦躁不安,唇和指甲发绀,呼吸困难进行性加重,吸氧不能得到改善。咳血水样痰是ARDS的重要特征。病情后期可有发热、畏寒等肺部感染症状,可嗜睡、谵妄、昏迷等。肺部听诊可闻及干、湿啰音。

1. 损伤期　损伤后4~6小时以原发病表现为主,呼吸可增快,呼吸频率可＞25次/分钟,出现过度通气,但无呼吸窘迫。X线胸片无阳性发现,PaO_2尚属正常或正常低值。此期容易恢复。

2. 相对稳定期　损伤后6~48小时,逐渐出现呼吸困难、频率加快,低氧血症、过度通气、$PaCO_2$降低、肺部体征不明显。X线胸片可见肺纹理增多、模糊和网状浸润影,提示肺血管周围液体积聚增多和间质性水肿。

3. 呼吸衰竭期　损伤后48小时,呼吸困难、窘迫和出现发绀,常规氧疗无效,也不能用其他原发心肺疾病来解释。呼吸频率可达35~50次/分钟,胸部听诊可闻及湿啰音。X线胸片两肺有散在片状阴影或呈磨玻璃样改变。血气分析PaO_2和$PaCO_2$均降低,低氧血症更加明显,常呈代谢性酸中毒合并呼吸性碱中毒。

4. 终末期　极度呼吸困难和严重发绀,出现神经精神症状如嗜睡、谵妄、昏迷等。X线胸片示融合成大片状浸润阴影。血气分析严重低氧血症、CO_2潴留,常有混合性酸碱失衡,最终可发生循环功能衰竭。

（三）ARDS诊断特点及对策

柏林定义沿用了1994年AECC制定的诊断ALI/ARDS的4项标准,但是修订后的诊断标准更加符合临床。

1. 对"急性"的概念提出明确的时间规定　从已知临床损害至符合诊断标准时间≤7天。在ARDS危险因素出现后的5天内,90%以上患者发生ARDS;到7天时,所有患者均发生ARDS。这有利于ARDS与间质性肺疾病的鉴别,因后者的发生常历时数周至数月,而且病因不明。

2. 胸部影像学　AECC标准只提X线胸片"双侧浸润影",过于笼统。柏林定义改为"双侧浸润影不能用积液、肺不张或结节来完全解释",强调了鉴别诊断。

3. 肺水肿原因　规定要与心力衰竭或液体过度负荷进行鉴别;废除以前肺动脉楔压(PAWP)≤18mmHg的规定。因为Swan-Ganz导管测定临床上已很少应用。研究还显示:即使测定PAWP,也有1/3~1/2的ARDS/ALI患者的PAWP>18mmHg,经常与传送的气道压和液体复苏相关,较高的PEEP导致PAWP测定假性率增高。柏林定义加上了"若有条件,需行超声心动图(EC)等客观检查"的内容,EC、BNP、pro-BNP和CVP检查有助于心力衰竭的诊断。

4. 柏林定义基于氧合情况将ARDS分为轻度、中度和重度　有益于预测机械通气时间和ARDS病死率,并为选择ARDS治疗方案提供参考。

四、ARDS 监测与治疗

(一)ARDS监测

1. 动脉血气分析　早期低氧血症是其特点,PaO_2/FiO_2是诊断ARDS与判断预后的重要指标。根据AECC诊断标准:早期$PaO_2<60mmHg$或$FiO_2>50\%$时,PaO_2仍$<50mmHg$,$PaO_2/FiO_2\leq300mmHg$,诊断ALI;$PaO_2/FiO_2\leq200mmHg$,诊断ARDS。早期$PaCO_2$正常或偏低,后期则出现增高。肺泡-动脉氧分压($P_{A\text{-}a}DO_2$)可增加至100mmHg,甚至300mmHg(正常值$<60mmHg$)。吸纯氧15分钟后,$P_{A\text{-}a}DO_2$仍$>200mmHg$有诊断意义。因为ARDS主要是换气功能障碍,$P_{A\text{-}a}DO_2$虽是计算值,但其是判断换气功能障碍的重要指标之一,并能较准确的换算,故应予以采用。

2. X线胸片　发病1天后,即可见两肺散布大小不等、边缘模糊的浓密斑片状阴影。可融合成大片磨玻璃样影。发病5天后磨玻璃样影密度增加,心影边缘不清,呈"白肺"样改变(磨砂玻璃状)。值得注意的是ARDS的X线改变常较临床症状迟4~24小时。另外X线改变受治疗干预的影响很大。

3. 肺CT　CT可见肺渗出性改变和肺实变。CT显示的病变范围大小常能较准确地反映气体交换的异常和肺顺应性的改变。柏林定义推荐高分辨率CT检查指导ARDS的诊断和治疗。ARDS的CT影像学表现为不均一的双肺浸润影,主要集中在重力依赖区,而非重力依赖区肺泡通气良好。通过CT扫描的定量分析提示,重力依赖区肺泡塌陷,通气不良,肺重量明显增加,与ARDS病情严重程度密切相关。不同原因所致ARDS或ARDS不同阶段的CT扫描结果对ARDS的诊断和分级存在不同。

(二)ARDS治疗

1. 纠正低氧血症

(1)氧疗:必须尽早给氧,最初时可经面罩以30%~50%的氧浓度给氧,维持PaO_2在80mmHg左右。体位采取间断仰卧位和俯卧位,有助于ARDS患者的氧合和肺内分流。若无效,呼吸困难加重,PaO_2继续下降,则可酌情选用无创机械通气;如病情严重,PaO_2仍继续降低至60mmHg以下,则需气管插管或气管切开机械通气。

(2)机械通气:机械通气是目前治疗ARDS最重要且无可替代的手段之一。研究发现,ARDS时肺泡损伤的分布并不是均匀的,即部分区域肺泡塌陷,部分区域肺泡保持开放和正常通气,通常受重力影响,在下肺区存在广泛的肺水肿和肺不张,而在上肺区存在通气较好的肺泡。不同体位肺CT扫描证实了依赖性肺液体积聚现象,ARDS时参与气体交换的肺容量减至正常肺容量的35%~50%,严重ARDS甚至减至20%。当使用常规潮气量时,会导致通气肺泡的过度扩张,产生肺泡外气体、系统性气体栓塞和弥漫性肺损伤等所谓"气压伤"。基于以上认识,故提出保护性通气策略,主要目的是防止呼吸机相关性肺损伤。保护性通气策略:①低潮气量:其平台压不应超过肺静态压力-容量曲线(PV曲线)的上拐点(潮气量4~8ml/kg,平台压<30~35cmH$_2$O),防止肺泡过度膨胀;②容许性高碳酸血症:为符合低潮气量,故容许PaCO$_2$升高;③高PEEP:PEEP水平高于PV曲线的下拐点,可维持在5~15cmH$_2$O。保护性通气策略已经临床实践证实,并成为标准通气模式,可明显降低死亡率。

目前肺复张(RM)包括:控制性肺膨胀(SI)、呼气末正压递增法(PEEP)、压力控制法(PCV)、高频振荡通气法(HFOV)、俯卧位通气,其中前3种应用较多,哪种方法更有优势尚无充分证据。SI是采取持续气道正压的方式,正压水平设置为30~50cmH$_2$O,持续30~50秒,然后恢复到常规通气模式。PEEP递增法是将呼吸机调整到压力控制模式,首先设定气道压上限为40cmH$_2$O,每30秒PEEP增加5cmH$_2$O,直至PEEP为35cmH$_2$O,维持30秒,然后每30秒PEEP递减5cmH$_2$O,直至目标PEEP。PCV法是将呼吸机调整至压力控制模式,同时提高气道压和PEEP的水平,设定气道压上限为40cmH$_2$O,PEEP增加到20cmH$_2$O,维持2分钟,然后调回常规通气模式。

实施RM复张塌陷肺泡后,必须应用适当水平PEEP,即所谓的最佳PEEP,避免肺泡再次塌陷,从而改善低氧血症,降低剪切伤,防止呼吸机相关性肺损伤。一般认为8~15cmH$_2$O的PEEP适用于大多数ARDS患者,对于部分被证实有良好肺可复张性的患者,可以考虑使用更高水平的PEEP,但很少有患者需要超过24cmH$_2$O的PEEP。动脉血氧合状况评估RM简便易行,氧合指数高于350mmHg或反复RM后氧合指数变化<5%,可认为已达到充分的肺泡复张,但因其影响因素较多而限制了其可信性。RM过程中可出现一过性MAP、SpO$_2$降低,但RM后均很快恢复至RM前水平,可能是RM时回心血量减少,前负荷不足引起心排血量下降所致,实施RM前补足液体可减少发生几率。对RM反应差或无反应的患者较易出现心排血量(CO)及MAP的明显下降,而对RM反应好的患者血流动力学影响较小。

HFOV是利用小于或等于解剖死腔的潮气量,通过高于生理呼吸频率的振荡,在肺内形成正负双相压力变化的一种高频通气方法。其通过高平均气道压始终保持肺开放,减轻肺组织因反复开闭而产生的剪切力性损伤,是20世纪80年代发展起来的一种新型"保护性肺通气"模式。目前国内外关于HFOV治疗ARDS的临床研究尤其是大样本的临床研究较少,研究大多局限在新生儿和儿童的应用,对于成人ARDS通常作为常规通气失败后的一种补救治疗。2013年《新英格兰医学杂志》同时在线提前发表了分别来自加拿大和英国重症医学研究组主持的两项关于HFOV治疗ARDS多中心研究报告。两份研究报告均认为与小潮气量、高呼气末正压通气相比,HFOV并未降低,甚至可能增加ARDS院内死亡率。与对照组相比,HFOV组患者需接受更高剂量的咪达唑仑,且神经肌肉阻滞剂和血管活性药物的应用剂量明显增加。迄今为止,HFOV在临床的运用并没有真正开展起来。加拿大和英国的两项最新的多中心研究告诉我们,目前HFOV理论上可以保护肺,然而运用于实际依然困难重重,依然需要更多的临床研究去探讨关于其模式参数设置及最佳实施时机、最适患者的筛选等问题。

俯卧位通气运用于临床已近40年,但在ARDS中目前仍是2线治疗措施,作为重症ARDS的挽救性治疗手段。早期俯卧位通气的多中心临床研究没有获得阳性结果,因此俯卧位通气治疗ARDS并没有临床常规应用。但是,2013年《新英格兰医学杂志》发表Guerin等的多中心随机对照临床研究具有里程碑意义。研究仅纳入$PaO_2/FiO_2<150mmHg$的466例早期ARDS患者。研究组每次俯卧时间至少16小时时,28天死亡率分别为16%和32.8%。结果显示对于严重低氧血症($PaO_2/FiO_2<150mmHg$,$FiO_2\geq0.6$,$PEEP\geq5cmH_2O$)的ARDS患者,早期长时间俯卧位治疗显著降低病死率。其机制可能:①改善ARDS肺顺应性;②改善肺损伤的不均一性;③降低肺应力和应变等。根据ARDS柏林定义,在治疗12~24小时再次进行评估仍符合重度ARDS标准患者推荐进行俯卧位通气。或存在严重低氧血症的ARDS患者,尽早开始俯卧位通气可改善患者预后。对于轻中度ARDS不建议采用俯卧位通气治疗。俯卧位通气的绝对禁忌证包括不稳定的脊髓损伤和颅内高压。相对禁忌证为开放性腹部损伤、不稳定骨折的多发伤患者、孕妇、严重血流动力学不稳定、困难气道和高度依赖血管活性药物的患者。俯卧位通气的并发症有一过性低氧、一过性低血压,人工气道、血管导管、体腔引流管喂养管等导管打折或脱出,面部等受压导致损伤,呕吐,吸痰困难,等。俯卧位通气每日1次,每次约16~18小时。

(3)糖皮质激素:ARDS使用糖皮质激素,至今仍无一致看法。大多数认为有积极作用,可保护肺毛细血管内皮细胞,维护肺泡Ⅱ型细胞分泌表面物质功能,保持肺泡稳定性;可抗炎和促使肺水肿吸收;可缓解支气管痉挛,抑制病程后期肺组织纤维化,维护肺功能。

2. 治疗肺水肿

(1)严格掌握补液:一般应适当控制补液量,以最低有效血容量来维持有效循环功能,使肺处于相对"干"状态,必要时可用利尿剂。入量以静脉输液为主,出量以尿量为主,一般每日入量限于2000ml以内,亦可以每日静脉入量与尿量相当为原则,甚至出量稍大于入量,这对于肺水肿的控制十分有利,以免加重肺水肿。在疾病的早期,血清蛋白无明显减少时,补液应以晶体为主。实行液体负平衡管理在血流动力学比较稳定的情况下进行,如低蛋白血症者,静脉输入血浆白蛋白,以求提高胶体渗透压,使肺内水肿液回到血管内,继而应用利尿剂排出体外。

(2)强心药与血管扩张剂:当ARDS低氧血症时,必然造成心肌缺氧、心功能不全,继而引起肺淤血、肺动脉高压、肺水肿等加重ARDS。强心药可改善心功能,增加心排量。血管扩张剂不仅减轻心脏前、后负荷,改善微循环,更重要的是降低肺动脉高压、减少肺循环短路开放、解除支气管痉挛,有利于通气改善和纠正低氧血症。

3. 营养支持 ARDS时机体3大物质的分解代谢增强而出现负氮平衡及热量供给不足,影响损伤的肺组织修复,严重者导致机体免疫和防御功能下降,会出现感染等并发症。应尽早进行肠内或肠外营养,以增强机体的抗病能力。一般中度危重患者实行"允许性低热卡",每日需要热量30~40kcal/kg,危重患者则需要40~50kcal/kg。还应补充水溶性维生素和微量元素等。

五、中医中药

(一)中医对急性呼吸窘迫综合征的认识

急性呼吸窘迫综合征属于中医"喘证""暴喘""喘脱"的范畴。《素问·大奇论》概括了喘证的基本病机是"肺之雍,喘而两胠满"。《丹溪心法·喘》又进一步阐述了喘证的病因病机:"肺以清阳上升之气,居五脏之上,通荣卫,合阴阳,升降往来,无过不及,六淫七情之所感伤,饱食动作,脏气不和,呼吸之息,不得宣畅而为喘急";《医宗必读·喘》指出:"治实者攻之即效,无所难也。治虚者补之未必即效,须悠久成功,其间转折进退,良非易也。故辨证不可不急,而辨喘证为尤急也",说明喘证不仅常常虚实夹杂,病情变化反复,给治疗带来难度,而且强调及时认识、诊断喘证的重要性;《诸证提纲·喘证》有云:"凡喘至于汗出如油,则为肺喘,而汗出发润,则为肺绝……气壅上逆而喘,兼之直视谵语,脉促或伏,手足厥逆,乃阴阳相背,为死证",描述了喘证之危象并指出了其预后之凶险。

目前一般以"暴喘"作为急性呼吸窘迫综合征的中医病名。暴喘是指由于多种原因引起的突然急性发作的一类症状严重的喘证。临床表现为呼吸困难,呼吸急促深快,鼻翼煽动,张口抬肩,摇身撷肚,不能平卧,甚则面青唇紫,大汗淋漓,心慌,烦躁不安,或精神萎靡,嗜睡,痉厥,甚则出现由喘致脱的危重证候。又因为临床上以脓毒症引起的急性呼吸窘迫综合征最多见,故多以温病学的理论指导这一类暴喘的证治。

由脓毒症引起的暴喘,其病机无外乎正虚、邪实两个方面。正气不足,毒邪内蕴,内陷营血,络脉气血营卫运行不畅,导致热毒、瘀血、痰浊内阻,瘀滞肺络,气机壅滞,上逆而发为暴喘。病机关键在于热、毒、瘀、水(湿)、虚。金元医家张子和在《儒门事亲·嗽分六气毋拘于寒述》篇中指出"热乘肺者,急喘而嗽,面赤潮热",温热毒邪侵袭,导致气分热甚,热邪犯肺,肺气上逆而成暴喘,肺与大肠相表里,热邪入里化燥,则燥热内结,腑气不通,浊气不得下泄,上熏于肺,气机有升无降,加重肺气上逆而喘甚。《读医随笔》云"凡大寒、大热病后,脉络之中必有推荡不尽之瘀血",热入营血,热迫血瘀,瘀热互结,壅滞于肺,致肺通调水道功能失司,水液内停,阻遏气机,肺失肃降,上逆而喘甚。早期以标实为主,宜急去其实。晚期气阴亏耗,阴损及阳,阳微欲绝,则需兼顾补虚,以防喘脱。

现代医家认识到,脓毒症引发急性呼吸窘迫综合征的机制和表现,与中医温病学理论中"温邪"在"卫气营血"传变的规律是相符合的,因此,对于脓毒症暴喘的中医辨证应遵循卫气营血辨证的原则,治疗主要采用清热解毒、泻肺平喘、活血化瘀、通腑泻下、温阳固脱等方法。

(二)脓毒症急性呼吸窘迫综合征的辨证施治

1. 辨证思路与要点

(1)辨虚实:本病的病机不外乎正虚与邪实,病程早、中期多以实证为主,常见喘促气粗、壮热、咳声重浊、胸腹满闷或大便秘结不通等,病程后期以虚证为主,常见呼吸浅促、神志淡漠、声低、冷汗淋漓、脉细微等表现。

(2)辨邪在气分、营分或血分:邪在卫分,症状较轻,一般不会引起急性呼吸窘迫综合征,故脓毒症引起的急性呼吸窘迫综合征初期即已经邪入气分。邪在气分,病位尚浅,以喘促、咳嗽、咯痰等肺系症状为主;邪在营分,常见烦躁甚至谵妄、身热、口渴等表现;邪在血分,则可见咯血,或便血,或尿血,或肌衄等表现。临床又可见到气营两燔、热炽营血等邪毒传变的过渡阶段。

(3)辨邪之性质为热、痰或瘀:以热邪为主者,多见发热、神昏、喘促、舌红、脉数等表现;以痰邪为主者,多见咯吐痰涎、胸闷、身重、舌苔腻、脉弦等表现;以瘀为主者,多见口唇发绀,或有胸痹腹痛、舌质紫黯有瘀斑、脉涩等表现。临床常见邪之兼夹为患,如痰热壅盛、痰瘀互结等。

2. 治则治法

本病症的不同证型本质上是温热毒邪由浅入深传变的不同阶段,故按照卫气营血辨证和三焦辨证为辨证指导。但本病的临床表现复杂,进展迅速,且随着病程进展,治疗效果及预后越差,因此应该尽可能在早期积极诊治。需要强调的是,虽然中医药的介入提高了脓毒症急性呼吸窘迫综合征的临床疗效,但绝不能舍弃必要的西医基础治疗,如抗生素治疗和机械通气等。

（1）热毒犯肺(气分热盛)

证候特征:喘促、壮热、烦躁不安,亦见咳嗽,咳痰少,口渴胸闷,唇燥,大便或干,小便短赤;舌红,苔黄少津,脉数。

治法:清热解毒,泻肺平喘。

推荐方药:黄连解毒汤(《外台秘要》)合泻白散(《小儿药证直诀》)加减。

推荐中成药:安宫牛黄丸、醒脑静注射液。

（2）痰热壅肺(气营两燔)

证候特征:咳嗽,咳痰痰色黄或黄白相间,喘促;烦躁不安,胸闷,口渴,身热,或有汗,大便或秘,小便短赤;舌红,苔黄或腻,脉滑数。

治法:清热化痰,泻肺平喘。

推荐方药:麻杏石甘汤(《伤寒论》)加减。

推荐中成药:痰热清注射液。

（3）痰瘀阻肺(营分湿盛)

证候特征:气促,口唇青紫,咳嗽,咳痰;尚可见喉中痰鸣、胸闷等;舌黯苔白腻,脉沉或涩或结代。

治法:祛痰化瘀,降气平喘。

推荐方药:涤痰汤(《奇效良方》)合血府逐瘀汤(《医林改错》)加减。

推荐中成药:橘红痰咳液、祛痰止咳颗粒。

（4）腑实血瘀(热炽营血)

证候特征:呼吸气促,脘腹胀满,大便不通;尚可见:频转矢气,腹痛,壮热,甚至神昏谵语,口唇青紫,肌肤瘀斑或瘀点;舌苔黄燥,脉沉实或数。

治法:通腑活血,凉营解毒。

推荐方药:桃核承气汤(《伤寒论》)加减。

推荐中成药:血必净注射液、丹参注射液、醒脑静注射液。

（5）变证(阳气暴脱)

证候特征:呼吸浅促,神志淡漠,四肢厥冷,或可见:冷汗淋漓,体温偏低,面色苍白,舌质淡,脉微弱欲绝或不能触及。

治法:补气温阳,扶正固脱。

推荐方药:参附汤(《圣济总录》)或四逆汤(《伤寒论》)加减。

推荐中成药:参附注射液、生脉注射液。

（6）其他疗法

1）中药保留灌肠

适应证:辨证属腑实者。

中药组方:大黄、芒硝(烊冲)、枳实、厚朴(出自大承气汤)。

煎药方法:加水800ml,浸泡半小时,浓煎成200ml,放凉至37℃左右备用。

操作方法：保留灌肠，每日1次，以泻为度（每日解便2~3次）。

2）针刺

穴位选择：合谷、尺泽、曲池为基本穴位，喘重者加定喘，热盛加大椎，胸膈满闷者加天突。

操作方法：均用泻法，留针至喘平或明显好转。留针期间反复给予间断运针。

典型病例

李某，男性，70岁，于2014年10月16日入院。

主诉：溺水后气促，气管切开1天。

现病史：患者10月14日上午8点半不慎跌落污水沟溺水，捞上陆地后患者呕吐多次，伴有血丝，呕吐物为胃内容物与污水泥浆，于10:30送至我院急诊。急查动脉血气分析示pH 7.37、PCO_2 36.10mmHg、PO_2 55.80mmHg、BE −4.1mmol/L、SpO_2 88.90%。胸部CT平扫示"两肺炎症"，诊断"溺水、吸入性肺炎、急性呼吸窘迫综合征"，患者10月15日中午行气管切开术，机械通气，吸痰，并予抗感染、解痉平喘、抗炎症介质及支持治疗，为进一步抢救治疗收治ICU。

入院症见：神清，不能对答，呼吸急促，痰黄白，量多，四肢活动可，大便干，舌红，苔黄少津，脉数。

既往史：患者既往体健，否认糖尿病、冠心病、高血压等慢性内科疾病。

查体：神清，气促，R28次/分，精神差，口唇发绀。气管切开中。桶状胸，呼吸运动双侧对称，左肺呼吸音低，双肺可闻及散在湿啰音，心率120次/分，律齐，腹软，无压痛。四肢运动可，舌红，苔黄腻，脉滑数

入院诊断：

西医诊断：①急性呼吸窘迫综合征；②溺水；③吸入性肺炎。

中医诊断：暴喘病（痰热壅肺证）。

辅助检查：血常规：WBC 6.25×10^9/L、N 77%、PLT 191×10^9/L。血气分析：pH 7.37、PCO_2 36.10mmHg、PO_2 55.80mmHg、SpO_2 88.90%、BE −4.1mmol/L。CRP 191 mg/L。2014年10月15日胸部CT平扫：两肺炎症。两下肺广泛渗出，较2014年10月14日有所进展。

诊治过程：入院后予气管切开吸痰，机械通气，考虑患者溺水后，继发肺部感染，病原菌可能为混合感染，合并抗厌氧菌治疗，予亚胺培南抗感染，解痉平喘等对症治疗，并予乌司他丁清除炎症介质，维持水电解质平衡。

中医方面，患者证属暴喘病之痰热壅肺证，邪盛而由气分侵入营分，气营同时受邪，治宜清热化痰、泻肺平喘。方用复方葶苈汤（经验方葶苈子30g，川芎12g，黄连3g，黄芩12g，栀子9g，地骨皮12g，冬瓜仁9g，鱼腥草15g，大黄9g）。患者1周后痰量减少，气促逐渐缓解，但患者诉腹胀明显，上方基础上加厚朴9g，同时予针刺足三里治疗，两周后患者时有胸闷，口干，舌红，苔少，考虑患者久病入络结瘀，伤及阴分，加用瓜蒌12g，丹参12g活血化瘀宽胸理气，沙参12g，麦冬12g养阴清热，患者病情日趋稳定，11月1日脱机。

［点评］

1. ARDS的诊治

患者以"溺水后气促，气管切开1天"入院，表现为气急，痰多，大便干结。血气分析提示低氧血症，$PO_2/FiO_2 < 300$，胸部CT提示两肺炎症，且第二次CT提示渗出增加，考虑溺水所致

急性呼吸窘迫综合征。患者病情危重,根据重锤猛击治疗原则,初始经验性治疗选择覆盖面广的亚胺培南。气管切开保证气道分泌物引流通畅,实施机械通气,纠正低氧。

2. 中西医结合治疗的思路

患者舌红,苔黄腻,脉滑数。本患者当属暴喘病之痰热壅肺证,治疗上当以清热化痰、泻肺平喘为主,经予复方葶苈汤治疗后咳嗽、咳痰症状明显缓解。本患者病程中,腹胀便秘表现明显,根据中医"肺与大肠相表里"的理论,治疗上应配合泻肺通腑之法,加入大黄、厚朴之类理气通腑的药物同时配合针灸增加肠蠕动。久病伤阴,久病入络,后期患者出现血瘀及阴虚的表现,故适当加入活血化瘀之药及养阴之药以顾护阴液。

（熊旭东）

第三节　重症哮喘

哮喘是一组异质性疾病,是由多种细胞(如嗜酸性粒细胞、肥大细胞、T细胞、中性粒细胞、气道上皮细胞等)和细胞组分参与的气道慢性炎症性疾病。重症哮喘(severe asthma),ERS/ATS工作组将年龄≥6岁者重度哮喘定义为: 在过去1年需要指南建议的全球哮喘创议(GINA)4~5级哮喘药物治疗[大剂量吸入性糖皮质激素(inhaled corticosteroid, ICS)联合长效β_2受体激动剂(long acting β_2-agonist LABA)或白三烯调节剂/茶碱]或全身激素治疗≥50%的时间,以防止变成未控制哮喘,或即使在上述治疗下仍表现为未控制哮喘(表6-6)。

表6-6　年龄≥6岁的患者的重度哮喘定义

在过去1年需要指南建议的全球哮喘创议(GINA)4~5级哮喘药物治疗(大剂量ICS联合LABA或白三烯调节剂/茶碱)或全身激素治疗≥50%的时间,以防止变成未控制哮喘,或即使在上述治疗下仍表现为未控制哮喘
未控制哮喘须至少符合以下一条:
(1)症状控制差: 哮喘控制问卷(ACQ)评分持续>1.5,ACT评分<20(或GINA指南定义为"非良好控制");
(2)频繁重度发作: 在过去1年中接受全身激素治疗≥2次(每次超过3天);
(3)严重发作: 在过去1年中至少1次住院、入住(ICU)或接受机械通气;
(4)气流受限: 适当停用支气管扩张剂后,FEV1<80%预计值(同时FEV1/FVC降至<正常值下限)。
得到控制的哮喘在上述大剂量ICS或全身激素(或联合生物制剂)减量时恶化。

注: GINA: 全球哮喘创议; ICS: 吸入激素; LABA: 长效β_2受体激动剂; ACQ: 哮喘控制问卷; ACT: 哮喘控制测试

尽管对哮喘的病理生理认识不断深入及治疗药物不断增多,且全球哮喘防治创议(GINA)方案在全球已推广多年,但重症哮喘病例仍然较多,病死率依然居高不下,全球每年约有18万人死于哮喘。重症哮喘约占支气管哮喘患者的5%,虽然比例不高,但据文献报道,其急诊就医率和住院率分别为轻、中度哮喘患者的15倍和20倍,是导致哮喘治疗费用增加的重要原因之一。重症哮喘的主要死亡原因包括发病后就诊过晚、病情重、并发症及伴发病多以及机械通气时机过晚,也有原来哮喘并不严重,但因突发气道阻塞于数小时内致死者。

一、病理生理

（一）炎症机制

难治性哮喘的气道炎症存在明显异质性,具有不同的气道炎症表型:①嗜酸粒细胞型:即使在使用大剂量全身性激素治疗情况下,仍可见明显的以嗜酸粒细胞为主的气道炎症。这种对激素治疗不敏感的嗜酸粒细胞炎症可能与嗜酸粒细胞凋亡功能缺陷,以及大量前炎性介质干扰了激素抗炎作用有关,也有人认为与激素治疗不足有关。②中性粒细胞型:表现为以中性粒细胞浸润为主的气道炎症。这类患者气道中浸润的中性粒细胞处于活化状态,同时伴有基质金属蛋白酶-9(MMP-9)和转化生长因子-β(TGF-β)表达的增加,加重气道重塑。③少炎症细胞型:不存在明显的气道炎症,而以气道平滑肌的异常增生为主要特征,机制尚不明确。

（二）气道重塑

涉及多个方面,包括气道上皮、上皮下基底膜、平滑肌、胶原和血管等。气道重塑的发生与持续存在的气道炎症以及气道上皮的慢性损伤相关,伴随一系列生长因子,成纤维细胞生长因子(FGF)和血管内皮生长因子(VEGF)等的释放,这些因子可导致气道上皮-间质营养单位(EMTU)过度应答,导致气道和血管重塑的发生,包括上皮下基底膜和平滑肌层增厚、胶原基质沉积增加,从而导致气道壁增厚。此外,难治性哮喘患者的气道上皮中杯状细胞比例增加,气道黏液分泌增加,小、中气道中形成黏液栓,也可导致气流受限不完全可逆。

（三）遗传因素

哮喘是一种具有遗传倾向的疾病,受多基因调控,如*HLA*基因多态性、染色体5q的多种细胞因子基因、IgE受体、β_2受体及激素受体等基因多态性皆与哮喘发病及治疗反应相关。

（四）激素反应性

难治性哮喘的确定很大程度上取决于患者对吸入或口服激素治疗的反应性。对于激素抵抗性哮喘,激素并不能降低患者的嗜酸粒细胞数量,也不能抑制气道黏膜的IL-4和IL-5的mRNA表达。原发性激素抵抗性哮喘为遗传因素所致,可能与激素受体基因或调控激素受体功能基因的突变有关。继发性激素抵抗性哮喘可能与细胞因子、抗原、感染及炎症反应有关,其中由细胞因子诱导的继发性激素抵抗也伴有遗传多态性。

二、重症哮喘的诊断

（一）临床表现

哮喘患者在短期内出现不能平卧,焦虑烦躁,大汗淋漓,讲话连贯性差,呼吸>30次/分,胸廓饱满,运动幅度下降,辅助呼吸肌参与工作(胸锁乳突肌收缩、三凹征),心率>120次/分,常出现奇脉(>25mmHg),成人的PEF低于本人最佳值的60%或<100L/min,$PaO_2<60mmHg$,$PaCO_2>45mmHg$,血pH下降。甚至伴有意识障碍如嗜睡或意识模糊,呼吸、循环衰竭,胸腹呈矛盾运动(膈肌疲劳),哮鸣音可从明显变为消失。

（二）实验室和其他辅助检查

1. 痰液检查　部分患者痰涂片显微镜下可见较多嗜酸粒细胞。

2. 肺功能检查　肺功能检查对于哮喘的确诊有重要意义,但是因重症哮喘病情危重,一般不具备行上述检查的条件,更多的是依据既往的肺功能检查情况。

3. 胸部X线/CT检查　哮喘发作时胸部X线可见两肺透亮度增加,呈过度通气状态,缓解期多无明显异常。胸部CT在部分患者可见支气管壁增厚、黏液阻塞。不推荐常规应用HRCT检查。

4. 特异性变应原检测　对于所有患者,明确特异性IgE(皮肤挑刺试验或血清检测)和过敏原暴露与症状之间有无关联,可有助于识别促进哮喘症状和发作的因素。

5. 动脉血气分析　严重哮喘发作时可出现缺氧,过度通气可使$PaCO_2$下降, pH上升,表现呼吸性碱中毒。若病情进一步恶化,可同时出现缺氧和CO_2潴留,表现为呼吸性酸中毒。当CO_2较前增高,即使在正常范围内也要警惕严重气道阻塞的发生。

对于成人患者,大剂量ICS是指: 丙酸倍氯米松≥1000μg(干粉吸入剂或氟氯化碳定量吸入剂)或500μg(氢氟烷烃定量吸入剂)、布地奈德≥800μg、环索奈德>320μg、氟替卡松>500μg、糠酸莫米松>800μg、曲安奈德>2000μg。

三、严重程度评估

对于重症哮喘患者,早期评价病情严重程度十分必要,可以使他们得到早期识别,及早收入ICU接受密切的监测及治疗。具体内容包括: ①确定"难治性哮喘"患者确实患有哮喘的有关评估;②对混杂因素和并发症的合理评估;③初步确定可能对优化治疗有用的表型。

(一)明确患有哮喘

据报道,非哮喘性疾病误诊为未控制性哮喘高达12%~30%。哮喘评估应从细致的病史采集开始,重点是哮喘症状,包括呼吸困难(及其与运动的关系)、咳嗽、喘息、胸闷和夜间憋醒。此外,应了解疾病发作的触发因素,以及可能影响病情的环境或职业因素。与肥胖相关的症状有时可被误以为是哮喘所致,尤其是急诊。其他可能误诊为哮喘的疾病有功能异常性呼吸困难、慢性阻塞性肺疾病、过度通气伴惊恐发作、心力衰竭、药物不良反应、高嗜酸性粒细胞综合征、变应性支气管肺曲霉菌病、肺栓塞等。

由于确认可逆性气流受限是哮喘诊断的一部分,在肺功能检查时应同时记录使用支气管舒张剂前后的吸气和呼气环。为了更好地评价可逆性,有时需要停药。完整的肺功能测试包括弥散功能和支气管激发试验,可根据患者具体情况来进行,特别在病史、体格检查和肺量计结果不一致时,应提高对其他鉴别诊断的意识。综合患者的症状、体征及辅助检查等临床资料,可对其哮喘严重程度进行评估,具体分级见表6-7。

表6-7　哮喘严重程度分级

临床表现	轻度	中度	重度	危重
1. 气短	步行、上楼时	稍事活动	休息时	
2. 体位	可平卧	喜坐位	端坐呼吸	
3. 讲话方式	连续成句	常有中断	单字	不能讲话
4. 精神状态	可有焦虑/尚安静	时有焦虑或烦躁	常有焦虑、烦躁	嗜睡或意识模糊
5. 出汗	无	有	大汗淋漓	
6. 呼吸频率	轻度增加	增加	常>30次/分	

续表

临床表现	轻度	中度	重度	危重
7. 辅助呼吸肌活动及三凹征	常无	可有	常有	胸腹矛盾运动
8. 哮鸣音	散在,呼吸末期	响亮、弥漫	响亮、弥漫	减弱、乃至无
9. 脉率(次/分)	<100	100~120	>120	脉率变慢或不规则
10. 奇脉	无,10mmHg	可有,10~25mmHg	常有,>25mmHg	无,提示呼吸肌疲劳
11. PEF	>70%	50%~70%	<50%或 <100 升/分或作用时间<2小时	
12. PaO_2(吸空气)	正常	60~80mmHg	<60mmHg	
13. $PaCO_2$	<40mmHg	≤45mmHg	>45mmHg	
14. SaO_2(吸空气)	>95%	91%~95%	≤90%	
15. pH			降低	

(二)评估并发症和促成因素

重症哮喘和难治性哮喘常与并存疾病相关,见表6-8。所有患者都应评估治疗依从性。报道显示,不依从性可高达32%~56%。吸入装置使用不当亦属常见。评估口服药物的依从性,可检测血清泼尼松龙或茶碱水平、观察全身激素的不良反应以及血清皮质醇水平抑制情况。但检测吸入激素依从性的方法,例如测量药物容器的重量、压力触发或电子计数器等,在临床上尚未广泛应用。如果发现依从性差,应让患者对药物做出知情选择,提出个体化干预和管理措施。药物费用可能会对依从性产生较大影响。青少年治疗依从性降低的风险较高,而且危险行为(吸烟、使用非法药品)较为常见,致使儿童哮喘的濒死性发作风险加大。

表6-8   重度哮喘的并发症和促成因素

鼻-鼻窦炎/(成人)鼻息肉
心理因素: 个性特征、症状感知、焦虑及抑郁
声带功能异常
肥胖
吸烟/吸烟相关疾病
阻塞性睡眠呼吸暂停综合征
高通气综合征
激素影响: 月经前期、初潮、停经、甲状腺疾病
胃食管反流病(症状性)
药物: 阿司匹林、非甾体类抗炎药、β-肾上腺素能阻滞剂及ACEI

注: ACEI: 血管紧张素转化酶抑制剂

四、重症哮喘的监测与治疗

（一）监测

重症哮喘因其能引起呼吸衰竭,存在危及生命的风险;此外在进行机械通气时存在机械通气相关肺损伤的风险。对于具备条件的地方,呼吸重症监护病房(RICU)是最佳救治场所。对于重症哮喘患者而言,在床旁进行连续、密切的生理、病理学检测,包括及时观察病情变化、心肺等重要脏器功能的变化及呼吸力学参数等变化,随时采取必要的治疗措施,以期患者生命得到最大程度的保证与支持。

（二）治疗

1. 氧疗　重症哮喘常有不同程度的低氧血症存在,因此原则上都应吸氧。吸氧流量为1~3L/min,吸氧浓度一般不超过40%。为了避免气道干燥,吸入的氧气应尽量温暖湿润。

2. β_2受体激动剂(β_2-receptor agonist)　对于重症哮喘患者不宜经口服或直接经定量雾化吸入器(metered dose inhaler, MDI)给药,因为此时患者无法深吸气、屏气,也不能协调喷药与呼吸同步。可供选择的给药方式包括:

（1）持续雾化(nebulization)吸入:以高压氧气(或压缩空气)为动力,雾化吸入β_2受体激动剂。一般情况下,成人每次雾化吸入沙丁胺醇(salbutamol)雾化溶液1~2ml(含沙丁胺醇5~10mg),12岁以下儿童减半,在第1个小时内每隔20分钟重复1次。

（2）借助储雾罐使用MDI给予β_2受体激动剂用法:每次2喷,必要时在第1个小时内每隔20分钟可重复1次。

3. 糖皮质激素的应用　患者一旦确诊为重症哮喘,应在支气管扩张剂使用的同时,及时足量从静脉快速给予糖皮质激素(glucocorticoid),常用琥珀酸氢化可的松每天200~400mg稀释后静脉注射,或甲泼尼龙每天80~320mg,也可用地塞米松5~10mg静脉注射,每6小时可重复1次。待病情控制和缓解后再逐渐减量。

4. 静脉给予氨茶碱(aminophylline)　首剂氨茶碱0.25g加入100ml葡萄糖液中静脉滴注或静脉推注(不少于20分钟),继而以0.5~0.8mg/(kg·h)的速度静脉持续滴注,建议成人每日氨茶碱总量不超过1g,有效茶碱血药浓度10~30ng/ml。对于老年人、幼儿及肝肾功能障碍、甲状腺功能亢进症或同时使用西咪替丁、喹诺酮或大环内酯类抗生素等药物者,应监测氨茶碱血药浓度。

5. 抗胆碱能药物(anticholinergic drug)　吸入抗胆碱能药物,如溴化异丙托品,可阻断节后迷走神经传出支,通过降低迷走神经张力而舒张支气管,其扩张支气管的作用较β_2受体激动剂弱,起效也较缓慢,但不良反应很少。可与β_2受体激动剂联合吸入,使支气管扩张作用增强并持久,尤其适用于夜间哮喘及痰多的患者。可用MDI,每次2~3喷,每日3次,或用100~150μg/ml的溶液3~4ml加入雾化器持续雾化吸入。

6. 纠正脱水重症　哮喘患者由于存在摄水量不足,加之过度呼吸及出汗,常存在不同程度的脱水,使气道分泌物黏稠,痰液难以排出,影响通气,因此补液有助于纠正脱水,稀释痰液,防治黏液栓形成。根据心脏及脱水情况,一般每日输液2000~3000ml。

7. 积极纠正酸碱失衡和电解质紊乱　重症哮喘时,由于缺氧、过度消耗和入量不足等原因易出现代谢性酸中毒,而在酸性环境下,许多支气管扩张剂将不能充分发挥作用,故及时纠正酸中毒非常重要。建议在pH<7.2时可使用碱性药物,常用5%碳酸氢钠溶液静脉滴注。

由于进食不佳和缺氧造成的胃肠道反应,患者常伴呕吐,常出现低钾、低氯性碱中毒,故应予以补充。

8. 针对诱发发作的因素和并发症或伴发症进行预防及处理   及时脱离致敏环境,对于感染导致哮喘加重的患者,应积极针对性的抗感染治疗。另外,也应对危重哮喘并发症或伴发症进行预防及处理,包括心律失常、颅内高压、脑水肿、消化道出血等。

9. 重症哮喘的机械通气治疗   哮喘患者行机械通气的绝对适应证为心跳呼吸骤停,呼吸浅表伴神志不清或昏迷。一般适应证为具有前述临床表现,特别是$PaCO_2$进行性升高伴酸中毒者。凡$PaCO_2>45mmHg$又具有下列情况之一者可考虑机械通气:①以前因哮喘严重发作而致呼吸停止曾气管插管者;②以往有危重哮喘发作史,在使用糖皮质激素的情况下,此次又再发严重哮喘者。

(1)无创正压通气(NIPPV):由于气管插管具有一定的并发症,且致气道阻力明显增加,重症哮喘者应尽早应用鼻或口(鼻)面罩机械通气。应注意虽然NIPPV对危重哮喘患者有效,但亦可能会延误气管插管时机,因此,识别哪类患者能从NIPPV中获益很重要。

针对重症哮喘患者NIPPV的具体操作,最理想的是先使用简易呼吸囊随患者的呼吸进行较高氧浓度的人工辅助呼吸,待患者适应,酸中毒缓解后再行呼吸机辅助通气,则更为安全。现提倡CPAP联合压力支持通气(PSV),也称为双水平正压通气(BiPAP)。其方法为:起始CPAP水平为$0cmH_2O$, PSV为$10cmH_2O$。患者逐渐适应后,调节CPAP为$5cmH_2O$,以后PSV逐步增加以达到最大呼气潮气量(VT)$>7ml/kg$,呼吸频率<25次/分。在无创通气的同时也可利用呼吸机管路雾化吸入支气管扩张剂。

下列情况下不宜进行NIPPV:①收缩血压$<90mmHg$或应用升压药物;②心电图显示心肌缺血或严重心律失常;③昏迷、抽搐或需建立人工气道以清除分泌物;④危及生命的低氧血症;⑤完全不能耐受无创通气。

(2)有创正压机械通气

1)插管指征:插管时机的选择主要取决于临床的综合判断。主要指征是,经积极的治疗后患者病情和呼吸肌疲劳仍进行性加重,并伴有意识水平的改变。推荐经口气管插管。

2)机械通气模式与参数:一般情况下,重症哮喘患者插管后需应用镇静剂行控制通气,为避免人机不同步和进行控制性低通气。对于选择什么模式,目前没有统一的意见,推荐使用容量控制通气。机械通气的主要目的是避免气道高压和减轻肺过度充气。为达到这一目的,常选择低通气治疗。因为哮喘患者PEEPi的产生机制与COPD有所不同,且哮喘患者多无氧合障碍,对于外源性PEEP使用需谨慎。表6-9列出了危重哮喘患者初始的有创正压通气参数设置。

表6-9   危重哮喘患者有创正压通气推荐初始模式及参数

模式及参数	设置	模式及参数	设置
模式	定容	吸气流速	60~80L/min
分钟通气量	<10L/min	吸气流速波形	减速波
潮气量	6~10ml/kg理想体重	呼气时间	4~5秒
呼吸频率	10~14次/分	PEEP	$0cmH_2O$
平台压	$<30cmH_2O$	FiO_2	使SO_2维持在90%以上

3）过度充气的监测：监测肺过度充气（hyperinflation）可采用在使用肌松剂后，在足够长的时间（通常为60秒）测量从吸气末到静态功能残气位所呼出的容量（VEI）来进行。

4）镇静剂、肌松剂的应用：对于实施有创正压机械通气的重症哮喘患者要重视镇静及肌松剂的应用。镇静剂能给患者以舒适感，防止人机对抗，降低氧耗和二氧化碳的产生。常用的镇静药物有地西泮、咪达唑仑和丙泊酚等。有时尽管已用镇静剂，但人机对抗仍未解决，造成气道高压，甚至PaO$_2$下降，此时需应用肌松剂，但肌松剂不宜时间太长，特别是在合并使用大剂量糖皮质激素治疗的危重哮喘患者，以免导致撤机困难。

5）机械通气的撤离：一旦气道阻力开始下降以及PaCO$_2$恢复正常，镇静药及肌松剂已撤除，症状也明显好转，则应考虑撤机。

10. 针对重症哮喘的特异性治疗方法

（1）抗IgE单克隆抗体：具有经证实的IgE依赖性变应性哮喘，尽管采用了最佳的药物和非药物治疗以及脱离过敏原后，病情仍未控制，而且血清IgE水平增高。

（2）支气管热成形术：是经支气管镜射频消融气道平滑肌治疗哮喘的新技术。通过支气管热成形术可以减少哮喘患者的支气管平滑肌数量，降低支气管收缩能力和降低气道高反应性。国外报道支气管热成形术的近期疗效较好，但远期疗效还需要更大样本量的临床研究。

五、中医中药

（一）中医对重症哮喘的认识

重症哮喘属中医"哮病"之喘脱范畴，是因宿痰伏肺，遇感引触，痰阻气道，肺失肃降，痰气搏击，气道挛急而出现的发作性痰鸣气喘疾患。以喉中哮鸣有声，呼吸气促困难，甚至喘息不能平卧为临床特征。

《素问·阴阳别论》所说"阴争于内，阳扰于外，魄汗未藏，四逆而起，起则熏肺，使人喘鸣"即包括哮病症状在内。汉代张仲景《金匮要略·肺痿肺痈咳嗽上气病脉证治》篇曰："咳而上气，喉中水鸡声，射干麻黄汤主之。"明确指出了哮病发作时的特征和治疗，并从病理上将其归属于痰饮病中的"伏饮"证。元代朱丹溪首创哮喘病名，在《丹溪心法》一书中作为专篇论述，并认为"哮喘必用薄滋味，专主于痰"，提出"未发宜扶正气为主，已发用攻邪为主"的治疗原则。

重症哮喘病理因素以痰为主，哮病总属邪实正虚之证。重症哮喘以邪实为主，其邪有寒、热、风、痰，当仔细区分其寒热属性及邪气兼夹，注意是否兼有表证，邪实为主亦有正虚表现；慢性持续期则正虚邪实兼有。正虚以气虚为主，邪实则以痰浊为代表，当权衡正邪轻重。

重症哮喘的证候类型以热哮、风哮为主，病位主要涉及肺、脾、肝，病机以气郁、痰阻为特征，主要包括外寒内饮证、痰浊阻肺证、痰热壅肺证、阳气暴脱证4个证候。治疗当攻邪治标，祛痰利气，寒痰宜温化宣肺，痰热当清化肃肺，寒热错杂者，当温清并施，表证明显者兼以解表，属风痰为患者又当祛风涤痰。若发生喘脱危候，当急予扶正救脱。

（二）重症哮喘的辨证施治

1. 冷哮证

证候特征：喉中哮鸣如水鸡声，呼吸急促，喘憋气逆，胸膈满闷如塞，咳不甚，痰少咯吐不爽，色白而多泡沫，口不渴或渴喜热饮，形寒怕冷，天冷或受寒易发，面色青晦，舌苔白滑，脉弦紧或浮紧。

　　治法：宣肺散寒，化痰平喘。

　　推荐方药：射干麻黄汤(《金匮要略》)加减。

　　推荐中成药：止咳青果丸，通宣理肺口服液。

　　2. 热哮证

　　证候特征：喉中痰鸣如吼，喘而气粗息涌，胸高胁胀，咳呛阵作，咯痰色黄或白，黏浊稠厚，排吐不利，口苦，口渴喜饮，汗出，面赤，或有身热，甚至有好发于夏季者，舌质红、苔黄腻，脉滑数或弦滑。

　　治法：清热宣肺，化痰定喘。

　　推荐方药：麻杏石甘汤(《伤寒论》)加减。

　　推荐成药：止嗽定喘丸，百咳静糖浆，肺宁颗粒。

　　3. 风哮证

　　证候特征：喘憋气促，喉中鸣声如吹哨笛；咳嗽、咯痰黏腻难出，无明显寒热倾向；起病多急，常倏忽来去；发前自觉鼻、咽、眼、耳发痒；喷嚏，鼻塞，流涕。舌苔薄白，脉弦。

　　治法：疏风宣肺，解痉止哮。

　　推荐方药：玉屏风散(《世医得效方》)合苍耳子散(《济生方》)加减。

　　推荐成药：苏黄止咳胶囊。

　　4. 喘脱危证

　　证候特征：哮病反复久发，喘息鼻煽，张口抬肩，气短息促，烦躁，昏蒙，面青，四肢厥冷，汗出如油，脉细数不清，或浮大无根，舌质青黯、苔腻或滑。

　　治法：化痰开窍，回阳固脱。

　　推荐方药：回阳急救汤(《医学衷中参西录》)加减。

　　推荐中成药：黑锡丹，参附注射液。

　　(三)其他疗法

　　1. 针灸

　　(1)实证常用穴位有大椎、身柱、风门、肺俞、丰隆、膻中、曲池、合谷、外关、商阳、鱼际等。

　　(2)虚证常用穴位有肺俞、璇玑、膻中、天突、气海、关元、膏肓、神阙、三阴交、肾俞、复溜、命门等。每次选穴8~10个，或针或灸，每日1次，10天为1个疗程，中间休息1周。

　　2. 贴敷法　参考《张氏医通》白芥子膏贴敷，炒白芥子、延胡索各20g，细辛、甘遂各10g，共研细末，用生姜汁调成糊状。将药糊贴敷于穴位上(双侧定喘穴、双侧肺俞穴、天突穴、膻中穴、双侧中府穴)，胶布固定。贴4~6小时后去药洗净，注意防止出现明显的皮肤损伤。

典型病例

　　患者于某，女性，44岁，因"反复喘息、气促20余年，复发加重伴心累、气紧2天"以"支气管哮喘急性发作"收入呼吸科。既往于发作时吸入"沙丁胺醇"及口服"甲强龙"后症状可缓解。入院症见：喘息、气促，动则尤甚，端坐呼吸，咳嗽，伴少量白色黏痰，无痰中带血，无咯血，口干，口苦，倦怠乏力，无畏寒发热、潮热盗汗、咯血胸痛、恶心呕吐、反酸嗳气、腹痛腹泻等症状，纳可、眠差、二便调。既往史："2型糖尿病"病史4年，血糖控制不理想；有"脂肪肝、高脂血症"病史，具体不详。查体：体型偏胖，神志清楚，表情倦怠，查体合作。呼吸急促，口唇发绀。双侧瞳孔等大等圆,对光反射灵敏。颈软、气管居中、甲状腺无肿大。胸廓对称无畸形,胸壁无压痛,无皮下捻发感。双肺叩诊呈清音,双肺呼吸音粗,满布哮鸣音。心界不大,心率122次/分,律齐,未闻及病理性杂音。腹膨隆,腹软无压痛、反跳痛及肌紧张,未扣及包块,移动性浊音阴性。肠鸣音3次/分。四肢无水肿,生理反射存在,病理反射未引出。四诊合参:少神,面色暗黄,眼周黧黑,气短息促,烦躁,舌淡苔白干,脉滑数。

入院诊断:

中医诊断:哮病(热哮)。

西医诊断:支气管哮喘急性发作。

西医治疗予头孢哌酮他唑巴坦钠抗感染、多索茶碱解痉、甲泼尼龙抗炎、布地奈德及复方异丙托溴铵雾化吸入平喘、赖脯胰岛素控制血糖、维持患者水电解质酸碱平衡等治疗。中医予圣济射干丸合三仁汤加减。方药如下:

射干15g	苦杏仁15g	郁李仁15g	法半夏15g	猪牙皂10g
蜜百部15g	干姜15g	陈皮15g	款冬花15g	细辛3g
茯苓15g	浙贝母15g	五味子15g	薏苡仁30g	豆蔻15g
厚朴15g	滑石15g			

用法:水煎服,每次口服100ml,1天3次。

入院当日患者出现呼吸窘迫、张口抬肩、全身大汗淋漓、烦躁不安。心电监护示:HR 130次/分,R 40次/分,BP 130/75mmHg,SpO₂ 80%~85%。查体:端坐位,嗜睡,满月脸水牛背,口唇发绀,皮肤湿冷,双下肢皮肤紫纹,双肺呼吸音粗,满布哮鸣音。血常规:WBC 17.8×10^9/L,N 92.3%,L 17.7%,Hb 127g/L,PLT 230×10^9/L。血气分析:pH 7.45,PCO₂ 30mmHg,PO₂ 42.75mmHg,Lac 3.8mmol/L。予无创机械通气辅助呼吸,甲泼尼龙静脉滴注,胺碘酮静脉推注,经上述处理后患者症状仍持续加重,转重症医学科监护治疗。

中医四诊摘要:中年女性,面色暗黄,眼周黧黑,喘息鼻煽,张口抬肩,气短息促,烦躁,四肢厥冷,汗出如油,舌淡苔白干,脉滑数。

诊断:

中医诊断:哮病(喘脱危证)。

西医诊断:重症哮喘Ⅰ型呼吸衰竭。

西医治疗:给予气管插管,有创机械通气,甲泼尼龙静脉滴注,多索茶碱解痉,丙泊酚、咪达唑仑镇静,布地奈德+复方异丙托溴铵雾化吸入,孟鲁司特钠抗气道高反应性,头孢哌酮-他唑巴坦钠抗感染。

中医予回阳急救汤加减,化痰开窍,回阳固脱。方药如下:

人参20g	炮附片10g先煎30分钟	甘草10g	山萸肉20g
石菖蒲10g	白果6g	葶苈子16g	煅龙骨20g
煅牡蛎20g	蛤蚧10g		

用法:水煎服,100ml,鼻饲,每天4次。

经上述治疗1周后,患者病情逐渐趋于稳定,顺利脱机拔管,病情稳定转回呼吸科继续治疗。

[点评]

患者因呼吸道感染诱发重症哮喘,早期治疗效果不佳,且迅速出现明显低氧血症,此时无创通气不能满足需要。转入重症医学科后经充分镇静、有创机械控制通气进行充分的呼吸支持,扭转了患者病情的进一步恶化。在规范使用改善气道高反应性、抗感染等治疗的基础上辨证施治,以化痰开窍、回阳固脱为大法予回阳急救汤加减取得了较满意的临床疗效。

第四节 肺 栓 塞 症

肺栓塞(pulmonary embolism, PE)是内源性或外源性栓子阻塞肺动脉引起肺循环障碍的临床和病理生理综合征,包括肺血栓栓塞症、脂肪栓塞综合征、羊水栓塞、空气栓塞、肿瘤栓塞等。肺血栓栓塞症(pulmonary thromboembolism, PTE)是最常见的类型,占PE的90%以上,通常所称的PE即指PTE。引起PTE的血栓主要来源于深静脉血栓形成(deep venous thrombosis, DVT)。PTE常为DVT的并发症。由于PTE与DVT在发病机制上存在相互关联,是同一种疾病病程中两个不同阶段、不同部位的不同临床表现,因此统称为静脉血栓栓塞症(venous thromboembolism, VTE)。

普通人群中静脉血栓发病率是1~3/1000,主要表现为下肢深静脉血栓形成和肺栓塞,有少数患者可发生于上肢深静脉,视网膜,脑窦,肝静脉或者肠系膜静脉。下肢深静脉血栓首次发生后,除了有很高的病死率之外,也可以导致存活患者持续存在严重慢性并发症:静脉瓣功能不全和慢性肺动脉高压,发生率高达20%。

最新研究表明,全球每年确诊的肺栓塞和深静脉血栓形成患者约数百万人。在致死性病例中,约60%的患者被漏诊,只有7%的患者得到及时与正确的诊断和治疗。我国目前缺乏肺栓塞准确的流行病学资料,但随着临床医师诊断意识的不断提高,肺栓塞已成为一种公认的常见心血管疾病。

危险因素

VTE危险因素包括易栓倾向和获得性危险因素。易栓倾向包括factor V leiden导致蛋白C活化抵抗、凝血酶原20210A基因突变、抗凝血酶Ⅲ缺乏、蛋白C缺乏、蛋白S缺乏等导致易栓症外,还发现ADRB2和LPL基因多态性与VTE独立相关。非裔美国人VTE死亡率高于白人,也提示遗传因素是重要的危险因素。

静脉血栓栓塞症的诱发因素

强诱发风险因素:下肢骨折,近3个月因心力衰竭或心房颤动/心房扑动住院,髋关节或膝关节置换术,严重创伤,近3个月内心肌梗死,既往静脉血栓栓塞,脊髓损伤。

中等诱发风险因素:膝关节镜手术,自身免疫性疾病,输血,中心静脉插管,化疗,充血性心力衰竭或呼吸衰竭,红细胞生成刺激剂,激素替代疗法(取决于药物配方),体外受精,感染(尤其肺炎、泌尿道感染、人类免疫缺陷病毒感染),炎症性肠病,肿瘤(肿瘤转移风险最高),口服避孕药治疗,瘫痪性脑卒中,产后期,表浅静脉血栓形成,易栓症。

弱诱发风险因素:卧床>3天,糖尿病,高血压,长时间坐位静止不动(如,长时间汽车或飞机旅行),年龄的增长,腹腔镜手术(如胆囊切除术),肥胖,妊娠,静脉曲张。

一、肺栓塞的分类

急性肺血栓栓塞症（acute pulmonary thromboembolism，APTE）已成为我国常见心血管疾病，主要是因为DVT的高发病率。2010年《中国急性肺血栓栓塞症诊断治疗专家共识》将肺栓塞进行了定义及分类。

肺梗死定义为肺栓塞后，如果其支配区域的肺组织因血流受阻或中断而发生坏死。

大块肺栓塞是指肺栓塞2个肺叶或以上，或小于2个肺叶伴血压下降（体循环收缩压<90mmHg，或下降超过40mmHg，持续大于15分钟）。

次大块肺栓塞是指肺栓塞导致右室功能减退。

深静脉血栓形成是引起PTE的主要血栓来源，DVT多发于下肢或者骨盆深静脉，脱落后随血流循环进入肺动脉及其分支。

静脉血栓栓塞症是PTE与DVT的统称。

二、病理生理

肺血栓栓塞症一旦发生，肺动脉管腔阻塞，血流减少或中断，可导致不同程度的血流动力学和呼吸功能改变。轻者几无任何症状，重者可导致肺血管阻力突然增加，肺动脉压升高，心排血量下降，严重时因冠状动脉和脑动脉供血不足，导致晕厥甚至死亡。

1. 血流动力学改变　肺血栓栓塞可导致肺循环阻力增加，肺动脉压升高。肺血管床面积减少25%~30%时肺动脉平均压轻度升高，肺血管床面积减少30%~40%时肺动脉平均压可达30mmHg以上，右室平均压可升高；肺血管床面积减少40%~50%时肺动脉平均压可达40mmHg，右室充盈压升高，心指数下降；肺血管床面积减少50%~70%可出现持续性肺动脉高压；肺血管床面积减少>85%可导致猝死。

2. 右心功能不全　肺血管床阻塞范围和基础心肺功能状态是右心功能不全是否发生的最重要因素。肺血管床阻塞范围越大则肺动脉压升高越明显。5-羟色胺等缩血管物质分泌增多、缺氧及反射性肺动脉收缩会导致肺血管阻力及肺动脉压力进一步升高，最终发生右心功能不全。右室超负荷可导致脑钠肽、N末端脑钠肽前体及肌钙蛋白等血清标记物升高，预示患者预后较差。

3. 心室间相互作用　肺动脉压迅速升高会导致右室后负荷突然增加，引起右室扩张、室壁张力增加和功能紊乱。会引起室间隔左移，导致左室舒张末期容积减少和充盈减少，进而心排血量减少，体循环血压下降，冠状动脉供血减少及心肌缺血。大块肺栓塞引起右室壁张力增加导致右冠状动脉供血减少，右室心肌氧耗增多，可导致心肌缺血、心肌梗死、心源性休克甚至死亡。

4. 呼吸功能改变　肺栓塞还可导致气道阻力增加、相对性肺泡低通气、肺泡无效腔增大以及肺内分流等呼吸功能改变，引起低氧和低CO_2血症等病理生理改变。

三、严重程度评估

（一）危险分层

急性肺栓塞事件严重性的分类，是基于肺栓塞早期相关死亡风险的估测，定义为住院期间和30天肺栓塞相关的死亡率。目前以患者就诊时临床表现为依据，出现休克或持续低血压则疑似或确诊高危肺栓塞,不出现则为非高危肺栓塞。低血压定义为收缩压<90mmHg,或收缩压下降≥40mmHg,持续15分钟,而且需排除新发的心律失常、低血容量,或脓毒症导致的低血压(表6-10)。危险度分层主要根据临床表现、右室功能不全征象、心脏血清标记物(脑钠肽、N末端脑钠肽前体、肌钙蛋白)进行评价。

表6-10 急性肺栓塞危险度分层

肺栓塞死亡危险	休克或低血压	右室功能不全	心肌损伤	推荐治疗
高危(>15%)	+	+	+	溶栓或肺动脉血栓摘除术
	−	+	+	
中危(3%~15%)	−	+	−	住院治疗
	−	−	+	
低危(<1%)	−	−	−	早期出院或门诊治疗

(二)预后评估(表6-11)

表6-11 原始和简化的肺栓塞严重程度指数(PESI)

参数	最初模式	简化模式
年龄	以年为单位的年龄	80岁以上计1分
女性	+10分	—
癌症	+30分	1分
慢性心力衰竭	+10分	1分
慢性肺疾病	+10分	1分
脉搏≥110次/分	+20分	1分
收缩压<100mmHg	+30分	1分
呼吸频率>30次/分钟	+20分	—
体温<36℃	+20分	—
精神状态改变	+60分	—
动脉血氧饱和度<90%	+20分	1分
危险分层	Ⅰ级:≤65分,30天死亡风险极低(0~1.6%); Ⅱ级:66~85分,死亡风险低(1.7%~3.5%); Ⅲ级:86~105分,死亡风险中等(3.2%~7.1%); Ⅳ级:106~125分,死亡风险高(4.0%~11.4%); Ⅴ级:>125分,死亡风险极高(10.0%~24.5%)	0分=30天死亡风险1%[95%可信区间(CI)0~2.1%]; ≥1分=30天死亡风险10.9%(95% CI 8.5%~13.2%)

四、诊断

(一)临床表现

1. 症状 80%以上的肺栓塞患者没有任何症状,易被忽略。有症状的患者其症状也缺乏特异性,主要取决于栓子的大小、数量、栓塞的部位及患者是否存在心、肺等器官的基础疾病。较小栓子可能无任何临床症状。较大栓子可引起呼吸困难、发绀、昏厥、猝死等。有时昏厥可能是APTE的唯一或首发症状。当肺栓塞引起肺梗死时,临床上可出现"肺梗死三联征",表现为:①胸痛,为胸膜炎性胸痛或心绞痛样疼痛;②咯血;③呼吸困难。合并感染时伴咳嗽、咳痰、高热等症状。由于低氧血症及右心功能不全,可出现缺氧表现,如烦躁不安、头晕、胸闷、心悸等(表6-12)。因上述症状缺乏临床特异性,给诊断带来困难,应与心绞痛、脑卒中及肺炎等疾病相鉴别。

表6-12 疑似肺栓塞患者的临床特征表现

表现特征	确诊的肺栓塞	非确诊的肺栓塞
呼吸困难	50%	51%
胸膜炎性胸痛	39%	28%
咳嗽	23%	23%
胸骨后疼痛	15%	17%
发热	10%	10%
咯血	8%	4%
晕厥	6%	6%
单侧下肢痛	6%	5%
深静脉血栓体征(单侧下肢肿胀)	24%	18%

2. 体征 主要是呼吸系统和循环系统体征,特别是呼吸频率增加(超过20次/分)、心率加快(超过90次/分)、血压下降及发绀。颈静脉充盈或异常搏动提示右心负荷增加;下肢静脉检查发现一侧大腿或小腿周径较对侧增加超过1cm,或下肢静脉曲张,应高度怀疑肺血栓栓塞症。其他呼吸系统体征有肺部听诊湿啰音及哮鸣音,胸腔积液阳性等。肺动脉瓣区可出现第2心音亢进或分裂,三尖瓣区可闻及收缩期杂音。APTE致急性右心负荷加重,可出现肝脏增大、肝颈静脉反流征和下肢水肿等右心衰竭的体征。

(二)辅助检查

1. 动脉血气分析 是诊断APTE的筛选性指标。特点为低氧血症、低碳酸血症、肺泡动脉血氧分压差增大及呼吸性碱中毒。约20%确诊为APTE的患者血气分析结果正常。

2. 血浆D-二聚体 敏感度达92%~100%,特异度仅为40%~43%,手术、外伤和急性心肌梗死时D-二聚体也可增高。低度可疑的APTE患者,若低于500μg/L可排除APTE;高度可疑APTE的患者无论血浆D-二聚体检测结果如何,都不能排除APTE,均需进行肺动脉造影等手段进行评价。

3. 心电图 心电图早期常常表现为胸前导联V1~V4及肢体导联Ⅱ、Ⅲ、aVF的ST段压低和T波倒置,部分病例可出现Ⅰ导联S波加深,Ⅲ导联出现Q/q波及T波倒置,这是由于急性肺动脉堵塞、肺动脉高压、右心负荷增加、右心扩张引起。

4. 超声心动图 直接征象能看到肺动脉近端或右心腔血栓,但阳性率低,如同时患者临床表现符合PTE,可明确诊断。间接征象多是右心负荷过重的表现。

5. 胸部X线平片 肺动脉栓塞如果引起肺动脉高压或肺梗死,X线平片可出现肺缺血征象如肺纹理稀疏、纤细,肺动脉段突出或瘤样扩张,右下肺动脉干增宽或伴截断征,右心室扩大征。也可出现肺野局部浸润阴影;尖端指向肺门的楔形阴影;盘状肺不张等。

6. CT肺动脉造影 可直观判断肺动脉栓塞累及的部位及范围,肺动脉栓塞的程度及形态。PTE的直接征象为肺动脉内低密度充盈缺损,部分或完全包围在不透光的血流之内(轨道征),或者呈完全充盈缺损,远端血管不显影;间接征象包括肺野楔形条带状的高密度区或盘状肺不张,中心肺动脉扩张及远端血管分布减少或消失等。其局限性主要在于对亚段及远端肺动脉内血栓的敏感性较差。CT肺动脉造影结果阴性并不能除外单发的亚段肺栓塞。

7. 放射性核素肺通气灌注扫描 典型征象是与通气显像不匹配的肺段分布灌注缺损。且不受肺动脉直径的影响,尤其在诊断亚段以下肺动脉血栓栓塞中具有特殊意义。

8. 磁共振肺动脉造影(MRPA) 可直接显示肺动脉内栓子及PTE所致的低灌注区,适用于碘造影剂过敏者。但不推荐此法在肺栓塞常规诊断中使用。

9. 肺动脉造影 是诊断肺栓塞的"金标准",其敏感性为98%,特异性为95%~98%,直接征象有肺动脉内造影剂充盈缺损,伴或不伴轨道征的血流阻断;间接征象有肺动脉造影剂流动缓慢,局部低灌注,静脉回流延迟。

10. 髂静脉及下肢深静脉检查 90%PTE患者栓子来源于下肢DVT,70%PTE患者合并DVT。对怀疑PTE患者应检测有无下肢DVT形成。除常规下肢静脉超声外,对可疑患者推荐行加压静脉超声成像检查,静脉不能被压陷或静脉腔内无血流信号为DVT的特定征象。

(三)鉴别诊断

需要与急性心肌梗死、主动脉夹层等导致胸痛、呼吸困难的疾病相鉴别。另外肺血栓栓塞症需要与脂肪栓塞综合征、羊水栓塞症相鉴别。

脂肪栓塞综合征(fat embolism syndrome, FES)是指骨盆或长骨骨折后24~48小时出现呼吸困难、意识障碍和淤点,很少发生于上肢骨折。脂肪栓塞主要标准:皮下出血,呼吸系统症状及肺部X线病变,无颅脑外伤的神经症状;次要标准:动脉血氧分压<8.0kPa(60mmHg),血红蛋白下降(<10g);参考标准:心动过速,脉快,高热,血小板突然下降,尿中脂肪滴及少尿,血中游离脂肪滴。

羊水栓塞(amniotic fluid embolism, AFE)是指在分娩过程中或妊娠期宫腔手术操作中,羊水进入母体血循环引起的肺栓塞、过敏性休克、弥散性血管内凝血、肾衰竭或猝死等一系列病理综合征。AFE发生的高危因素胎膜破裂、子宫血管开放和子宫收缩过强导致羊膜腔和母体血循环之间压力差的形成,是羊水进入母体血循环诱发AFE的3个基本条件。其中,各种原因诱发的子宫血管异常开放和子宫收缩过强在AFE发生中具有重要的作用和地位。

(四)急性肺栓塞诊断流程

尽管急性肺栓塞的症状、临床表现和常规检查缺乏敏感性和特异性,但综合临床判断和预测评分两个方面可以帮助我们区分肺栓塞的疑似患者,并在行特殊检查前初步评估肺栓塞的可能性,这样可以提高肺栓塞的确诊率。临床中首先采用Wells评分法及修正的Geneva评分法初步判断肺栓塞的可能性(表6-13)。

表6-13 肺栓塞临床预测规则

指标	临床决策规则评分	
Wells评分法	最初版本	简化版
既往肺栓塞或深静脉血栓	1.5	1
心率≥100次/分	1.5	1
过去四周内手术或制动	1.5	1
咯血	1	1
活动性癌症	1	1
深静脉血栓的临床征象	3	1
非肺栓塞其他诊断的可能性小	3	1
临床可能性		
三级评分		
低可能性	0~1	不适用
中度可能性	2~6	不适用
高度可能性	≥7	不适用
二级评分		
不可能肺栓塞	0~4	0~1
可能肺栓塞	≥5	≥2
修正的Geneva评分法	最初版本	简化版
既往肺栓塞或深静脉血栓	3	1
心率: 75~94次/分	3	1
≥95次/分	5	2
过去1个月内手术或骨折	2	1
咯血	2	1
活动性癌症	2	1
单侧下肢痛	3	1
下肢深静脉触痛和单侧下肢水肿	4	1
年龄＞65岁	1	1
临床可能性		
三级评分		
低可能性	0~3	0~1
中度可能性	4~10	2~4
高度可能性	≥11	≥5
二级评分		
不可能肺栓塞	0~5	0~2
可能肺栓塞	≥6	≥3

　　初步判断疑似肺栓塞的患者进入进一步检查的诊断流程：合并休克或低血压的疑似肺栓塞患者：①急诊肺动脉CT血管造影或床旁经胸超声心动图检查以诊断PE。②出现右心功能障碍表现，病情不稳定不能进行肺动脉CT血管造影确诊。但如果压缩静脉超声（CUS）和（或）食管超声心动图（TOE）检查可立即进行，则进行床旁检查以探查静脉和（或）肺动脉血栓，以支持肺栓塞的诊断。③直接转到导管室的不稳定患者，冠脉造影排除了急性冠脉综合征，而肺栓塞成为可能的诊断时，可以考虑进行肺动脉造影（图6-1）。

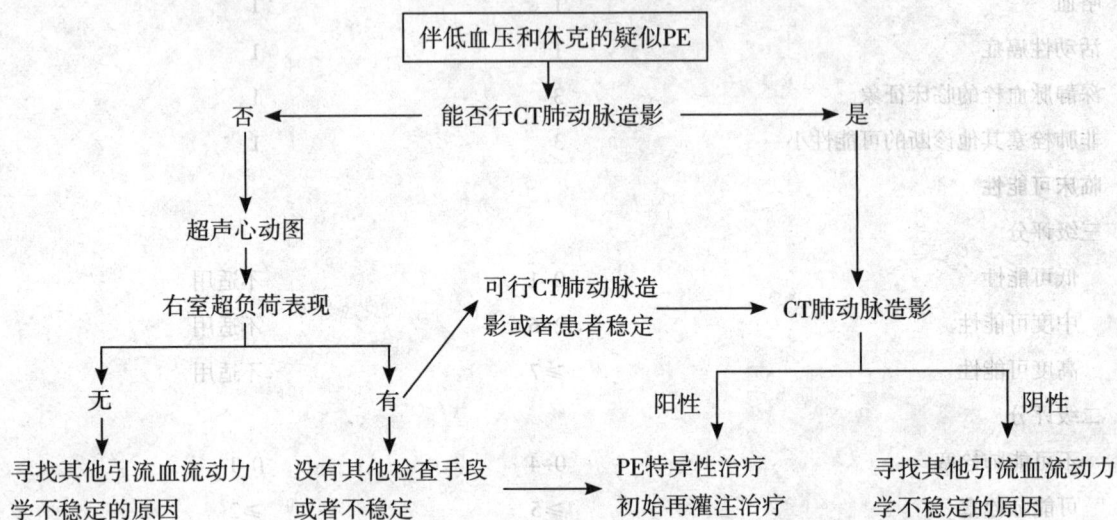

图6-1　合并休克或低血压的疑似肺栓塞患者诊断流程图

五、监测

（一）常规监测

　　生命体征、中心静脉压、乳酸、动脉血气、机械通气呼吸动力学、心肌损伤标志物、凝血功能、水电解质、肝肾功能监测等。

（二）特殊监测

　　血流动力学不稳定患者可进行漂浮导管等血流动力学监测。

六、治疗与预防

　　急性肺栓塞需根据病情严重程度制订相应的治疗方案（图6-2），因此必须迅速准确地对患者进行危险度分层。

（一）一般治疗

　　对高度疑诊或者确诊的APTE患者，应密切监测患者的生命体征，对有焦虑和惊恐症状的患者

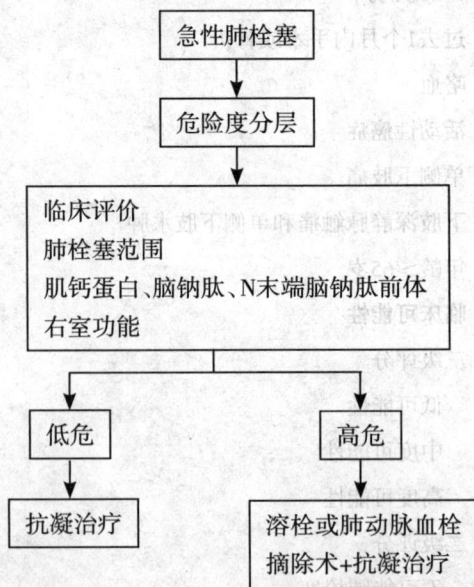

图6-2　基于危险度分层制定急性肺栓塞治疗

应适当使用镇静剂,胸痛者予止痛药治疗。对合并下肢深静脉血栓形成的患者应绝对卧床至抗凝治疗达到一定强度(保持INR在2.0左右)方可。并应用抗生素控制下肢血栓性静脉炎和预防肺栓塞并发感染。

(二)呼吸循环支持治疗

对有低氧血症的患者,采用鼻导管或面罩吸氧,合并呼吸衰竭时,行机械通气辅助呼吸。对右心功能不全、心排血量下降但血压尚正常的患者,可给予具有一定肺血管扩张作用和正性肌力作用的药物,如多巴胺或多巴酚丁胺;若出现血压下降,可增大剂量或使用其他血管加压药物,如去甲肾上腺素等。

(三)抗凝治疗

高度疑诊或确诊APTE的患者应立即给予抗凝治疗。

1. 普通肝素　首先给予负荷剂量2000~5000IU或按80IU/kg静脉注射,继之以18IU/(kg·h)持续静脉滴注。在开始治疗最初24小时内需每4小时测定活化的部分凝血活酶时间(APTT)并根据该测定值调整普通肝素的剂量,使APTT尽快达到并维持于正常值的1.5~2.5倍。出血是抗凝剂最主要的并发症,一旦发现出血现象,应立即停止用药,严重者可用鱼精蛋白注射液中和肝素。由于普通肝素可能会引起血小板减少症,故在使用普通肝素的第3~5日必须复查血小板计数。若患者出现血小板计数迅速或持续降低超过50%,或血小板计数小于100×10^9/L,应立即停用普通肝素。

2. 低分子量肝素　所有低分子量肝素均应按照体重给药(如100IU/kg每次或1mg/kg每次,皮下注射,每日1~2次)方法用药。低分子量肝素HIT发生率较普通肝素低,可在疗程大于7天时每隔2~3天检查血小板计数。

建议普通肝素、低分子量肝素至少应用5天,直到临床症状稳定方可停药。对于大块肺栓塞、髂静脉及(或)股静脉血栓患者,约需用至10天或者更长时间。

3. 华法林　患者需要长期抗凝应首选华法林。华法林是一种维生素K拮抗剂,初始与低分子量肝素联合使用,起始剂量为2.5~3.0mg/d,3~4日后开始测定INR,当该比值稳定在2.0~3.0时停止使用低分子量肝素,继续予华法林治疗。抗凝治疗的时间应因人而异,部分病例的危险因素可短期内消除,如口服雌激素、短期制动、创伤和手术等,抗凝治疗3个月即可;对于栓子来源不明的首发病例,给予抗凝治疗至少6个月;APTE合并深静脉血栓形成患者需长期抗凝;特发性或合并凝血因子异常的深静脉血栓形成导致的APTE需长期抗凝;若为复发性肺血栓栓塞症或合并慢性血栓栓塞性肺高压的患者,需长期抗凝;肿瘤合并APTE患者抗凝治疗至少6个月。华法林主要并发症为出血,可用维生素K拮抗。

4. 其他新型抗凝药物　包括Xa因子抑制剂(利伐沙班、阿哌沙班和依度沙班)和直接凝血酶(Ⅱa因子)抑制剂(达比加群)。与VKA联合抗凝治疗的替代治疗,推荐利伐沙班抗凝治疗。

(四)肺动脉血栓摘除术

适用于危及生命伴休克的急性大块肺栓塞,或肺动脉主干、主要分支完全堵塞,且有溶栓治疗禁忌证或溶栓等内科治疗无效的患者。

(五)腔静脉滤器

可防止下肢深静脉血栓再次脱落引起肺栓塞,植入滤器后仍需长期抗凝治疗,防止血栓形成。

（六）溶栓治疗

溶栓药可直接或间接地将纤维蛋白溶酶原转变成纤维蛋白溶酶，迅速降解纤维蛋白，使血块溶解；另外还通过清除和灭活纤维蛋白原、凝血因子Ⅱ、Ⅴ、Ⅷ及系统纤维蛋白溶酶原，干扰血凝；纤维蛋白原降解产物增多，抑制纤维蛋白原向纤维蛋白转变，并干扰纤维蛋白的聚合。溶栓治疗可迅速溶解血栓和恢复肺组织灌注，逆转右心衰竭，增加肺毛细血管血容量及降低病死率和复发率。

1. 适应证 ①2个肺叶以上的大块肺栓塞者；②不论肺动脉血栓栓塞部位及面积大小，只要血流动力学有改变者；③并发休克和机体动脉低灌注［如低血压、乳酸酸中毒和（或）心排血量下降］者；④原有心肺疾病的次大块肺血栓栓塞引起循环衰竭者；⑤有呼吸窘迫症状（包括呼吸频率增加、动脉血氧饱和度下降等）的肺栓塞患者；⑥肺血栓栓塞后出现窦性心动过速的患者。

2. 禁忌证

（1）绝对禁忌证：①活动性内出血；②自发性颅内出血。

（2）相对禁忌证：①2周内的大手术、分娩、器官活检或不能压迫止血部位的血管穿刺；②2个月内的缺血性中风；③10天内的胃肠道出血；④15天内的严重创伤；⑤1个月内的神经外科或眼科手术；⑥难于控制的重度高血压（收缩压＞180mmHg，舒张压＞110mmHg）；⑦近期曾行心肺复苏；⑧血小板计数低于$100×10^9$/L；⑨妊娠；⑩细菌性心内膜炎；⑪严重肝肾功能不全；⑫糖尿病出血性视网膜病变；⑬出血性疾病；⑭动脉瘤；⑮左心房血栓；⑯年龄＞75岁。

3. 临床常用溶栓药物及用法 我国临床上常用的溶栓药物有尿激酶（UK）和重组组织型纤溶酶原激活剂（rt-PA）两种。尿激酶的用法为UK20 000IU/（kg·2h）静脉滴注，而rt-PA为50~100mg持续静脉滴注2小时。

4. 溶栓时间窗 肺栓塞溶栓治疗的目的主要是尽早溶解血栓疏通血管，减轻血管内皮损伤，降低慢性血栓栓塞性肺高压的发生危险。因此在APTE起病48小时内即开始行溶栓治疗能够取得最大的疗效，但对于那些有症状的APTE患者在6~14天内行溶栓治疗仍有一定作用。

5. 溶栓治疗并发症 一般出血不需处理，严重出血者应中止治疗，给予抗纤溶药物，必要时输新鲜血液或纤维蛋白原。链激酶及其复合剂偶可引起过敏性休克而需积极治疗。一般溶栓剂副反应轻，可对症处理。

（七）肺栓塞的预防

肺栓塞多因肢体静脉血栓形成后脱落所致，因此预防肺动脉栓塞的发生是可能并且是非常重要的。预防的具体方法分为主动预防和被动预防。

1. 主动预防 是指预防肢体静脉血栓形成。药物预防措施：对于长期卧床、肥胖、高龄、外伤、口服避孕药物等患者应积极进行抗凝治疗，包括小剂量肝素皮下注射、低分子肝素和华法林。物理方法：主要是改善血流循环状态，防止静脉血栓形成。鼓励术后患者早期下床活动，穿长筒弹力袜或采用长筒靴间歇压迫法及腓肠肌电针刺激法等。

2. 被动预防 被动预防是指对已经形成肢体静脉血栓并已导致或可能导致肺动脉栓塞病例，可进行腔静脉栓子脱落拦截。主要是下腔静脉滤器植入术。

七、中医中药

（一）中医对肺栓塞的认识

中医文献无"肺栓塞"病名,肺栓塞多属于胸痹、厥证、喘证、痰饮等范畴,认为气虚、血瘀、痰浊为本病主要病机。

肺栓塞的病因主要多由年老体弱患者气虚血行不畅;或久卧、久坐、产后、腹部或盆腔手术、外伤后制动后,气血运行滞缓;或外伤手术、骨折等原因损伤筋脉,气血运行不畅,以致瘀血阻于络道,脉络滞塞不通,营血回流受阻溢于脉外,瘀、毒、痰等互结于下肢。瘀、毒、痰等浊气上逆,痹阻心脉而见胸痛胸痹;脉络受损,肺气不降而见喘促,甚则咯血;气机逆乱,升降失常,阴阳气不相顺接而致厥证;或因气机闭塞,阳气暴脱于外,而致阳脱证。因此,急性肺栓塞以瘀、毒、痰互结,阳气痹阻为主要病机,病位在心、肺,常因气虚血瘀痰阻或气滞痰瘀互结于心肺或气闭阳脱而致病。慢性肺栓塞则因阳气亏虚,气血瘀滞,久病入络,病情缠绵难愈。

（二）肺栓塞的辨证施治

肺栓塞的中医证型目前尚不统一,临床显性肺栓塞主要可辨证为气虚血瘀、气虚水停、痰浊阻肺、阳气欲脱,其中阳气暴脱型多为急性广泛性肺栓塞,痰浊阻肺型多为急性亚广泛性肺栓塞,气虚血瘀型多为慢性肺栓塞,间接反映了肺栓塞的程度及病程急慢性。辨证要点主要是分清虚实缓急,治则以急则治标,缓则治本。以活血法为治疗大法,兼顾益气、温阳、化痰等。

1. 痰瘀阻络证

证候特征:胸闷痛如窒,喘促,痰多,或痰中带血,心悸不宁,汗出,疲乏,纳呆,面色晦暗,甚则面浮足肿,舌体胖,舌质黯淡,或有瘀斑、瘀点、齿印,苔厚腻,脉弦滑或弦数。

治法:化痰活血、通络。

推荐方药:瓜蒌薤白桂枝汤(《金匮要略》)合桃红四物汤(《医宗金鉴》)加减。

推荐中成药:丹参注射液、红花注射液、血栓通等。

2. 血瘀胸腑证

证候特征:胸痛剧烈,痛处固定不移,胸闷烦躁,喘促咳逆,声高息粗,心悸,咳血,或痰中带血,入暮潮热,唇色或两目暗黑,舌质黯红,或有瘀斑、瘀点,脉涩或弦紧。

治法:行气活血。

推荐方药:血府逐瘀汤(《医林改错》)加减。

推荐中成药:川芎葡萄糖注射液。

3. 气虚血瘀证

证候特征:精神疲倦,咳嗽,胸痛,胸闷,痛有定处,下肢水肿,活动气促,皮肤瘀黑,咯血,少量咯痰,舌黯淡、薄苔、白苔、脉细等。

治法:益气活血。

推荐方药:补阳还五汤(《医林改错》)加减。

推荐中成药:血塞通、黄芪注射液等。

4. 阳气欲脱

证候特征:烦躁不安,面色苍白,四肢厥冷,冷汗淋漓,胸闷,胸痛,喘促或呼吸微弱,心悸,唇指发绀,甚者意识模糊或昏迷,脉微欲绝。

治法:温阳、益气、固脱。

推荐方药:参附汤(《圣济总录》)或回阳救急汤(《伤寒六书》)加减。

推荐中成药:参附注射液。

典型病例

女,78岁,2014年11月24日入院。

主诉:右肱骨骨折内固定术后3天,心肺复苏后1天。

现病史:3天前患者于某骨科医院行"右侧肱骨骨折切开内固定术",手术顺利。1天前院内如厕时出现晕厥,发现时呼吸心跳停止,立即行心肺复苏、气管插管、机械通气等抢救后,患者自主呼吸、心跳恢复。为求进一步治疗,经120转入我院,急诊以"急性心肌梗死?"收入我科住院治疗。

入院症见:神清,呼吸急促,心前区憋闷、压榨感,可放射至背心,伴心悸、心慌,舌黯苔白腻,脉弦滑。

既往史:无高血压、冠心病、糖尿病等。

入院查体:R28次/分,HR123次/分,BP148/88mmHg,SpO₂99%,皮肤口唇无发绀,胸廓略平坦,可扪及骨擦感,叩诊略呈清音,双肺呼吸音粗,双肺闻及湿啰音,无胸膜摩擦音。心界无扩大,心音正常,心律齐,瓣膜区未闻及杂音,无心包摩擦音。

入院诊断:

中医:猝死(瘀血内阻、阳气暴脱证)。

西医:①双下肺动脉栓塞心搏骤停心肺复苏术后复苏后综合征(ARDS重度急性心肌梗死急性心力衰竭急性肾损伤急性肝损伤);②下肢深静脉血栓;③右肱骨、尺骨骨折术后;④2型糖尿病;⑤高血压病2级很高危。

辅助检查:入院心电图:窦性心律,律齐,胸前导联ST段压低0.05~0.1mv。血常规+C反应蛋白:白细胞22.86×10⁹/L,中性粒细胞百分比93.3%,全血C反应蛋白>170mg/L,DIC检测:活化部分凝血活酶时间50.2秒,D二聚体38.73μg/ml,血浆纤维蛋白原5.55g/L。血气分析:pH7.131,PO₂65.2mmHg,PCO₂57.8mmHg,Lac 1.0mmol/L(吸氧浓度100%)。肺动静脉血管CT成像:双下肺动脉多个分支管腔内充盈缺损影,考虑肺动脉栓塞;双肺下叶片状影,考虑合并肺动脉栓塞后改变。双下肢动静脉血管彩超示:右侧小腿肌间静脉弱回声充填,考虑静脉血栓。

诊治过程:给予低分子肝素抗凝3天后续用华法林,以及机械通气、持续肾脏替代治疗、抗感染、在监测下维持血流动力学稳定,入院2天后逐渐给予肠内营养、1周后达生理需要量。

中药辨证施治:根据深静脉血栓形成及双下肺动脉栓塞的诊断认为瘀血内阻是其根本病因,而猝死是由于瘀血内停导致阳气暴脱的结果,故开始先予济生回阳救急汤加味温阳益气、固脱、活血治疗:附子(先煎)30g,人参20g,白术20g,茯苓20g,姜半夏15g,干姜15g,陈皮15g,肉桂15g,五味子15g,当归20g,北细辛9g,通草10g,炙甘草10g。1周后血流动力学平稳后改为补阳还五汤加味益气活血治疗:生黄芪30g,当归20g,赤芍20g,川芎20g,桃仁15g,红花15g,地龙15g,银花藤30g。

患者于2014年12月15日转出ICU,12月21日出院。

[点评]

　　患者骨折后并发深静脉血栓形成,继之导致急性肺栓塞而心搏骤停,初始心肺复苏成功,转入ICU后明确诊断。根据血栓形成及心搏骤停初始温阳益气固脱为主,辅以活血化瘀为辅,待血流动力学平稳后又以活血为主,辅以益气,时时不离活血化瘀是救治成功的关键。

（熊旭东　高培阳）

第七章　重症消化系统疾病

　　重症消化系统疾病主要是指包括食道、胃肠道以及消化器官如肝脏和胰腺的器质性或功能性病变导致危及生命和（或）远端器官功能障碍的一组疾病。重症患者急性胃肠功能障碍越来越多地受到临床重视，证据表明许多消化系统疾病随着其病情的发生、发展均可早期导致直接或间接的胃肠功能损害，腹腔压力的变化，最终由于肠道功能不全或衰竭导致多器官功能的衰竭，因此目前认为肠道功能不全是多器官功能衰竭的"始动"因素。本章就临床常见的重症消化系统疾病中西医研究进展进行分节讲述。

第一节　上消化道大出血

　　上消化道出血（upper gastrointestinal hemorrhage）系屈氏（Treize）韧带以上的消化道，包括食管、胃、十二指肠或胰胆等病变引起的出血；胃空肠吻合术后的空肠病变出血亦属此范围。上消化道大出血一般是指在数小时内的失血量超出1000ml或循环血容量的20%。其主要表现为呕血和（或）便血，往往伴有血容量减少引起的急性周围循环衰竭。

一、病因

（一）上胃肠道疾病

　　食管疾病，胃、十二指肠疾病，空肠疾病等。

（二）门静脉高压引起食管、胃底静脉曲张破裂

　　肝硬化、门静脉阻塞、肝静脉阻塞（Budd-Chiari综合征）。

（三）上胃肠道邻近器官或组织的疾病

　　胆道出血，胰腺疾病，胸、腹主动脉瘤破入食管、胃或十二指肠，纵隔肿瘤或脓肿破入食管等。

（四）全身性疾病

　　血液病、尿毒症、结缔组织病、应激性溃疡等。

二、临床表现

（一）呕血与黑便

　　呕血与黑便是上消化道出血的特征性表现。出血部位在幽门以下者可只表现为黑便，在幽门以上者常兼有呕血。

(二)失血性休克

上消化道大量出血若出血量较大、失血较快、出血不止可致失血性休克。临床可出现头昏、黑蒙、晕厥、心悸、口渴、出冷汗等一系列组织灌注不足表现。但在失血性休克早期,血压可因代偿而基本正常,甚至一时偏高。

(三)贫血

在出血后期,组织液渗入血管内,使血液稀释,一般须经3~4小时以上才出现贫血。

(四)氮质血症

如临床上无明显肾功能不全证据,而血尿素氮继续升高或持续超过3~4日,可提示上消化道继续出血或再出血。

(五)发热

大量出血后,多数患者在24小时内出现低热,一般不超过38.5℃,可持续3~5日。

三、上消化道出血的评估与诊断

(一)紧急评估

1. 血流动力学状态评估　对上消化道出血患者及时测量脉搏、血压,评估失血量,判断患者的血流动力学状态是否稳定(表7-1)。

表7-1　上消化道出血严重程度分级

分级	失血量(ml)	血压(mmHg)	心率(次/分)	血红蛋白(g/L)	症状	休克指数*
轻度	<500	基本正常	正常	无变化	头昏	0.5
中度	500~1000	下降	>100	70~100	晕厥、口渴、少尿	1.0
重度	>1500	收缩压<80	>120	<70	肢冷、少尿、意识模糊	>1.5

注:*休克指数=心率(次/分)/收缩压(mmHg)

出现以下表现表明患者的血流动力学状态不稳定:心率>100次/分,收缩压<90mmHg或较平时水平下降超过30mmHg,四肢末梢湿冷,出现发作性晕厥或其他休克表现。

2. 气道和呼吸评估　患者在使用高流量吸氧下仍出现呼吸频速、呼吸窘迫、血氧饱和度明显下降,提示中度以上出血。

3. 意识判断　Glasgow评分在8分以下表示患者昏迷,提示脑供血不足或休克,病情危重。

(二)二次评估(全面评估)

1. 估算出血量

(1)少量出血:并无明显呕血症状及肉眼血便,同时大便和胃液潜血试验均显示为阳性,一般每日出血量在50ml以上方出现黑便。

(2)中量出血:胃内储积血量在250~300ml可引起呕血,一次出血量不超过400ml时,因轻度的血容量减少可由组织液与脾储血所补充,并不引起全身症状。

(3)大量出血:短期内,呕出或排出大量黯红色血或鲜血,并伴随循环障碍。少数患者仅有周围循环衰竭征象,而无显性出血,应注意。

2. 判断出血部位   询问病史:详细询问患者或患者家属,了解其相关家族史,观察出血的颜色、色泽、稠度及出血时伴随的症状。

3. 体征检查   腹水、蜘蛛痣、腹壁静脉曲张、肝掌等体征,有助于肝硬化合并食管胃底静脉曲张破裂出血的诊断与鉴别。同时观察患者锁骨上淋巴结是否存在肿大现象,有助于胃癌的诊断。

4. 实验室检查   实验室检查对于诊断消化道出血有着重要的作用,检查内容主要有血常规、出凝血时间、血肌酐及肝功能、尿素氮等。

5. 辅助检查

(1)胃镜检查:可迅速帮助医师确诊,能发现X线钡剂检查时不易察觉的糜烂性胃炎、胃溃疡、贲门黏膜撕裂症等。

(2)血管造影:是最直接的血管造影阳性征象。当出血量大于0.5ml/min时能发现造影剂外溢。

(3)胶囊内镜:是一种全新的消化道图像诊断系统。主要用于小肠疾病的诊断,缺点是不能操控,对病灶的暴露有时不理想,也不能取活检及进行内镜下治疗。

(4)放射性核素显影:目前主要采用注射核素^{99m}Tc标记的自体红细胞后进行扫描,当出血量达到0.05~0.12ml/min时扫描即可得到阳性结果。

6. 判断是否存在活动性出血   是否存在活动性出血是影响病情预后的重要因素。对有下列迹象者,应认为有活动性出血,应及时处理:①呕血或便血次数增多,呕吐物由咖啡色转为鲜红色,或排出的粪便由黑色干便转为稀便、黯红血便;②经快速输液输血,周围循环衰竭的表现未见明显改善,或虽暂时好转而又再恶化,血压或中心静脉压反复下降;③红细胞计数、血红蛋白与血细胞压积继续下降,网织红细胞计数持续增高;④补液与尿量足够的情况下,血尿素氮持续或再次增高;⑤胃管抽出物有较多的新鲜血。

7. 出血预后评估   临床上多采用Rockall评分系统来进行上消化道出血患者再出血和死亡危险性的评估。该评分系统将患者分为高危、中危和低危人群,评分≥5分为高危,3~4分为中危,0~2分为低危(表7-2)。

表7-2   Rockall再出血和死亡危险性评估系统

变量	评分			
	0	1	2	3
年龄(岁)	<60	60~79	≥80	—
休克状况	无休克	心动过速	低血压	—
伴发病	无	—	心力衰竭、缺血性心脏病和其他重要伴发病	肝衰竭、肾衰竭和癌肿播散
内镜诊断	无病变,Mallory-Weiss综合征	溃疡等其他病变	上消化道恶性疾病	—
内镜下出血征象	无或有黑斑		上消化道血液潴留,黏附血凝块,血管显露或喷血	—

注:评分≥5分为高危,3~4分为中危,0~2分为低危

Blatchford评分基于简单的临床与实验室检查变量,无需内镜检查且敏感性高,适合在急诊治疗中早期应用(表7-3)。评分≥6分为中高危,<6分为低危。在预测对治疗需求或死亡风险方面,优于Rockall评分。

表7-3　急性上消化道出血患者的Blatchford评分

项目		检测结果	评分
收缩压(mmHg)		100~109	1
		90~99	2
		<90	3
血尿素氮(mmol/L)		6.5~7.9	2
		8.0~9.9	3
		10.0~24.9	4
		≥25.0	6
血红蛋白(g/L)	男性	120~129	1
		100~119	3
		<100	6
	女性	100~119	1
		<100	6
其他表现		脉搏≥100次/分	1
		黑便	1
		晕厥	2
		肝脏疾病	2
		心力衰竭	2

注: 评分≥6分为中高危,<6分为低危

四、上消化道大出血的支持治疗

上消化道出血的诊治过程可分为3个阶段,分别是紧急治疗期、病因诊断期和加强治疗期。

(一)紧急治疗期

治疗目标是控制急性出血、维持患者生命体征平稳并针对患者病情做出初步诊断及评估,治疗手段以药物治疗为主。

1. 紧急处置　对紧急评估中发现意识障碍,或呼吸循环障碍的患者,应常规采取"OMI",即: 吸氧(Oxygen, O)、监护(Monitoring, M)和建立大静脉通路(Intravenous, I)的紧急处理措施。

2. 液体复苏

(1)液体复苏的目标: 收缩压90~120mmHg或平均血压≥60mmHg;脉搏<100次/分;

尿量＞40ml/h；神志清楚或好转。大量失血的患者输血达到血红蛋白80g/L，血细胞压积25%～30%为宜。

（2）液体的选择：常用的复苏液体包括生理盐水、平衡液、胶体溶液和血液制品，通常主张先输入晶体液。目前不主张应用人工胶体溶液进行液体复苏治疗。

（3）存在以下情况时应考虑输血：收缩压＜90mmHg或较基础收缩压下降超过30mmHg；血红蛋白＜70g/L或血细胞压积＜25%；心率＞120次/分钟。输注库存血较多时，每输600ml血应静脉补充葡萄糖酸钙10ml。对肝硬化或急性胃黏膜损伤的患者，尽可能采用新鲜血液。

（4）限制性液体复苏：对于门脉高压食管静脉曲张破裂出血或活动性出血未控制前，血容量的恢复要谨慎，过度输血或输液可能加重出血。早期采用限制性复苏，收缩压维持在80～90mmHg以保证重要脏器的基本灌注，并尽快止血，出血控制后再进行积极容量复苏。

（5）血管活性药物的使用：在积极补液的前提下如果患者的血压仍然不能提升到正常水平，为了保证重要脏器的血液灌注，可以适当地选用血管活性药物，以改善重要脏器的血液灌注。

3. 药物治疗   严重的急性上消化道出血的联合用药方案为：静脉应用生长抑素+质子泵抑制剂。当高度怀疑静脉曲张性出血时，在此基础上联用血管升压素+抗生素，明确病因后，再根据具体情况调整治疗方案。

（1）生长抑素及其类似物：生长抑素静脉注射，有利于早期迅速控制急性上消化道出血。使用方法：首剂量250μg缓慢推注，继以250μg/h静脉泵入，疗程5天。

奥曲肽是人工合成的8肽生长抑素类似物。使用方法：急性出血期应静脉给药，起始快速静脉滴注50μg，继以25～50μg/h持续静脉泵入，疗程5天。

（2）抑酸药物：抑酸药物能提高胃内pH值，既可促进血小板聚集和纤维蛋白凝块的形成，避免血凝块过早溶解，有利于止血和预防再出血，又可治疗消化性溃疡。临床常用H_2受体拮抗剂和质子泵抑制剂抑制胃酸分泌。

H_2受体拮抗剂如法莫替丁、雷尼替丁。雷尼替丁的使用方法为：50mg/次，稀释后缓慢静脉推注（超过10分钟），每6～8小时给药1次。

常用的质子泵抑制剂有埃索美拉唑、奥美拉唑等。奥美拉唑使用方法：80mg静脉推注后，以8mg/h输注持续72小时。

（3）血管升压素及其类似物：包括垂体后叶素、血管升压素、特利加压素等。垂体后叶素0.2～0.4U/min持续静脉泵入，最高可加至0.8U/min；治疗过程中应根据患者的心血管疾病情况以及对药物的反应可联合静脉输入硝酸酯类药物，并保证收缩压大于90mmHg。特利加压素是合成的血管升压素类似物，可持久有效地降低肝静脉压力梯度、减少门静脉血流量，且对全身血流动力学影响较小。特利加压素起始剂量为：2mg/4h，出血停止后可改为2次/天，1mg/次，一般维持5天，以预防早期再出血。

（4）止血药物：对没有凝血功能障碍的患者，应避免滥用此类药物。对留置胃管者可灌注硫糖铝混悬液或冰冻去甲肾上腺素溶液（去甲肾上腺素8mg，加入冰生理盐水100～200ml）。

（二）病因治疗期

患者入院48小时内，急性出血得到控制，血流动力学稳定的情况下，行急诊内镜检查以明确病因并进行相应的治疗。内镜检查既是上消化道出血病因诊断的关键检查，又是与药物联合治疗的首选治疗方式。急性上消化道大出血的患者应当尽快完成内镜检查。

（三）加强治疗期

治疗目标是病因治疗，预防早期再出血的发生。病因明确后，根据不同的病因采取不同的治疗手段。

1. 非静脉曲张出血的治疗　内镜直视下止血局部喷洒5%孟氏1液（碱式硫酸铁溶液），或1%肾上腺素液、凝血酶500~1000U经内镜直视下局部喷洒。内镜直视下高频点灼血管止血适用于持续性出血者。

介入治疗针对造影剂外溢或病变部位经血管导管滴注血管加压素或去甲肾上腺素，导致小动脉和毛细血管收缩，使出血停止。无效者可用明胶海绵栓塞。

手术治疗指征：①上消化道持续出血超过48小时仍不能停止；②24小时内输血超过1500ml仍不能纠正血容量、血压不稳定；③保守治疗期间再次出血者；④内镜下发现有动脉活动性出血而止血无效者；⑤中老年患者原有高血压、动脉硬化，出血不易控制者应尽早行外科手术。

2. 静脉曲张出血的治疗

（1）内镜下硬化剂注射和套扎术：既可控制急性出血，又可以治疗食管静脉曲张。胃底静脉曲张破裂出血，尚可注射组织黏合剂或选用金属夹。

（2）气囊压迫止血：复发率高，吸入性肺炎、气管阻塞等严重并发症发生率高，严重者可致死亡。目前已很少单独应用，仅作为过渡性疗法，以获得内镜或介入手术止血的时机。

（3）经颈静脉肝内门-体静脉支架分流术（TIPS）：主要适用于出血保守治疗（药物、内镜治疗等）效果不佳、外科手术后再发静脉曲张破裂出血或终末期肝病等待肝移植术期间静脉曲张破裂出血等待处理。

（4）外科手术：尽管有以上多种治疗措施，但是仍有约20%的患者出血不能控制或出血一度停止后24小时内再出血，肝静脉压力梯度＞20mmHg（出血24小时内测量），但Child-pugh A级的患者行急诊分流手术有可能挽救生命；Child-pugh B级患者多考虑实施急诊断流手术；Child-pugh C级患者决定手术应极为慎重（病死率≥50%）。需注意的是，外科分流手术在降低再出血率方面非常有效，但可增加肝性脑病风险，且与内镜及药物治疗相比并不能改善生存率。肝移植是可考虑的理想选择。

五、中医认识与治疗

中医将本病归为"血证"的范畴。病性多为虚实夹杂。本病病情变化快，临床上，应考虑标本缓急。出血发生，应以西医急救止血处理为主，辅以中医药对因治疗；血止后，以分型辨治为主，兼以活血止血。

（一）中医病因病机

本病病机可归结为火热、气虚、血瘀。火热者，或胃火炽盛，或肝火横逆犯胃，或虚火灼胃，迫血妄行；气虚者，为脾胃虚弱，不能统摄血液，血溢脉外；血瘀者，为瘀阻脉络，血不循经而致出血。究其病因，胃热炽盛者，或因过食辛辣、厚腻或饮酒过度，湿热内生，热伤胃络；或久病之后，脾气虚弱，阴液生化乏源，加之久病阴津耗伤，致阴虚火旺，虚火内灼胃络，迫血妄行；肝火犯胃者，多因情志不遂，恼怒伤肝，肝郁化火，横逆犯胃，脉管受损，引起吐血；脾虚不摄者，或因饮食不节，脾胃中伤，致脾胃虚弱，脾失统摄，或久病之后，正气耗伤，气虚不能摄血,血不循经而溢出脉外。本病病位在胃,与肝、脾有关。

(二)中医治疗

1. 治疗原则　《景岳全书·血证》:"凡治血证,须知其要,而血动之由,惟火惟气耳"。《血证论·吐血》:"存得一分血,便保得一分命"。概言之,治血当循治火、治气、治血3个原则。

2. 辨证论治

(1)胃火炽盛证

证候特征:吐血色鲜红或紫黯或咖啡色,常夹有食物残渣,口臭,胃脘胀闷、灼痛,大便色黑,舌红苔黄或腻,脉滑数。

治法:清胃泻火,化瘀止血。

推荐方药:泻心汤(《金匮要略》)合十灰散(《十药神书》)加减。

(2)肝火犯胃证

证候特征:吐血色红或紫黯,口苦胁痛,或有黄疸,目赤,心烦易怒,寐少梦多,舌绛红,苔黄,脉弦数。

治法:泻肝清胃,凉血止血。

推荐方药:龙胆泻肝汤(《医方集解》)加减。

(3)脾虚不摄证

证候特征:吐血、便血缠绵不止,血色黯淡,神疲乏力,心悸气短,面色苍白,大便稀溏色黑,舌质淡,脉细弱。

治法:健脾益气摄血。

推荐方药:归脾汤(《正体类要》)加减。

(4)气衰血脱

证候特征:吐血倾盆盈碗,血色黯淡,神志恍惚,烦躁不安,大汗淋漓,面色苍白,唇白,口干,舌淡,脉微欲绝。

治法:益气固脱,回阳救逆。

推荐方药:参附汤(《圣济总录》)。

典型病例

刘某,男性,58岁,2014年10月24日入院。

主诉"反复呕血、黑便2天余"。

现病史:患者于2天前在无明显诱因下出现呕血1次,量约150ml,鲜血,非喷射性,伴解黑便3~4次/天,感头晕乏力,无明显腹痛,急查Hb 46g/L。

既往史:有"乙肝小三阳"病史20余年。

入院查体:T 36.8℃,P 87次/分,R 20次/分,BP 99/60mmHg。神志清,贫血貌,巩膜轻度黄染,未见蜘蛛痣及肝掌。心肺(-)。腹膨隆,腹壁未见曲张静脉,无反跳痛,肝未触诊,脾肋下4指。NS(-)。舌质淡,苔白,脉细弱。

入院诊断:

中医:血证——吐血(脾虚不摄证)。

西医:①失血性休克;②上消化道大出血;③食道胃底静脉曲张;④肝硬化失代偿期。

诊治过程:早期在消化科给予抑酸、特立加压素、生长抑素、血凝酶针止血等治疗无效,于2天后因再次呕鲜红色血液伴有血压下降,意识淡漠,急转入ICU予气管插管机械通气,扩容补液抗休克,输血纠正贫血及凝血功能障碍等处理。中医辨证为气衰血脱,治以益气固脱、回阳救逆,方选参附汤:人参20g,制附子15g(先煎)。急诊行床边胃镜检查,示食道静脉曲张,胃底大量血液积聚(胃底静脉曲张出血),予局部注射硬化剂治疗血止,余治疗续前。1周后患者成功脱机拔管,循环相对稳定,转入普通病房继续治疗。

[点评]

上消化道大出血是临床常见的急重症,死亡率约占7%~10%。迅速确定病因、出血部位、准确估计出血量和及时处理,对预后有重要的意义。本病治疗的关键在于西医急诊胃镜止血,制酸止血、输血及血管活性药物对生命体征的维持。中医治疗应遵循《血证论》中提"止血、消瘀、宁血、补血"大纲,临证当辨证施治,辅助西医止血治疗。出血量大而不止的情况下,气随血脱,阴阳耗脱,急当予参附汤益气固脱、回阳救逆。

(张 庚)

第二节 重症胰腺炎

急性胰腺炎是指由多种病因引起的胰酶激活,继以胰腺局部炎症反应为主要特征,伴或不伴其他器官功能改变的疾病。

胰腺炎发病初期,在不同机制的参与下,胰腺腺泡细胞内胰蛋白酶过早活化,并激活各种损伤性胰消化酶。激活的消化酶和活性物质共同作用,造成胰腺实质及邻近组织的自身消化,进而引起胰腺局部组织炎症反应,产生大量炎症因子。炎症因子导致胰腺腺泡细胞坏死,瀑布级联反应引起SIRS,导致胰腺及胰腺外组织的损伤,对其他脏器或系统产生病理损伤。急性胰腺炎可分为轻、中、重度3级。其中,重症急性胰腺炎(severe acute pancreatitis,SAP)约占20%~30%,表现为持续广泛的胰腺及腹膜后炎症、胰腺及周围组织的灶状或弥漫性出血坏死,其临床经过凶险,病死率高,需要转入ICU,针对由此产生的并发症和全身多器官功能不全,对患者进行密切深入的监测和系统性的支持治疗。

一、SAP 的分类

(一)根据影像学表现将胰腺炎分为间质水肿性和出血坏死性

1. 间质水肿性胰腺炎 由于炎性水肿引起弥漫性胰腺肿大,偶有局限性肿大。CT表现为胰腺体积明显增大,胰周脂肪间隙模糊,胰腺实质均匀强化,但没有胰腺实质的坏死改变,可伴胰周积液。

2. 出血坏死性胰腺炎 胰腺和胰周广泛脂肪组织坏死,胰腺实质坏死和出血。早期增强CT可能低估胰腺及胰周坏死的程度,起病1周之后的增强CT更有价值,胰腺实质坏死表现为无增强区域。

(二)根据病因不同,分为胆源性与非胆源性胰腺炎

1. 胆源性胰腺炎 由于胆管炎症、结石、水肿、痉挛等使壶腹部发生梗阻,胆汁通过共同通道反流入胰管,激活胰酶原,从而引起胰腺炎。是我国胰腺炎的主要病因,约占总数70%左右。

2.非胆源性胰腺炎

（1）酒精性胰腺炎：酗酒和暴饮暴食会使胰液分泌旺盛，胰液在胰胆管系统内压力增高，导致胰腺腺泡破裂而发病。

（2）高脂血症：脂肪栓塞胰腺血管造成局部缺血，导致胰液排泄困难。多见于有高脂血症病史的肥胖患者。

（3）胰头/壶腹部占位：反复发作的胰腺炎最需警惕。

（4）其他病因：包括壶腹乳头括约肌功能不良、药物和毒物、外伤性、血管炎、先天性、自身免疫性疾病等。近年来，ERCP手术等医源性因素诱发的胰腺炎发病率也呈上升趋势。

（5）特发性：经临床与影像、生物化学等检查，10%~20%的胰腺炎不能确定病因，其中80%可能有微小结石或胆泥淤积。

二、SAP 严重程度评估

对于SAP患者，早期评估病情严重程度以尽早收入ICU监护治疗十分必要。病情严重程度可依据胰腺坏死范围和器官功能障碍的状况加以评估，且动态比较更有意义。

（一）Ranson评分

Ranson评分在早期预测胰腺炎病情严重程度方面有一定的准确性，≥3分时提示病情严重，预后较差，见表7-4。但该系统只有到入院后48小时才能计算，且某几个生理指标并非临床常规可获得，例如体液丢失量，有时无法在发病初始明确疾病严重程度；同时，该评分不能用于病情动态评估。

表7-4　Ranson评分

时间	酒精性	胆源性
入院时	年龄>55岁	年龄>70岁
	白细胞计数$>16 \times 10^9$/L	白细胞计数$>18 \times 10^9$/L
	血糖>11.1mmol/L	血糖>11.1mmol/L
	血清LDH>350U/L	血清LDH>400U/L
	血清AST>250U/L	血清AST>250U/L
入院48小时	血细胞比容下降>0.1	血细胞比容下降>0.1
	血清钙<2mmol/L	血清钙<2mmol/L
	动脉氧分压<60mmHg	动脉氧分压<60mmHg
	碱基缺乏>4mmol/L	碱基缺乏>5mmol/L
	BUN上升>1.8mmol/L	BUN上升>0.72mmol/L
	估计失液量>6L	估计失液量>6L

注：每项1分

（二）CT严重指数即Balthazar CT分级系统（CTSI）

Balthazar评分根据胰腺及胰周的CT表现分为A~E共5级。由于胰腺坏死程度与病死率密切相关，CTSI在Balthazar评分基础上增加了胰腺坏死程度，见表7-5。该系统可以直观地从影像学评判胰腺病灶,但是,发病早期胰腺局部可能还未出现明显坏死,所以在早期评价严重程度、死亡率方面存在一定局限性。

表7-5　CTSI分级系统

项目	评分
分级	
A. 正常胰腺	0
B. 胰腺肿大	1
C. 胰腺及周围脂肪炎症	2
D. 胰周处积液蜂窝织炎	3
E. >2处胰周积液或脓肿	4
坏死程度	
无坏死	0
1/3胰腺坏死	2
1/2胰腺坏死	4
>1/2胰腺坏死	6

注: CTSI=分级+坏死程度。严重度分为3级: Ⅰ级,0~3分; Ⅱ级,4~6分; Ⅲ级,7~10分。Ⅱ级以上为重症

（三）其他评分系统

基于SIRS和器官功能障碍的胰腺外炎症评分（EPIC）,主要评价胸腔积液、腹水、腹膜后炎症和肠系膜炎症等胰外改变,在胰腺坏死尚未发生的早期即可预测胰腺炎严重程度。APACHE Ⅱ评分对于大多数重症疾患严重度评估都有着较高的价值,缺点在于计分多而复杂,对于胰腺局部病变情况反映不够充分。

三、SAP 的诊断和临床分期

（一）诊断

临床上符合以下3项中的2项,同时伴有持续性（>48小时,不能自行恢复）的（单或多）器官功能障碍,即可诊断为SAP: ①与胰腺炎符合的腹痛（急性、突发、持续、剧烈的上腹部疼痛,常向背部放射）; ②血清淀粉酶和（或）脂肪酶活性高于正常上限值3倍; ③增强CT/MRI或腹部超声呈胰腺炎影像学改变。

推荐CT作为诊断胰腺炎的标准影像学方法,且发病1周左右的增强CT诊断价值较高,可有效区分液体积聚和坏死的范围。

（二）临床分期

SAP大致可分为急性反应期、全身感染期和残余感染期3个阶段。如果局部炎症得到有效控制,局部坏死组织没有感染,可以不进入感染期,而在2周左右直接进入恢复期。

1. 急性反应期　起病后2周以内,以SIRS及SIRS相关MODS为特征,常有休克、肾衰、呼衰、脑病等全身并发症。此期病情虽然危重,但临床过程相对稳定,可争取较高的生存率。

2. 全身感染期　2周至2个月左右,以胰腺或胰周坏死组织感染为特征,由于局部感染极

易加重,且难以控制,极易从SIRS发展为全身性感染,形成第2次打击,病情十分凶险。临床表现以全身细菌感染、深部真菌感染或双重感染为主,感染期的时间长短取决于MODS和腹腔感染的进展情况。

3. 残余感染期　病程2~3个月后,残余感染灶主要存在于腹膜后或者腹腔内残腔,常常由于引流不畅,导致窦道经久不愈,有时伴有消化道瘘,表现为全身营养不良。

四、SAP 并发症

(一)局部并发症

胰腺局部并发症从早期至晚期演进过程中不同时期可有不同表现,可同时存在或相互演变,包括:

1. 急性胰周液体积聚　发生于病程早期,可单发或多发,位于胰腺内或胰周无囊壁包裹的液体积聚,为早期炎性渗出后形成,内容物清亮或黯黑色,多能自行吸收,少数可发展为急性假性囊肿或胰腺脓肿。

2. 急性坏死物积聚　发生于病程早期,胰腺实质的弥漫性或局灶性坏死,伴有胰周脂肪坏死,液体内容物包含混合的液体和坏死组织。根据感染与否又分为感染性坏死和无菌性坏死。

3. 胰腺假性囊肿　多发生于起病4周后,非上皮性包膜(纤维组织或肉芽组织囊壁)包裹的液体积聚,内容物通常稀薄或清亮,伴有感染时内容物浑浊或呈脓性。CT上密度均匀,接近水密度,常呈圆形或椭圆形,囊壁清晰。

4. 包裹性坏死　多发生于起病4周后,无菌性坏死组织液化并形成包裹,其内混杂有部分胰腺分泌物和脱落的坏死组织,外面有一层界限分明炎性包膜的囊实性结构,类似于假性囊肿。

5. 胰腺脓肿　多发生于起病4周后,胰腺或胰腺周围形成包裹性积脓,液化较完全,外周为纤维囊壁,界限清楚,增强CT提示气泡征,细针穿刺物细菌或真菌培养阳性。

(二)全身并发症

异常激活的胰酶在造成胰腺本身损伤的同时激活炎症细胞,释放大量炎症介质,触发一系列炎症反应,引起全身血管通透性及血流动力学改变,组织灌注不足,导致全身各器官功能障碍,包括:

1. 呼吸系统改变　主要表现为急性呼吸窘迫综合征(ARDS),主要机制是胰酶激活后直接对肺泡及肺毛细血管的损害作用。早期通常表现为过度换气,后呼吸困难逐渐加重,胸部X线表现为两肺弥漫性、对称性密度增高,需机械通气方能维持PaO_2在正常范围;如果病情进一步恶化,肺部感染加重,可出现大片肺实变、肺不张,甚至出现昏迷、混合性酸中毒等。ARDS所致的低氧血症会进一步加重多器官功能损害。

2. 循环功能改变　以血流分布异常为特点,由于局部渗出、腹水、呕吐等原因循环容量绝对不足,血管的异常扩张导致容量不足进一步加重,表现为心动过速、低血压或休克。感染对心肌收缩亦有影响,激活的胰酶损害心肌、抑制心肌收缩,常表现为心包积液、心律失常和心力衰竭。

3. 急性肾衰竭　是SAP时常见的器官功能损伤,在SAP初期,低血容量休克(肾前性)是主要原因,同时,在SIRS和脓毒症(sepsis)的作用下,多种炎性介质可直接或间接导致肾功能损害,出现急性肾小管坏死,表现为少尿、无尿、蛋白尿、血尿或管型尿,血尿素氮和肌酐进行性升高。

4.胃肠功能障碍

(1)肠麻痹:胰腺组织受损坏死大量渗出,加上缺氧及局部炎症反应,使消化道组织水肿、平滑肌蠕动消失、大量消化液在腔内积聚。表现为不能进食,上腹部饱胀剧痛,频繁的恶心、呕吐,造成水、电解质紊乱及酸碱平衡失调。

(2)消化道出血:多由应激性溃疡所致,少数为脾静脉或门静脉栓塞造成门脉高压,引起曲张静脉破裂。下消化道出血可由胰腺坏死穿透横结肠所致。另外,假性动脉瘤与假性囊肿相连也可出现消化道出血。

(3)腹腔内高压(IAH)和腹腔间室综合征(ACS):腹腔内高压形成与其腹腔内及后腹膜大量渗出、腹腔内器官的间隙水肿、肠麻痹、胰腺坏死或伴感染以及合并腹腔内大出血有关。接受大量液体复苏、填塞止血、手术结束时勉强关腹也是引起腹腔内高压的重要原因。腹腔间室综合征是SAP的一种致命性并发症,是影响预后的重要指标之一,其主要危害在于影响腹腔脏器灌注,抬高膈肌,限制肺扩张,影响呼吸及循环系统,出现少尿、无尿、呼吸困难、血压降低等。

(4)肠瘘:消化道瘘的易发部位和胰外炎性浸润的高发区域一致。由于横结肠及结肠脾曲紧邻病变的胰腺,易受渗出液腐蚀,加之胃肠道微循环灌注不良、结肠系膜血管痉挛或血栓形成,上述部位的结肠病变临床最常见。手术时人为的肠管损伤、术后持续负压压力过大、某些硬质引流物的压迫、长时间的胃/空肠造口悬吊或处理不当也会引起胃肠瘘。

5.胰性脑病　是SAP的严重并发症之一,可表现为耳鸣、复视、谵妄、语言障碍及肢体僵硬、昏迷等,多发生于SAP早期,其发病机制尚未完全明确,可能与磷脂酶A2、电解质异常、高血糖、炎性因子等有关。

6.凝血异常　患者常处于高凝状态,发生血栓、循环障碍,进而发展为DIC。

7.代谢及水、电解质、酸碱平衡紊乱　SAP多有明显脱水和代谢性酸中毒,频繁呕吐者可有代谢性碱中毒。患者多有高血糖,早期由于肾上腺皮质的应激反应,一般为轻度升高,后期则为胰岛细胞破坏,胰岛素分泌不足所致,偶可发生糖尿病酮症酸中毒或高渗性昏迷。部分患者有低钙血症,血钙<1.75mmol/L提示病情严重。

五、SAP监测与支持

(一)监测

1.常规监测　包括生命体征、血容量、呼吸系统及机械通气呼吸动力学、心血管系统、血液系统、水盐电解质、肝功能、肾功能、胃肠道功能、营养指标、内分泌系统、感染相关指标等。

2.特殊监测

(1)腹内压(IAP)测定:对APACHE Ⅱ评分较高,尤其是具有ACS高危因素的患者应监测腹腔内压,并实时评估器官功能。常用方法是经导尿管膀胱测压法,详见第七章第五节腹内高压和腹腔间室综合征。

(2)胰腺状况评估

1)血淀粉酶:发病2~12小时后开始升高,48小时达峰值,3~5天后恢复正常,其升高幅度与疾病严重程度缺少相关性。

2）血脂肪酶：发病4~8小时后开始升高，24小时达峰值，持续8~14天，敏感性和特异性高于血淀粉酶。

3）腹部B超：可初步判断胰腺组织形态学变化（胰腺炎症，胰周渗出、钙化或积液），有助于诊断胆源性胰腺炎，用于早期诊断和鉴别诊断。

4）腹水穿刺检查：超声定位后腹水穿刺，引流腹水胰酶增高可明确为胰性腹水，怀疑胰腺坏死患者并发脓毒症可行经皮细针穿刺引流判断有无细菌感染。

5）腹部CT检查：在SAP病程中，强调密切随访CT检查，建议按病情需要，平均每周1次；增强CT是诊断胰腺炎敏感性和特异性较高的方法，选择时需考虑肾功能情况。

6）胰腺MRI、MRCP检查：MRCP能更清晰地显示胆管、胰管和结石，对≥3mm的结石具有较高诊断率，对于胆源性胰腺炎的诊断优于CT，但费时较长，适用于生命体征稳定的患者。

7）内镜逆行胰胆管造影（ERCP）检查：可见胆管、胰管内充盈缺损和狭窄，一并进行结石的诊断和治疗，但对胰腺有一定的刺激和激惹作用，在胰腺炎急性发作时应用受限。

（二）支持治疗

按重症急性胰腺炎的病程发展，在急性反应期纠正休克和全身炎症反应综合征及其并发症；全身感染期着重防治胰腺感染和严重脓毒症；残余感染期的治疗重点为后腹膜残腔处理和营养代谢支持。其中，早期液体复苏是前提，控制胰腺坏死、感染是关键，维护器官功能、营养支持及防治并发症贯穿始终。

1. 液体治疗

（1）早期液体复苏：由于SAP发病早期即有大量液体丢失，有效循环血量急剧下降，所以一经诊断应立即开始控制性液体复苏。主要分快速扩容和调整体内液体分布2个阶段，补液量包括基础需要量和流入组织间隙的液体量。为防止过度的液体复苏加重急性肺损伤，造成腹腔高压，应用早期目标指导的液体复苏（EGDT）可以更好地掌握液体治疗的量和速度，必要时使用血管活性药物维持足够的组织灌注。老年及心功能损害的患者应注意输液速度，避免加重心衰。

（2）纠正电解质紊乱：根据血糖水平，使用胰岛素治疗维持血糖在8~10mmol/L。对症补充钙剂、镁剂、微量元素和维生素。

2. 呼吸支持　动态监测血气分析结果。进展至ARDS时，及早应用机械通气，以改善氧供，降低全身氧耗，避免缺氧对全身器官功能产生损害。可短疗程大剂量地冲击使用糖皮质激素。

3. 肾脏支持　连续血液净化治疗是SAP治疗中的重要措施，可以迅速解除高热、水电解质及酸碱失衡对机体内环境的影响，保护心、肺、脑、肾功能，保证营养支持和药物治疗的进行，使免疫内稳态得以重建。持续性肾脏替代疗法（CRRT）的指征有：①伴急性肾衰竭；②早期伴≥2个以上器官功能障碍；③SIRS伴高热（39℃以上）、心动过速、呼吸急促，经一般处理效果不明显；④伴严重水、电解质紊乱；⑤伴胰性脑病；⑥伴急性肺损伤或ARDS。

4. 胃肠功能支持

（1）保护肠黏膜屏障：早期麻痹性肠梗阻的处理主要是胃肠减压、改善氧供、抑制胃酸分泌及促进胃蠕动等。需要密切观察腹部体征及排便情况，监测肠鸣音变化，及早给予促肠道动力药物，包括生大黄、芒硝、硫酸镁、乳果糖等，应用谷氨酰胺制剂保护肠道黏膜屏障。

在血流动力学平稳后（可以是用血管活性药物维持的平稳状态），尽早实施肠内营养，防止肠道菌群易位、发生内源性感染，对预防肠道功能衰竭及防治MODS具有重要意义。

（2）腹腔间室综合征（ACS）：以预防为主，早期给予胃肠减压、针对性药物恢复胃肠动力及功能，防止ACS发生。SAP合并ACS者应及时采取积极的救治措施，包括合理的液体治疗、胃肠减压及导泻、镇静镇痛、使用肌松剂及血液滤过减轻组织水肿，还可在B超或CT引导下微创减压，不建议在胰腺炎早期将ACS作为开腹手术的指征，详见第七章第五节腹内高压和腹腔间室综合征。

（3）腹腔内大出血：多为腐蚀性或感染性动脉瘤破裂出血。条件具备的首选血管造影检查明确出血部位，如为动脉性出血则行经皮出血动脉栓塞术（TAE）。未明确出血部位或栓塞失败者可考虑积极手术止血或局部填塞止血。非手术治疗效果差或较大血管破裂时，应果断手术缝扎止血。并发出血的SAP患者多病情危重，一旦判断出血应快速补液，应用止血药，输注血制品，做好凝血机制的监测和纠正，注意保温、纠正酸中毒。

（4）消化道瘘：肠瘘发生后应通过肠道造影等手段明确瘘的部位、类型，治疗原则包括通畅引流及造口转流手术。结肠瘘最常见，宜行近端造瘘以减轻胰周病灶的感染；十二指肠瘘往往有大量消化液丢失，出现不同程度的内环境失衡和营养不良，在加强营养支持基础上，使用生长抑素抑制肠液分泌，减少肠液丢失，加之持续灌洗引流，有自愈的可能。

5. 营养支持　和其他外科重症患者的代谢障碍相似，SAP主要表现为高分解代谢，由于后腹膜大量富含蛋白质液体的丢失，SAP的代谢改变和营养不良出现得更早，迁延时间更长。正确的营养支持治疗可缩短病程、减少并发症、改善预后、降低医疗费用。

早期肠内营养有助于改善肠黏膜屏障，减少内毒素和细菌易位，减轻炎症反应，降低SAP患者后期感染和MODS的发生，改善预后。在血流动力学稳定后应尽早（发病48小时内）实施肠内营养，最常用途径是内镜引导或X线引导下放置鼻空肠管，或通过经皮内镜胃空肠造瘘间接性空肠造口，或术中放置空肠营养管，将营养管插到屈氏韧带以下，保证胰腺休息，防止食物对消化道的刺激使胰腺分泌增加，加重胰腺炎症。比起其他重症患者，SAP早期实施肠内营养困难更多，比如不同程度的肠动力功能障碍、合并胰性腹水、存在肠管损伤、胰瘘、液体积聚等，但这些都不是肠内营养的禁忌证。因严重肠麻痹或其他腹部并发症而无法耐受肠内营养时，可辅以肠外营养。

对于SAP患者应采取分阶段营养支持策略：即全身炎症反应及脏器功能不全的急性应激期，掌握"允许性低热卡"原则，摄入总热卡20~25kcal/（kg·d），目标是纠正代谢紊乱，将蛋白质丢失减少到合理水平；在全身感染期，高代谢高分解及负氮平衡持续，建议热卡摄入25~30kcal/（kg·d），目标是提供适当的营养底物，将蛋白质消耗减少到合理水平；在残余感染期，应激与代谢状态趋于稳定，各器官系统功能正在恢复，目标是增加营养摄入，逐步恢复正氮平衡，摄入热卡应增加到30~35kcal/（kg·d）。

营养制剂上可先采用预消化型（氨基酸或短肽类），再逐渐过渡到整蛋白及含纤维要素类，并根据患者血脂、血糖情况进行肠内营养剂型的选择。应注意补充药理剂量谷氨酰胺制剂。对于高脂血症患者，应减少脂肪类物质的补充。

6. 病因治疗

（1）胆源性胰腺炎：凡ERCP/MRCP/内镜超声检查证实有胆管炎、黄疸、胆总管扩张等胆管梗阻证据的，应在48~72小时内行ERCP联合鼻胆管引流或ERCP联合十二指肠乳头括约肌切开术（EST）解除梗阻。病情严重无法手术者，应考虑经皮肝穿刺胆道引流（PTCD）或经皮肝穿刺胆囊引流（PTBD）解除胆管梗阻。坏死性胰腺炎患者可在后期行坏死组织清除术时一并处理或病情控制后择期行胆囊切除术，以防再次发生胰腺炎。

（2）高三酰甘油血症性胰腺炎：短时间内将三酰甘油降至5.65mmol/L。措施包括：①限制脂肪乳剂及可能升高血脂药物的使用；②低分子肝素5000U每12小时皮下注射，增加脂蛋白酶的活性，加速乳糜微粒的降解；③CRRT、血脂吸附和血浆置换。

（3）其他病因：酒精性胰腺炎积极补充维生素和矿物质；高血钙性胰腺炎多与甲状旁腺功能亢进有关，需要降钙治疗；胰腺解剖和生理异常、药物、肿瘤等原因引起者予以对应处理。

7. 抑制胰腺外分泌和胰酶抑制剂应用

（1）生长抑素及其类似物（奥曲肽）：通过直接抑制胰腺外分泌而发挥作用，对于预防ERCP术后胰腺炎也有积极作用。

（2）H_2受体拮抗剂或质子泵抑制剂：通过抑制胃酸分泌间接抑制胰腺分泌，还可预防应激性溃疡的发生。

（3）蛋白酶抑制剂（乌司他丁、加贝酯）：能够广泛抑制与胰腺炎相关的胰蛋白酶、弹性蛋白酶、磷脂酶A等的释放和活性，减轻这些酶直接造成的病理损害及继发炎症反应，稳定溶酶体膜，改善胰腺微循环，减少胰腺炎并发症，主张早期足量应用。

8. 外科治疗　坏死感染是重症胰腺炎的主要危险，由于早期病变尚在发展中，坏死组织界限不清，术中清除不彻底，早期手术治疗会显著增加手术次数、术后并发症发生率及病死率。近年来，"进阶式"（延期原则）成为普遍采用的治疗策略：第一步，外科引流，减压或缓解腹腔感染；第二步，清创手术，清除坏死组织，遵循微创、有效的原则。手术方式可分为PCD、内镜、微创手术和开放手术，胰腺感染性坏死病情复杂多样，各种手术方式须遵循个体化原则单独或联合应用。

（1）经皮穿刺引流（PCD）：B超或CT引导下经皮穿刺引流胰腺或胰周感染的脓液为首选的微创引流方式，能缓解中毒症状，可作为手术前的过渡治疗。适应证包括：①早期腹腔积液渐进性增多，压迫周围脏器；②有明显症状的急性胰周积液；③包裹性积液有感染证据；④可疑胰腺感染性坏死、胰周脓肿；⑤全身状况差，手术风险大和高龄等原因不适合外科手术者。部分患者充分引流后可避免手术。深部穿刺采用CT定位，浅部穿刺在B超引导下进行，有条件的单位可开展内镜下经胃、十二指肠穿刺引流术或内镜下坏死组织清除术。

（2）手术治疗：在SAP早期，除具有严重的腹腔间室综合征、肠系膜栓塞或坏疽性胆囊炎等无可争议的手术指征，均不建议外科手术治疗。在SAP后期，对于坏死感染、胰周脓肿等感染并发症，应行手术治疗。适应证包括：①胰周坏死组织感染；②腹腔压力高，造成ACS；③胆管炎或胆道梗阻，鼻胆管引流不成功或效果不良；④坏死组织伴出血。对于一些特殊的无菌性坏死的患者，如即使接受ICU治疗仍持续发生其他器官并发症或是病情严重恶化，也可尝试手术治疗。

手术治疗应贯彻"损伤控制外科"理念，即有限制的坏死组织清除，结合术后胰周和腹膜后持续负压冲洗引流。持续负压冲洗可稀释腹腔液体中胰酶浓度，稀释炎性渗出物中的毒素和病原菌，从而减轻自我消化、减轻腹膜刺激，防止脓毒症、胰外脓肿的形成，保护重要器官功能。

9. 抗生素的使用　对于非胆源性胰腺炎不推荐预防性使用抗生素。对于胆源性或伴有感染的SAP应在经皮或手术引流的基础上使用抗生素。首先根据区域流行病学情况经验性抗感染,尽快完善病原学检查,根据药敏用药。胰腺炎合并感染时以内源性感染为主,抗生素应选择抗菌谱为针对革兰阴性菌和厌氧菌为主、脂溶性强、可有效通过血胰屏障的药物。一般疗程为7~14天,特殊情况可延长疗程。使用时需警惕二重真菌感染或难辨梭状杆菌感染。

10. 其他对症支持措施　疼痛剧烈时考虑镇痛治疗,在严密观察病情下可注射盐酸哌替啶,不推荐应用吗啡或胆碱能受体拮抗剂,因前者会收缩奥狄括约肌,后者会诱发或加重肠麻痹。

六、中医中药

(一)中医对重症胰腺炎的认识

重症胰腺炎是常见的急腹症,历代医家一般认为其属于中医学"胁痛""结胸"的范畴,为各种外邪内伤导致的热、湿、瘀蕴结中焦,继而出现肝胆脾胃功能失调,疏泄不利,升降失和,而致有形之邪壅塞,从而实热蕴结。此病发病时无论何种辨证分型都有热毒血瘀之病机,热毒深重,热瘀互结,可致血败肉腐,形成痈脓。病情深重时,热盛耗津,正不胜邪,可由内闭而致外脱。"通里攻下,活血化瘀,清热解毒"是中医治疗重症胰腺炎的主要治则,体现中医学"釜底抽薪,急下存阴"的治疗特点。

(二)重症胰腺炎的辨证施治

根据中医脏腑辨证、病因病机辨证,可将重症胰腺炎分为3个临床分期:

1. 结胸里实　自发病至1周左右。具备少阳阳明合病或阳明腑实证的临床特征,可分为肝郁气滞证和肝胆湿热证。

（1）肝郁气滞证

证候特征:中上腹阵痛或向左季肋、左背部窜痛;腹胀、矢气可舒。可合并情志不畅,急躁易怒,善太息;恶心或呕吐;嗳气呃逆;舌淡红,苔薄白或薄黄;脉弦紧或弦数。

治法:和解少阳。

推荐方药:小柴胡汤(《伤寒论》)。

推荐中成药:小柴胡颗粒。

（2）肝胆湿热证

证候特征:上腹部胀痛或腹满;舌质红,苔黄腻或薄黄。合并发热口渴;身目发黄;呃逆恶心,心中懊恼;大便秘结;脉弦数。

治法:以攻里通下为主,辅以疏肝理气及活血化瘀。

推荐方药:清胰陷胸汤(《急腹症方药新解》)。

推荐中成药:龙胆泻肝丸。

2. 热毒炽盛

证候特征:壮热、神昏、烦躁,发斑,口渴甚,尿黄。甚便血、尿血、舌质深绛或紫,脉沉数或沉细而数。临床上可出现热深厥深、热入心包,甚至亡阴亡阳。

治法:通里攻下,清热解毒。

推荐方药:大承气汤合黄连解毒汤。

中成药:血必净注射液。

3. 邪去正虚

证候特征:发病3周后至2~3个月。见证多为邪去正虚,瘀留伤正,余热未尽,气阴两虚或脾胃不和或脾虚湿困。或见肝脾不和、热灼津伤、胃阴不足之证。舌质淡苔薄白,脉细弱或虚大无力。

治法: 清热益气,养阴通便。

推荐方药: 增液承气汤(《温病条辨》)合八珍汤(《瑞竹堂经验方》)。

推荐中成药: 生脉注射液。

(三)其他疗法

1. 中药灌肠　生大黄15g,直肠内灌入。以增加肠道蠕动,防止细菌易位,抑制炎性介质释放。也可使用大承气汤化裁。

2. 外敷治疗　腹部外敷芒硝、金黄散,每天2次。以保护胰腺,减少渗出,用于热毒瘀滞之证。

典型病例

刘某,女性,72岁,2014年9月22日入院。

主诉: 上腹痛1天。

现病史: 患者9月22日早晨突发右上腹疼痛,疼痛难忍,呕吐1次,为胃内容物,无发热恶寒,无胸闷气喘。至急诊就诊,查血: WBC 22.70×10^9/L,N% 59.3%,淀粉酶3180U/L,脂肪酶9640U/L;腹部CT: 急性胰腺炎,伴双侧少许胸腹腔积液;腹部B超: 脂肪肝、胆囊炎、胆囊泥沙样结石可能,胆总管扩张,胰腺体积肿大。予收住普外科。

既往史: 有"冠心病"病史,否认"胆结石"病史,否认饮酒史。

入院查体: T: 37.2℃, P: 80次/分, R: 22次/分, BP: 153/90mmHg。两肺呼吸音粗;腹软,剑突下及右上腹压痛,无反跳痛,Murphy(–)。余查体无异常。

入院诊断:

中医: 腹痛(气虚血瘀证)。

西医: ①急性胰腺炎; ②胆囊炎; ③冠心病。

诊治过程: 入院后予禁食、积极补液、生长抑素抑制胰液分泌、头孢唑肟抗感染、加贝酯抑制胰酶活性、泮托拉唑抑酸、乌司他丁抗炎等治疗。患者腹痛未缓解,23日出现发热(38.6℃),呼吸急促,拟至消化内镜中心行ERCP、鼻胆管引流治疗时,患者胸闷不适加重,血气示PO_2: 57.1mmHg,SO_2: 92.5%,心率130次/分,立即转入ICU。入ICU当日腹部CT如图7-1所示。

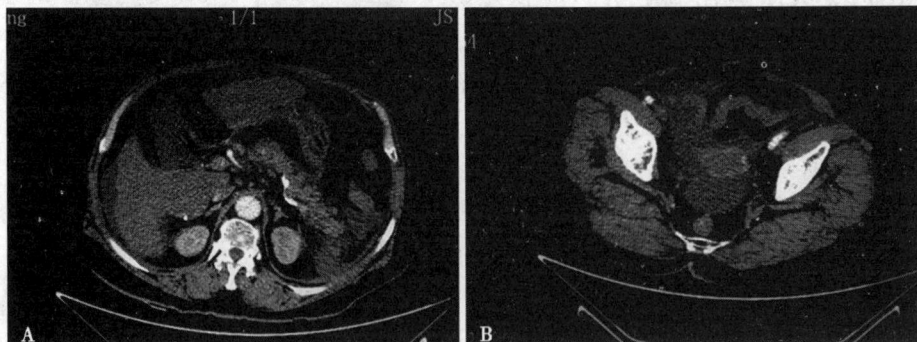

图7-1　入ICU当日腹部CT

A. 胆囊增大,胆囊壁毛糙,囊内无异常高密度影,胰腺
形态饱满,胰周见片状液体密度影; B. 盆腔积液

入ICU后予气管插管机械通气，头孢哌酮舒巴坦+奥硝唑加强抗感染，并予持续CRRT治疗。患者盆腹腔积液量多，予腹腔穿刺置管引流，共引出约3500ml黄色液体，1周后拔除。患者胃肠功能障碍，腹胀明显，测膀胱压约为16cmH$_2$O，肠鸣音弱，肠内营养实施困难，于25日内镜下置入三腔鼻空肠管，每日经空肠管饲肠内营养加强营养支持，经胃管胃肠减压可引出黄绿色消化液1000ml以上，过滤后回输至空肠，并予中药灌肠通便，加用促进胃肠道动力药及双歧杆菌三联活菌调节肠道菌群。患者胆囊肿胀明显，胆红素有增高趋势，于29日行胆囊穿刺置管引流减轻胆道压力，引流液为深绿色胆汁。

中医方面，患者面色暗滞，脘腹胀满，按之痛苦貌，舌紫黯有瘀点，苔薄，脉弦涩，辨证当属中医"腹胀满"范畴，证属"气滞血瘀证"，治宜理气通腑、活血祛瘀，方选血府逐瘀汤加减化裁，浓煎后缓慢鼻饲泵入。

患者于10月16日开始出现高热（39.6℃），腹腔引流液培养为白假丝酵母菌，予更换各深静脉管道，行气管切开术，并调整抗生素为"哌拉西林他唑巴坦+左氧氟沙星+伏立康唑"，后体温逐渐控制。10月27日逐渐脱离呼吸机，经治疗至11月20日患者精神良好，生命体征稳定，予转至普通病房。

[点评]

对于该患者，早期恰当的病因干预等综合性处理是良好预后的关键。此例患者为最常见的胆源性胰腺炎，当无法行ERCP/鼻胆管引流时，经皮肝穿刺胆囊引流解除胆道梗阻及时有效；早期液体复苏、呼吸支持、防治感染、抑制胰液分泌、CRRT、早期肠内营养、引流腹腔积液降低腹内压等综合性治疗有效地维护了器官功能，防止了致命性并发症的发生。西医治疗在重症胰腺炎占有优势，中医治疗的干预点可着眼于对瘀热的处理。结合本例患者，气虚血瘀之象明显，故以活血化瘀为主，同时兼顾行气止痛，方选血府逐瘀汤为主方，配合灌肠，使血活瘀化气行。

（王　醒）

第三节　急性胃肠功能障碍

急性胃肠功能障碍（acute gastrointestinal dysfunction，AGID）定义是指：重症患者由于胃肠道实质和（或）功能的损害导致胃肠道的消化、吸收、运动和（或）黏膜屏障功能障碍的一组肠道综合征，尤其多见于脓毒症导致多器官功能障碍综合征（multiple organ dysfunction syndrome，MODS）。研究显示约2/3的ICU患者发生胃肠功能障碍，其中60.9%发生腹胀，40%表现为腹泻或对肠内营养不耐受；16%的患者表现为便秘，2.6%发生肠鸣音消失。同时临床早期存在禁食者高达76.9%，需要胃肠减压者为59.0%。重症患者胃肠功能问题在MODS的发生、发展过程中具有重要作用。当肠黏膜屏障完整性和保护功能遭到破坏，胃肠道作为人体内最大的"储菌库"和"内毒素库"，肠道内的细菌或内毒素发生向肠外组织移位（translocation），目前认为其是触发或加重全身炎症反应（systemic inflammatory response syndrome，SIRS）和促进MODS发生发展的"始动"环节。AGID的发病机制主要包括胃黏膜血流灌注不足和组织缺氧、肠黏膜屏障损伤、胃肠道动力减弱以及胃肠功能停滞等方面，而重症患者一旦发生急性胃肠功能障碍,往往提示预后不良。

一、急性胃肠功能障碍的分型

急性胃肠功能障碍的分型临床尚未统一,目前临床主要有以下两类分型方法。

(一)依据肠道损伤特点分型

第一型为功能性小肠长度绝对减少型,如短肠综合征(SBS)。第二型为小肠实质广泛损伤型,如各种原因所致的肠外瘘、肠梗阻、肠坏死等,以及放射性肠损伤、炎性肠病所致的肠功能障碍。此型多数为急性发生,可逆转。第三型为以肠黏膜屏障功能损害为主,可同时伴有肠消化吸收功能的障碍,如严重创伤、出血、休克所致的肠功能障碍,此型是临床中最常见的一型。

(二)依据临床表现特点分型

1. 消化吸收障碍型   主要表现为腹泻或对肠内营养不耐受。导致该型的原因复杂,主要有肠黏膜结构改变;肠系膜血液供应减少;肠道水肿;消化酶活力减弱或缺失;菌群紊乱以及不恰当的肠内营养制剂和输注方式等。

2. 肠道动力障碍型   主要表现为腹胀、肠鸣音减弱及大便不通。其原因目前尚不完全清楚,主要认为各种原因导致的胃肠道平滑肌节律性或张力性收缩不全或丧失;胃肠神经性感知异常;脑中枢对胃肠神经-肌肉产生的激素调控异常,如瘦素、NO、5-羟色胺(5-HT)等。

3. 肠黏膜屏障损伤型   临床上主要表现为肠道细菌、内毒素移位,肠源性感染等。肠黏膜屏障受损为致病微生物经由"肠道-门静脉-肝脏-血液循环"和(或)"肠道-肠系膜淋巴-血液循环"途径发生移位,导致肠源性内毒素血症或菌血症,引发或触发全身炎症反应,脓毒性休克,并加快MODS的发展。肠黏膜屏障损伤主要由以下原因所致:①应激状态下的肠道有效血液供应不足使肠道绒毛处于缺血缺氧状态,导致黏膜水肿、坏死、绒毛脱落,甚至黏膜壁固有层脱落;②肠道黏膜营养不足使黏膜萎缩、降低肠细胞DNA与蛋白合成、细胞增殖延迟,长时间可引起肠道黏膜分泌功能障碍,导致肠道黏液和免疫屏障的损伤;③严重感染时由于细菌内毒素的直接作用与炎症介质和细胞因子的介导,导致肠道黏膜与黏膜下层炎性水肿,细胞凋亡加速和细胞坏死增多破坏了肠黏膜结构,引起肠道机械屏障损伤;④肠道抗原递呈细胞激活,释放血小板活化因子(PAF)、肿瘤坏死因子(TNF)等细胞因子,引起肠黏膜屏障功能损伤。

4. 应激性溃疡(stress ulcer)   应激性溃疡是指机体在各类严重创伤、危重疾病等严重应激状态下,发生的急性消化道糜烂、溃疡等病变,最后可导致消化道出血、穿孔,并使原有病变恶化。应激性溃疡的发生是由于多因素引起,包括胃酸分泌增多、H^+反流,引起黏膜酸化产生溃疡;胃肠道缺血再灌注导致黏膜损伤;胃底部黏膜与胃幽门、小肠、结肠比较更易发生营养供应不足,使胃底部较幽门窦部容易发生应激性溃疡。

二、急性肠功能障碍的诊断与评估

(一)诊断

目前对于重症患者的肠功能障碍诊断尚缺乏统一的标准,比较公认的诊断标准有以下两类。

1. 美国胸科医师协会和美国危重症医学会（ACCP/SCCM,1992年）诊断标准　凡符合下列五项之一者即可诊断为胃肠道功能障碍：①急性胃黏膜病变；②应激性溃疡出血；③腹胀、肠蠕动（肠鸣音）减弱；④中毒性肠麻痹；⑤少数患者出现无结石性胆囊炎或坏死性小肠结肠炎。

2. 王今达等（1995年）诊断标准　①应激性溃疡或者需输血者；②出现中毒性肠麻痹或者高度腹胀者；③坏死性小肠结肠炎（NEC）。符合上述三者之一考虑为肠功能障碍。

（二）评估

重症患者胃肠功能障碍的评估主要是采用临床症状评分法和分级法。

1. 评分法

（1）Goris评分法：0分定义为胃肠功能正常；1分定义为不耐受饮料和食物或肠蠕动消失，但无应激性溃疡和结石性胆囊炎；2分定义为有应激性溃疡出血且24小时内需输血2单位以上或坏死性小肠炎、胰腺炎、自发性胆囊穿孔。

（2）我国1995年重修MODS病情分期诊断及严重程度评分标准：腹部胀气，肠鸣音减弱为1分；腹部高度胀气，肠鸣音接近消失为2分；麻痹性肠梗阻或应激性溃疡出血为3分。具有三项中1项即可确诊。

临床评分方法并非根据临床客观证据，多是根据各自的临床经验制定的。其最大的局限性在于主观指标为主，缺乏定量指标，目前临床较少用。

2. 分级法（急性胃肠损伤分级）　为使重症患者胃肠功能评估更有利于临床评估，2012年欧洲危重病学会腹部疾病工作组把"胃肠道功能障碍"在重症患者中统一命名为"急性胃肠损伤"（acute gastrointestinal injury, AGI）。AGI是指由于重症患者急性疾病本身导致的胃肠道症状和营养不耐受产生的胃肠功能不全或障碍。并依据其临床症状和（或）腹腔压力提出了临床分级。

（1）AGI Ⅰ级（存在胃肠道功能障碍或衰竭的危险因素）：指自限性的胃肠道功能障碍改变状态，有向胃肠道功能损害或衰竭的风险；如腹部术后恶心呕吐及肠鸣音消失；休克早期肠动力减弱。

（2）AGI Ⅱ级（胃肠道功能障碍）：指胃肠道不具备完整的消化和吸收功能，无法满足机体对营养物质和水的需求，但未影响患者一般状况，且经过干预能恢复正常胃肠功能的胃肠道功能障碍状态；如胃轻瘫伴有大量胃潴留或反流、下消化道麻痹、腹泻、腹腔内高压（IAH）Ⅰ级（腹腔内压力IAP12~15mmHg）、胃内容物或粪便中可见出血、食物不耐受［尝试肠内营养途径72小时未达到20 kcal/（kg·d）的目标］。

（3）AGI Ⅲ级（胃肠道功能衰竭）：指AGI Ⅱ级经干预措施后仍不能恢复正常胃肠功能的胃肠功能障碍状态；如持续食物不耐受——大量胃潴留、持续胃肠道麻痹、肠管扩张、腹腔内高压进展至Ⅱ级（腹腔内压16~20mmHg）、腹腔灌注压（APP）下降（<60mmHg）。

（4）AGI Ⅳ级（胃肠功能衰竭伴有远隔器官功能障碍）：指严重的胃肠道功能障碍状态，并累及其他器官功能导致新发器官功能障碍，随时有生命危险。如肠道缺血坏死、导致失血性休克的胃肠道出血、Ogilvies综合征、需要积极减压的腹腔间隔室综合征（ACS）。

有关AGI分级的临床症状和（或）腹腔压力的关系见表7-6。

表7-6　AGI分级的临床症状和（或）腹腔压力的关系

AGI分级	I	II	III	IV
定义	存在胃肠道功能障碍的危险因素	有胃肠道功能障碍	胃肠道功能衰竭	胃肠功能衰竭伴有远隔器官功能障碍
胃肠道症状	恶心、呕吐、肠鸣音减弱、肠胀气	肠麻痹、肠音消失少量肠道出血等	胃肠道麻痹、肠道扩张、出血增加	肠道缺血坏死、大量出血、休克
喂养不耐受（FI）	每天肠内目标热卡的20%~50%	72小时内目标热卡<20kcal/(kg·d)	0	0
腹腔压力（IAP）mmHg	<12	12~15	16~20	>20

三、胃肠功能障碍的临床症状与量化

胃肠道临床症状多样且表现复杂,常表现1个以上的症状。这些症状有食物不耐受、呕吐、胃潴留、肠道排空异常、腹泻、便秘、消化道出血、肠鸣音减弱或消失、腹胀、肠道扩张以及肠麻痹、腹腔高压等症状或体征。然而,这些症状往往缺乏客观的定义和量化指标,2012年欧洲危重病学会腹部疾病工作组为解决这一问题提出了具体的定义和量化指标,目前得到临床广泛认同。

（一）食物不耐受(feeding intolerance syndrome, FI)

是指因任何临床原因停止肠内营养或连续72小时不能由肠内营养途径达到最低的20kcal/(kg·d)的肠内能量供给的目标。另外,如果发生引流管漏导致的不能肠内营养或发生腹腔间室综合征(ACS)或腹部手术3天仍不能喂养也该归为FI。

（二）呕吐和反流

指任何计量的呕吐物与反流物。

（三）胃潴留或胃排空异常

指单次胃液回抽超过200ml定义为大量胃潴留;24小时残留量超过1000ml为胃排空异常。

（四）腹泻

指不可控制的每天解3次或以上稀水样便,并且量大于200~250g/d(或超过250ml/d)。腹泻常可分为分泌性、渗透性、动力性和渗出性。在ICU依据腹泻的原因分为疾病相关性腹泻、食物/喂养相关性腹泻和药物相关性腹泻。

（五）肠鸣音减弱和肠蠕动消失

正常肠鸣音为5次/分钟以上,肠鸣音减弱标准尚不统一。但至少在两个部位听诊1分钟小于4次,为肠鸣音减弱,若肠鸣音消失为肠蠕动消失。

（六）肠管扩张或肠胀气

指当腹部平片或CT显示结肠直径超过6cm(盲肠超过9cm)或小肠直径超过3cm即可诊断肠道扩张或肠胀气。

（七）下消化道麻痹(麻痹性肠梗阻)

指无法表达言语的患者超过3天肛门停止排便,但肠鸣音存在或消失,同时需排除机械性肠梗阻。

（八）胃肠道出血

指任何胃肠道内腔的出血可见血性呕吐物、鼻饲管物或血性粪便以及经隐血试验证实。

（九）腹腔内高压

指6小时内至少两次测量IAP≥12mmHg。

（十）腹腔间隔室综合征（ACS）

指腹内压持续增高，6小时内至少两次腹内压测量均超过20mmHg，并出现新的器官功能障碍。

四、胃肠道功能监测

（一）常规监测

主要包括：①生命体征监测；②腹部体征监测，如动态腹围测量、肠蠕动与肠鸣音、肠型、腹部压痛、腹水，以及排泄物等；③辅助检查检测，如血培养、腹部超声、腹部X线、腹部CT或磁共振等，必要时行腹部血管造影；④营养指标监测，如体重、BMI、白蛋白、前白蛋白、转铁蛋白、氮平衡等（详见第十六章重症患者营养支持）；⑤腹内压监测，腹腔内压监测已成为ICU临床肠道功能监测的重要手段（详见第十九章第三节腹腔压力监测）。

（二）特殊监测

胃肠道特殊功能监测研究是当前研究胃肠道功能的主要基础和临床方向，该研究领域广泛，且取得了很大进展，其中主要包括肠黏膜屏障功能监测、胃肠道动力功能监测、肠道菌群监测和肠道免疫功能监测4个方面。

五、胃肠支持治疗

在危重症患者胃肠功能障碍被认为是MODS的启动因素之一。及早预防和治疗胃肠功能不全是防止病情发展的关键。西医治疗在积极治疗原发病的基础上，胃肠支持主要包括：稳定血流动力学以改善组织灌注与氧供；早期肠内营养和肠黏膜特殊营养物；对胃肠症状的治疗等方面。

（一）改善组织灌注与氧供

组织低灌注是重症患者尤其在脓毒症中普遍存在的问题，是肠道通透性增加和应激性溃疡的主要原因，因此，维持机体良好的组织灌注和氧供是重症患者治疗的基本原则，也是维护胃肠功能的基本要求。改善组织灌注和氧供的临床常用目标包括：①平均动脉压≥65mmHg；②中心静脉压8~12mmHg；③动脉氧饱和度（SaO_2）≥90%和混合静脉氧饱和度（SvO_2）≥70%；④血红蛋白压积≥33%；⑤血乳酸≤2.0nmol/L；⑥尿量≥0.5ml/（kg·h）。

（二）早期肠内营养和肠黏膜特殊营养物

肠内营养是重症患者营养支持和改善胃肠各种功能的重要手段。目前肠内营养支持的比例由20世纪70年代的20%上升到20世纪90年代的80%。

肠内营养的原则：①在血流动力学稳定后尽早（发病48~72小时内）实施肠内营养；②早期（急性期）采用"允许性低热卡"原则，目标总热卡20~25kcal/（kg·d）；③后期（分解消耗期采用"足量目标热卡"，热卡25~30kcal/（kg·d）。肠内营养的方法目前多采用鼻空肠管营养取代胃管营养。肠内特殊营养物治疗，包括预消化型、整蛋白型、谷氨酰胺（Gln）、短链脂肪酸和生长激素以及水溶性和非水溶性纤维素等(详见第十四章围术期监护)。

(三)胃肠症状的治疗

1.治疗胃潴留和下消化道麻痹　主要应用胃肠动力药物,如多潘立酮、胃复安、红霉素以及新斯的明。

2.治疗肠管扩张　在排除机械性肠梗阻后可静脉使用新斯的明。对严重的小肠或结肠经过持续48~72小时保守治疗无效者,并存在穿孔的风险者可行外科手术治疗。

3.治疗腹泻　如果是喂养相关的腹泻时需减慢喂养速度、重新放置营养管或稀释营养配方。加入膳食纤维延长食物转运时间。对严重或反复发作的难辨梭状杆菌引起的腹泻首选口服万古霉素,而非甲硝唑。

4.治疗腹腔内高压　包括使用鼻胃管或结肠减压方法、腹腔引流减压减轻腹腔积液、床头抬高超过20°。肌松药可以降低IAP,但由于其过多的副作用,仅在特定的患者中使用。

5.胃肠道出血　明显的胃肠道出血,血流动力学状态决定了治疗策略。伴有血流动力学障碍的出血,内镜检查可以明确诊断。但活动性和大量出血时,除了内镜检查,血管造影术是合适的选择。早期(24小时之内)上消化道内镜检查,而急性静脉曲张出血需要更紧急(12小时之内)的干预。联合使用肾上腺素和血管夹、热凝固术或注射组织硬化剂等方法。当再出血时,推荐复查内镜。上消化道内镜检查阴性的胃肠道出血,需进行结肠镜检查,而结肠镜亦阴性时,可使用推进式电子小肠镜探查小肠。内镜检查阴性的活动性消化道出血,需考虑内镜手术或介入治疗。

六、中医中药

中医无急性胃肠功能障碍的病名,其临床表现多样,可归属中医"腹胀""腹痛""泄泻""便秘"及血证的"便血""呕血"等范畴。病位在脾、胃、大肠、小肠。

(一)病因病机

《灵枢·本输》指出:"大肠小肠,皆属于胃,是足阳明也。"表明大肠、小肠亦为胃属,同属中焦。中焦是五脏气机的枢纽,脾胃居中,气血生化之源,气机升降之枢。肝气的疏泄、肺气的宣降、肾阳的升发、心火的下降,皆依赖中焦的枢转。若邪毒入侵(严重感染、中毒等),或饮食不节、疲倦劳累过度,或久病正气亏虚等,导致毒邪内蕴,营卫气血失调,致气滞、毒热、瘀血、痰湿内阻,瘀滞中焦络脉,导致中焦枢转失常,脏腑气化失司则发为本病。其根本病机为气机逆乱、升降失常。气滞、痰、湿、瘀即为气机逆乱的病理产物,其又可困扰中焦脾胃,使脾胃功能失调,同时又能加剧气机逆乱,形成恶性循环。

(二)治疗

1.治疗原则　本病治疗当审证求因,辨证施治。邪盛以祛邪为急,正虚以扶正为先,虚实夹杂者,则当祛邪扶正并举。

2.辨证分型

(1)腑气不通证

证候特征:腹胀满,疼痛拒按,壮热,口渴,大便干结,面色潮红,甚或谵语,舌红,苔黄,脉沉实或滑数。

治法:攻下实热,荡涤燥结。

推荐方药:大承气汤(《伤寒论》)加减。

（2）痰湿蕴脾证

证候特征：脘腹痞塞或胀痛，食少纳呆，嗳气，泛酸，呃逆，疲乏无力，大便溏薄或带脓血，排便不爽，舌淡，苔腻，脉濡缓。

治法：健脾助运，清化湿浊。

推荐方药：四君子汤（《太平惠民和剂局方》）合香砂枳术丸（《景岳全书》）加减。

（3）气血两虚证

证候特征：腹部胀满，便溏，呕血或便血，面色㿠白或萎黄，神疲气怯，肢倦乏力，心悸，手足不温，脉细无力。

治法：益气摄血。

推荐方药：归脾汤（《正体类要》）加减。

3. 其他治疗方法

（1）针灸治疗

1）阳明腑实证：取穴足三里、阳陵泉、太冲穴等。操作：以毫针刺，采用泻法。

2）痰湿蕴脾证：取穴足三里、天枢、中脘、内关、期门、阳陵泉等。操作：以毫针刺，采用泻法。

3）气血两虚证：取穴脾俞、胃俞、中脘、内关、足三里、气海等。操作：以毫针刺，采用补法，并配合灸法。

（2）中药穴位贴敷：取中脘、上脘、胃俞、脾俞、足三里穴进行中药穴位贴敷。常选用：吴茱萸、小茴香、细辛、乳香、没药、冰片，加适量凡士林调成糊状，置于无菌纺纱中，贴敷于穴位，胶布固定。

（3）推拿治疗：辨证使用不同手法配合相关穴位，调节脾胃功能。按摩手法常用揉、捏法等。

典型病例

李某，男，75岁，于2015年7月26日入院。

主诉：咳嗽、咳痰、发热3天余，伴尿少半天。

现病史：3天前，患者受凉后出现咳嗽、咳痰、发热，痰白色黏稠，量少，体温39℃，伴寒战。近半天尿量减少，仅200ml。急诊我院测：T38.8℃、BP：80/50mmHg，R：28次/分。血常规示：WBC 14.0×10⁹/L，N%90.6%，CRP 103.58mg/L。胸X线片提示双肺炎性渗出。以重症肺炎伴休克收治ICU诊治。

既往史：冠心病、高血压病20年。

入院体查：T：39.0℃，P：110次/分，R：35次/分，BP：95/65mmHg，双肺可闻及大量湿啰音，心脏（-）。腹膨隆，肠鸣音减弱。舌红，苔黄，脉数。

入院诊断：

中医诊断：①肺热病；②腹胀满（腑气不通证）。

西医诊断：①重症肺炎；②急性胃肠道功能障碍；③感染性休克；④急性肾功能不全。

诊治过程：实验室结果提示，动脉血气分析：pH 7.25，PO₂ 58.6mmHg，PCO₂ 25.8mmHg，Lac 7.0mmol/L，BE -9.2mmol/L；肾功能示：Cr 149μmol/L。腹部CT提示结肠扩张明显。机械通气下早期液体复苏，6小时内输液3500ml，并去甲肾上腺素升压治疗，同时联合抗生素抗炎。经24小时抗休克治疗,生命体征逐渐稳定,尿量2300ml,但患者腹胀持续加重,肠鸣音消失。予胃肠减压。中医治疗:患者腹胀,小便短赤,舌红,苔黄,脉数,为里实热之证,属腹胀满病,腑实不通,治以通腑泄热,润肠通便,方选大承气汤加减:生大黄 6g(后下),厚朴9g,芒硝6g(冲服),炒枳壳10g,肉苁蓉9g,火麻仁15g,暂服1剂,浓煎100ml。分多次小剂量鼻饲,并协以中药穴位贴敷。3天后肠鸣音较前增强,矢气频频,腹部肌张力开始减轻。继续大承气汤加减鼻饲1周。10天后患者拔管脱机,肾功能和肠道功能恢复,予转入普通病房继续治疗。

[点评]

脓毒症休克患者除炎症反应外,由于早期大量容量复苏极易导致容量过负荷引起全身组织水肿,其中胃肠道黏膜水肿是导致胃肠功能障碍重要原因。目前西医针对脓毒症胃肠功能障碍主要以对症治疗为主,如胃肠减压和灌肠等。而中医药对脓毒症胃肠功能障碍的作用主要体现在保护胃肠黏膜,降低肠黏膜通透性,减轻内毒素血症。大承气汤可减少脓毒症时炎症介质的产生、抑制炎症反应、促进各种毒物的排泄、降低血管通透性改善炎性水肿。本病例患者感染性休克起病,医源性导致胃肠功能障碍为主,中医可辨为里实热之证,属腹胀满病,腑实不通,治疗当以大承气汤通腑泄热润肠通便,疗效显著。

(张　庚)

第四节　急性肝功能衰竭

急性肝损伤(acute hepatic injury,AHI)为急性肝衰竭的早期表现,两者是一个连续渐进的病理生理过程。急性肝衰竭(acute hepatic failure,AHF)是各种因素直接或间接作用于原无肝病或虽有肝病但已长期无症状者的肝脏所引发的以肝细胞广泛坏死或脂肪浸润,而肝细胞再生能力不足以进行代偿所导致的肝细胞合成、解毒、生物转化、转运以及排泄等功能障碍为共同病理生理特征,临床表现为进行性黄疸、意识障碍、出血和肾衰竭等为主要症状的一组临床综合征。

一、AHI/AHF 的病因与发病机制

急性肝衰竭的病因复杂,不同地区其病因构成存在很大的差异。

(一)缺血缺氧

肝脏缺血缺氧导致能量代谢障碍,钠-钾泵正常功能不能维持,使肝细胞不完整及功能受损。

(二)全身性感染

在感染过程中,肝脏作为全身物质能量代谢的中心而成为最易受损的靶器官之一,AHI/AHF可发生在全身性感染的任何阶段。

(三)药物与有毒物质中毒

各种药物所致的AHI/AHF的发病类型可归纳为剂量依赖性肝损伤和特异质性肝损伤两种。前者主要是药物的直接毒性所致,属于A型药物不良反应。药物所致的特异质性肝损伤属于B型药物不良反应,取决于机体对药物的反应而不是给药剂量或药物及其代谢物的化学结构。

（四）创伤与手术打击

机体在遭受严重创伤与手术的打击后，导致全身多脏器功能损害。肝脏是各种重要脏器中最先受损且程度最为严重的靶器官之一。

（五）急性妊娠脂肪肝（acute fatty liver in pregnancy，AFLP）

是妊娠35周以后发生的以肝细胞广泛脂肪浸润、肝功能衰竭和肝性脑病为特征的临床综合征。

二、病理

由肝炎病毒、药物中毒、毒蕈中毒所致的AHF，其病理特点为广泛肝细胞变性坏死，肝细胞大块或弥漫性坏死，肝细胞消失，肝脏体积缩小。多有网状支架塌陷，残留肝细胞肿胀、气球样变性、胞质嗜酸性小体形成，汇管区炎性细胞浸润。

妊娠急性脂肪肝、Reye综合征等肝病理特点为肝细胞内微泡状脂肪浸润，线粒体严重损害，而致代谢功能失常，肝小叶至中带细胞增大，胞质中充满脂肪空泡，呈蜂窝状。

三、AHI/AHF 的临床表现与并发症

AHI/AHF不仅仅累及肝脏，还会引起多器官损害的复杂过程，导致AHI/AHF临床表现也复杂多样，除了原发疾病的相关症状体征外，尚可出现以下临床表现与并发症。

（一）临床表现

1. 全身症状　体质极度虚弱、全身情况极差、高度乏力、发热。

2. 消化道症状　恶心、呕吐、腹胀、顽固性呃逆、肠麻痹、黄疸等。

3. 凝血机制异常　几乎所有的病例有出血发生，如在口腔、鼻、消化道和颅内，严重患者发展至弥散性血管内凝血（DIC）。

4. 肝性脑病（HE）　HE是由于肝功能严重减退导致毒性代谢产物在血循环内堆积引起意识障碍、智能改变和神经肌肉功能损害的一组临床综合征。根据临床表现和脑电图特征，可以将HE分为4期：

Ⅰ期（前驱期）：以性格改变和行为异常为主。精神症状有欣快激动或淡漠少言，衣冠不整或随地便溺，应答尚准确，但吐词不清且较缓慢，睡眠时间颠倒；可有神经症状如扑翼样震颤（+）；肌张力、反射及脑电图正常。此期历时数日或数周，有时症状不明显，易被忽视。

Ⅱ期（昏迷前期）：以精神错乱、睡眠障碍、行为异常为主。精神症状有定向力障碍，定时力障碍，计数与书写困难，吐词不清，举止反常，多有睡眠时间倒错，昼睡夜醒，甚至有幻觉、恐惧和狂躁；神经症状有扑翼样震颤（+），肌张力增强，腱反射亢进，踝阵挛，Babinski征阳性；脑电图异常。

Ⅲ期（昏睡期）：以昏睡和精神错乱为主。精神症状有昏睡，能唤醒，醒时尚能应答问话，但常有神志不清和幻觉，躁动；神经症状有扑翼震颤（+），肌张力增强，四肢被动运动常有抵抗，锥体束征呈阳性；脑电图异常。

Ⅳ期（昏迷期）：神志完全丧失，不能唤醒，扑翼样震颤消失，各种反射消失，肌张力降低，等。脑电图异常可出现脑波变慢、变低，直至平坦。

根据肝功能的监测结果可按Child-Pugh分级标准对肝功能进行分级（表7-7）。A级为5~6分，B级为7~9分，C级为10~15分。

表7-7   **Child-Pugh肝功能分级标准**

指标	异常程度记分		
	1	2	3
肝性脑病	无	1~2期	3~4期
腹水	无	轻	中度及以上
血清胆红素（μmol/L）	<34.2	34.2~51.3	>51.3
人血白蛋白（g/L）	≥35	28~34	≤28
凝血酶原时间（秒）	≤14	15~17	≥18

（二）并发症

1. 肝-肾综合征（hepato-renal syndrome，HRS）   是在肝衰竭的基础上出现以肾功能损害、动脉循环和内源性血管活性系统活性明显异常为特征的临床综合征。临床上根据肾衰竭的程度和速度将HRS分为两型，Ⅰ型（急进型）：患者在2周内迅速出现肾衰竭，血清肌酐大于210μmol/L，同时肌酐清除率低于20ml/min，预后极差；Ⅱ型（缓进型）：血清肌酐大于126μmol/L，或肌酐清除率低于40ml/min，肾功能进展缓慢，预后相对较好。

2. 脑水肿   HE死亡病例尸检可见到不同程度的脑水肿。脑水肿的发生除与谷氨酰胺渗透性溶质增多，Na^+-K^+-ATP酶抑制等引起星状胶质细胞肿胀和颅内压升高外，尚与内毒素、细胞因子所致的血脑屏障通透性增高、血流动力学改变导致脑血流灌注不足等因素有关。

3. 循环功能障碍   AHI/AHF患者存在高动力循环，表现为心排出量增高和外周血管阻力降低，这种血流动力学极易演变成低动力循环。临床可以出现低血压、休克、心律失常和心力衰竭。

4. 肺损伤与低氧血症   30%以上的AHI/AHF患者发生ALI/ARDS。

5. 低血糖   AHF患者由于肝糖原储备耗竭、残存肝糖原分解及糖异生功能衰竭，导致40%以上的病例发生空腹低血糖并可发生低血糖昏迷，后者常被误认为HE。

6. 其他并发症   包括水电解质和酸碱平衡紊乱、感染等。

四、AHI/AHF 的诊断

原无肝病或虽有肝病但已长期无症状的急性缺血缺氧、严重脓毒症、急性药物与有毒物质中毒、严重创伤与手术打击、急性妊娠脂肪肝以及病毒性肝炎等原发疾病患者于病程2周内出现Ⅱ级以上HE并有以下表现且能排除其他原因，即可诊断AHF：①极度乏力，并有明显厌食、腹胀、恶心、呕吐等严重消化道症状；②短期内黄疸进行性加深，总胆红素>34.2μmol/L（2mg/dl）；③凝血功能障碍，出血倾向明显，INR≥1.5，PTA≤40%；④AST>2倍正常值；⑤肝脏进行性缩小。如果出现上述相关表现但没有达到上述标准且无HE者，则可诊断为AHI。

五、AHI/AHF 的肝功能监测

（一）常规肝功能监测

1. 肝细胞损伤监测

（1）血清转氨酶及其同工酶：主要是丙氨酸转氨酶（ALT）和门冬氨酸转氨酶（AST）。ALT主要分布在肝细胞的胞浆水溶相中；AST主要分布在线粒体中，少数分布在胞浆水溶相。细胞通透性增加时，从细胞内逸出的主要为ALT，而肝细胞严重变性坏死时，线粒体内AST就释放出来，导致AST/ALT升高。

（2）乳酸脱氢酶（lactate dehydrogenase，LDH）及其同工酶：广泛存在于人体组织内。反映肝损害往往比转氨酶还敏感。

2. 肝脏合成功能监测　常用的检测有血清蛋白质、凝血因子和有关凝血试验、脂质和脂蛋白代谢产物及胆碱酯酶活性等。

（1）血清蛋白质测定：①血清总蛋白质、白蛋白与球蛋白：血清总蛋白质参考值为60~80g/L，白蛋白35~55/L，白球蛋白比值（1.5~2.5）：1。人血白蛋白下降通常反映肝细胞对其合成减少。②血清球蛋白：血清蛋白电泳除了显示白蛋白和前白蛋白之外，还显示α_1、α_2、β和γ球蛋白。③前白蛋白（prealbumin，PA）：PA在肝脏合成，正常人血清含量280~350mg/L，体内半衰期1.9天，远比白蛋白短，因此，能更敏感地反映肝实质的损害。PA下降与肝细胞损害程度一致。

（2）凝血因子测定和有关凝血试验：肝脏合成除组织因子、Ca^{2+}和因子Ⅷa以外的所有凝血因子、多种凝血抑制物质和纤维溶解物质；肝脏内的巨噬细胞系统能够迅速清除血液循环中活化的凝血因子及其衍生物。肝细胞严重损害和坏死必然导致凝血障碍和临床出血倾向。临床常用检测主要包括：凝血酶原时间（prothrombin time，PT）试验可以反映凝血因子Ⅰ、Ⅱ、Ⅴ、Ⅶ、Ⅹ的活性而不受因子Ⅷ、Ⅸ、Ⅺ、Ⅻ和血小板的影响；部分凝血活酶时间（active partial thromboplastin time，APTT）为内源性凝血系统的过筛实验。肝细胞损害时APTT延长者占95.4%；APTT缩短见于严重肝损伤所致DIC的高凝期；凝血酶时间（thrombin time，TT）测定凝血因子Ⅰ转化成纤维蛋白的速率。严重肝细胞损伤致凝血因子Ⅰ严重减少（<75mg/dl）时TT延长。

（3）脂质和脂蛋白代谢指标：肝细胞损伤与胆道疾病时必然影响到脂质代谢的正常进行，监测血清脂质和脂蛋白的变化可反映肝胆系统功能状况。

（4）血清胆碱酯酶（cholinesterase，ChE）：与人血白蛋白的减低大致平行，但能更敏感地反映病情变化。随着病情好转，ChE迅速上升，而白蛋白恢复较慢。

（5）血氨（blood ammonia）：血氨>118μmol/L（200μg/dl）者常伴有不同程度的意识障碍，意识障碍的程度与血氨浓度成正比，提示氨中毒为此类肝性脑病的主要原因，故又谓之"氨性肝性脑病"。

3. 肝脏排泄功能监测　肝细胞每天分泌约600~1000ml的胆汁，主要成分为胆色素和胆汁酸。临床主要通过监测血清胆红素成分、胆汁酸定量和色素廓清试验（如吲哚氰绿测定indocyanin green，ICG）来反映肝脏的排泄功能。

4. 胆汁淤积监测　肝内、外胆汁淤积时，可存在一些血清酶试验异常，如血清碱性磷酸酶（alkaline phosphatase，ALP）和γ-谷氨酰转肽酶（γ-glutamyl transpeptidase，γ-GT）等在AHF患者可以明显升高。

（二）肝脏的形态学监测

肝脏的形态学监测包括超声、放射学检查（CT及磁共振成像）、肝血管与胆道造影、核素显像、腹腔镜检查、肝组织活检和病理学检查等。

六、AHI/AHF 的治疗

（一）一般治疗

对于确诊的AHF的患者，密切观察生命体征和监测肝、肾功能，及电解质、凝血等指标。维持稳定的呼吸、循环功能与内环境，阻止疾病进一步恶化。

（二）针对不同基础病因的治疗

1. 纠正全身因素导致的AHF，控制应激反应、各种严重全身性感染，早期发现和及时纠正休克、低氧血症。

2. 对于药物性肝衰竭，应首先停用可能导致肝损害的药物；可给予N-乙酰半胱氨酸（NAC）、水飞蓟素或青霉素G治疗。

3. 对HBV DNA阳性的肝衰竭患者，尽早酌情使用核苷类似物如拉米夫定等。

（三）针对并发症的治疗

1. 肝性脑病　①去除诱因，如严重感染、出血及电解质紊乱等；②限制蛋白质饮食；③应用乳果糖或拉克替醇，口服或高位灌肠，可酸化肠道，促进氨的排出，减少肠源性毒素吸收；④人工肝支持治疗。

2. 脑水肿　有颅内压增高者，给予高渗性脱水剂，如20%甘露醇或甘油果糖，但肝肾综合征患者慎用。

3. 肝-肾综合征　密切注意AHF患者的液体复苏及血管内血容量的维持。伴AKI如需要血液净化治疗，建议采用持续性而不是间断性。

4. 感染　一旦出现感染，应首先根据经验用药，选用强效抗菌药物或联合应用抗菌药物。

5. 出血　①DIC患者可给予新鲜血浆、凝血酶原复合物和纤维蛋白原等补充凝血因子，血小板显著减少者可输注血小板；②门静脉高压性出血患者，首选生长抑素类似物，也可使用垂体后叶素（或联合应用硝酸酯类药物）；可用三腔管压迫止血，或行内窥镜下硬化剂注射或套扎治疗止血。内科保守治疗无效时，可急诊手术治疗。

6. 代谢失衡　AHF应反复监测血糖、磷酸盐、钾和镁等水平并随时予以纠正。

（四）其他治疗

目前尚有包括人工肝支持治疗和肝移植等其他多种治疗方法。

七、中医中药

中医学无肝衰竭类似病名，但因黄疸贯穿本病的始终，且多伴神志昏蒙之候，或以鼓胀、出血为特征。中医以症统病，故本病属中医"黄疸"的"急黄""瘟黄""厥症"的"肝厥"以及"鼓胀""血症"等范畴。据1997年国家标准《中医临床诊疗术语》记载并规范其中医病名为"肝瘟"。

（一）病因病机

其病因为湿热瘀致病，病机为肝胆脾胃湿热，同时多存在瘀血阻滞。

1. 湿热疫毒蕴蒸肝胆　湿热疫毒之邪多由口鼻而入，毒入于里，郁而不达，深入膜原，气弱而不能束邪，湿热交蒸，疫毒内结，侵犯肝胆，胆体受损，肝失疏泄，胆失通降，胆汁内淤，渗入营血，弥漫三焦，充斥表里，循经上回，下注膀胱，而至面目、肌肤、小便俱黄。

2. 药物、毒物、嗜酒过度　药物、毒物、嗜酒过度直伤肝脏，肝体受损，失于疏泄，胆汁外溢,发为急黄。

3.气血阴阳衰微 久病羸弱或爆发重疾,耗气伤阴,气血亏虚;或遇有创伤,气血衰脱;或邪毒过胜,邪闭正衰,气血逆乱,阴阳不相维系,肝失所养,疏泄失职,胆汁溢入营血,发为急黄。

(二)辨证施治

本病病情复杂,症状繁多,急性起病者可有高热、纳差、呕吐、肢倦神疲、腹部胀满,在起病数日内出现嗜睡、烦躁不安甚至神昏等,身目俱黄,黄色鲜明或晦暗,迅速加深,可出现鼻衄、齿衄、皮肤瘀斑甚或肢体浮肿、鼓胀;或在黄疸、胁痛、鼓胀等基础上,由于复感外邪、饮食失调、情志郁怒等突然出现身目黄染迅速加深,乏力倦怠,纳差,甚至神昏、腹胀如鼓、出血。中医辨证施治如下:

1.热毒炽盛证

证候特征:临床表现为阳黄,且黄疸急起,迅速加深,壮热烦渴,呕吐频繁,脘腹胀满,疼痛拒按,大便秘结,小便短少,烦躁不安,发斑,苔黄燥,舌边尖红,脉滑数或洪大。

治法:清热利湿,解毒退黄。

推荐方药:茵陈蒿汤(《伤寒论》)合黄连解毒汤(《外台秘要》)加减。

2.热入心包证

证候特征:烦躁不安,甚则狂乱,抽搐或精神恍惚,神昏谵语,舌红绛或舌体卷缩,舌苔秽浊黄燥,脉弦细滑而数。

治法:清营凉血。

推荐方药:清营汤(《温病条辨》)合犀角地黄汤(《外台秘要》)加减。

3.痰浊内闭证

证候特征:临床表现为阳黄,其黄疸深重但不如热者鲜亮,神志昏蒙,时明时昧,恶心,呕吐,腹部膨胀,身热不扬,喉中痰鸣,甚至意识模糊,言语不清,昏不知人,狂躁妄动,痰多胸闷,尿黄而少,甚至尿闭,舌质黯红苔白腻或淡黄垢浊,脉濡滑。

治法:清热解毒,涤痰开窍。

推荐方药:犀羚三汁饮(《重订通俗伤寒论》)加味。

4.阳虚湿重证

证候特征:临床表现为阴黄,具体为面目全身发黄,色晦暗浊滞,兼气息低微,神志淡漠或昏迷不醒,肤冷汗出或二便失禁,舌干、口燥,面色㿠白或黧黑无泽,浮肿,按之凹陷不起,甚则腹部胀满、全身肿胀、心悸咳喘等,舌质淡胖或有瘀斑,苔滑或白腻,脉沉濡缓或弦涩。

治法:温阳益气,利水渗湿。

推荐方药:茵陈术附汤(《伤寒论》)合真武汤(《伤寒论》)加减。

(三)其他疗法

1.针灸

(1)醒神:十宣、曲池、人中,以三棱针点刺放血,或选曲池、劳宫、长强、涌泉,采用泻法。

(2)息风:选大敦穴,以三棱针点刺放血,三阴交先泻后补,阳陵泉、太冲用泻法。

(3)退黄:后溪透劳宫、合谷透劳宫、合谷透后溪、阳陵泉透阴陵泉、太冲透涌泉,采用泻法。

(4)利湿:选中极、阴陵泉、行间、水沟、膀胱俞、三阴交,用泻法。

2. 中药灌肠 大黄50g,煎液250ml,保留灌肠,每日1次或隔日1次。

典型病例

张某,男性,38岁,2014年10月13日入院。

主诉:腹胀、纳差1年余,加重伴右上腹胀痛1周。

现病史:患者1年前无明显诱因下反复腹胀、纳差,饮食进行性减少,偶恶心和嗳气,无腹泻。1周前上述症状加重伴右上腹胀痛感腹痛,疼痛多能耐受,呈持续状态。就诊查肝功能:TB 103.5μmol/L, DB 61.8μmol/L, IB 41.7μmol/L, ALB 27.3g/L, ALT 124U/L, GGT 103U/L, ALP 182U/L;凝血功能:PT 21.0秒, APTT 51.8秒, INR 1.89;乙肝病毒-DNA 1.94×10^8 IU/ml。

既往史:病毒性肝炎病史。

入院体查:T 36.5℃, P 65次/分, R 18次/分, BP 136/102mmHg 慢性病容,皮肤巩膜轻度黄染,墨菲征(-),右肝区有叩痛脐。发病以来,神志清,精神疲乏,口干,时有恶心感,胃纳差,大便干,小便短赤。舌边尖红,苔黄燥,脉滑。

入院诊断:

中医:肝瘟(热毒炽盛证)。

西医:①慢加急肝衰竭;②病毒性肝炎(乙型)。

诊治过程:西医予恩替卡韦分散片抗乙肝病毒,护肝降酶,抗感染,输血浆等对症治疗。中医以清热利湿、解毒退黄为法,方选茵陈蒿汤合黄连解毒汤加减:茵陈15g,大黄10g(后下),栀子10g,黄连9g,黄芩12g,黄柏10g,虎杖10g,金钱草15g,枳实10g,厚朴10g。入院后第3天复查:生化:TB93.3μmol/L, DB53.3μmol/L, IB40.0μmol/L, ALB30.9g/L, ALT188U/L, Cr83μmol/L, K4.78mmol/L, Na135.3mmol/L, HCRP2.00mg/L。患者肝功能有所好转,临床症状较前改善。第6天患者转肝病专科医院进一步治疗。

[点评]

急性肝衰竭属于危重症疾病,临床治疗多采取综合措施,一般将中医药作为辅助治疗手段。目前,西医临床治疗慢加急性肝衰竭多应用拉米夫定、恩替卡韦或阿德福韦酯等抗病毒药物。这些药物虽然起效快,但会对患者的其他生理功能造成不同程度的损伤,或容易产生耐药。目前大多数医家认为,肝衰竭的中医病因为湿热邪气为患,而血瘀血热在其病机演变过程中起着非常重要的作用。在治疗时,中医推崇"多管齐下",主张从整体出发进行多方面的调节。这一治疗理论恰好迎合了慢加急性肝衰竭的复杂性与多症候性。在本病例中,笔者采用清热利湿、解毒退黄之法,对中医证型为肝胆湿热证的乙型肝炎相关性慢加急性肝衰竭患者进行了治疗。同时配合针灸退黄、利湿。患者病情得以相对稳定。但本病病情凶险,有条件并符合肝移植适应证的患者可行肝移植治疗。

(张 庚)

第五节 腹内高压和腹腔间室综合征

正常人腹腔内压力(intra-abdominal pressure, IAP)维持在0~5mmHg。很多疾病可导致

IAP升高,当IAP升高到一定水平时发生腹内高压(intra-abdominal pressure hypertension,IAH)压迫腹腔内和腹膜后器官可造成受压器官灌注不足、缺血、缺氧,严重时导致器官功能障碍。1984年Kron第1次提出了腹腔间隔室综合征(abdominal compartment syndrome,ACS),其是指在IAH的基础上导致新的器官功能不全或障碍。大量的研究证明IAP异常变化会对机体脏器功能和患者的预后产生巨大影响。IAH和ACS在不同类型的ICU发生率范围较大,通常在综合性ICU的发生率约为18%~78%,ACS为4%~36%。

一、导致 IAH 与 ACS 高危因素

1. 腹壁顺应性降低 腹部手术,严重创伤,严重烧伤,俯卧位。
2. 脏器内容物增加 胃轻瘫、胃扩张或幽门梗阻,肠梗阻,结肠假性梗阻,肠扭转。
3. 腹腔内容物增加 急性胰腺炎,腹腔扩张,腹腔积液、积血,气腹,腹腔感染,腹内或腹膜后肿瘤,腹腔镜注气压力过大,肝功能障碍,肝硬化伴腹水,腹膜透析。
4. 毛细血管渗漏/液体复苏 酸中毒,损伤控制性剖腹手术,低体温,高APACHE Ⅱ/SOFA评分,大量液体复苏或液体正平衡,大量输血。
5. 其他因素 年龄、菌血症、凝血病、床头抬高、巨大切口疝修补、机械通气、肥胖或高BMI、PEEP>10cmH_2O、腹膜炎、肺炎、脓毒症、休克或低血压。

二、IAH 与 ACS 的分类

(一)根据腹内压升高的时间分为慢性和急性IAH

1. 慢性IAH 起病缓慢,发展较隐匿,临床上较为少见,主要包括慢性腹水、妊娠、腹腔巨大肿瘤、慢性非卧床腹膜透析和中央型病理性肥胖等。在IAP升高时,腹腔可有一个逐步适应的过程。
2. 急性IAH 通常是由于腹腔内容积迅速增加或者由于腹壁顺应性降低、活动受限导致数小时或数日内发生的IAH。根据病因可分为:①自发性IAH,如腹膜炎、肠梗阻(特别是肠扭转)、腹主动脉瘤破裂等;②创伤性IAH,如腹腔内或腹膜后出血、空腔脏器穿孔等;③手术后IAH,如术后腹膜炎、腹腔脓肿、肠麻痹等;④医源性IAH:过量灌肠、大量补液、腹腔填塞止血、腹腔镜手术中的气腹及腹壁高张力下关腹等。

(二)根据病变部位可进一步分为腹壁型、腹腔型和腹膜后型

1. 腹壁型IAH 最常见的病因是腹部大面积烧伤、焦痂形成。
2. 腹腔型IAH 常见于腹部创伤,特别是腹部钝器伤所致肝和(或)脾破裂,腹腔内大出血使腹腔容积扩大。此外,严重的肠胀气、肠梗阻、小儿巨结肠及乙状结肠扭转等,以及抢救危重患者时使用呼气末正压通气(PEEP)的压力过高,也会导致ACS。
3. 腹膜后型IAH 指原发于腹膜后的疾病导致的ACS,如重症胰腺炎、骨盆骨折、腹膜后出血和感染等。

(三)根据IAH原因和方式又可分为原发性和继发性

1. 原发性IAH 主要见于各种腹部病变,由腹膜炎、肠梗阻、腹部和盆腔创伤导致的大出血等,其中以腹腔内出血最为常见。通常需要早期外科或放射介入干预。
2. 继发性IAH 主要由于因腹部以外的疾病,如脓毒性休克、大面积烧伤、大量液体复苏、外科手术时强行关腹等情况。

3. 复发性IAH   是在原发性或继发性IAH缓解后重新出现的IAH症状。其常发生于ACS腹腔开放之时或关腹手术后,此类患者病情险恶,意味着2次打击,预后极差。

三、IAH 与 ACS 相关诊断标准

2006年腹腔间隔室综合征世界联合会(World Society of the Abdominal Compartment Syndrome, WSACS)基于IAH/ACS病理生理学机制的认识,规范了IAH/ACS的诊断标准。包括:当IAP持续或反复病理性升高≥12mmHg定义为IAH,同时IAH分为4级:① Ⅰ级:IAP12~15mmHg; ② Ⅱ级: IAP16~20mmHg; ③ Ⅲ级: IAP21~25mmHg; ④ Ⅳ级: IAP>25mmHg。ACS诊断标准为持续性的IAP>20mmHg(伴或不伴腹腔灌注压<60mmHg)并有新发生的器官功能不全或衰竭。

四、IAP 的测定方法

腹腔压力的测定方法较多,目前主要包括直接测量法和间接测量法。

(一)直接测量法

采用金属套管针或粗针进行腹腔穿刺,通过连接压力计测定腹腔压力,腹腔穿刺为有创操作,易损伤腹腔器官,易致腹腔内感染,且易被腹腔内组织堵塞从而影响读数。直接测量法临床上较少应用,主要在临床研究及动物实验中使用。

(二)间接测量法

1. 膀胱内测压法   是临床最常用的测压方法,其特点是操作简单,可连续测定IAP。

2. 其他测量法   有胃内测压法、下腔静脉测压法、直肠测压法以及子宫内测压法,上述测量方法存在种种弊端且相关性不如膀胱内压测定好,故临床上较少应用。

有关IAP的测定方法步骤详见第十九章第三节腹腔压力监测。

五、IAH 与 ACS 对机体病理生理的影响

在众多内外科重症疾病过程中,都可能会伴有腹内压的增高,IAH往往会成为机体的"第二次打击",直接或间接引起机体各系统脏器功能障碍甚至衰竭。

(一)消化系统

IAH使腹腔淋巴回流受阻,引起肠道水肿,但其对胃肠道和肝脏最重要的影响是肠系膜灌注不足。腹内压增高引起肠系膜动脉血流量、肠黏膜血流量、肝动脉血流量、肝微循环血流量、门静脉血流量下降。肠黏膜灌注不足引起黏膜酸中毒,胃黏膜内层pH值的张力测量法可作为肠缺血伴有IAH和低灌注的敏感指征。

(二)心血管系统

当腹内压升高时,由于腹-胸传导,腹内压可传向胸腔,使胸腔内压升高,心脏直接受压,使心室顺应性和收缩性降低; 同时由于腹内压和胸腔内压升高,直接压迫上、下腔静脉,使静脉回流减少,回心血量减少,心脏前负荷减少;另外,腹内压增高,外周血管阻力增加,使心脏后负荷亦增加,导致心排血量下降。IAH可引起静脉回流受阻、全身血管阻力增加和右心室功能障碍。

(三)呼吸系统

IAH使膈肌上抬,胸膜腔内压升高,引起肺下叶压缩性肺不张,进而肺内分流和无效腔

通气增加,通气血流比例失调,导致肺氧合作用下降,同时引起肺血管阻力、胸膜压、气道压增高,同限制性肺疾病一样,使功能残气量和总肺容积减少,也降低动静态肺顺应性和胸壁顺应性,导致高碳酸血症、通气障碍。IAH也可能增加辅助呼吸伴随的气压性损伤的风险,造成肺泡塌陷,在利用PEEP恢复时,会同时过度膨胀正常充气肺泡,从而引起通气诱导性肺损伤。

（四）中枢神经系统

IAH引起胸腔内压和中心静脉压高,进而使脑静脉回流功能性受阻,导致颅内高压症。

（五）泌尿系统

IAH使肾微小动脉、肾静脉阻力增加,从而使肾动脉灌注减少,肾小球滤过率下降; IAH可引起抗利尿激素大量释放以及肾素-血管紧张素-醛固酮系统亢进,导致抗利尿激素和醛固酮水平升高引起水、钠潴留而加重IAH,另外肾素和血管紧张素水平升高加重了肾血管阻力,致肾功能进一步恶化。

（六）内分泌功能

腹内压升高引起血浆胰岛素水平下降,胰高血糖素水平增高,血浆肾上腺素、去甲肾上腺素、醛固酮水平升高。IAH可引起颅内压升高、脑灌注压下降、血脑屏障损害,因此,腹内压升高对下丘脑、垂体功能也有一定程度的影响。

（七）脊柱、四肢

腹内压升高,将引起下肢血管阻力增加,IAH持续时间较长则可能发生深静脉血栓形成、静脉曲张、下肢肌肉因慢性缺血而萎缩。此外,IAH对腹膜后脊柱同样存在压迫作用,升高的腹内压可直接对椎弓根、椎间盘等结构产生压迫作用,如果作用时间长,也可能对其产生损伤,影响其功能。

（八）腹壁

IAH直接压迫腹壁,使腹壁血流减少,引起筋膜和肌肉缺血。在此基础上,可致腹壁、胸壁顺应性下降,进而进一步加重IAH。腹壁缺血易引起伤口感染、切口裂开和疝等并发症。

六、IAH/ACS 的临床表现

临床表现无特异性,其主要表现为腹胀,腹肌紧张,腹壁顺应性降低; 心率增快,血压降低; 机械通气时气道阻力升高; 少尿或无尿。严重者可出现呼吸衰竭,以及低心排综合征等。

七、IAH 与 ACS 监测

（一）膀胱压测定

对APACHE Ⅱ评分较高,尤其是具有危险因素的患者应监测腹腔内压,并实时评估器官功能。详见第十九章第三节腹腔压力监测。

（二）X线和超声检查

胸片可以见到膈肌上抬、胸腔变小; 腹部平片对肠道扩张程度有较大的价值; 超声的腹水征象具有定量价值; 心脏超声或经食道超声可提示心室舒张末充盈不足,心排血量减少等。

（三）腹部CT扫描

为目前常用的检查手段,其主要意义包括: ①下腔静脉压迫、狭窄; ②腹腔前后径增大、圆形腹征阳性(腹腔前后径/横径>0.8);③肾脏压迫或移位;④肠壁水肿、增厚。

(四)胃肠黏膜内pH值(pHi)的监测

pHi可较好反映胃肠道的缺血状态,其变化可早于ACS症状出现之前,可敏感反映lAP增高时的胃肠道缺血变化。

(五)血流动力学监测

临床主要采用漂浮导管心排血量监测和脉搏指示连续心排血量监测(PiCCO)两种方法,其主要目的是指导早期液体复苏和液体管理,以防止液体过负荷。

八、IAH与ACS西医治疗

腹腔高压的治疗除积极治疗病因、优化循环灌注和脏器功能支持外,对高危患者应早期发现早期处理以预防ACS的发生。西医治疗方法分非手术减压法和开腹手术减压法。

(一)非手术减压法

主要是对IAP<25mmHg并无器官功能损害的患者多采用非手术治疗措施以降低腹腔压力,主要措施有:①改善腹壁顺应性:主要包括镇静、镇痛和(或)使用神经肌肉阻滞剂以降低腹壁顺应性,另外患者避免床头抬高大于30°;②清空脏器内容物:主要包括鼻胃管减压,直肠减压,胃、结肠促动力药物;③清除腹腔积液:腹腔穿刺,经皮穿刺置管引流等措施;④避免过度液体复苏:对循环趋于控制稳定的患者要及时控制液体量,降低复苏导致的液体过负荷,同时积极通过利尿、血液超滤等措施降低液体负荷减轻组织水肿;⑤早期肠内营养:对循环稳定,肠道功能(AGI)分级2级或IAP<16mmHg患者应给予肠内营养以改善肠道功能和营养状态。

(二)开腹手术减压法(开腹减压术)

一旦发生ACS必须尽早干预充分减压,外科开腹减压的目标是积极减低腹腔压力的同时增加腹腔容量和改善腹腔顺应性。外科开腹减压术的适应证为:当IAP>25mmHg或>20mmHg伴器官功能衰竭时应行开腹减压术治疗;当IAP>35mmHg时应立即进行开腹减压术。

开腹减压术通常不能行一期腹腔关闭,需采取暂时性腹腔关闭措施以保护腹腔内脏器。最常使用的暂时性腹腔关闭方式包括Bogota袋、可吸收的外科修补网状织物、巾钳关闭、外科拉链或真空辅助关闭设备等。病情稳定后再行腹壁重建术以使腹壁伤口愈合。2013年WSACS对IAH/ACS提出了相关临床处理流程(图7-2)。

九、中医中药

根据本病的临床表现,可归为中医"腹胀满""腹痛"的范畴。症见脘腹胀满,腹痛拒按或不痛,矢气不舒,大便不调、便秘或腹泻。病性多为虚实夹杂,以实证为主。

(一)病因病机

本病病因病机多为感受外邪、内伤饮食、外伤损伤,致中焦气机不畅,脾胃升降失司,肠腑功能失调。或外感热毒、寒邪、湿浊;或暴饮暴食,痰湿中阻;或情志失调,肝气不舒而横逆犯胃;或外伤直接损及脾胃功能,导致脾胃运纳失司,中焦气机不畅,食积、血瘀、痰饮内滞,发为腹胀满。本病早期多为实证,病久可致津液耗损,气血亏虚,中焦运化无力,出现虚实夹杂。基本病位在胃、脾,可及肠腑。

患者存在IAH
（IAP≥12mmHg）

否

采取措施降低IAP，避免过度液体复苏；优化器官灌注

IAP>20mmHg，新发的器官功能表 ── 否 ── 如果为危重患者，应至少每4h监测IAP ── 持续性IAP<12mmHg

是

IAH已解决，停止监测IAP，密切观察病情是否恶化

患者发生ACS

识别并治疗导致ACS的潜在病因

患者为原发性的ACS7 ── 否 ── 为继发性或复发性ACS

是

执行或修改腹腔减压方案，必要时采用临时腹腔开放腹腔措施以降低IAP ── 是 ── IAP>20mmHg并伴有进行性的器官功能衰弱

否

持续非手术措施降低IAP

危重症患者应至少每4h监测IAP

根据患者的前负荷、心肌收缩力、后负荷使用晶体、胶体、血管活性药物进行平衡复苏，避免过度的液体复苏

IAP>20mmHg并有器官功能衰弱 ── 否 ── 持续性IAP<12mmHg ── 是 ── IAH已经解决，减少IAP监测的频次，观察患者病情是否恶化

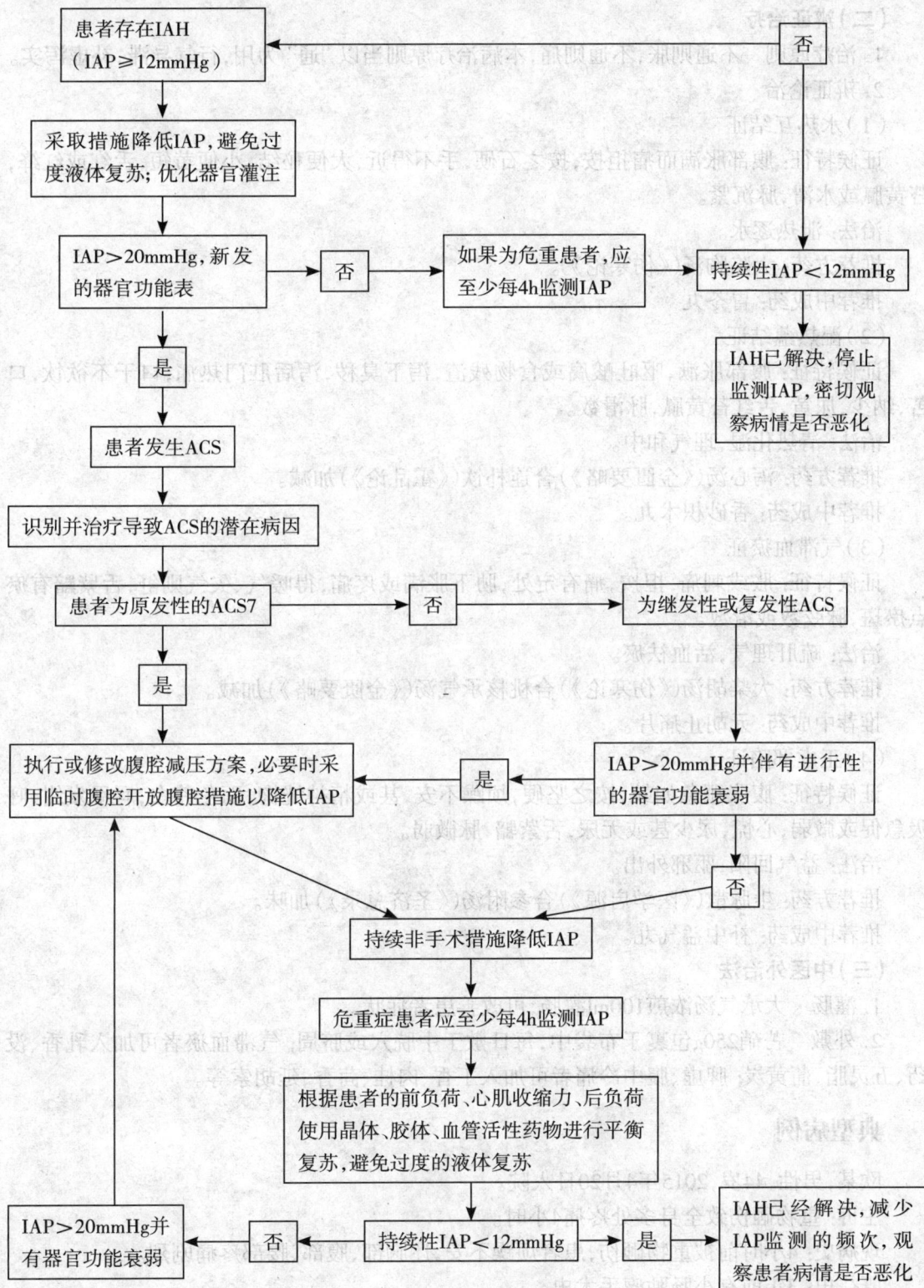

图7-2　IAH/ACS处理流程

（二）辨证治疗

1. 治疗原则　不通则胀，不通则痛，本病治疗原则当以"通"为用，行气导滞，补虚泻实。

2. 辨证论治

（1）水热互结证

证候特征：腹部胀满而痛拒按，按之石硬，手不得近，大便秘结，小便黄短，舌红或红绛，苔黄腻或水滑，脉沉紧。

治法：泄热逐水。

推荐方药：大陷胸汤（《伤寒论》）。

推荐中成药：胃苓丸

（2）湿热蕴结证

证候特征：腹部胀满，呕吐酸腐或食物残渣，泻下臭秽，泻后肛门热痛，口干不欲饮，口苦，纳少，尿黄，舌红苔黄腻，脉滑数。

治法：清热化湿，理气和中。

推荐方药：泻心汤（《金匮要略》）合连朴饮（《霍乱论》）加减。

推荐中成药：香砂枳术丸。

（3）气滞血瘀证

证候特征：胀或刺痛，拒按，痛有定处，胁下胀满或疼痛，得嗳气、矢气则舒，舌紫黯有瘀点瘀斑，脉弦数或滑数。

治法：疏肝理气，活血祛瘀。

推荐方药：大柴胡汤（《伤寒论》）合桃核承气汤（《金匮要略》）加减。

推荐中成药：元胡止痛片。

（4）正虚邪陷证

证候特征：腹胀绷急如鼓，按之坚硬，烦躁不安，甚或精神恍惚，面色苍白，唇甲发绀，呼吸急促或微弱，心慌，尿少甚或无尿，舌紫黯，脉微弱。

治法：益气回阳，驱邪外出。

推荐方药：生脉散（《医学启源》）合参附汤（《圣济总录》）加味。

推荐中成药：补中益气丸。

（三）中医外治法

1. 灌肠　大承气汤浓煎100ml灌肠，可改善患者症状。

2. 外敷　芒硝250g包裹于布袋中，每日敷于中脘穴或脐周；气滞血瘀者可加入乳香、没药、五灵脂、蒲黄炭；脾虚、腹中冷痛者可加入丁香、肉桂、茴香、延胡索等。

典型病例

欧某，男性，44岁，2015年4月20日入院。

主诉：重物砸伤致全身多处疼痛4小时。

现病史：4小时前被重物砸伤，患者烦躁不安，述胸部、腹部、腰部疼痛剧烈。

既往史：3年前有小肠肿瘤手术史。

入院体查：T: 37.2℃，P: 114次/分，R: 25次/分，Bp: 85/50mmHg。神志淡漠，精神疲倦，四肢冷，瞳孔直径3mm，对光反射正常；唇色黯红，无发绀；双侧胸廓无畸形，胸廓挤压征（+），双肺呼吸音对称,未闻及干湿啰音。心尖搏动正常,心律齐,未闻及病理性心脏杂音。腹部隆起,右侧腹部可及约15cm手术瘢痕,全腹部压痛及反跳痛,腹部叩诊鼓音,肠鸣音减弱。腰椎压痛明显,右小腿畸形活动受限,左大腿畸形。生理反射存在,病理反射未引出。舌红,苔微黄腻,脉滑数。

入院诊断:

中医:①脱证(气虚血瘀证);②多发创伤(气虚血瘀证)。

西医:①多发伤失血性休克;②腹部闭合性损伤结肠破裂及小肠破裂修补术后,后腹膜血肿;③骨盆粉碎性骨折,骨盆外固定术后;④右胫腓骨骨折,左股骨干骨折双下肢持续骨牵引;⑤多发肋骨骨折,腰椎多发骨折。

诊治过程:入ICU后予输血及补液维持循环稳定及保证组织灌注、抗感染等治疗;加强腹腔引流。4月30日见结肠肝曲有粪便流出,动态监测膀胱内压进行性升高达30mmHg,尿量减少,乳酸达5.0mmol/L,诊断腹腔间隔室综合征。于5月4日再次行剖腹探查术,予清除部分感染灶、腹腔冲洗,并予敞腹降低腹内压。在积极西医治疗下,结合患者腹部胀满而痛拒按,大便秘结,小便黄短,舌红,苔黄腻,脉沉紧,中医辨证为水热互结的结胸证,当予大陷胸汤,大黄12g,芒硝10g,甘遂10g。并予芒硝250g外敷脐周。经治疗,患者体温恢复正常,炎症指标逐渐下降,器官功能好转。此时,膀胱测压10mmHg。病情好转,于6月8日转入普外科继续治疗。

[点评]

腹腔间室综合征(ACS)是多器官、多系统的病理生理改变而形成的一种临床综合征。ICU患者的创伤或基础疾病严重,往往伴有肠功能衰竭,大量输液和机械通气均可加重腹胀,机械通气患者可致45%的患者发生腹胀。

目前ACS仍以西医治疗为主,注重对高危患者进行常规的IAP监测,早期发现并早期处理。中医辅助治疗本病,重在早期预防和控制病情进展。治疗原则当以"通"为用,行气导滞,补虚泻实。本病例中,患者腹内压>25mmHg并伴器官功能不全,临床积极给予手术开腹减压。结合临床表现,四诊合参,予大陷胸汤煎服及大承气汤灌肠通腑泄热。

(张　庚)

第八章　获得性凝血功能障碍

凝血功能障碍是各种原因导致的凝血因子缺乏或功能异常,机体出现高凝或低凝状态,并最终导致血栓或出血的疾病。重症患者获得性凝血功能障碍是指严重感染、创伤、休克及其他严重疾病导致的机体凝血与抗凝系统平衡被打破,临床表现为栓塞、出血及器官功能障碍的一组疾病的总称。重症患者获得性凝血功能障碍的发病率达10%~40%,因其由机体的严重疾病所导致,可能影响患者预后,近年来受到越来越多的关注和重视。本章主要介绍重症患者获得性凝血功能障碍的相关特点。

一、病因及分类

(一)病因

重症患者伴发凝血功能障碍的原因很多,可以由单一因素或同时由多种原因引起,如感染、休克、创伤、肿瘤等,其中最常见的是感染性疾病。常见病因如表8-1所示。

表8-1　重症患者凝血功能障碍的常见病因

病因	主要疾病
感染性疾病	革兰阳性或阴性菌感染、脓毒症等,病毒性感染如病毒性肝炎等
创伤及大手术	严重软组织创伤、大面积烧伤及手术
肿瘤性疾病	胃癌、肝癌、子宫内膜癌、白血病
病理产科	羊水栓塞、妊娠中毒症、子宫破裂、难产

(二)分类

按照重症患者发生凝血功能障碍的机制不同,可分为以下几类:

1. 稀释性凝血病　严重失血后,在液体复苏过程中没有补充足够的凝血物质,导致凝血因子稀释。

2. 功能性凝血病　严重低体温和酸中毒时,以酶促反应为基础的凝血因子活性下降而导致的功能性凝血病。严重创伤时,患者低体温、酸中毒、凝血功能障碍常同时存在,并互为因果,被合称为"死亡三联征"。

3. 消耗性凝血病　各种原因导致血液处于高凝状态,凝血物质被严重消耗,为血管内凝血(disseminated intravascular coagulation, DIC)的重要特征。

4. 血栓栓塞性凝血病　血栓由形成部位脱落,在随血流移动的过程中部分或全部堵塞

168

某些血管,引起相应组织和(或)器官缺血、缺氧、坏死(动脉血栓)及淤血、水肿(静脉血栓)的过程。

二、发病机制

(一)生理性凝血过程

血管壁受损后,组织因子进入血液,启动外源性凝血系统,血液与血管内皮下胶原相接触,启动内源性凝血系统,两者通过共同途径将凝血酶原活化为凝血酶。在凝血酶的作用下,纤维蛋白原变为纤维蛋白单体,后者再聚合为纤维蛋白多聚体,最终使血液成为凝胶状。这一过程称为凝血级联反应。在凝血过程中,血小板发挥着非常重要的作用。首先,血管壁破损后,血小板在vwF的介导下,黏附于内皮下,被内皮下组织及局部形成的凝血酶激活并释放ADP及TXA-2,从而进一步吸引血小板发生聚集。激活的血小板和纤维蛋白共同形成白色血栓。凝血块形成后,血小板的收缩蛋白通过纤维蛋白网格结构,使血凝块发生收缩(凝血收缩),大大加强血凝块的强度,最终起到止血的作用。与此同时,血凝块也由凝胶态变为固态。另一方面,血小板对凝血级联反应也有加速及催化的作用。在凝血系统启动的同时,纤溶及抗凝系统也被激活,使止血及抗凝系统在新的平衡点上达成新的动态平衡。

(二)病理性凝血过程

脓毒症和某些组织损伤时,机体全身炎症反应明显,并通过下列途径激活凝血系统和纤溶系统,使血液处于高凝状态:①促炎细胞素增强单核细胞和内皮细胞表达和释放组织因子,进而通过与FⅦ结合,激活外源性凝血系统。②促炎细胞素使细胞膜磷脂外翻,暴露具有强烈促凝活性的氨基磷脂而激活凝血。③内毒素通过刺激白细胞和内皮细胞释放血小板活化因子而活化血小板,形成催化表面,放大凝血效应。④某些组织如大脑、肺脏、胎盘等含有丰富的凝血激活酶,这些器官损伤后可以导致凝血活酶大量释放,从而引发凝血过程。⑤多种抗凝物质如硫酸乙酰肝素、血栓调理素、蛋白C受体等,主要由内皮细胞合成,抗凝过程在内皮细胞表面进行,脓毒症时,内皮损伤,抗凝机制功能下降。同时,由于外源性凝血途径大大增强,凝血酶大量生成,抗凝血酶因与凝血酶生成凝血-抗凝血复合物而过量消耗。⑥内毒素刺激内皮细胞和血小板纤溶酶原活化抑制因子1(PAI-1)释放,导致大量纤维蛋白难以溶解和清除。血液高凝时,凝血物质耗竭,其严重性,除了发生出血倾向外,还在于纤维蛋白蓄积,造成微血管床阻塞,并最终致器官缺血和衰竭。

严重创伤时,机体通过下列机制导致严重凝血功能紊乱:①大量血液丢失:包括纤维蛋白原和血小板的大量丢失;②血液稀释:创伤出血时,大量凝血酶和凝血因子消耗,加之抗休克过程中,输注晶体液、胶体液和浓缩红细胞,进一步稀释了凝血因子;③低体温:失血过多、躯体暴露、大量输注低温液体、环境温度较低及肌肉产热减少等多重因素作用下,机体低体温,抑制凝血因子的作用;④酸中毒:创伤时,机体易发酸中毒,从而抑制各种凝血因子的活性,并抑制纤维蛋白原的降解;⑤炎症反应:严重创伤后机体发生全身炎症反应,其机制与脓毒症相似。各种细胞因子参与凝血与纤溶过程,反过来,凝血与纤溶过程中,各种炎症介质和细胞因子大量释放,从而形成正反馈过程。

三、凝血功能的监测

凝血系统检查较为复杂,包括反映凝血启动、凝血因子激活、凝血酶作用、凝血因子减少、抗凝物质变化、纤溶酶作用及纤溶成分等多方面的检测,每一方面检测又涉及多个部分,其庞大的数量和复杂性,其他系统难以企及。因此,对于凝血系统的检查,需要有选择性和针对性。

(一)实验室检查(常规监测)

1. 血小板计数(PLT) 计数单位容积周围血液中血小板的数量,正常值为$(100\sim300)\times10^9$/L。低于100×10^9/L时称为血小板减少。稀释性凝血病和消耗性凝血病时,血小板计数均降低,而功能性凝血病时,血小板活性降低,计数可以正常。

2. 出血时间(BT) 主要取决于血小板数量,也与血管收缩功能有关。BT正常值为:Duke法0.5~6分;IVY法2~7分;出血时间测定器法:2.3~9.5分。血小板计数$<100\times10^9$/L时,可以导致BT延长。低温和严重酸中毒导致的功能性凝血病时,虽然BT延长,血小板计数仍可以正常。BT缩短见于高凝早期。该试验敏感性和特异性均较差。

3. 活化凝血时间(ACT) 为内源性凝血途径的筛选试验,正常值为86~147秒。延长时见于凝血因子减少及抗凝物质(如肝素、双香豆素或纤溶产物等)增加。缩短见于高凝早期。

4. 部分凝血活酶时间(PTT)和活化的部分凝血活酶时间(APTT) 均为反映内源性凝血途径的试验,后者更为敏感。PTT的正常值为34~40秒,APTT正常值为32~43秒。PTT和APTT缩短见于高凝早期。延长见于弥散性血管内凝血(DIC),纤维蛋白降解产物增多,凝血因子Ⅷ、Ⅸ、Ⅺ、Ⅻ因子缺乏,凝血因子Ⅱ、Ⅴ、Ⅹ因子减少,应用抗凝剂(肝素、双香豆素)治疗,抗血友病球蛋白(AHG)减少,血浆凝血活酶成分(PTC)减少,血浆凝血活酶前质(PTA)减少等。

5. 凝血酶原时间(PT)、凝血酶原时间比值(PTR)和国际标准化比率(INR) 反映外源性凝血途径的试验。PT正常值为11~15秒。PTR正常参考值为0.82~1.15。INR正常值为1.0。凝血因子(特别是Ⅶ因子)减少会导致PT延长,PTR及INR增高,而高凝状态时,PT缩短,PTR及INR降低。

6. 凝血酶时间(TT) 在血浆中加入标准化的凝血酶原后血液凝固的时间。正常参考值为16~18秒,超过正常对照3秒以上为异常。纤维蛋白原含量不足或有抗凝物质(如肝素、纤维蛋白降解产物等)存在时,TT延长。

7. 纤维蛋白原(Fig) 即凝血因子Ⅰ,是血液中含量最高的凝血因子,正常参考值范围为2~4g/L。在某些急慢性感染、烧伤、休克、严重组织损伤及外科手术时可见Fig升高,DIC时Fig含量下降。

8. 纤维蛋白降解产物(FDP) 包括纤维蛋白原和纤维蛋白降解产物,正常范围为1~5mg/L。FDP增加时通常反映凝血增强和纤维蛋白生成增加,原发性纤溶和继发性纤溶时,FDP均可增高,因而特异性较差。DIC、深静脉血栓形成、肺栓塞及恶性肿瘤时,FDP均可增高。

9. D-二聚体(D-dimer) 是纤维蛋白单体经活化因子Ⅷ交联后,再经纤溶酶水解所产生的一种特异性降解产物,是一个特异性的纤溶过程标记物,对诊断血栓性疾病和消耗性凝血病等继发性纤溶疾病有较高特异性。由于原发性纤溶D-二聚体不会升高,故对鉴别继发性与原发性纤溶十分重要。D-二聚体阴性是排除深静脉血栓和肺栓塞的重要试验,阳性是诊断DIC和观察溶血血栓治疗的有用试验。

10. 血浆鱼精蛋白副凝试验(3P试验) 将鱼精蛋白加入患者血浆后,其可与FDP结合,使血浆中原与FDP结合的纤维蛋白单体分离并彼此聚合而凝固。这种不需酶的作用而形成纤维蛋白的现象称为副凝试验。3P试验可检出＞50μg/ml的纤维蛋白单体,具有较高的敏感性。DIC早期或中期、血栓性疾病、溶栓治疗期、血液高凝状态等消耗性凝血病的早、中期3P试验呈阳性,后期可以呈阴性。

（二）血栓弹力图（thromboela-stogram, TEG）

血栓弹力图是反映血液凝固动态变化的指标,可以全面评估凝血功能。主要指标有:①反应时间（R）:表示被检样品中尚无纤维蛋白形成;②凝固时间（K）:表示被检样品中开始形成纤维蛋白,具有一定的坚固性;③图中两侧曲线的最宽距离（MA）:表示血栓形成的最大幅度;④最大凝固时间（TMA）:表示凝固时间至最大振幅的时间。其用于凝血功能障碍时的临床意义如下:

1. 动静脉血栓形成 R值及K值明显减少,而MA值及TMA值增大。

2. 血小板异常性疾病 原发性和继发性血小板减少症,R和K值增大,而MA值和TMA值降低。血小板功能异常性疾病则MA值和TMA值明显降低。

3. 纤溶亢进性疾病 弥散性血管内凝血继发性纤溶亢进时,TEG可示纤溶的强度和速度。

（三）Sonoclot凝血及血小板功能检测

Sonoclot凝血及血小板功能检测仪是通过检测血凝块黏弹性,来测定体外凝血及血小板功能的方法。Sonoclot的ICU应用主要包括:

1. 抗凝管理 抗凝治疗过程中,Sonoclot可以准确反映抗凝的效果,从而为抗凝剂的使用提供客观依据。

2. 围术期凝血功能检测 在肝移植、心血管手术后止血功能异常的预测和其他出血量较大的手术中,Sonoclot可以及时提供凝血及血小板功能的相关信息,指导血液制品的使用,有针对性地对凝血功能的异常表现进行干预,减少血液制品的浪费。

3. DIC的辅助诊断 Sonoclot可以在短时间内（20~30分钟）提供直观的DIC的相关信息,有助于快速准确地做出判断。

4. 高凝状态的识别 联合应用Sonoclot检验与凝血酶生成试验（TGT）,可以使高凝状态的识别率达到79%~100%。从而为高凝状态的识别及监测提供一种快速、简便的方法。

四、临床特点

（一）脓毒症

脓毒症的临床特点可分为以下3期,每期没有明显界限。

1. 高凝期 此期可无临床症状和体征,仅实验室检查可能异常,包括血小板增加或减少,PT缩短,APTT缩短,D-二聚体升高。

2. 低凝期（或称出血倾向期） 此期的主要临床表现为皮肤瘀紫等,实验室检查包括血小板减少,PT及APTT延长,INR升高。

3. DIC期 临床表现以出血为主,主要表现为皮肤瘀紫,甚至多脏器的出血等,伴随器官功能障碍。实验室指标多项异常。

（二）创伤性凝血病

创伤性凝血病是指大出血及组织损伤后激活凝血、纤溶及抗凝血途径,在创伤早期出现的急性凝血功能紊乱。临床对创伤患者早期凝血功能的监测较为困难,PT延长、APTT延长、PLT和纤维蛋白原(Fbg)降低等传统凝血功能指标只是对凝血级联反应中的某个部分的检测,不能全面反映凝血的病理生理过程。血栓弹力图能反映全血的凝血和纤溶水平,可以作为创伤性凝血病的常规检测和评估的证据,是目前比较理想的方法。临床可应用血栓弹力图评估凝血病的特征,指导止血治疗。

(三)弥散性血管内凝血

DIC的主要特点是急性全身性凝血活化,导致血管内纤维蛋白聚集形成血栓,影响不同器官血液供应,从而发生多器官功能障碍。同时,进行性凝血消耗体内血小板和凝血因子,导致广泛出血。出血特点为静脉穿刺部位出血或黏膜出血,大出血仅在极少数DIC患者可以见到。其诊断标准为:

1. 存在易引起DIC的基础疾病。

2. 有下列两项以上临床表现 ①多发性出血倾向;②不易用原发病解释的微循环衰竭或休克;③多发性微血管栓塞的症状、体征,如皮肤、皮下、黏膜栓塞性坏死及早期出现的肺、肾、脑等脏器功能衰竭;④抗凝治疗有效。

3. 实验室检查

(1)同时有下列3项以上异常:①血小板$<100 \times 10^9$/L或进行性下降,肝病、白血病患者血小板$<50 \times 10^9$/L;②血浆纤维蛋白原含量<1.5g/L或进行性下降,或>4g/L,白血病及其他恶性肿瘤<1.8g/L,肝病<1.0g/L;③3P试验阳性或血浆FDP>20mg/L,肝病FDP>60mg/L,或D-二聚体水平升高或阳性;④PT缩短或延长3秒以上,肝病延长5秒以上,或APTT缩短或延长10秒以上。

(2)疑难或特殊病例有下列1项以上异常:①纤溶酶原含量及活性降低;②AT含量、活性及vWF水平降低(不适用于肝病);③血浆因子Ⅷ:C活性$<50\%$(与严重肝病所致的出血鉴别时有价值);④血浆凝血酶-抗凝血酶复合物(TAT)或凝血酶原碎片1+2(F1+2)水平升高;⑤血浆纤溶酶-纤溶酶抑制物复合物(PIC)浓度升高;⑥血(尿)纤维蛋白肽A(FPA)水平增高。

(四)血栓栓塞性疾病

血栓栓塞的临床特点因血栓形成及栓塞的血管类型、部位、血栓形成速度、血管堵塞程度及有无侧支循环形成而异。

1. 静脉血栓形成 最为多见。常见于深静脉如腘静脉、股静脉、肠系膜静脉及门静脉等。多为红细胞血栓或纤维蛋白血栓。主要表现有:①血栓形成的局部肿胀、疼痛;②血栓远端血液回流障碍:如远端水肿胀痛、皮肤颜色改变、腹水等;③血栓脱落后栓塞血管引起相关脏器功能障碍,如肺梗死等。

2. 动脉血栓形成 多见于冠状动脉、脑动脉、肠系膜动脉及肢体动脉等,血栓类型早期多为血小板血栓,随后为纤维蛋白血栓。临床表现有:①发病多较突然,可有局部剧烈疼痛,如心绞痛、腹痛、肢体剧烈疼痛等;②相关供血部位组织缺血、缺氧所致的器官、组织结构及功能异常,如心肌梗死、心力衰竭、心源性休克、心律失常、意识障碍及偏瘫等;③血栓脱落引起脑栓塞、肾栓塞、脾栓塞等相关症状及体征;④供血组织缺血性坏死引发的临床表现,如发热等。

3. 毛细血管血栓形成 常见于DIC时,临床表现往往缺乏特异性,主要为皮肤黏膜栓塞性坏死、微循环衰竭及器官功能障碍。

4. 肺栓塞(PTE)　按照病理生理改变所累及的器官系统不同,可将PTE的临床表现划分为3个主要临床综合征。①肺栓塞及梗死综合征:突发呼吸困难、喘息、咯血和胸膜炎性疼痛等。查体可见发绀、哮鸣音、局限性细湿啰音及胸膜炎和胸腔积液的相应体征。②肺动脉高压和右心功能不全综合征:体循环淤血如水肿、肝区肿胀疼痛等为其主要临床表现。查体可见下肢或全身不同程度的水肿、颈静脉怒张、右心扩大、肺动脉第二心音亢进、三尖瓣收缩期反流性杂音和肝大压痛等。③体循环低灌注综合征:晕厥、心绞痛样疼痛、休克和猝死等。

五、凝血功能障碍的治疗

(一)脓毒症凝血功能障碍

脓毒症时炎症介质及细胞因子的失控性释放,通过多种机制激活凝血系统及纤溶系统,诱发凝血功能异常。控制脓毒症的进展,是治疗凝血功能障碍的关键。

1. 积极治疗原发病　脓毒症的治疗主要有以下方面:①液体复苏结合血管活性药物应用,维持血流动力学稳定,保证组织灌注;②寻找感染源、控制感染:留取细菌培养并做药敏试验,需要外科干预的感染灶应尽早引流,根据药敏结果有针对性地选择抗生素治疗;③输注血制品支持治疗;④营养支持:包括肠外营养和肠内营养支持,条件允许时尽早开始肠内营养;⑤器官功能维护:如机械通气加强呼吸支持,血液滤过改善肾功能,减轻全身炎症反应等;⑥镇静及镇痛;⑦血糖监测:防止血糖过高及血糖波动过大,必要时胰岛素持续泵入控制血糖。

2. 抗凝血酶-Ⅲ(AT-Ⅲ)　主要用于AT-Ⅲ缺乏所致的自发性静脉血栓形成或DIC。在治疗严重脓毒症和脓毒性休克时,不推荐应用抗凝血酶,因其与肝素联用时,会增加出血风险,且大剂量应用抗凝血酶并不能降低脓毒症的死亡率。

3. 组织因子途径抑制物(TFPI)　是控制凝血启动阶段的一种体内天然抗凝蛋白,对组织因子途径(即外源性凝血途径)具有特异性抑制作用,可有效治疗脓毒症、DIC、多脏器功能障碍等多种原因引起的血液高凝状态,是一种具有良好应用前景的糖蛋白。

4. 抗凝　对有明显血栓形成倾向、纤维蛋白广泛沉积的脓毒症患者,肝素、低分子肝素等抗凝治疗手段是有益的,其可部分抑制脓毒症及其他病因导致的凝血系统活化。低分子量肝素还可抑制炎症介质和氧自由基释放,提高抗Xa因子活性,减少组织微血栓形成,从而减少器官损伤,改善生存率。

5. 预防深静脉血栓形成　严重全身感染患者应用药物预防静脉血栓栓塞。如果肌酐清除率<30ml/min,应使用达肝素钠注射液或经肾脏代谢最少的其他低分子肝素剂型或普通肝素抗凝。有条件时,可联合应用药物和间断气动加压装置预防深静脉血栓形成。存在肝素使用禁忌证(如血小板减少、严重凝血功能异常、活动性出血等)时,可单纯接受机械性预防措施,如加压弹力袜或间断气动加压装置。一旦危险因素消除,应尽早药物预防。

(二)创伤性凝血病

对严重创伤特别是全身多发伤的处理,遵循"损伤控制"的原则,强调简化止血和去污染手术的操作,将患者尽早转入ICU救治,防止出现低体温、酸中毒及凝血功能障碍的"死亡三联征"。待患者全身情况改善后,再行确定性手术治疗。近来,随着对创伤后凝血病认识的加深,逐步形成了"损伤控制复苏(damage control resuscitation, DCR)"的原则,其主要内容包括：①允许性低血压复苏；②识别和预防低体温；③纠正酸中毒；④早期纠正凝血病。

1. 积极止血 处理原发创伤时，控制活动性出血，避免失血加重休克、酸中毒及血液稀释。采取辅助检查手段，按照标准的创伤评估方案，尽快确定出血部位。对外出血可加压包扎、填塞压迫、使用止血带、必要时结扎血管等。活动性内出血应尽快行介入或手术止血，切不可由于血流动力学问题而贻误手术时机。按照损伤控制原则，用简单的方法在最短时间内止血和去污染。

2. 及时恰当地抗休克 休克是创伤性凝血病发生的关键诱因，应及时纠正。对于活动性出血，在实施确定性手术止血之前，进行"限制性液体复苏"，可以明显减少失血量，降低并发症的发生率，提高救治成功率。但对于合并颅脑和脊髓损伤、缺血性心脏病或创伤后时间过长者，实施限制性液体复苏应慎重。老年高血压患者，由于基础血压可能不明确，为限制性液体复苏的禁忌证。液体的选择上，宜使用氯离子浓度接近生理水平的乳酸林格液，避免使用高氯的生理盐水，以减轻凝血异常程度和出血量。液体复苏的初始阶段，可选用晶体液和高张液体。确定性手术止血后，应注意防治隐匿性休克，避免组织低灌注和酸中毒。

3. 体温监测 防止低体温并避免由低体温诱导的凝血功能障碍。注意保温，同时注意给输入的液体和血制品加热。对特殊患者可采用体外复温设备。

4. 出血和凝血病的处理 积极选择合适的血制品，补充凝血底物，对创伤并发大出血的患者应尽早输入血浆。

（三）弥散性血管内凝血（DIC）

导致DIC的病因和临床表现各异，使得DIC的治疗异常困难。因此，DIC的治疗要注意个体化，包括去除病因，支持和替代治疗，终止血管内凝血。抗凝治疗是终止DIC病理过程、减轻器官损伤、重建凝血-抗凝平衡的重要措施。

1. 去除病因，治疗原发病 DIC均由基础疾病诱发，积极治疗原发疾病，是DIC治疗的关键。部分患者原发疾病好转后，DIC会自动好转，如重症感染引起的DIC，积极控制感染，加强外科引流，应用合适的、足量的抗生素，DIC可逐渐好转。

2. 替代治疗 替代治疗是治疗严重出血和凝血指标异常的DIC患者的主要手段，其主要目的是替代消耗的血小板、凝血因子和生理性抑制物，防止出血及避免出血进一步加重。适用于有明显血小板或凝血因子减少证据和已进行病因及抗凝治疗，DIC未能得到良好控制者。凝血因子和血小板的输注指征，主要包括活动性出血、实施侵入性操作或有出血并发症的发生危险。血小板计数$<20 \times 10^9/L$或$<50 \times 10^9/L$伴有严重出血时，输注5~10单位血小板可以使血小板计数增加$(20~30) \times 10^9/L$，并最终升高至$50 \times 10^9/L$。当纤维蛋白原水平$<100mg/dl$，并伴有DIC相关的出血时，可输注新鲜冰冻血浆或给予纤维蛋白原。由于纤维蛋白原半衰期较长，一般每3天用药1次。严重肝病合并DIC时可输注rFⅧ及凝血酶原复合物。

3. 抗凝治疗

（1）肝素：肝素使用指征主要包括：①DIC早期（高凝期）；②血小板及凝血因子呈进行性下降，微血管栓塞表现（如器官功能衰竭）明显；③消耗性低凝期但病因短期内不能祛除者，在补充凝血因子情况下使用。出现下列情况时应慎用肝素：①手术后或损伤创面未经良好止血者；②近期有大咯血之结核病或有大量出血之活动性消化性溃疡；③DIC晚期，患者有多种凝血因子缺乏及明显纤溶亢进。在应用肝素的同时，替代治疗很重要。常用的肝素包括: ①肝素钠: 急性DIC每日10 000~30 000U/d, 一般15 000U/d左右, 每6小时用量不超过5000U, 根据病情可连续使用3~5天。②低分子量肝素: 与肝素钠相比, 其抑制凝血因子Xa (FXa)作用较强, 较少依赖AT, 较少引起血小板减少, 出血并发症较少, 可降低器官衰竭的发生。发生DIC的重症患者应用低分子肝素预防静脉血栓很有必要。应用肝素或低分子肝素期间, 应注意动态监测血小板、PT、APTT及纤维蛋白水平, 特别是APTT, 肝素治疗使其延长60%~100%为最佳剂量。肝素过量可用鱼精蛋白中和。

（2）其他抗凝及抗血小板药物

1）抗凝血酶: DIC时凝血酶大量生成早期消耗抗凝血酶, 外源性注入抗凝血酶, 可明显改善DIC患者的症状, 并快速改善凝血指标。抗凝血酶也是预测脓毒症预后的独立危险因素。

2）复方丹参注射液: 可单独应用或与肝素联合应用, 疗效肯定、安全、无须严密血液学监护。剂量为复方丹参注射液20~40ml, 加入100~200ml葡萄糖溶液中静脉滴注, 每日2~3次, 连用3~5日。

3）右旋糖酐40（低分子右旋糖酐）: 500~1000ml/d, 3~5天。有辅助治疗价值。右旋糖酐40可引起过敏反应, 重者可致过敏性休克, 使用时应谨慎。

4）噻氯匹定（ticlopidine）: 为抗血小板药物, 可稳定血小板膜, 从而抑制ADP诱导的血小板聚集, 可用于急性及慢性DIC的治疗。用法为250mg, 口服, 每日2次, 连续5~7天。

5）血栓调节蛋白: 在内皮细胞表面表达, 与凝血酶连接, 可介导蛋白C的活化。其抗凝血特性依赖于凝血酶产生的数量, 因此与其他抗凝血药相比, 可减少出血。

4. 纤溶抑制药物　由于DIC时存在纤溶亢进, 所以纤溶抑制药物可能有效。常用的有氨基己酸及氨甲环酸。但是, DIC的纤溶亢进继发于过度血栓形成, 是机体对失控的凝血酶大量生成的代偿反应。如果没有控制血管内凝血, 单纯阻断纤溶, 可能会引起不可逆性血栓形成, 并损害重要脏器如肝、肺、肾等。因此, 抗纤溶药物必须在抗凝血后使用, 适用于DIC的基础病因及诱发因素已经去除或控制, 并有明显纤溶亢进的临床及实验证据或DIC晚期, 继发性纤溶亢进已成为迟发性出血主要原因的患者。

5. 溶栓疗法　主要用于DIC后期、脏器功能衰竭明显及经上述治疗无效者。可试用尿激酶或重组组织型纤溶酶原激活剂（rt-PA）。

6. 其他治疗

（1）糖皮质激素: 不常规应用, 下列情况可以考虑: ①基础疾病需糖皮质激素治疗者; ②感染性休克并DIC已经有效抗感染治疗者; ③并发肾上腺皮质功能不全者。

（2）抗细胞因子治疗: 脓毒症或严重创伤时, 全身炎症反应是DIC的主要机制, 有研究者在小鼠模型中应用抗选择素抗体和肝素阻断白细胞黏附和凝血。脓毒症时, 应用抗炎细胞因子IL-10可以阻断内毒素介导的凝血活化。

（四）下肢深静脉血栓（DVT）

急性期治疗的目的在于预防肺栓塞（PTE）, 减轻血栓后并发症, 缓解症状。积极治疗DVT对于降低病死率和致残率十分有效。DVT的急性期治疗, 主要是非手术疗法, 包括抗凝、溶栓、滤器置入及其他介入治疗手段, 偶尔需手术治疗。

1. 一般治疗　对于急性DVT患者, 推荐早期活动优于卧床休息, 但应注意避免用力排便, 以防止血栓脱落导致PTE。DVT患者可穿30~40mmHg压力的弹力袜治疗, 在严重下肢水肿早期, 建议应用齐膝弹力袜, 并序贯充气加压治疗。

2. 对症治疗 如止痛等。

3. 抗凝治疗 抗凝为DVT的基本治疗手段,如患者出现可疑深静脉血栓的临床表现和实验室检查,应立即使用肝素或低分子肝素,并序贯华法林治疗3~6个月,不能等确定诊断后再治疗。

（1）初始抗凝血治疗

1）普通肝素（UFH）：3000~5000U或按80U/kg的负荷剂量静脉注射,18U/（kg·h）的剂量静脉维持。抗凝开始的前24小时内,每4~6小时测定APTT,并根据APTT调整用量,使APTT维持在正常值的1.5~2.5倍范围之内;待达到稳定水平后,调整为每天测定1次APTT。UFH治疗的主要不良反应为出血和肝素诱导的血小板减少症。

2）低分子肝素（LMWH）：因具有对AT依赖性小、较少引起血小板减少及出血、药物半衰期较长、无需严格血液学监护、疗效优于普通肝素等优点,已被推荐代替普通肝素用于DVT的治疗。皮下注射,1~2次/日,根据体重给药。极度肥胖（体重>100kg）、极度消瘦（体重<40kg）及肾功能不全患者的给药剂量要相应减少。内生肌酐清除率<30ml/min时慎用。

（2）长期抗凝血治疗

1）药物：华法林为成人长期维持治疗DVT的一线药物。应用华法林最初的4~5天必须与注射用抗凝血治疗重叠5天以上。首次剂量3~5mg,以后每日剂量根据国际标准化比率（INR）调整,当连续2天测得的INR值达到2.5（2.0~3.0）,或PT延长至正常值的1.5~2.5倍,即可停用肝素,单独口服华法林治疗。用药期间应注意与其他药物的相互作用以及含维生素K食物的摄入,并定期监测INR。

2）疗程：对于自发性深静脉血栓形成的初次发作患者,推荐使用维生素K拮抗剂至少3个月。3个月抗凝血之后,应该评估长期治疗的风险/效益比。对于初次自发性近心端DVT患者,如果没有出血的危险因素而且可以进行良好的凝血功能监测,应长期服药。对于自发性初发的单独远心端DVT,建议3个月抗凝血而不是无限期的治疗。

3）复发性DVT或危险因素持续存在时,如恶性肿瘤、慢性栓塞性肺动脉高压、深静脉血栓后综合征、易栓症、抗心磷脂酶抗体综合征、V因子缺乏、下腔静脉滤器植入后者,均应终身抗凝血治疗。

4. 溶栓治疗 主要用于新近的血栓形成或血栓栓塞。应选择性应用于有肢体坏疽风险的DVT患者、血流动力学不稳定的肺栓塞及冠状动脉栓塞患者等。动脉血栓最好在发病3小时之内进行,最晚不超过6小时;静脉血栓应在发病72小时内实施,最晚不超过6日。

（1）全身性溶栓：髂股深静脉血栓的全身性溶栓效果较差,成年人DVT患者不建议常规全身性溶栓治疗。确需溶栓者,应在具备血管内溶栓的医疗机构进行。

（2）导管介导的溶栓术（CDT）：髂股静脉血栓可通过导管将溶栓药物送到血栓局部,以达到更理想的效果。不同的溶栓药物,有效性和安全性并无差异。推荐重组组织型纤溶酶原激活物和尿激酶。

（3）经皮导管取栓术（PMT）：患者病情允许时,对于某些急性髂股静脉血栓患者（如症状发生的时间<7天,全身器官功能良好,预期寿命>1年）,可手术取栓以减轻急性症状。如果患者没有高出血风险,建议导管介导的溶栓术。除非有溶栓禁忌证,一般不推荐单独使用经皮导管取栓术。

5. 外科静脉取栓术 急性髂股深静脉血栓患者,存在行CDT或CDT联合PMT的禁忌证或实施失败者,可选择手术静脉取栓。

(五)肺栓塞

见第六章第四节肺栓塞症。

六、中医学对获得性凝血功能障碍的认识

中医学多将"获得性凝血功能障碍"归入"血证"范畴。血证的概念最早见于《黄帝内经》。《诸病源候论·血病诸候》对其病因病机进行了详细的分析。《景岳全书·血证》对血证的内容作了比较系统的归纳,将其病机概括为"火盛"及"气伤"两方面。重症患者出现以出血为主要表现的病证,均属本病的范围。

(一)病因病机

多种原因可以导致脉络损伤或血液妄行,血液溢出脉外而形成血证。《景岳全书·血证》云:"血本阴精,不宜动也,而动则为病。"对于重症患者,火盛通常为脓毒症之表现。脓毒症与温病著作所论述的大量温热病有诸多相似之处。王今达教授认为邪毒入侵,正邪交争,正气耗伤,邪毒阻滞,正虚邪实。并根据机体正邪虚实情况分别辨证为毒热证、瘀血证、急性虚证等。

目前中医界普遍认为重症患者凝血功能障碍的主要病机可为邪热炽盛,正邪交争,进展亦可为正气已虚,邪气尚盛。故常表现为正虚邪盛。

(二)辨证论治

1.热毒内蕴

证候特征:高热持续不退,烦躁或嗜睡,面赤气粗,肌肤斑疹散在,或强直抽搐,或大便燥结,口渴欲饮,舌质红绛,苔黄,脉数有力。

治法:清热解毒。

推荐方药:清瘟败毒饮(《疫疹一得》)或犀角地黄汤(《外台秘要》)加减。

推荐中成药:清开灵注射液。

2.瘀血阻滞

证候特征:身热夜甚,神昏谵语,全身斑疹密集,或有吐血、便血、衄血,或喘促气急,胸闷腹胀,少腹硬满,疼痛状如针刺,痛处固定不移,或身目黄染,小便短赤,舌质紫黯或有瘀斑,脉细数。

治法:活血化瘀。

推荐方药:血府逐瘀汤(《医林改错》)加减。

推荐中成药:血必净注射液。

3.气血两燔

证候特征:高热,口渴,头痛,烦躁。肌肤发斑,吐血,衄血,便血。舌质绛、苔黄,脉数。

治法:清热凉血。

推荐方药:犀角地黄汤(《外台秘要》)合十灰散(《十药神书》)加减。

推荐中成药:清开灵注射液。

4.正气不足

证候特征:身热夜甚,昏愦不语,喘促气急,胸闷胸痛,少腹硬满,全身斑疹散在,或出血后或大汗后身热骤降,喘急欲脱,四肢厥冷,舌质淡红夹瘀紫斑少苔,脉细数无力或微细

欲绝。

治法: 扶正。

推荐方药: 四逆汤(《伤寒论》)合生脉散(《医学启源》)加减。

推荐中成药: 参附注射液、参麦注射液。

典型病例

王某,女性,24岁,2014年8月8日入院。

主诉: 高处坠落致胸腹外伤12小时。

现病史: 患者于2014年8月8日上午6时左右从高处坠落致胸腰腹部疼痛,双下肢不能活动,感觉减退,立即送至我院急诊,查体可见腰背部及四肢挫伤瘀斑,腹部压痛反跳痛明显,测血压77/30mmHg,心率157次/分,立即扩容处理。患者血压进行性下降,最低至55/28mmHg,加强扩容并予红细胞悬液6U。急诊DSA介入下行左髂外动脉及脾动脉栓塞止血,后血压维持在80~60/50~30mmHg左右。术后2小时患者血压再次突然下降,遂转入ICU抢救。

入院症见: 气促,烦躁,口干,纳眠差。舌尖红,苔淡微,脉沉细数。

既往史: 既往体健,否认慢性病和传染病史,否认药物和食物过敏史,否认输血及手术史。

入院查体: T37.0℃,P136次/分,R19次/分,BP90/60mmHg。面色苍白,神志清楚,被动体位,皮肤湿冷。两肺呼吸音粗,左肺闻及少量湿性啰音。腹部膨隆,可见多处皮肤挫伤,右下腹可见引流管在位,引出新鲜血液。压痛和反跳痛(+),叩诊鼓音,移动性浊音(+),肝区叩击痛(+),肠鸣音弱。双下肢肿胀,左上肢皮下瘀斑及皮下出血点。余查体无异常。

入院诊断:

中医: 腹痛(外伤暴力)。

西医: ①失血性休克;②闭合性腹外伤(脾破裂、腹膜后血肿);③胸外伤(血气胸、肋骨骨折);④骨盆骨折;⑤全身广泛软组织挫伤。

辅助检查: 急诊CT片: ①两侧少量气胸;②腰1、2椎体压缩性骨折伴附件骨折,椎管狭窄;骨盆多发骨折;胸骨骨折;右侧第5、7肋骨骨折;③骶前高密度影,考虑出血,腹腔少量游离气体;④头颅部未见明显异常。

诊疗过程: 患者入院后8小时内脾窝引流管引流出血性液体1250ml,查血常规示: RBC2.91×10^{12}/L,Hb8.8g/dl,PLT14×10^9/L;凝血功能示: PT28.7秒,APTT72.5秒,INR2.78,FIB0.85g/L,FDG70.32μg/ml。考虑患者腹腔内渗血及凝血障碍,手术风险大,予继续内科治疗,入院第1天输红细胞悬液5U,血小板6U,冷沉淀3U,病毒灭活血浆850ml。在入院第2~13天,支持性成分输血,其中输红细胞悬液共45U,血小板19U,冷沉淀13U,病毒灭活血浆7540ml。患者出血逐渐停止,各指标逐渐改善和稳定,其中RBC上升至3.45×10^{12}/L,Hb上升至99g/L。中医方面,入院时以"活血止血"为则,以"补血活血"为法,予以三七粉1味中药鼻饲活血止血为主,后期加以四物汤(生地20g,芍药10g,当归10g,川芎10g)补血活血调和气血。

入院后第24天,患者循环逐渐稳定,血常规和凝血功能逐渐恢复正常。第29天患者转回普通病房,第33天出院。

［点评］

本患者创伤性凝血病治疗关键在于外科及时干预控制腹内出血和持续输血治疗调整凝血功能紊乱。这方面西医治疗占有优势，针对此类患者，中医治疗的干预点主要是调节全身内环境凝血功能紊乱。

本例患者初期因外伤导致脉络受损，精血不循经而动，离经而出。随经外科手术修复止血。但受损脉络易补，离经之血难除。体内残留的离经之血瘀阻血脉，导致全身气机不和，营血不畅，精血难以正常循环，继而出现再次出血情况。此时辨证为瘀阻气机脉络出血，治以活血止血为主，故单用三七粉1味。后期患者体内离经之血减轻，而气血亏虚较甚，加用四物汤补血活血。

（王　醒）

第九章　重症神经系统疾病

重症医学相关神经系统疾病，包括原发性神经系统疾病，如脑肿瘤与神经外科术后患者、颅脑脊髓损伤、脑出血、蛛网膜下腔出血、硬膜下血肿、缺血性卒中、神经介入、癫痫持续状态、脑膜炎、脑炎、脑脓肿、格林巴利综合征、重症肌无力等病种，以及重症医学相关的继发和伴发神经系统病证，如肺性脑病、肝性脑病、胰性脑病、谵妄等。各种代谢性脑病在各专病中论述，本章讨论脑水肿与颅内压增高，脑梗死，脑出血，癫痫持续状态。

第一节　脑水肿与颅内压增高治疗

脑水肿（cerebral edema，CE）是由物理、化学、生物性等多种因素，作用于脑组织，引起脑组织内水分异常增多，脑组织体积异常增加的一种病理状态。常见的病因包括感染性疾病、中毒性疾病、急性颅脑损伤、脑血管疾病、颅内占位性病变、脑缺氧、全身系统性疾病等。脑水肿是引起颅内压（intracranial pressure，ICP）增高的重要原因之一，也是颅内压增高发展到一定程度时，影响脑代谢和脑血流量、破坏血脑屏障的结果之一。

颅内压增高（increased intracranial pressure，IIP）是多种原发与继发疾病，导致ICP持续超过1.96kPa（200mmH$_2$O），引起头痛、呕吐、视力障碍及视盘水肿等临床症状的综合征，严重者可出现脑疝危象而危及生命。IIP是临床需紧急处理的急危重症之一，及时诊断、合理治疗以减轻脑水肿、降低ICP，对降低伤残率、死亡率至关重要。

一、颅内压增高的形成机制和病因

（一）颅内压形成

ICP是指颅腔内容物对颅腔壁所产生的压力，又称之为脑压。正常成人颅腔内由约1400g脑组织，75~150ml脑脊液和100~150ml血液构成颅内容物。脑脊液介于颅腔壁与脑组织之间，并与脑室和脊髓腔蛛网膜下腔相通，因此监测脑脊液静水压代表ICP。正常成人为80~180mmH$_2$O（5~13.5mmHg），儿童为40~100mmH$_2$O（3~7mmHg），婴幼儿为20~80mmH$_2$O（1.5~60mmHg）。脑脊液循环图见图9-1。

由于脑组织体积比较恒定，在急性IIP时不能被压缩，ICP的调节主要在脑血容量与脑脊液量间保持平衡。当发生IIP时，首先通过脑脊液减少分泌，增加吸收和部分被压缩至脊髓蛛网膜下腔，以缓解ICP升高，继之再压缩脑血容量。颅脑内增加体积超过代偿容积后，则可

脑脊液：
左、右侧脑室脉络丛产生
经左、右室间孔
↓
第三脑室
第三脑室脉络丛产生 → 经中脑导水管
↓
第四脑室
第四脑室脉络丛产生 → 经正中孔、外侧孔
↓
蛛网膜下腔 ←→ 脊髓中央管

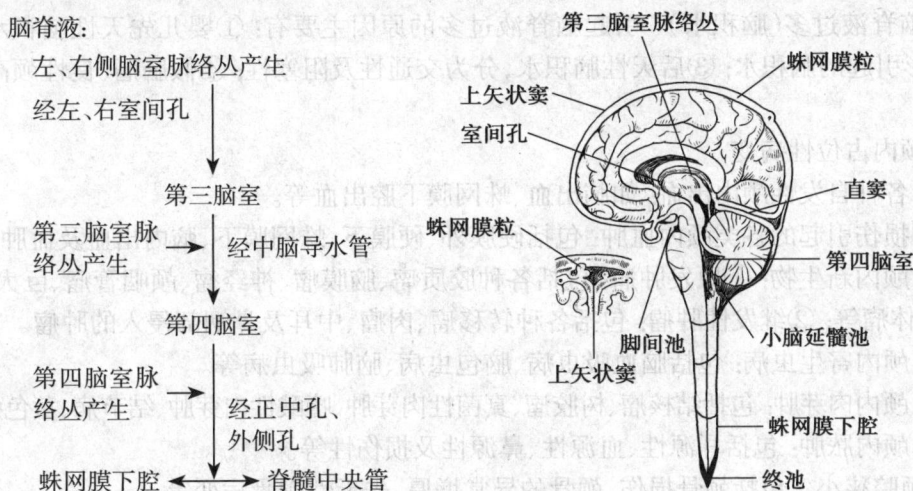

图9-1　脑脊液产生循环图

导致ICP持续升高，引起脑血流量降低，脑组织缺血缺氧，严重时导致去皮层状态甚至脑死亡。IIP同时加重了脑水肿，使脑组织体积增加，ICP上升更多，可使脑组织移位形成脑疝，终致脑干受压造成呼吸、循环中枢衰竭而死亡。IIP还可引发神经源性肺水肿、胃肠功能紊乱及消化道应激性溃疡并出血。

（二）颅内压增高的原因

引起颅内容物体积增加的原因包括5个方面：

1. 脑水肿（脑组织本身的体积增加）　临床可分为血管源性脑水肿、渗透性脑水肿、细胞中毒性水肿和间质性脑水肿4个主要类型（表9-1）。

表9-1　脑水肿临床分型

脑水肿类型	血管源性	渗透性	细胞性	间质性
病因	脑血管通透性增加，渗出增多	血浆渗透压降低	胶质细胞、神经细胞代谢障碍	吸收阻塞
水肿液成分	血浆成分多	血浆渗透压降低	细胞内水钠增加	脑脊液
血脑屏障通透性	增加	正常	正常	正常
细胞外液量	增加	正常	正常	增加
细胞内水肿	无	有	有	无
常见疾病	肿瘤、脑损伤、脑的炎症性反应、脑血管意外	脑外伤或鞍区肿瘤	脑缺氧、缺血、毒血症、物理因素	脑积水、良性颅内高压
水肿部位	白质	灰质、白质	白质和灰质	脑室周围白质

2. 脑血流增加　引起脑血流量增加的原因主要有：①颅内血管性疾病如动静脉性血管畸形、毛细血管扩张症、颅内血管瘤等；②各种原因引起的高血压；③各种原因引起的碳酸血症；④胸腹四肢等处的严重挤压伤后引起的脑血管扩张；⑤各种原因引起的静脉压增高。

3. 脑脊液过多(脑积水) 引起脑脊液过多的原因主要有:①婴儿先天性脑积水;②先天性畸形引起的脑积水;③后天性脑积水,分为交通性及阻塞性;④假脑瘤(良性颅高压)综合征。

4. 颅内占位性病变

(1)各种自发性颅内出血:如脑出血、蛛网膜下腔出血等。

(2)损伤引起的各类颅内血肿:包括硬膜外、硬膜下、蛛网膜下、脑内出血及血肿。

(3)颅内新生物:①原发肿瘤:包括各种胶质瘤、脑膜瘤、神经瘤、颅咽管瘤、巨大的垂体瘤、松果体瘤等;②继发性肿瘤:包括各种转移瘤、肉瘤、中耳及鼻咽部侵入的肿瘤。

(4)颅内寄生虫病:包括脑血吸虫病、脑包虫病、脑肺吸虫病等。

(5)颅内肉芽肿:包括结核瘤、树胶瘤、真菌性肉芽肿、嗜酸性肉芽肿、结节病、黄色瘤病等。

(6)颅内脓肿:包括耳源性、血源性、鼻源性及损伤性等。

5. 颅腔狭小 包括颅骨损伤、颅骨的异常增厚、先天性颅骨病变等。

二、临床表现

(一)临床分类

1. 急性型 病情急,发展快,常于24~36小时达到高峰,伴有明显的生命体征改变如血压升高、脉搏变慢、呼吸不规则等,但视盘水肿常未及形成。常见病因包括:脑血管意外、颅脑损伤、急性颅内炎症、脑缺血缺氧、中毒性脑病等。

2. 亚急性型 发病后迅速加重,常于数天内症状达到高峰,视盘水肿常较明显,并可伴有视网膜出血。常见的病因包括:颅内转移癌、化脓性脑炎、病毒性或真菌性颅内感染、部分颅脑损伤等。

3. 慢性型 发病缓慢,症状及体征常相对稳定,有或无视盘水肿,没有生命体征的改变。常见病因包括:除急性颅内血肿以外的各种颅内占位病变、慢性蛛网膜炎、各种先天性颅脑畸形、假脑瘤综合征即良性高颅压。

4. 慢性型急性加重 初起时病程进展缓慢,突然于短期内迅速加重,很快出现脑疝前驱征象。常见病因包括:颅内肿瘤发生坏死、出血、囊变;各种颅内占位性病变的晚期,颅内空间代偿功能濒于衰竭时;颅内慢性病变合并其他系统并发症,引起脑的供血、供氧不足或其他毒性症状。

(二)临床分期

ICP增高的发展过程,根据临床表现和病理生理特点,可分为代偿期、早期、高峰期和衰竭期4个不同阶段。

1. 代偿期 引起ICP增高的病变虽已开始形成,但尚处于初期发展阶段,临床上不出现ICP增高的症状和体征。

2. 早期 颅内容物体积增加的总和超过了颅腔代偿容积,开始出现如头痛、恶心、呕吐、视盘水肿等ICP增高症状和体征,可因激惹引起ICP增高的动作而加重。在急性ICP增高时,可出现库欣反应症状,如血压升高、心率减慢、脉压增大、呼吸节律变慢、幅度加深。在此期,如能及时解除病因,脑功能尚容易恢复,预后多良好。

3. 高峰期 可出现脑微循环弥散性梗死。患者存在全身性血管加压反应,临床表现有剧烈头痛、反复呕吐、视盘高度水肿或出血、意识逐渐陷入昏迷、眼球固定、瞳孔散大、强迫性头位等脑疝先兆征象。此期如不能及时采取有效处理措施,往往迅速出现脑干功能衰竭。

4. 衰竭期 ICP增高达到相当于平均体动脉压,脑灌注压已小于2.7kPa(20mmHg),脑组织几乎处于无血液灌流状态,患者多处于深昏迷,各种反射均可消失,出现双瞳孔散大固定等现象,血压下降,心率增快,呼吸浅而快或不规则,甚至呼吸停止。脑细胞活动已停止。脑电图检查显示神经细胞生物电停放,临床上可达脑死亡阶段。预后极差。

(三)临床症状

1. 头痛 主要部位在额部、眶部及两颞侧。头痛剧烈,早晚明显。咳嗽、喷嚏、头部位置改变均可使头痛加重。

2. 呕吐 由于脑室及延髓呕吐中枢受刺激所致,多为喷射状,与进食无关。

3. 眼的改变 ①视神经乳头水肿;②复视。

4. 意识障碍 由于大脑广泛的损害和中脑受压,脑干上行网状结构受累,可致意识障碍,并有迅速加深倾向,表现为嗜睡、昏睡和昏迷。

5. 肢肌张力增高及惊厥 由于大脑皮质运动中枢受刺激而引起抽搐,由于脑干网状结构受刺激,肌张力明显增高。

6. 生命体征的变化 可引起呼吸节律不齐,呼吸暂停,也可出现不同类型的呼吸,如过度换气、呼吸深快,最后出现叹息样、抽泣样呼吸,以致呼吸停止。颅内压增高早期,皮肤苍白发凉,血压稍升高,脉搏增快。当脑缺氧加重,血压升高,脉搏慢而有力。最后血压下降,脉搏弱,甚至停跳。由于下丘脑受累,肌张力增高,造成产热增加,以及交感神经麻痹、泌汗功能减弱等,引起高热或过高热。

7. 脑疝(cerebral Hernia, CH) 这是颅内压增高的最终后果,临床常见的有小脑膜切迹疝及枕骨大孔疝。

三、诊断

(一)临床诊断

1. 确定有无ICP增高 一般病程缓慢的疾病多有头痛、呕吐、视盘水肿等症状。而急性、亚急性脑疾病由于病程短,病情发展较快,多伴有不同程度的意识障碍。确诊有无ICP增高,可进行下列检查。

(1)眼底检查: 在典型的视盘水肿出现之前,常有眼底静脉充盈扩张、搏动消失,眼底微血管出血,视乳头上下缘可见灰白色放射状线条等改变。

(2)脱水试验治疗: 20%甘露醇250ml快速静脉滴注或呋塞米40mg静脉推注后,若头痛、呕吐等症状减轻,则ICP增高的可能性较大。

(3)腰穿检查: 腰椎穿刺可测量ICP,也可用于确诊和治疗蛛网膜下腔出血与颅内感染。对疑有严重ICP增高,特别是急性、亚急性起病有局限性脑损害症状的患者,切忌盲目腰穿,以免诱发脑疝。

2. 明确病因 根据病史和起病的缓急,内科系统和神经系统检查的发现及必要的辅助检查,初步确定ICP增高的病变和病因。

(二)实验室和其他辅助检查

1. 颅内压监测 颅内压监测是了解颅内压最准确的方法。监测方法有: ①脑室内压监测;②硬脑膜下监测;③硬脑膜外监测。其中以硬脑膜外监测最为常用。

2. 头颅CT、CTA、MRI、和MRA　头颅CT是评估脑水肿的常用检查，CT也能够预测恶性水肿和不良预后，包括发病6小时内头颅CT低密度改变，以及病变范围≥1/3大脑中动脉供血区域分布。CTA可用于确诊脑血管的损伤。MRI的阳性率更高，常用于确定脑转移性肿瘤是否存在，并对鉴别肿瘤、出血、脑积水、脑水肿有一定帮助。发病6小时内磁共振弥散加权成像（MRI-DWI）测定梗死体积是有效工具，体积≥80ml能够预测暴发性病程。但MRI检查收费更贵，且重病患者常常需要监护、吸氧、维持药物，甚至呼吸机，许多时候难有条件完成MRI。

3. 数字减影血管造影（Digital Subtraction Angiography，DSA）　DSA是评估颅内外动脉血管病变最准确的诊断手段。但脑血管造影价格较昂贵，且有一定的风险，其严重并发症的发生率约为0.5%~1.0%。

4. 经颅多普勒超声检查（transcranial doppler，TCD）　TCD能监测脑血流动力学变化，从而判断颅内压的变化。如果患者病情不允许搬动进行神经影像检查，TCD是这些患者的主要检查手段。

5. 脑电图（electroencephalogram，EEG）　EEG不受患者昏迷、镇静药和肌松药使用而影响检查效果，对于判定患者预后具有重要帮助作用。发病24小时内脑电图弥漫性慢波和δ波活性增强意味着早期全面功能障碍。

6. 其他检查　监测三大常规、血气、电解质、肾功能、肝功能、血糖、肿瘤标志物检查，及凝血功能、脑脊液生化检查等，对伤后脑功能和全身情况评估具有一定作用。

四、治疗

迅速采取措施消除IIP所引起的危急状态，恢复其正常生理状态至关重要。治疗目标为将ICP控制在20mmHg或25mmHg以下；通过维持适宜的平均动脉压，使脑灌注压（cerebral perfusion pressure，CPP）控制在70~120mmHg的范围内；预防脑疝。IIP需要根据病情严重程度采用综合治疗方法。

（一）一般处理

1. 卧床休息，密切观察患者的意识、瞳孔、脉搏、血压、呼吸及体温的变化。突然烦躁不安常提示颅内高压加重，而意识障碍加重或突然昏迷多为脑疝所致，应紧急处理。

2. 头部抬高20°~45°，以降低脑静脉压和脑血容量，避免头颈部过度扭曲以免影响静脉回流。CPP<70mmHg时应将头置于水平位置以免灌流不足。

3. 保持患者呼吸道通畅，意识水平下降会引起氧合不良或分泌物无法清除，可考虑气管插管保护气道。长期或预期长期需要气管插管，可做气管切开。频繁呕吐的患者暂禁食，将患者的头保持侧位，以防误吸。必要时采用机械通气给氧，以增加PaO_2，通过减少脑血流量和增加脑氧合作用来降低ICP。

4. 液体管理　应该使用等张液体进行充分的液体管理，避免低血容量，不能进食的患者予补液治疗。监测水、电解质和酸碱平衡，防止补液过量导致颅内压增高恶化。及时纠正血清的低渗状态（渗透压小于280mOsm/kg），轻微的高渗状态（渗透压300~315mOsm/kg）有利于减轻脑水肿。不推荐在脑水肿发生之前预防性使用渗透性利尿剂。

5. 血压管理　镇静后如果平均动脉压（Mean arterial pressure，MAP）和ICP仍然较高，适当降低血压可以降低ICP。如果CPP>120mmHg，ICP>20mmHg，可使用短效的降血压药物，使CPP接近100mmHg左右。应避免使CPP<70mmHg，因为可以引起脑缺氧，反射性脑血

管扩张,进一步升高ICP。硝酸甘油因为可以诱导脑血管扩张,因而应避免使用。当CPP<70mmHg、ICP>20mmHg时,合理的策略是利用升压药物提高MAP。通过提高MAP,由缺氧引起的脑血管扩张可以得到控制,脑血管收缩后引起脑组织容量和ICP降低。

6. 血糖管理 应该避免高血糖,推荐血糖控制目标为140~180mg/dl。不推荐进行强化血糖管理(<110mg/dl),输注胰岛素能够防止发生严重高血糖。任何时候都应该避免发生低血糖。急性期出现的颅内压增高不适应用高渗性葡萄糖。

7. 对症处理 咳嗽、疼痛、烦躁、焦虑、便秘等因素都可使颅高压加重,应积极处理。积极的抗感染、纠正休克和缺氧、纠正水电解质紊乱、控制抽搐等,根据具体情况使用镇静止痛药物。通便泻下,保持大便通畅,有利于降低ICP增高。

(二)脱水降压

用脱水药物使脑组织脱水,降低颅内压,常为抢救的应急措施。应用渗透性利尿剂以减少脑细胞外液量和全身性水分。颅内压随脑细胞间隙水分减少而降低,改善脑血流,渗透治疗需在血脑屏障无损伤的情况下使用,血脑屏障损伤加重脑水肿。

1. 20%的甘露醇 脱水药物中最常用。通过高渗作用、利尿作用降低ICP。每次0.25~2.0g/kg,每4~8小时给药1次,快速静脉滴注,半小时内滴完。甘露醇取效后逐渐减量。长期使用或突然停用,有可能引起ICP的反跳。副作用包括:①肾损害;②血容量增加,加重心脏负荷,严重者可引起心功能不全;③长期应用甘露醇后,破坏血脑屏障,产生甘露醇抵抗,反而加重脑水肿;④甘露醇剂量过大也可发生惊厥。

2. 甘油果糖 其降颅内压特点是:发挥作用时间及降颅压高峰时间比甘露醇慢,持续时间比甘露醇长约2小时,并且无反跳现象,无明显利尿作用,对肾脏影响较小,适于需较长时期降颅压及肾损害者。对降低突然升高的颅内压效果好,具有抗酮作用,适合糖尿病患者。

3. 利尿剂 使用利尿剂降ICP的先决条件是肾功能良好和血压不低,对全身浮肿伴IIP者较适宜。呋塞米每次20~40mg,每天2~6次。对有心衰、肺水肿、尿少的患者,应首先考虑使用利尿剂。其利尿作用可持续24小时,降颅压作用显著。利尿酸钠主要是抑制肾小管对钠离子的重吸收,而产生利尿作用。托拉塞米联合甘露醇治疗也报道有效。

4. 高渗性盐水 高渗盐水(hypertonic saline, HS)是AHA/ASA《2007年成人自发性脑内出血治疗指南》推荐治疗脑水肿、颅高压的一线药物,通过渗透作用降低ICP、改善心血管功能以减少继发性脑损伤。临床上使用较多的是7.5%、10%、23.4%。推荐使用血浆渗透压和血钠水平指导高张盐水的剂量。对颅内压增高同时伴有低钠血症、低血容量或肾功能不全者,建议首选HS;但如患者本身已存在高钠血症,则应当慎重。

5. 白蛋白 有利于增加胶体渗透压和吸收组织间液,可用于低蛋白血症伴脑水肿。

6. 七叶皂苷钠 为非渗透性脱水剂,对正常脑组织无脱水作用,克服了甘露醇的缺陷。七叶皂苷钠还可直接对抗氧自由基,修复受损的神经细胞,减轻脑水肿,恢复脑功能。

(三)脑保护剂

ATP、辅酶A、细胞色素C等脑细胞活化剂;依达拉奉、超氧化物歧化酶(SOD)、维生素C、维生素E等自由基清除剂;尼莫地平等钙离子拮抗剂有一定疗效。

(四)糖皮质激素

糖皮质激素具有稳定细胞膜及溶酶体膜,减低毛细血管通透性;减少组织水肿;减少脑脊液生成;抗氧化,清除自由基等作用。对颅内肿瘤如脑膜瘤、胶质瘤及转移癌等所致瘤周围水肿可用激素。可选糖皮质激素如地塞米松。对有溃疡病、糖尿病、出血性疾病者应慎用。可加用H_2受体拮抗剂，如西咪替丁（甲氰咪胍）、雷尼替丁或质子泵抑制剂，如泮托拉唑钠，以预防应激性溃疡。由于副作用大，不主张常规使用激素。激素对肿瘤和细胞毒性脑水肿有效，但对脑梗死引起的占位、脑出血和脑外伤无效。

（五）控制性过度换气

短时程轻度过度通气亦不能提高脑组织氧含量，相反会降低脑组织氧含量。目前不主张采用任何形式过度通气治疗颅内高压。如需辅助呼吸，宜采用正常辅助，维持动脉$PaCO_2$在正常范围。

（六）亚低温治疗

进行亚低温疗法有以下作用：①亚低温降低脑组织氧耗量，降低脑代谢率；②保护血脑屏障；③抑制促炎性因子生成；④减少钙离子内流，阻断细胞内钙超载对神经元的毒性作用；⑤减少脑细胞结构蛋白的破坏，促进脑细胞结构和功能恢复；⑥减轻弥漫性轴索损伤。体温每降低1℃，脑代谢可下降6.7%，颅内压可下降5.5%。对有高热患者，更应积极给予冬眠合剂（哌替啶100mg、氯丙嗪50mg、异丙嗪50mg）人工冬眠和（或）低温毯、冰水洗胃等多种方法，以中断病变的恶性循环。整个躯体的降低效果优于单纯的头部降温，但儿童和老年患者慎用。低温治疗的目标体温为33~36℃，持续24~72小时。休克、全身衰竭或房室传导阻滞者忌用。亚低温疗法的不良作用主要包括：心率不齐、凝血功能障碍。

（七）脑脊液引流

是最有效且最迅速的降低ICP的方法。脑室内导管可以测量ICP的同时实现脑脊液引流。本法适应证有：①脑室系统或后颅窝占位性病变；②脑室出血和脑出血破入脑室；③自发性蛛网膜下腔出血伴有严重颅内压增高；④化脓性、结核性或隐球菌性脑膜炎所致的严重颅内压增高。

（八）手术治疗

适用于颅内占位性病变和急性弥散性脑水肿内科治疗不佳者：ICP持续＞25mmHg，脑灌注压＜50mmHg，不能得到控制，有脑疝表现或GCS评分进行性下降。年龄＜60岁，发病48小时的单侧大脑中动脉梗死的患者，尽管进行了内科治疗但是神经功能恶化者，应该进行减压颅骨切除术和硬脑膜扩张。

五、中医中药

（一）中医对"脑水肿"的认识

《素问·调经论》有云："孙络水溢，则经有留血"。张仲景告知："经为血，血不利则为水"。《血瘀论》中亦说："瘀血既久，化为痰水"，"血病不离水，水病不离血"，"血积既久，亦能化为火"。病机上认为脑水肿先是"瘀于脑府"，而后迅速由瘀生水，由瘀热灼津成痰，瘀、水、痰积于脑府而成脑水肿。现代医家认为本病病位在脑络，病因主要为"风、火、痰、瘀、气、虚"，病机分为虚实两类，主要病机有水浊壅滞、痰热腑实、痰瘀水互结、上盛下虚。

（二）脑水肿的辨证施治

本病病因正虚邪实，遵循"审证求因，急则治标"的原则，分辨主次、虚实、寒热、闭脱，并根据水、热、痰、瘀之轻重处方用药。

1. 水浊壅滞，通调失职

证候特征：头重痛，胸脘痞闷，纳呆呕恶，舌质淡或舌体偏胖，舌苔腻，脉弦滑。

治法：泻浊通络。

推荐方药：疏凿饮子(《重订严氏济生方》)加减。

2.热蓄肠腑，蒙蔽清窍

证候特征：头痛如裂，烦躁易怒，颜面泛红，口苦口臭，牙痛，便秘，舌黯红，苔黄，脉弦滑。

治法：平肝潜阳，通腑泄热。

推荐方药：大承气汤(《伤寒论》)合天麻钩藤饮(《中医内科杂病证治新义》)加减。

3.痰蒙清窍，痰瘀阻络

证候特征：头晕目眩，头重如蒙，肢体麻木，胸脘痞闷，舌质黯，苔白腻或黄厚腻，脉滑数或涩。

治法：化痰息风，化瘀通络。

推荐方药：半夏白术天麻汤(《医学心悟》)合桃红四物汤(《金匮要略》)加减。

4.上盛下虚，痰浊阻滞

证候特征：头晕目眩，动则加剧，言语謇涩，或一侧肢体软弱无力，渐觉不遂，口角流涎，舌质黯淡，舌体胖大边有齿痕，或舌有瘀点，苔白，脉沉细无力或涩。

治法：补气养血，活血通络。

推荐方药：苏子降气汤(《太平惠民和剂局方》)和补阳还五汤(《医林改错》)加减。

5.闭证

(1)热闭证

证候特征：高热、惊厥、昏迷、呕吐、头痛等，舌质紫绛，苔黄厚而干，脉滑数。常因各种颅内、外感染引起。

治法：清热解毒，镇痉息风。

推荐方药：清温败毒饮(《疫疹一得》)加减。

推荐中成药：安宫牛黄丸、醒脑静注射液、清开灵注射液。

(2)寒闭证

证候特征：昏迷，喉内痰鸣，面色晦暗，四肢发凉，或有抽搐，舌胖有齿痕，苔白润或灰腻，脉滑或沉弱无力，多因溺水、窒息等引起。

治法：化痰开窍，健脾利湿。

推荐方药：涤痰汤(《奇效良方》)合六君子汤(《医学正传》)加减。

推荐中成药：苏合香丸、猴枣散。

(3)瘀血内闭证

证候特征：昏迷，面色晦暗，眼下眶发黑，唇、指、趾发绀，脉细弱或涩。多因颅脑外伤，或颅内出血、血肿等。

治法：活血化瘀，疏风通络。

推荐方药：桃红四物汤(《金匮要略》)加减。

推荐中成药：血栓通注射液、丹参注射液、复方丹参注射液。

(4)肝风内动证

证候特征：惊厥反复不止，四肢强直，面红目赤，脉弦数大，常伴昏迷发热。

治法：平肝息风，解毒镇痉。

推荐方药：羚角钩藤汤(《通俗伤寒论》)加减。

推荐中成药: 安宫牛黄丸。

6. 脱证

（1）亡阳证

证候特征: 神昏,双侧瞳孔不等大,面色苍白,气息低微,鼻鼾,肢冷,大汗淋漓,舌痿,脉微,等。

治法: 益气回阳固脱。

推荐方药: 参附汤(《圣济总录》)加减。

推荐中成药: 参附注射液。

（2）亡阴证

证候特征: 神昏,双侧瞳孔不等大,面红身热,汗出,喘咳烦躁,手足温,舌干红,脉虚数。

治法: 救阴敛阳。

推荐方药: 生脉散(《医学启源》)加减。

推荐中成药: 参麦注射液、生脉注射液。

（三）针灸治疗

醒脑开窍针刺法:

主穴: 内关、人中、三阴交。辅穴: 极泉、委中、尺泽。

操作: 强刺激、强捻转、泻法手法,如脱证亡阳可用灸法、补法。

典型案例

陈某,男性,25岁。2015年3月11日入院。

主诉: 外伤致意识不清3小时。

现病史: 患者家属诉患者于入院前3小时被他人用钝器伤及头部,当时见头部流血,无昏迷、恶心,欲吐,四肢乏力,无胸闷、气促,无二便失禁,伤后到南宁市某医院就诊,予头面部伤口缝合术,术中患者出现呕吐、头痛、渐渐昏迷,随即转我院急诊就诊,急查头颅CT后拟"左额颞顶部硬膜外血肿并脑疝"收入院。

入院症见: 昏迷,呼之不应,口咽通气管留置,尿管留置。

既往体健。

入院查体: T: 37℃, P: 93次/分, R: 22次/分, BP: 170/93mmHg; 昏迷GLS4分。舌质黯,苔黄,脉沉细。左侧瞳孔直径6mm,右侧瞳孔直径5mm,双侧瞳孔直接和间接对光反射消失;眼球无自主活动。HR: 93次/分,律齐,心音正常,未闻及奔马律,未闻及病理性杂音。腹软,全腹未触及包块,四肢肌力不能配合,肌张力减弱,双下肢无水肿。颈部抵抗(++),克氏征(-),布氏征(-),双侧肱二、三头肌腱反射(+++),双侧跟、膝腱反射(+++),双侧Babinski征(++),压眶上肢屈曲,下肢过伸,下肢伸肌、上肢屈肌肌张力亢进。深、浅感觉检查不能配合。

入院诊断:

中医: 头部内伤(瘀血内闭证)。

西医: ①左额颞顶骨骨折并硬膜外血肿并脑疝形成;②外伤性蛛网膜下腔出血;③头面唇部多处挫裂伤缝合术后。

辅助检查: 头颅CT: ①左侧额顶部硬膜外血肿并脑疝形成;②蛛网膜下腔出血;③枕部、左额部头皮软组织肿胀;④颈4/5椎间盘稍突出。胸部CT平扫未见明确异常。

诊疗过程：开颅血肿清除、去骨瓣减压、颅内压监护附件置入、经皮气管切开术，予呼吸机辅助呼吸，动态监测生命体征变化。并予降颅压、导尿、止血、纠正电解质紊乱、抗感染、保护胃肠等对症治疗。

中医方面，以"醒脑开窍"为法，予苏合香丸加减（苏合香、龙脑、麝香、安息香、青木香、香附、丁香、沉香、制乳香、白术、朱砂、水牛角、三七）经鼻饲管内注入。

予中成药醒脑静注射液醒神开窍。经治疗，患者术后次日清醒，复查头颅CT提示出血大部分清除，无迟发性出血。继续治疗数日，逐渐好转出院。

[点评]

本患者头部内伤的关键在于外科及时干预。一旦出现手术指征，立即急诊手术清除血肿，以缓解颅内高压。中医治疗的干预点可着眼于醒脑开窍的治疗。

结合本例患者发病初期临床表现，气闭血瘀证这个基本病机贯穿了脑水肿急性期的整个过程，因此中医强调"行气活血，醒神化瘀"为治疗该病的首要任务，方以苏合香丸加减。

第二节　重症脑血管疾病

脑血管疾病（cerebrovascular disease，CVD）是指脑血管病变导致脑功能障碍的一类疾病的总称，包括缺血性脑血管疾病和出血性脑血管疾病，前者约占70%~80%、后者约占10%~30%。1995年中华医学会神经病学专业委员会全国第4届脑血管病学术会议对我国脑血管疾病进行了分类（表9-2）。

表9-2　1995年脑血管疾病分类

Ⅰ、短暂性脑缺血发作	Ⅲ、基底动脉供血不足
1.颈动脉系统	Ⅳ、脑血管性痴呆
2.椎-基底动脉系统	Ⅴ、高血压性脑病
Ⅱ、脑卒中	Ⅵ、颅内肿瘤
1.蛛网膜下腔出血	Ⅶ、颅内血管畸形
2.脑出血	Ⅷ、脑动脉炎
3.脑梗死	Ⅸ、其他动脉疾病
（1）动脉粥样硬化性血栓性脑梗死	1.脑动脉盗血综合征
（2）脑栓塞	2.颅内异常血管网
（3）腔隙性脑梗死	3.动脉肌纤维发育不良
（4）出血性脑梗死	4.淀粉样血管病
（5）无症状性脑梗死	5.动脉夹层病变
（6）其他	6.其他
（7）原因不明	Ⅹ、颅内动静脉、静脉窦及脑部静脉血栓形成

本节主要介绍脑梗死、脑出血和蛛网膜下腔出血重症脑血管疾病。

一、急性脑梗死

(一)基本概念

脑梗死(cerebral infarction, CI)又称缺血性脑卒中(cerebral ischemic stroke, CIS)指因脑部血液循环障碍,缺血、缺氧所致的局限性脑组织的缺血性坏死或软化,出现相应的神经功能缺损症状和体征。血管壁病变、血液成分和血流动力学改变是引起脑梗死的主要原因,脑梗死占全部脑卒中70%,且25%~75%的脑梗死患者在2~5年内出现复发。脑梗死又分为脑血栓形成、脑栓塞和脑梗死。脑血栓形成是脑梗死的最常见类型,约占全部脑梗死的60%~70%,本节重点叙述脑血栓形成。

(二)常见病因

1.动脉粥样硬化   动脉粥样硬化是本病的基本病因。脑动脉粥样硬化的发生主要累及管径500μm以上的动脉,在颈内动脉和椎-基底动脉系统的任何部位可见,以动脉分叉处多见。在动脉粥样硬化的基础上导致血管管腔狭窄和血栓形成。高血压与动脉粥样硬化互为因果关系。长期的高血糖可易导致血管内皮功能障碍,内膜损伤,进而启动血管动脉粥样硬化进程;同时血糖的升高也对氧化应激、炎症反应、凝血酶原等有一定的影响。糖尿病患者常常合并胰岛素抵抗、脂质代谢紊乱等情况,可加速动脉粥样硬化的进程。

2.动脉炎   如各类细菌、病毒感染,虫媒感染以及结缔组织病等,都可导致动脉炎症,引起血管壁炎症和坏死改变,出现免疫炎性反应,从而使动脉硬化加速,进一步促使血液高凝的发生,内皮功能受损,导致斑块失稳定,使管腔狭窄或闭塞。

3.其他   如血液系统疾病、脑淀粉样血管病、Binswanger病、夹层动脉瘤、药源性(如可卡因、安非他明)、烟雾病等。目前仍有极少数不明原因者。

(三)发病机制

脑组织对缺血、缺氧损害非常敏感,阻断血流30秒钟脑代谢即发生改变,1分钟后神经元功能活动停止,脑动脉闭塞导致脑缺血超过5分钟可发生脑梗死。轻度缺血时仅有某些神经元丧失,完全持久缺血时缺血区各种神经元、胶质细胞及内皮细胞均坏死。

急性脑梗死病灶由中心坏死区及周围的缺血半暗带组成。坏死区由于完全缺血导致细胞死亡,但缺血半暗带仍存在侧支循环,可获得部分血液供应,尚有大量存活的神经元,如果血流尽快恢复使脑代谢改善,损伤仍然可逆,神经细胞仍可存活并恢复功能。因此,保护这些可逆性损伤神经元是急性脑梗死治疗的关键。

脑动脉闭塞血流再通后,氧与葡萄糖的供应恢复,脑组织缺血损伤理应得到恢复,但实际上并非如此,这是因为存在有效时间即再灌注时间窗,如果脑血流再通超过此时间窗时限,脑损伤可继续加剧,产生再灌注损伤。研究证实,脑缺血早期治疗时间窗为6小时内。

(四)临床特征

1.发病形式   多有高血压、糖尿病或心脏病史,常在安静或睡眠中起病。神经系统局灶性症状多在发病后数小时或1~2天内达到高峰。除脑干梗死和大面积梗死外,大部分患者意识清楚或仅有轻度意识障碍。

2.全脑症状   多无头痛、呕吐、昏迷,起病即有昏迷的多为脑干梗死,大片半球梗死多在局部症状出现后意识障碍逐渐加深,直至昏迷。

3.临床类型   临床分型方法较多,临床上较常见的按起病形式和病程分为:

（1）完全性卒中：指发病后神经功能缺失较重，常于6小时内达高峰。

（2）进展性卒中：指发病后神经功能缺失在48小时内逐渐进展。

（3）可逆性缺血性神经功能缺失：指发病后神经功能缺失较轻，持续24小时以上，但可于3周内恢复。

依临床表现及神经影像学检查证据分为：

（1）大面积脑梗死：指颈内动脉、大脑中动脉等主干卒中。

（2）分水岭脑梗死（CWSI）：指血管供血区之间边缘带的局部缺血。

（3）出血性脑梗死：多发生于大面积脑梗死后。

（4）多发性脑梗死：指两个以上不同的供血系统发生的脑梗死。

4. 定位症状和体征　决定于脑血管闭塞的部位。

（1）颈内动脉系统：包括颈内动脉，大脑前、中动脉及其分支。可以出现：①构音障碍或失语（优势半球），对侧中枢性面瘫，舌瘫；②双眼向对侧注视障碍（向病灶侧同向偏视，偏盲）；③对侧中枢性偏瘫和偏身感觉障碍。

（2）椎基动脉系统：包括大脑后动脉和椎动脉血栓形成，表现为：眩晕，复视，呕吐，声嘶，吞咽困难，共济失调。体征有：①交叉性瘫；同侧周围性颅神经瘫，对侧肢体中枢性瘫；②交叉性感觉障碍；③小脑性共济失调：眼震，平衡障碍，四肢肌张力下降。

（五）辅助检查

1. 血液的常规检查和心电图　常规的血液检查主要包括血常规、血生化、血液流变学等相关检查，能够进一步发现脑梗死的危险因素，利于鉴别诊断。

2. 影像学检查

（1）头颅CT：是目前最方便、快捷，临床上常用的影像学检查手段，早期有时出现病灶不能显示，对于脑出血的排除至关重要。其主要的缺点是对于脑干、小脑部位的病灶及较小梗死灶分辨率差。大部分的患者发病24小时后CT逐渐显示低密度梗死灶，发病后2~15天头颅CT可显示出均匀片状或楔形的明显低密度灶。在大面积脑梗死的患者中CT显示有脑水肿和占位效应，出血性梗死时病灶呈混杂密度。梗死吸收期为发病后2~3周，病灶水肿消失，出现吞噬细胞浸润与周围正常脑组织等密度，在CT上难以分辨，称之为"模糊效应"。

（2）MRI：早期缺血性梗死、脑干和小脑梗死以及静脉窦血栓形成等均可显示，梗死灶T_1呈低信号、T_2呈高信号，出血性梗死时T_1相有高信号混杂。MRI弥散加权成像，早期能够显示缺血病变（发病2小时内），是早期治疗的重要信息来源。在急性脑梗死运用MRI检查，T_1WI低信号，T_2WI高信号，FLAIR呈高信号，DWI信号很高（明亮）水肿明显、轻至中度占位效应。如图9-2~9-5所示。

（3）其他的检查：如数字减影全脑血管造影（digital subtract angiography，DSA）、CT血管造影（CT angiography，CTA）和MR血管造影（MR angiography，MRA），是发现血管狭窄、闭塞及其他血管病变的重要检查手段，如动脉炎、脑底异常血管网病、动脉瘤和动静脉畸形等，能够为脑梗死的血管内治疗提供依据。脑血管病变检查的金标准是DSA，有创、费用高、技术条件要求高是其主要的缺点。

3. 经颅多普勒　目前能够用于评估颅内外血管狭窄、闭塞、痉挛或血管侧支循环建立情况，用于溶栓治疗监测。由于存在血管周围软组织或颅骨干扰及操作人员技术水平影响的缺点，目前仍不能完全替代DSA，能够用于高危患者筛查和定期血管病变监测。

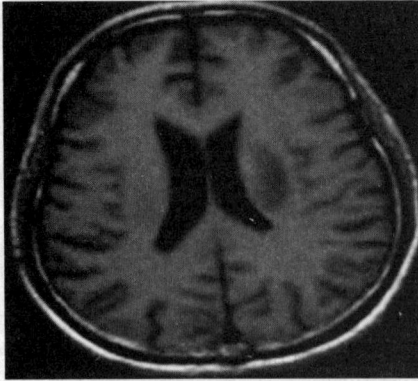

图9-2 TIW$_1$

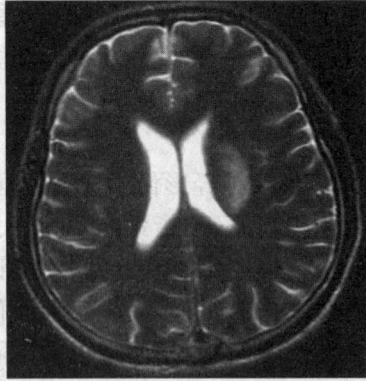

图9-3 TIWI$_2$

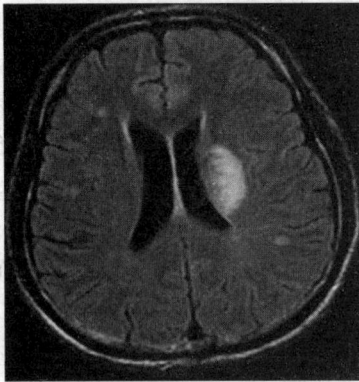

图9-4 FLAIR

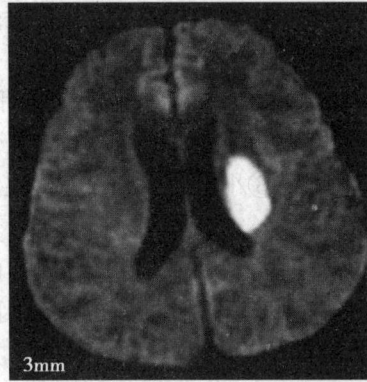

图9-5 DWI

4. 超声心动图检查 有助于发现心脏附壁血栓、心房黏液瘤和二尖瓣脱垂,利于脑梗死不同类型间鉴别诊断。

(六)诊断思路

1. 诊断根据以下特点 ①中、老年人,有基础病变史;②静态下发病;③临床表现取决于梗死灶的大小和部位,主要表现为局灶性神经功能缺损的症状和体征;④病后几小时或几天内达高峰;⑤头颅CT出现低密度影或脑MRI显示长T$_1$和T$_2$异常信号。

2. 鉴别诊断

(1)脑出血:活动中起病,病情进展快,常有高血压史,发病时常常出现血压升高,头颅CT可发现病灶。

(2)脑栓塞:发病形式类似脑出血,起病急,局灶性体征可在数秒至数分钟达到高峰,但早期头颅CT常无明显异常改变,多有栓子来源的基础疾病的病史如:风湿性心脏病、心肌梗死、亚急性细菌性心内膜炎、心房纤颤等病史。

(3)脑肿瘤:病史较长,头颅CT或MRI示肿瘤周围水肿明显,部分有占位效应。

(4)炎性占位病变:有感染病史,头颅CT或MRI有助于鉴别。

(七)救治方法

1. 治疗原则

(1)超早期治疗:根据发病的时间及病因,力争发病后尽早选用最佳治疗方案。

（2）个体化治疗：根据不同的病因、发病机制、临床类型和发病时间等确定针对性强的治疗方案，实施以分型、分期为核心的个体化治疗方案。

（3）整体化治疗：采取针对性治疗同时，进行全面的支持疗法、对症治疗和早期康复治疗，同时对脑梗死危险因素采取预防性干预。

在内科基本治疗的基础上酌情选用改善脑循环、脑保护、抗脑水肿、降颅压等措施，重点是急性期的分型治疗，而腔隙性脑梗死不宜过度脱水，主要是改善循环治疗；大、中梗死应积极抗脑水肿降颅压，防止脑疝形成。在6小时时间窗内有适应证者可行溶栓治疗。

2. 一般治疗

（1）头颈部抬高，保持呼吸道通畅，意识障碍的应留置胃管，肠内营养为主，注意维持水、电解质平衡，注意预防消化道出血，可适当选用H_2受体拮抗剂或质子泵抑制剂，如出现明显的呼吸困难、窒息时应考虑行气管插管和机械辅助通气。

（2）脱水降颅压，根据病情选用：①甘露醇：是最常用的脱水剂，短期内可明显提高血浆晶体渗透压，达到渗透性利尿作用，约每8g甘露醇带出100ml水分，用后10分钟开始利尿，2~3小时达高峰，维持4~6小时。用法：125~250ml快速静脉滴注，6~8小时1次，疗程5~7天。②人血白蛋白：可明显提高血浆胶体渗透压，达到渗透性利尿作用；但需与呋塞米联合应用方能取得较好的利尿效果。用法：10~12.5g静脉滴注，每8小时1次，蛋白后面接着用呋塞米20~40mg静脉注射，每8小时1次。③呋塞米：可与甘露醇和（或）人血白蛋白交替使用，20~40mg，每6~8小时1次。④甘油果糖：高渗性脱水剂，其渗透压相当于血浆的7倍，起作用时间较慢，约30分钟，但持续时间较长，达6~12小时。用法：250~500ml静脉滴注，每天1~2次。

在脱水药物的使用中，需注意监测心肾功能，在老年患者中大量使用甘露醇易出现心肾衰竭，在应用时应记录出入量，观察心律及心率变化；甘油氯化钠在滴注过快时可能导致溶血；呋塞米易出现水、电解质紊乱，特别是低血钾，均应引起高度重视。

（3）调整血压：血压应维持在比发病前平均血压稍高水平，一般不应使用降血压药物，以免减少脑血流灌注量、加重梗死。若病后24~48小时血压超过220/120mmHg或平均动脉压超过130mmHg时可考虑加用降压药，首选ACEI类降压药；若血压过高（舒张压超过140mmHg）可用硝普钠0.5~10μg/（kg·min），或乌拉地尔4~10mg/h，iv泵入，维持血压在（170~180）/（95~100）mmHg水平。在血压的调控方面要注意到：①积极平稳地控制过高的血压；同时要防止血压下降过低、过快；②需要严密监测血压，尤其在实施降血压治疗过程中，要注意对靶器官的保护，特别是心、脑、肾；③降血压方案要个体化，要综合考虑患者的基础血压，对原有降血压药物的敏感性，以及合并其他不同的疾病等；④维持降血压效果需要平稳性，一般主张使用长效降血压药物。

3. 抗凝治疗　目的在于防止血栓扩展和新血栓形成。在急性期使用抗凝治疗，目前仍存在一定的争议。常用低分子肝素：4000~5000IU皮下注射，每日2次，腹壁皮下注射，连用7~10日。华法林：6~12mg/d，口服，3~5日后改为2~6mg/d维持，逐步调整INR，使之控制在2.0~3.0之间。

4. 抗血小板　多数无禁忌证，不进行溶栓治疗的患者应在卒中后尽早（最好48小时内）开始使用阿司匹林。①发病后尽早口服阿司匹林150~300mg/d，急性期后可改用服50~150mg/d的预防剂量；②对于不能耐受阿司匹林的患者，可选用氯吡格雷75mg/d。

5. 溶栓治疗　溶栓治疗前应常规做凝血机制检查。

（1）静脉溶栓：静脉溶栓应严格掌握适应证，提倡超早期溶栓（3~6小时内），但因基底动脉血栓导致的死亡率非常高,而溶栓可能是唯一的抢救办法,因而溶栓治疗的时间窗和适应证可适当放宽。

静脉溶栓适应证:①年龄18~75岁;②发病在6小时内;③脑功能损害的体征持续存在超过1小时,且比较严重(NIHSS评分7~22分);④头颅CT已排除颅内出血,且无早期脑梗死低密度改变及其他明显早期脑梗死改变;⑤患者或家属签署知情同意书。

静脉溶栓禁忌证:①既往有颅内出血,包括可疑蛛网膜下腔出血;近3个月有头颅外伤史;近3周内有胃肠或泌尿系统出血;近两周内进行过大的外科手术;近1周内有不可压迫部位的动脉穿刺。②近3个月有脑梗死或心肌梗死史。③严重心、肝、肾功能不全或严重糖尿病者。④体检发现有活动性出血或外伤(如骨折)证据者。⑤已口服抗凝药,且INR>1.5;48小时内接受过肝素治疗(APTT超出正常范围)。⑥血小板计数<100×10^9/L。⑦血压:收缩压>180mmHg,或舒张压>100mmHg。⑧妊娠。⑨不合作。

常用的药有:①尿激酶(UK):是一种非选择性的纤维蛋白溶解剂,将纤溶酶原直接激活并转化为纤溶酶,裂解血栓表面以及游离于血液中的纤维蛋白,在血栓内外发挥纤溶作用。其抗原性小,安全有效。但其选择性较差,血液中的纤维蛋白原和血栓中的纤维蛋白可被同时溶解,容易引起出血,但较重组组织型纤溶酶原激活物(r-tPA),其价格相对便宜,临床上部分仍在使用。50万~100万IU加入0.9%氯化钠注射液中静脉滴注,在1小时内静脉滴注。②重组组织型纤溶酶原激活物(r-tPA):是我国目前广泛使用的主要溶栓药,血浆半衰期3.5分钟,是一种高度纤维蛋白亲和性和特异性的丝氨酸蛋白酶,直接将纤溶酶原激活并转化为纤溶酶,裂解血栓表面和游离于血液中的纤维蛋白,较少出现全身抗凝、纤溶状态,其抗原性小,再通率较尿激酶更高,且更为安全,在临床上较为常用。1次用量是0.9mg/kg;其中先静脉推注10%的药物剂量,余液在1小时内持续静脉滴注。

溶栓治疗时需注意:①将患者收到卒中单元进行全面监测;②神经功能评估需要定期进行,在静脉点滴溶栓药物的过程中,应该15分钟1次;随后6小时内,30分钟1次;此后应60分钟1次,直至24小时;③如患者突然出现严重的头痛、血压急性的增高,出现恶心或呕吐,应立即停止使用溶栓药物,紧急进行头颅CT检查;④严密血压监测:在溶栓治疗的最初2小时内15分钟/次,随后6小时内,为30分钟/次,此后60分钟/次,直至24小时;⑤溶栓治疗24小时内不使用抗凝、抗血小板药物,24小时后无禁忌证的患者可用阿司匹林300mg/d,共10日,以后改为75~100mg/d的维持量;⑥静脉溶栓后,需继续综合治疗,应综合患者病情选择个体化方案。

(2)动脉溶栓:既往运用的血管内介入治疗的方法主要有动脉介入接触性溶栓术,近年也提出不少新方法,其中具有代表性的技术为机械取栓术——Penumbra、低频经颅多普勒(TCD)颅外超声辅助及EKOS血管内超声辅助的动脉介入溶栓术、介入溶栓或取栓辅助血管成形术等。

6.降纤治疗　通过降解血中纤维蛋白原、增强纤溶系统活性以抑制血栓形成,常用药有:巴曲酶、降纤酶、安克洛和蚓激酶等。

7.血管扩张剂及脑活化剂　急性期不宜使用,因急性期脑缺血区血管呈麻痹及过度灌流状态,可导致脑内盗血而加重脑水肿,宜在脑卒中亚急性期(2~4周)使用。可根据患者情况选用一些中药制剂,如川芎嗪、银杏制剂、疏血通等,但目前缺乏一些大规模、多中心、随机对照的临床实验的研究。

8.脑保护剂丁苯酞软胶囊　具有线粒体保护作用的脑微循环重构剂,因其独特的药理机制,在临床运用中发现对脑梗死有治疗和预防作用,同时也能够对改善脑梗死后所致神经功能缺损、记忆障碍及血管性痴呆有一定的作用。

9. 外科治疗　小脑幕上大面积脑梗死有严重脑水肿,占位效应明显尚未形成脑疝者,可行开颅减压术;对于颈动脉狭窄性的疾病,颈动脉内膜切除术(CEA)是一项重要的手段。其中,颈动脉狭窄＞70%,有与狭窄相关的神经系统症状或颈动脉狭窄＜70%,但有明显与之相关的临床症状者,可考虑行血管内介入治疗术,包括颅内外血管经皮腔内血管成形术及血管内支架置入等,其与溶栓治疗的结合已经越来越受到重视。

10. 神经干细胞移植　神经干细胞(NSCs)是一种具有分裂潜能和自我更新能力的母细胞,可产生各种类型的神经细胞,在脑梗死后神经功能修复方面有着广阔的应用前景。目前干细胞治疗法尚处于临床前期实验阶段,随着基础理论和临床实践的不断深入,有望在未来脑梗死的治疗领域中发挥重要作用。

11. 康复治疗　提倡早期、个体化、分阶段、长期治疗,有针对性地进行体能和技能训练,能降低致残率。

二、脑出血

(一)基本概念

脑出血(intracerebral hemorrhage,ICH)为脑实质内动脉或静脉及毛细血管破裂而造成的自发性脑实质内出血,是一种常见和多发的脑血管疾病。脑出血具有很高的死亡率和致残率。

(二)常见病因

1. 主要原因　高血压、淀粉样血管病、颅内动静脉畸形、动脉瘤、海绵状血管瘤、静脉血管瘤、静脉窦血栓、颅内肿瘤、凝血障碍疾病、血管炎等。临床上根据脑出血的原因分类,常见的分类如高血压性脑出血和非高血压性脑出血,原发性脑出血和继发性脑出血。

2. 其他　其他的危险因素如大量长期的酒精消耗,血清中胆固醇水平偏低(＜4.16mmol/L)、使用他汀类药物与脑淀粉样血管病出现的微出血等也可能增加脑出血风险。

(三)发病机制

脑内基底节的壳核及内囊是高血压脑出血的最高发部位,约占到70%,另外脑叶、脑干、小脑齿状核区各占10%。病检可见出血侧半球肿胀、充血,血液可流入蛛网膜下腔或破入脑室系统;出血灶呈大而不规则空腔,中心充满血液或紫色葡萄浆状血块,周围是坏死脑组织,血肿周围的脑组织受压,水肿明显,血肿较大时可致颅内高压,使脑组织和脑室移位、变形,严重者形成脑疝。脑疝是各类脑出血最常见的直接致死原因。

(四)临床特征

脑出血多发生在高血压控制不好,或未经系统治疗的高血压病,发病时血压明显升高,临床症状取决于出血部位和出血量。意识障碍的程度是判断病情轻重的主要指标。通常自发性脑出血常在30分钟内停止,20%~40%为活动性出血或早期再出血,24小时内血肿仍继续扩大。其中高血压脑出血的常见特征是颈硬、抽搐、舒张压高于110mmHg(1mmHg=0.133kPa)、呕吐、头痛,这些特征也常常出现在脑缺血性卒中和其他原因引起的脑出血中。

1. 基底节区出血　最多见,达60%~70%,其中壳核最多,占脑出血的60%,丘脑占10%,尾状核较少,共同特点:出血较多时均可侵及内囊。

轻型:头痛,呕吐,轻度意识障碍,三偏征。优势半球可有失语。轻症一般出血量30ml以内。重症：出血量30~160ml，突然发病，意识障碍，双眼凝视，两侧瞳孔不等大，偏瘫，病理征阳性。血液破入脑室或损伤丘脑下部、脑干可出现去脑强直、高热，最后死于枕骨大孔疝。

2. 脑叶出血　占脑出血的10%，即皮层下白质出血，出血部位以顶叶最多见，其次为颞、枕、额叶。因出血部位不同而临床症状不一样。

3. 桥脑出血　占脑出血的10%，多由高血压致基底动脉旁中央支破裂引起，可立即昏迷、四肢瘫、针尖大瞳孔、消化道应激性溃疡、中枢性高热，多于数小时内死亡。小的基底部出血可引起"闭锁综合征"。小量出血表现为交叉性瘫或共济失调性轻偏瘫。

4. 小脑出血　占脑出血的10%，多发于一侧半球，突然出现站立不能、眩晕、呕吐、共济失调，压迫脑干可致昏迷、死亡。

5. 脑室出血　占脑出血的3%~5%，多为继发性，即脑实质出血破入脑室，临床表现酷似蛛网膜下腔出血。

（五）辅助检查

1. 血生化检查　如血脂、血常规、肝肾功能等常规，对明确病因及治疗有一定的指导意义。

2. 影像学检查

（1）头颅CT：疑诊脑出血时首选头颅CT检查。发病后CT即可显示新鲜血肿，为圆形或卵圆形均匀高密度区，边界清楚（图9-6），并可确定血肿大小、部位、形态及是否破入脑室，血肿周围有无水肿带及占位效应，脑组织是否有移位，等。有助于确诊及选择治疗方案。CT动态观察可发现进展型脑出血。

（2）CT灌注成像（CTP）：在同步观察血肿的大小、部位、周围水肿情况和脑组织的血流动力学变化方面，CTP有明显的优势，是临床上一种实用的血流动力学检查方法。

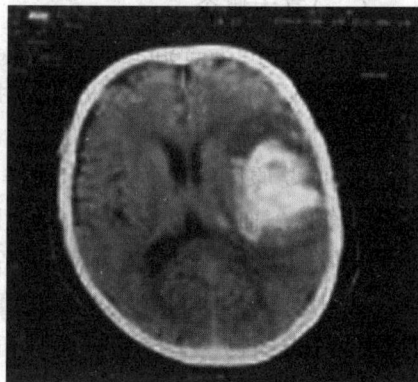

图9-6　脑出血CT表现

（3）CTA：作为无创、快捷、操作简单、价格低廉的一种影像学诊断技术，运用在脑出血血肿扩大的病因诊断上有很大作用，在临床颅内动脉瘤的诊断上已可大部分取代DSA造影检查。

（4）MRI：CT检查对高血压急性脑出血病灶敏感，一般无需MRI检查；但对脑干出血诊断MRI优于CT，但急性期对幕上及小脑出血的诊断价值不如CT。对于其他疾病合并脑出血时，可选择头颅MRI检查以进一步明确诊断。

超急性期（<24小时）：血肿呈T_1等或低信号，T_2呈高或混合信号，与脑梗死、水肿不易鉴别。

急性期（24小时~1周）：T_1等或稍低信号，T_2呈低信号。

亚急性期（2~4周）：T_1、T_2为高信号。

慢性期（>4周）：T_1为低信号，T_2为高信号。

（5）DSA：怀疑血管畸形、血管炎可选做，但由于该技术属有创，价格相对高，技术要求高，在临床上运用有一定的要求。

（6）MRA：可在无创性、短时间内、不受明显干扰的情况下清晰显示血肿的形态，是目前显示颅内动脉瘤的首选技术，可选择运用（图9-7）。

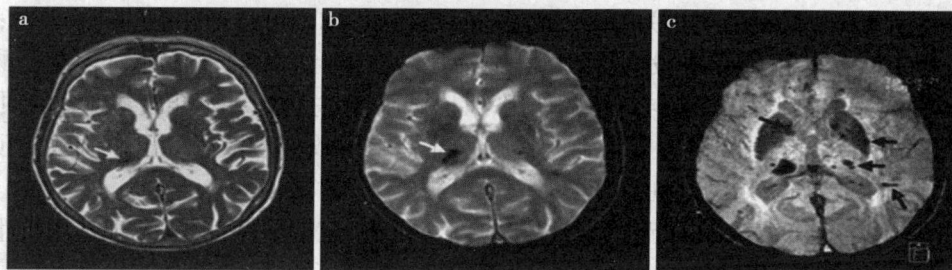

图9-7　脑出血MRA表现

（六）诊断思路

1. 诊断　中老年以上有高血压患者在活动时或情绪激动时突然发病,迅速出现神经系统受损的症状和体征,出现头痛、呕吐及意识障碍者,应首先考虑脑出血的可能,头颅CT可立刻确诊。

2. 鉴别诊断

（1）脑梗死:多在安静时发病,神经缺失症状逐渐加重,CT早期(12~24小时内)常无阳性病灶发现。

（2）蛛网膜下腔出血:突然出现剧烈头痛及呕吐,一过性意识障碍,明显的脑膜刺激征,腰穿血性脑脊液。头颅CT可见脑沟、回高密度影。

（3）还需与引起昏迷的一些疾病鉴别:如糖尿病高渗性昏迷,CO中毒昏迷,低血糖昏迷,肝性脑病,尿毒症,等。外伤性颅内出血多有外伤史,头颅CT可发现血肿。

（七）救治方法

脑出血的治疗强调个体化,在注重个体化的原则下掌握下列几方面:①就近治疗,不宜长途搬运;②保持安静,防止继续出血;③减轻脑水肿,降低颅内压;④调整血压,改善循环;⑤加重护理,防治并发症。治疗目的是尽可能的挽救患者的生命,减轻神经功能残疾程度。

1. 内科治疗

（1）卧床休息:2~4周,保持良好心态,避免情绪激动而导致血压升高。

（2）保持气道通畅:是昏迷患者急救的第一步,头歪向一侧,随时吸出口腔内的分泌物和呕吐物,必要时气管内插管或行气管切开。有意识障碍、缺氧或血氧饱和度下降者应给予鼻导管或面罩吸氧。

（3）高血压的处理:脑出血时常伴颅高压,此时高血压是维持有效脑灌流所必需的,故不应过分降血压,而应着重脱水降颅压,颅内压下降,血压会随之下降。2010年AHA/ASA的ICH治疗指南中,推荐根据血压值采取不同的策略,如收缩压(SBP)＞200mmHg或平均动脉压(MAP)＞150mmHg,应积极降压;如SBP＞180mmHg或MAP＞130mmHg,应适度降压,将血压控制在160/90mmHg,一般血压超过200/120mmHg时才做处理,在血压的控制方面,要掌握好降压的速度,且降压的目标值需要个体化;需要综合考虑患者的年龄、发病前的血压水平、ICH的病因以及患者的血管条件等因素。

（4）脱水降颅压:脑出血后脑水肿在48小时内达到高峰,维持3~5天后逐渐消退,可持续2~3周或更长。脑水肿可使颅内压增高,导致脑疝,增加死亡率,故积极控制脑水肿是治疗脑出血急性期的关键。常用20%甘露醇、人血白蛋白、呋塞米、甘油果糖。

（5）止血治疗：抗凝药物相关ICH及抗血小板药物相关ICH可选择相应的药物治疗；对于大多数的ICH患者来说，目前并没有特效的止血治疗。临床上常用的止血剂，如氨基己酸和氨甲环酸均是氨基酸衍生物，具有抗纤溶的作用，可以试用，但总体上并不能改善患者的预后。

（6）预防消化道出血：多由于脑干或丘脑下部受累导致应激性溃疡出血所致。预防可用H_2受体阻滞剂或质子泵抑制剂。

（7）抗感染：肺部感染和尿路感染常见，应注意排痰，定期尿路冲洗，合理选用抗生素治疗。注意翻身，预防褥疮。

（8）维持水电解质及酸碱平衡：病后每日入液量按"尿量+500mL"计算，如有高热、多汗、腹泻或呕吐者，可适当增加入液量。注意维持中心静脉压在5~12mmHg。有意识障碍的患者应尽早留置胃管，基本热量应从肠内供给为主。注意通便，保证每天大便通畅亦可起到减轻颅内压的作用。

（9）中枢性高热的处理：用冰毯、冰帽采用物理降温为主。

2. 外科手术治疗　目的：清除血肿，降低颅内压，打破危及头部的恶性循环，减轻出血后脑损害和病残。手术指征：①壳核出血＞30ml，丘脑出血＞15ml，可适时选做微创穿刺血肿清除术或小骨窗开颅血肿清除术。小脑半球出血＞10ml蚓部出血＞6ml，出现脑干受压征象时应立刻手术治疗。②意识状态逐渐加深，尚未形成脑疝者。③脑叶出血占位效应明显，疑有形成脑疝可能者。脑干出血手术成功率低。④脑室出血致梗阻性脑积水者。常用手术方法：①开颅血肿清除术；②锥孔微创血肿清除术；③立体定向血肿引流术；④脑室引流术。

3. 康复治疗　早期康复治疗有助于恢复患者的神经功能，提高生活质量，应在生命体征稳定后根据不同患者的具体情况个体化制订康复训练计划，并对可能发生抑郁情绪的患者及早给予心理支持和药物治疗。

三、蛛网膜下腔出血

（一）基本概念

蛛网膜下腔出血（subarachnoid hemorrhage, SAH）指脑表面或脑底部血管或动脉瘤、动静脉畸形破裂，血液直接流入蛛网膜下腔所致，又称自发性蛛网膜下腔出血。SAH是临床上常见且严重的脑血管意外，具有发病急、病死率高、预后差等特点。

（二）常见病因

最常见的病因是先天性动脉瘤，其次是脑血管畸形和高血压动脉硬化性动脉瘤，颅内动脉瘤引起的蛛网膜下腔出血占87%，且动脉瘤性蛛网膜下腔出血是颅底大动脉破裂出血，起病急，出血量多，预后差，据报道其死亡率约50%。动脉瘤常常在血管分叉处和较大血流动力学的连接处发生，其中感染和创伤后发生的可能性更大；影响前循环动脉瘤占80%~90%，前交通动脉，后交通动脉，大脑中动脉和其他区域均可能出现，影响后循环的占10%~20%，出现在基底部顶端小脑后下动脉及其他部位。此外，其他的病因还可见于脑底异常血管网（Moyamoya病）、动脉炎、血液病、原发性或转移性颅内肿瘤等。

（三）发病机制

脑动脉瘤好发于动脉交叉处，80%~90%见于颅底动脉环前部，即大脑前动脉与前交通动脉分叉处，颈内动脉与后交通动脉分叉处。动脉分叉处由于先天缺乏内弹力层和肌层，在血流涡流冲击下易形成向外膨出的动脉瘤。血液破入蛛网膜下腔后主要引起以下临床症状：①刺激脑膜，引起脑膜刺激征；②压迫脑细胞，导致颅高压、脑水肿；③破裂的血管继发痉挛，引起脑缺血，严重者导致脑梗死；④堵塞脑脊液循环通路，引起脑积水；⑤下丘脑功能紊乱，导致高热及内分泌功能紊乱；⑥自主神经功能紊乱，导致心肌缺血、心律紊乱。

（四）临床特征

1. 年龄　任何年龄均可发病，而由动脉瘤破裂所致的好发于30~60岁间，女性多于男性，由血管畸形所致的则多见于青少年。

2. 诱因　如剧烈运动、激动、用力过猛、剧烈咳嗽、用力排便、饮酒等。少数可在安静状态下发病。

3. 临床症状　有以下特点：①突然起病，剧烈头痛，伴恶心、呕吐；②出血量大者病情进展迅速，很快昏迷，出现去脑强直，呼吸停止而死亡；③脑膜刺激征阳性，腰穿脑脊液呈均匀血性；④少数有一侧动眼神经麻痹（后交通支动脉瘤破裂），多无其他神经定位体征。60岁以上老年人SAH发病临床症状常不典型，起病可缓慢，头痛、脑膜刺激征不显著，而意识障碍和脑实质损害症状较重，可出现精神症状。

4. 并发症　①再出血：是SAH的致命并发症，2周内再发率为最高，占再发的50%~80%，再发的病死率为41%~46%，明显高于SAH首发病死率（25%）；②脑血管痉挛：是死亡和致残的重要原因，发作的高峰期为7~10天内，可出现继发性脑梗死；③脑积水：急性于发病后1周内发生，迟发性在SAH后2~3周或更长时间；④癫痫：常于SAH后数周或数月后发生。

（五）辅助检查

1. 头颅CT　是确诊SAH的首选，可见脑沟、回，及脑室、脑池有高密度影（图9-8）。

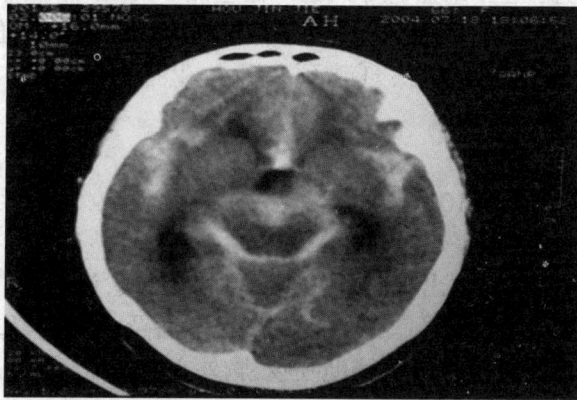

图9-8　CT扫描示SAH脑池内高密度影

2. 腰穿　压力高，脑脊液呈均匀血性，蛋白含量增加，糖和氯化物水平多正常。

3. DSA　可确定动脉瘤的发生部位，为SAH的病因诊断提供可靠的证据，对确定手术方案有重要的价值。

4. MRI和MRA　对直径为3~15mm的动脉瘤的检出率为90%以上。

（六）诊断思路

青壮年突然出现剧烈的、持续的、难于缓解的头痛，伴剧烈呕吐，脑膜刺激征阳性结合头颅CT即可确诊。60岁以上老年患者发病症状常不典型，怀疑SAH时应尽早做头颅CT检查。

根据头颅CT可与脑出血鉴别；根据腰穿脑脊液的改变可与脑炎、脑膜炎鉴别。

（七）救治方法

1. 治疗原则 基本原则：制止出血，防治血管痉挛，去除病因，防止复发。

2. 治疗

（1）一般治疗：①绝对卧床4~6周，避免搬动和过早起床。②镇静，防止情绪激动，头痛剧烈的可用止痛药。③镇咳，有频繁咳嗽的应用强的止咳剂。注意保持大便通畅，可加用缓泻剂，避免大便用力。④维持血压稳定，保持血压在180/100mmHg以下。

（2）降颅压治疗：20%甘露醇、呋塞米、人血白蛋白。

（3）防治再出血：运用抗纤溶药物治疗：EACA（6-氨基己酸）首剂5g，以后每小时1~1.5g，每天24~36g，连续7~10天后减量，疗程15天。PAMBA（氨甲苯酸），100mg/次，每6~8小时1次，维持2~3周。

（4）激素：地塞米松，每次5mg腰穿脊髓腔内注射可减轻脑膜粘连。注意：有消化性溃疡或近期有活动性出血者禁用。

（5）防治脑血管痉挛：以动脉瘤破裂引起多见，占SAH的25%。常用钙通道阻滞剂：尼莫地平60mg，口服，每4小时1次，或尼莫地平24~48mg/d静脉滴注。

（6）防治脑积水：多在出血后2~4周内出现，可逐渐出现正常颅压脑积水三主征：痴呆，排尿障碍，步行障碍。多为可逆性，经治疗后可恢复，严重者可行脑室-腹腔分流术。

（7）脑积液置换：可减少粘连，每次放出脑积液10~20ml，每周2~3次，并注入地塞米松5mg。如药物治疗无效，应及早施行脑室-腹腔分流手术。

（8）手术或介入治疗：近年来血管介入已广泛应用于SAH的治疗，介入治疗无需开颅和全身麻醉，对循环影响小，且可明显减少再复发。术前应注意控制好血压，使用预防血管痉挛的药防止血管痉挛。常用手术方法：①瘤颈夹闭术；②瘤内填塞术；③动脉瘤切除术。

典型案例

患者覃某，男，70岁，2015年10月16日入院。

主诉：咳嗽、气喘2天，意识丧失2小时。

现病史：患者2天前无诱因下出现咳嗽、气喘，行胸部X线，诊断为"肺部感染"，予抗感染等，气喘稍减轻。今晨患者突然跌倒，出现牙根紧闭，口唇及全身青紫，呼之不应，急呼120出诊送至我院，予经口气管插管接呼吸机辅助呼吸、胸外心脏按压、药用肾上腺素等抢救，患者血压及心跳恢复，但仍无意识及自主呼吸，收住ICU。

入院症见：深昏迷GLS4分，经口气管导管接呼吸机辅助呼吸，二便失禁，舌淡苔白，脉沉细微。

既往史：既往有"慢性支气管炎"病史30余年。

入院查体：T34.4℃，P90次/分，R呼吸机辅助，BP132/47mmHg，深昏迷，双肺可闻及少许哮鸣音及中等量湿啰音。心界不大，HR92次/分，律齐，心音正常，双侧球结膜水肿，双侧瞳孔散大固定，直径约6mm，对光反射消失，双侧Babinski征阴性，Kernig征阴性。

入院诊断：

中医：①厥证（气厥虚证）；②神昏（亡阳虚脱证）；③中风——中脏腑（元气败脱证）。

西医：①心跳呼吸骤停——心肺复苏术后；②两侧小脑、大脑半球、蛛网膜下腔多发出血并脑疝；③多器官功能障碍综合征（Ⅱ型呼吸衰竭、肾衰竭、肝功能不全、凝血功能障碍）；④严重脓毒症，脓毒性休克；⑤重症社区获得性肺炎；⑥电解质紊乱（高钾高镁血症、低钠低氯低钙血症）；⑦代谢性呼吸性酸中毒。

辅助检查：胸部正侧位片：①两肺感染；②侧位片肺门上方结节影，性质待定；③心影增大；④考虑右侧胸腔少量积液。血气分析：pH6.866，氧分压425mmHg，二氧化碳分压89.9mmHg，实际碱剩余-16.9mmol/L，标准碱剩余-17.2mmol/L，氧合指数425。血常规：白细胞：39.6×10⁹/L；中性粒细胞百分比：96.3%，C-反应蛋白：61.86mg/L；降钙素原：11.16ng/mL。生化：钾6.38mmol/L，钠131mmol/L，氯89mmol/L，钙1.9mmol/L，尿素20.30mmol/L，肌酐20.39mmol/L，谷丙转氨酶661mmol/L，谷草转氨酶900mmol/L。凝血：凝血酶原时间23.2秒，活化部分凝血酶原时间94.2秒。

诊治过程：建立深静脉通道，置入PICCO导管、血透导管。经口气管导管接呼吸机辅助呼吸，亚低温脑保护脑复苏（体温控制在34~35℃）治疗，抗感染、化痰解除气道痉挛、护胃、改善心肌缺血、去甲肾上腺素升压、快速补液扩容液体复苏、维持水电解质酸碱平衡等对症治疗，床边CRRT。入院第2天下午患者意识恢复，呼之能应，及能完成简单指令性动作，瞳孔对光反射逐渐灵敏。入院第6天下午15:30患者突然出现双侧瞳孔对光反射消失，直径5mm，神志不清，自主呼吸消失。急行CT检查示：两侧小脑及大脑半球多发出血灶（急性期），并破入脑室系统，蛛网膜下腔出血，脑肿胀，幕上脑积水。神经外科会诊不建议手术，予内科保守治疗。

中医方面：神昏、舌淡苔白、脉沉细微，气厥虚证表现，治当以补为主，以"益气回阳救厥"为法，予参附注射液静脉注射，同时辅以"醒脑开窍"促醒予醒脑静注射液，经治疗患者神志转清，第6天患者再次出现神志不清表现，为元气不固中风中脏腑表现，加用补阳还五汤鼻饲益气通经以期恢复。

[点评]

该患者治疗关键在于心肺复苏术后脑复苏及器官支持的治疗。其中控制体温在34~35℃亚低温脑保护，机械通气呼吸功能支持，CRRT脱水维持液体平衡的肾替代治疗是西医治疗的重点。中医方面予醒脑静注射液醒脑开窍，参附注射液回阳救逆固脱。由于患者入院就存在严重脓毒症及休克情况，予积极抗感染、液体复苏、血管活性药物维持血压等治疗，严重的感染及使用CRRT治疗可加速血小板严重消耗，虽积极输注血小板仍无法明显提升血小板数，并发全脑广泛出血发生，致该患者预后不良。

第三节　癫痫持续状态

一、基本概念

癫痫持续状态（status epileptics，SE）广泛定义：出现两次以上的癫痫发作，发作间期意识未完全恢复；或者1次癫痫发作持续30分钟以上。SE是一种重要的神经学急症，若不及时治疗，可因高热、循环衰竭或神经元兴奋毒性损伤导致严重的神经细胞损害，也可导致继发性难治性癫痫、智力低下等严重后遗症，具有很高的致残率和病死率。目前大部分学者倾向强直阵挛发作时间超过5分钟，即建议开始强有力的抗癫痫持续状态治疗。

二、常见病因

1. **既往无癫痫病史者** 常由急性脑病包括脑外伤肿瘤、脑血管病、急性药物中毒、颅内感染和代谢疾病等诱发。

2. **已明确癫痫的患者** 最常见的原因是不适当地停用抗癫痫药物,如突然停药、换药、减药或漏服药物等情况诱发,其他的原因如过度疲劳、孕产和饮酒等可能诱发。也有部分患者原因不明确,且在不同的种族和人群中诱因不明。

三、发病机制

SE发作神经元持续放电,不断地激活海马,从而出现γ-氨基丁酸(γ-amino butyric acid,GABA)介导的抑制性突触传递减少,经N-甲基-D-天冬氨酸(N-methyl-D-aspartic acid,NMDA)受体介导,兴奋性氨基酸——谷氨酸过度释放,导致各种神经毒性代谢中间产物增加和储积,对海马杏仁核、小脑、丘脑、大脑等部位的神经元产生兴奋毒性损伤。反复发作造成神经元的不可逆性损伤和死亡。同时大脑的代谢率、耗氧量和葡萄糖摄取率成倍增加,脑内ATP储存耗尽,低血糖和缺氧也导致ATP的释放减少,从而造成钠泵功能障碍,出现大量钙离子内流形成钙超载,进一步使脑损伤加重。

四、临床特征

(一)全面性发作持续状态

1. **全面性强直-阵挛发作持续状态** 是临床最常见、最危险的癫痫状态,表现为强直-阵挛发作反复发生,意识障碍(昏迷)伴高热、代谢性酸中毒、低血糖、休克、电解质紊乱(低血钾、低血钙等)和肌红蛋白尿等,可发生脑、心、肝、肺等多脏器功能衰竭,自主神经和生命体征改变。脑炎、脑卒中等引起者是继发性强直-阵挛发作持续状态,先出现部分性发作,然后继发泛化为全面性强直-阵挛发作。

2. **强直性发作持续状态** 多见于Lennox-Gastaut综合征患儿,表现为不同程度的意识障碍(昏迷较少),间有强直性发作或其他类型发作,如非典型失神、失张力发作等,EEG出现持续性较慢的棘-慢或尖-慢波放电。

3. **失神发作持续状态** 主要表现为意识水平降低,甚至只表现出反应性下降、学习成绩下降;EEG可见持续性棘-慢波放电,频率较慢(<3Hz)。多由治疗不当或停药等诱发,临床要注意识别。

(二)部分性发作持续状态

1. **单纯部分性运动发作持续状态(Kojevnikov癫痫)** 病情演变取决于病变性质,部分隐源性患者治愈后可能不再发;某些非进行性器质性病变后期可伴同侧肌阵挛,但EEG背景正常。Rasmussen综合征(部分性连续性癫痫)早期出现肌阵挛及其他形式发作,伴进行性弥漫性神经系统损害表现。

2. **边缘叶性癫痫持续状态** 常表现为意识障碍(模糊)和精神症状,又称精神运动性癫痫状态,常见于颞叶癫痫,须注意与其他原因导致的精神异常鉴别。

五、辅助检查

1. 血液生化检查　常规生化检查,血糖、血脂、血钙等常规的检查,为进一步了解病因。

2. 影像学检查　头颅CT及MRI检查,经颅多普勒超声波检测,必要时可行脑血管造影术明确病因。

3. 脑电图检查　常规的脑电图检查,也可选择行单导、双导。蝶骨电极以及睡眠脑电图等特殊类型的脑电图检查。

4. 其他　如胸片、脑脊液的检查等。

六、诊断思路

（一）诊断

1. 详细、准确、全面的病史　是否有产伤、头颅外伤、脑炎、脑寄生虫的病史。

2. 根据临床特征、体格检查、脑电图检查及有关实验室检查进行诊断　是否出现SE,并且判断是何种类型的SE的发生。在SE的类型中,全身性惊厥性SE发作间期意识丧失才能诊断;部分性发作SE可见局部持续性运动发作长达数小时或数天,无意识障碍;边缘叶SE、自动症持续状态均有意识障碍,可伴精神错乱、事后无记忆等情况的出现。

（二）鉴别诊断

1. 晕厥(syncope)　是短暂性全脑灌注不足导致短时间意识丧失和跌倒,偶可引起肢体强直阵挛性抽动或尿失禁,特别是阻止患者跌倒而加重灌注不足时。有些患者可有久站、剧痛、见血和情绪激动等诱因,或因排尿、咳嗽和憋气等诱发。常有头晕、恶心、眼前发黑和无力等先兆,跌倒较缓慢,面色苍白、出汗,有时脉搏不规则。晕厥引起意识丧失极少超过15秒,以意识迅速恢复并完全清醒为特点,不伴发作后意识模糊,除非脑缺血时间过长。这种循环系统事件具有自限性,无须抗癫痫药治疗。

2. 假性癫痫发作(pseudo epileptic seizures)　如癔症性发作,可有运动、感觉和意识模糊等类似癫痫发作症状,常有精神诱因,具有表演性,多无自伤、大小便失禁的情况出现,视频脑电有助于鉴别。

3. 低血糖症　血糖水平低于2mmol/L时可产生局部癫痫样抽动或四肢强直发作,伴意识丧失,常见于胰岛β细胞瘤或长期服降糖药的2型糖尿病患者,病史有助于诊断。

七、救治方法

（一）一般治疗原则

明确患者是否存在癫痫发作;尽快终止SE,包括行为发作和电生理上的发作;避免发作引起的神经元损害;防止再发;减少并发症的出现。

（二）治疗

1. 一般治疗

（1）去除诱发因素: 有明确诱因的患者,应立即解除诱发因素,如怀疑低血糖诱发的SE,应首先纠正低血糖;感染诱发SE出现,应积极控制感染。

（2）稳定呼吸、循环,维持通气: 保持呼吸道的通畅,根据呼吸道情况必要时进行气管插管或气管切开,监测患者血压及脉搏,并建立有效的静脉通路,维持有效的生命。

（3）积极预防和控制并发症：处理脑水肿，预防脑疝的形成，及时纠正酸中毒、呼吸循环衰竭，控制高热、感染和纠正水电解质失调。

2. 控制发作药物选择

（1）安定（diazepam，地西泮）：是成人或儿童各型癫痫状态有效的首选药。成人剂量10~20mg，单次最大剂量不超过20mg；儿童0.3~0.5mg/kg。以每分钟3~5mg速度静脉推注。如15分钟后复发可重复给药，或用地西泮100~200mg溶于5%葡萄糖水中，于12小时内缓慢静脉滴注。地西泮偶可抑制呼吸，需停药。

（2）10%水合氯醛：成人25~30ml，小儿0.5~0.8ml/kg，加等量植物油保留灌肠。

（3）氯硝安定（clonazepam，氯硝西泮）：药效是安定的5倍，半衰期22~32小时，成人首次剂量3mg静脉注射，对各型癫痫状态疗效俱佳，以后5~10mg/d，静脉滴注或过渡至口服药。须注意对呼吸及心脏抑制较强。

（4）丙戊酸钠注射液：本品静脉注射剂溶于0.9%生理盐水，以15mg/kg剂量缓慢静脉推注，持续至少5分钟；然后以1mg/（kg·h）的速度静脉滴注，通常平均剂量为每日20~30mg/kg，使血浆丙戊酸钠浓度达到75mg/L，并根据临床情况调整静脉滴注速度。停止静脉滴注，需要立刻口服给药，以补充有效成分。口服剂量可以用以前的剂量或调整后的剂量。明显肝功能损害时禁用。

（5）丙泊酚注射液：起始量10秒缓慢静脉注射2ml或20mg，必要时可重复，维持剂量时4~12mg/（kg·h），低血压及低血容量慎用。

3. 控制发作后应使用长效抗癫痫药物（AEDs）过渡和维持，早期常用苯巴比妥钠，成人0.2g肌内注射，3~4次/天，儿童酌减，连续3~4日。同时应根据癫痫类型选择有效的口服药（早期可鼻饲），过渡到长期维持治疗。

八、中医中药

（一）中医对癫痫的认识

中医对癫痫的认识历史久远，最早可见于长沙马王堆汉墓帛书《五十二病方·婴儿病痫方》。《黄帝内经》中对其有详细的载述，可见"胎病""巅疾"等。历经秦汉、隋唐、明清等，现代中医对其有统一的命名和认识，即称之为"痫病"，又有"痫证""癫痫""羊癫风"之称。

中医在痫病的治疗及用药上，历代医家经过多年积累有丰富的经验。自《五十二病方》中有"婴儿病痫，雷丸三颗煎水浴之"。至王清任在《医林改错·癫狂痫总论》中主张以活血化瘀为法，撮出癫狂梦醒汤等方药；历代医家对于痫病的治法方药虽认识角度不同，但是不外大多从郁、风、痰、瘀等论治，并且重视从"痰邪"而治，用药上总不离"镇惊、豁痰、息风、理气、开窍"诸法。

（二）癫痫持续状态的辨证施治

历代医家均有关于"阴痫""阳痫"的记载，将癫痫发作期分为"阳"和"阴"两种进行辨证论治，既方便又容易掌握，临床上运用灵活。其中代表方为《医学心悟》的定痫丸及《世医得效方》五生饮。持续不省人事，频频抽搐，偏阳衰者，多伴面色苍白，汗出肢冷，鼻鼾息微，脉微欲绝。可予参附注射液静脉推注或静脉滴注；患者起病后出现烦躁不安、舌苔黄腻、脉实为主症者，可在迅速控制发作和积极维持生命功能的同时，及时予以通腑，可重用大黄。

若兼见喉间痰鸣,面色紫暗,脉沉弦者则可考虑酌情加制半夏、瓜蒌仁、人工牛黄粉、番泻叶、牡丹皮、红花、桃仁、赤芍、当归、制天南星、石菖蒲等鼻饲给药;亦选用通腑泄热中药如大黄,保留灌肠。偏阴竭者,伴面红身热,躁动不安,息粗痰鸣,呕吐频频,可予清开灵注射液或生脉注射液静脉滴注;抽搐甚者,可予紫雪丹;喉中痰鸣者,灌服鲜竹沥。或配合针灸,促其苏醒。出现高热者选用物理降温或柴胡注射液肌注。

在中医辨证治疗中仍然需注意加强息风涤痰与活血养血,可选用息风化痰之制半夏、胆南星、白芥子、白附子、天麻等,或竹沥水;同时加强护正顾本,适当加以养血活血之药,如当归、制何首乌、丹参之类;而对于癫痫久发、频发者,久病必多瘀,故应考虑配合丹参、生地、桃仁、红花、川芎等活血化瘀之品,以及息风通络之蝉蜕、地龙、全蝎、蜈蚣等虫类药,以搜风。

典型案例

归某,男性,39岁,2015年11月3日入院。

主诉:"误服氯氟氰菊酯后意识障碍四肢抽搐2小时"。

现病史:患者朋友代诉:患者因与人争执后自服"氯氟氰菊酯"2口,遂出现口周麻木,恶心呕吐胃内容物10余次,由"120"送至我院,予洗胃、灌肠、补液等处理后,17:10突然出现意识不清,呼之不应,四肢抽搐,大汗淋漓,口吐白沫,二便失禁,急予吸痰、经口气管插管等处理后,拟"急性中毒"收入ICU继续治疗。

入院症见:患者浅昏迷状态,经口气管插管,气囊辅助呼吸,四肢抽搐,大汗淋漓,口吐白沫,二便失禁。舌质红绛,无苔,脉数。

既往史:既往体健。

入院查体:T 36℃,R 25次/分,P:102次/分,BP 132/60mmHg。浅昏迷,大汗淋漓,无异常气味闻及。舌质红绛,无苔,脉数。双侧瞳孔等大等圆,直径3mm,对光反射灵敏。呼吸深大,双肺呼吸音粗,心律整齐,HR102次/分。双上肢屈曲,双下肢强直,双侧病理征阴性。余查体未见明显异常。

入院诊断:

中医:①中毒——毒陷心脑;②癫痫(阳痫)。

西医:①急性药物中毒;②癫痫持续状态。

辅助检查:入院后急查:血气分析(100%):酸碱度:7.333;氧分压:260mmHg;二氧化碳分压:32.9mmHg;乳酸:6.8mmol/L;氧合指数:521。肝功能:谷草转氨酶:52U/L;电解质:钾:2.66mmol/L;氯:96mmol/L;肾功能:尿酸:114.0μmol/L;二氧化碳:9.9mmol/L;心脏标志物:肌红蛋白:128.50ng/mL;降钙素原:0.04ng/mL;凝血:D-二聚体:1.48mg/L;心电图示:①窦性心动过速;②T波改变;③u波增高(符合低血钾表现)。

诊治过程:入院后立即予以呼吸机辅助通气,同时予以行床边血液净化治疗,并予以地西泮及苯巴比妥,仍无法缓解,血气分析提示代谢性酸中毒;立即予以罗库溴铵、丙泊酚注射液联合呼吸机机械通气,持续予以床边血液净化、补液、纠正酸碱平衡紊乱等治疗,呼吸逐步平顺,心率、血压逐步恢复至正常范围,逐步降低呼吸机支持力度、减少镇静药物,患者意识转清,四肢抽搐停止,生命体征趋于稳定。

中医方面:入院时患者出现意识不清,大便未解,以"实则泻之"为则,以"清热开窍,通腑泄热"为法,予醒脑静注射液静脉滴注清热开窍,同时予以免煎中药大黄灌肠。

[点评]

本患者既往否认"癫痫"病史,有明确毒物(氯氟氰菊酯)接触史,出现癫痫持续状态。氯氟氰菊酯为神经毒农药,出现癫痫持续状态可能与氯氟氰菊酯延长神经细胞膜钠通道开放,或是脑内多巴胺水平和干扰神经细胞的钙稳态受到影响相关。

结合本例患者的治疗,使用地西泮、苯巴比妥后仍无法控制癫痫,予以丙泊酚、罗库溴铵等药后癫痫得以控制。丙泊酚注射液其作用机制是被认为通过激活γ氨基丁酸受体—氯离子复合物,抑制神经中枢系统。中医方面,予以鼻饲中药及针灸治疗,及时中药大黄灌肠。大黄具有攻积滞、祛瘀、解毒等诸多功效,予以大黄直接灌肠可快速荡涤消化道邪毒,通腑泄浊。

对于癫痫持续状态的治疗,关键仍是终止癫痫发作,有效及时运用中医药,充分挖掘中医药,特别是目前现代中药如中成药、中药针剂在癫痫持续状态的灵活运用,将是中西医结合治疗的一个切入点。

（马春林）

第十章 急性肾损伤

急性肾损伤(acute kidney injury, AKI)是指不超过3个月的肾脏功能或结构方面的异常,包括血、尿、组织学及影像学检查所见的肾结构和功能的异常。AKI的发病率约为5.7%(1.4%~25.9%),死亡率可高达60.3%(其中52%死于ICU)。临床上感染性休克和低血容量性休克是AKI最常见的病因。

第一节 总 论

一、AKI的病因分类

(一)按病因作用于肾的部位分类

根据致病因素在肾直接作用的部位不同,将这些危险因素分为肾前性、肾性、肾后性3种类型。

1. 肾前性因素所致AKI 由于各种原因导致的急性低血容量、低心排出量而引起肾脏血液灌流不足,使肾脏组织细胞缺血缺氧而出现功能异常,是AKI最常见的致病原因之一。由于肾脏组织缺血缺氧的时间较短,恢复肾脏血液灌注后,肾小球滤过率(GFR)常很快恢复。

(1)急性血容量不足:在正常情况下肾脏的血流93%供应肾皮质,7%供应肾髓质。在肾缺血时肾脏血流重新分配,主要转供肾髓质而使肾皮质的肾小管肾小球功能丧失。具体原因有消化道失液、各种原因引起的大出血、皮肤大量失液、第三间隙失液和过度利尿等。

(2)心血管疾病:主要由于心排血量严重不足而致肾灌注不足,常见于充血性心力衰竭、急性心肌梗死、心脏压塞、肾动脉栓塞或血栓形成、大面积肺梗死等。

(3)周围血管扩张:感染性休克或过敏性休克时有效循环血量重新分布,造成肾灌注减低。

(4)肾血管阻力增加:见于大手术后及麻醉时;肝肾综合征;前列腺素抑制剂引起前列腺素分泌减少如阿司匹林等。

2. 肾性因素所致AKI 系指原发病就在肾脏本身,具体分4大类:急性肾小管坏死,急性肾小球及肾小血管疾病、急性间质性肾炎、肾血管病变。

(1)急性肾小管坏死:包括缺血性、肾毒性、溶血性等病因。多见于各种休克、急性溶血综合征、妊娠高血压综合征等。肾毒性物质在肾性因素所致AKI病因中占重要地位,在临床

207

中很常见,包括:①抗生素:如两性霉素B、多黏菌素、氨基糖苷类抗生素等;②造影剂:包括各种含碘造影剂;③重金属盐类:如汞、铅、铀、金、铂、砷、磷等;④工业毒物:如氰化物、甲醇、酚、苯、杀虫剂、除草剂等;⑤生物毒:如蛇毒、蜂毒、斑蝥毒、鱼胆等;⑥其他:环孢素A,大剂量静脉输入甘露醇等。

（2）急性肾小球及肾小血管疾病:如急性感染后肾小球肾炎、急性快速进展性肾小球肾炎、肾病综合征、全身性小血管炎、狼疮性肾炎、IgA肾炎、肺出血肾炎综合征等。

（3）急性间质性肾炎:常见的如肾脏感染性疾病,肾脏毒性物质,X线长时间照射及各种药物中毒引起肾间质损害等。

（4）肾血管性疾患:如恶性或急进性高血压,肾动脉栓塞和血栓形成,肾静脉血栓形成,腹主动脉瘤或腹主动脉夹层波及肾动脉等。

3. 肾后性因素所致AKI　是指肾脏以后尿路梗阻或排尿功能障碍(如肿瘤、结石、前列腺增生等)引起尿液潴留,导致肾小管内尿液排泄障碍而致急性肾小管坏死。

（二）直接按病因分类

直接按病因对AKI进行分类更有利于其发病机制研究和更好地指导临床。

1. 缺血性AKI　缺血性AKI主要是由肾低灌注引起的,常见于血容量不足、各种因素所致的肾血管收缩及肾血管狭窄。

2. 全身性感染所致AKI　全身性感染和感染性休克是AKI的首要原因,其导致AKI的机制涉及肾血流动力学和肾灌注的改变、肾细胞损伤及功能改变、内毒素或内毒素样物质诱发的炎症和免疫网络反应等多个方面。

3. 药物性AKI　药物是AKI的常见原因。不同药物导致的AKI的机制不同。在药物性AKI中,由造影剂导致的称为造影剂相关急性肾损伤,是使用造影剂的影像学检查和介入治疗的主要并发症。它的定义为造影剂检查或治疗操作后48小时内血清肌酐绝对增加>0.3mg/dl或血清肌酐相对增加>50%。造影剂相关急性肾损伤常表现为非少尿型急性肾损伤。

4. 手术相关AKI　手术相关AKI的发病机制是复杂的,一般认为与麻醉、手术应激、失血等引起的血流动力学改变、炎症介质激活引起肾血管收缩、围术期的药物损害等多种因素有关。

5. 挤压综合征所致AKI　强烈地震或人为灾害常导致一些患者发生挤压综合征。这种患者的肾损伤呈高分解型,表现为很高的血肌酐、尿素氮水平,以及高磷、高钾和严重酸中毒。挤压伤所致AKI的发病机制有缺血、代谢、创伤和肾毒素等多因素参与。

此外,还包括心脏或肾功能不全时相互影响、相互加重导致心肾功能急剧恶化的心肾综合征和肝硬化失代偿期表现为功能性肾衰竭的肝肾综合征等其他病因。

二、AKI 的诊断和分期标准

目前缺乏全球统一的诊断标准,目前临床应用较多的是由改善全球肾脏病预后组织(Kidney Disease: Improving Global Outcomes , KDIGO)2012年制定的AKI临床实践指南中确立的AKI诊断标准及分期标准。

AKI的诊断标准:符合以下情况之一者即可被诊断为AKI:①48小时内Scr升高超过26.5μmol/L(0.3mg/dl);②Scr升高超过基线1.5倍,确认或推测7天内发生;③尿量<0.5ml/(kg·h),且持续6小时以上。单用尿量改变作为判断标准时,需要除外尿路梗阻及其他导致

尿量减少的原因。

根据血清肌酐和尿量的变化，AKI可分为3期，见表10-1：

表10-1　急性肾损伤的KDIGO分期标准

分期	血清肌酐标准	尿量标准
1	升高达基础值的1.5~1.9倍；或升高值≥0.3mg/dl（≥26.5μmol/L）	<0.5ml/（kg·h），持续6~12小时
2	升高达基础值的2.0~2.9倍	<0.5ml/（kg·h），持续≥12小时
3	升高达基础值的3.0倍以上；或升高后的绝对值≥4.0mg/dl（≥353.6μmol/L）；或开始肾脏替代治疗；或对于<18岁的患者，其估计的肾小球滤过率下降至<35ml/（min·1.73m²）	<0.3ml/（kg·h），持续≥24小时；或无尿≥12小时

第二节　急性肾损伤的西医治疗

一、AKI临床分期及表现

AKI患者的疾病发展过程中可以依次经历少尿或无尿期、多尿期和恢复期3个阶段，但由于临床早期发现和积极干预可使部分患者缺少其中1期或分期不明显。

（一）少尿或无尿期

AKI1~2期的少尿期一般较短，AKI3期的少尿期明显，一般为7~14天（平均5~6天，长者达1个月以上）。少尿期愈长，病情愈重，预后愈差。常见以下改变：

1. 尿量减少　尿量骤减或逐渐减少，每日尿量少于400ml者称为少尿，少于100ml者称为无尿。持续无尿者预后较差，并应除外肾外梗阻和双侧肾皮质坏死。由于致病原因不同，病情轻重不一，少尿持续时间不一致。一般肾中毒者持续时间短，而缺血性者持续时间较长。

2. 进行性氮质血症　由于肾小球滤过率降低引起少尿或无尿，致使排出氮质和其他代谢废物减少，血浆肌酐和尿素氮升高，其升高速度与体内蛋白分解状态及残余肾功能有关。当患者蛋白分解亢进时可进一步加重氮质血症。

3. 水、电解质紊乱和酸碱平衡失常

（1）水过多：见于摄入或补液量过多而排出过少时。表现为稀释性低钠血症、软组织水肿、体重增加、高血压、急性心力衰竭和脑水肿等。

（2）高钾血症：AKI少尿期由于尿液排钾减少，若同时体内存在高分解状态，如挤压伤时肌肉坏死、血肿和感染等，释放出钾离子，酸中毒时细胞内钾转移至细胞外，有时可在几小时内发生严重高钾血症。

（3）代谢性酸中毒：急性肾衰时，由于酸性代谢产物排出减少，肾小管泌酸能力和保存碳酸氢钠能力下降等，致使每日血浆碳酸氢根浓度有不同程度下降；在高分解状态时降低更多更快。

（4）低钙血症、高磷血症：急性肾小管坏死（ATN）时低钙和高磷血症不如慢性肾衰竭时表现突出。由于常同时伴有酸中毒，使细胞外钙离子游离增多，故多不发生低钙常见的临床表现。

（5）低钠血症和低氯血症：低钠血症原因可由于水过多或钠丢失过多，或因利尿而出现失钠性低钠血症。严重低钠血症可表现出急性脑水肿症状。低氯血症常见于呕吐、腹泻或非少尿型用大量袢利尿剂，出现腹胀或呼吸表浅、抽搐等代谢性碱中毒表现。

（6）高镁血症：在肌肉损伤时高镁血症较为突出。镁离子对中枢神经系统有抑制作用，可引起呼吸抑制和心肌抑制。

4. 心血管系统表现

（1）高血压：除肾缺血时神经体液因素作用促使收缩血管的活性物质分泌增多因素外，水过多引起容量负荷过多亦可加重高血压。有时甚至出现高血压脑病，伴有妊娠者尤应严密观察。

（2）急性肺水肿和心力衰竭：主要为体液潴留引起，但高血压、严重感染、心律失常和酸中毒等均为影响因素。

（3）心律失常：高钾血症可引起抑制性心律失常和室速、室颤，尚可因病毒感染和洋地黄应用等而引起其他心律失常发生。

（4）心包炎：多表现为心包摩擦音和胸痛，罕见大量心包积液。

5. 消化系统表现　常见症状为食欲显减、恶心、呕吐、腹胀、呃逆或腹泻等，甚至消化道出血、黄疸等。

6. 神经系统表现　可表现疲倦、精神较差。严重者可早期出现意识淡漠、嗜睡或烦躁不安甚至昏迷，提示病情重笃，不宜拖延血液净化时间。

7. 血液系统表现　贫血是部分患者较早出现的征象，严重创伤、大手术后失血、溶血性贫血因素、严重感染和急症ATN等情况，贫血多较严重。

非少尿型ATN，指患者在进行性氮质血症期内每日尿量维持在500ml以上，甚至1000~2000ml。一般认为，非少尿型虽较少尿型病情轻，住院日数短，需血液净化治疗的比率低，上消化道出血等并发症少，但高钾血症发生率与少尿型引起者相近，非少尿型的病死率仍可高达26%。

（二）多尿期

每日尿量超过800ml即进入多尿期，多尿期肾功能并不立即恢复。有时每日尿量在3L以上而GFR仍在10ml/min或以下。多尿期早期仍可发生高钾血症，有时多尿期可持续2~3周或更久。持续多尿可发生低钾血症、失水和低钠血症。AKI1~2期的多尿期一般较短，AKI3期的多尿期较长，可持续2~3周或更久。

（三）恢复期

AKI患者在恢复早期临床表现变异较大，当血尿素氮和肌酐明显下降时，尿量逐渐恢复正常。肾小球滤过功能多在3~6个月内恢复正常。若肾功能持久不恢复，可能提示肾脏遗留有永久性损害。少数病例可出现肾组织纤维化而转变为慢性肾功能不全。

二、AKI 的预防

AKI的发病率、病死率高，预防AKI的发生尤为重要。在危重患者中，大于90%的AKI是由于急性肾小管坏死、灌注不足或中毒引起的，因此针对危险因素采取相应的预防措施可有效降低AKI的发病率。

1. 维持肾脏灌注压　肾脏的灌注与全身血流动力学状态和腹内压直接相关，动脉压过低和腹内压过高都会导致肾脏灌注减少,进而导致AKI。监测患者的血流动力学,补充液体,使有效循环血量恢复正常,降低腹高压患者的腹内压,有助于防止肾脏缺血损害。

2. 控制和预防感染 全身性感染,特别是感染性休克是医院获得性AKI最重要的危险因素之一,控制和预防感染是预防AKI的重要措施。积极查找感染源,彻底清除感染灶,合理应用抗生素,采取积极措施预防导管相关性和呼吸机相关性感染。

3. 避免使用具有明确肾毒性的药物 氨基糖苷类抗生素等抗生素可以引起AKI,以氨基糖苷类抗生素肾毒性最大,特别是对于高龄,及患有全身性感染、心衰、肝硬化、肾功能减退、血容量不足和低蛋白血症的患者,肾脏毒性损害作用可能非常突出。此外,尽量不同时使用两种以上有肾毒性的药物,如庆大霉素与先锋霉素合用。

4. 药物的正确使用 许多药物的肾毒性与剂量和血药浓度直接相关,采用正确的使用方法是降低药物肾毒性的重要手段。氨基糖苷类抗生素的肾毒性与药物的谷浓度有关,1日1次给药能够明显降低肾毒性、提高抗感染的疗效。对于肾功能减退患者应按肾功能损害程度调整用药方案。

三、AKI 的治疗

AKI的治疗原则包括:①加强液体管理;②维持内环境稳定;③控制感染;④肾替代治疗;⑤积极治疗原发病。

(一)AKI的非替代治疗

AKI的非替代治疗主要是采取各种措施减轻肾损伤、促进修复,达到改善肾功能和其他脏器功能的目的。

1. 少尿期的治疗

(1)液体管理:液体管理是AKI治疗中最基本的一个环节,在AKI的不同时期,液体管理的策略是不同的。对于AKI1~2期,主要是补足容量,改善灌注和防止新低灌注的发生。对于AKI3期的患者,少尿期应严格限制水、钠摄入量。在纠正了原有的体液缺失后,应坚持"量出为入"的原则。每日输液量为前一日的尿量加上显性失水量和非显性失水量约400ml(皮肤、呼吸道蒸发水分700ml减去内生水300ml)。显性失水是指粪便、呕吐物、渗出液、引流液、大汗等可观察到的液体量总和。发热者,体温每增加1℃应增加入液量100ml。血流动力学监测有助于监测血容量状态,为液体治疗提供依据。

(2)利尿剂与脱水剂:呋塞米:呋塞米是一种袢利尿剂,并具有轻度血管扩张作用,是AKI治疗中最常用的利尿剂,尽管呋塞米在理论上有多种机制保护肾脏,但在危重患者中对肾实际的影响尚未明确。不同的文献报道结论不一。目前临床上应用的主要目的是改善少尿者的液体过负荷,保证电解质平衡和营养支持的实施。呋塞米应在循环血容量充足的AKI患者中应用,血容量不足患者并不能从呋塞米治疗中获得益处,反而导致肾灌注不足加重AKI。呋塞米的使用剂量应逐步增加,当利尿剂容积与尿量的比值大于1时,应停用利尿剂,选择肾替代治疗。

(3)营养支持:应供给足够的热能,保证机体代谢需要。每日最少摄取碳水化合物2g/Kg,可喂食或静脉补充,以减少糖异生和饥饿性酸中毒。为减少氮质、钾、磷和硫的来源,应适当限制蛋白质的摄入。每日给予蛋白质0.5g/kg体重,选用高生物学价值的优质动物蛋白。亦可使用静脉导管滴注营养液,主要有8种必需的L-氨基酸、高浓度葡萄糖和脂肪乳剂及多种维生素、电解质、微量元素等组成。使用高营养注射液时应注意其并发症,主要为导管相关并发症及代谢紊乱。

（4）电解质和酸碱平衡的管理:轻度的代谢性酸中毒无需治疗,除非血碳酸氢盐浓度<15mmol/L,才予以补碱。轻度高钾血症(<6mmol/L)只需密切观察及严格限制含钾量高的食物和药物的应用。如血钾>6.5mmol/L,心电图出现QRS波增宽等不良征兆时,应及时给予静脉推注10%葡萄糖酸钙10~20ml,静脉注射5%碳酸氢钠100ml,有心功能不全者慎用,效果欠佳者应及早行血液净化治疗。

（5）治疗消化道出血:主要病因是应激性溃疡。为了及时发现隐匿的消化道出血,应经常观察大便,并做潜血试验及监测血细胞比容。急性肾衰的消化道大出血与一般消化道大出血处理措施相同。

2. 多尿期的治疗　多尿期开始时威胁生命的并发症依然存在,治疗重点仍为维持水、电解质和酸碱平衡,控制氮质血症,治疗原发病和防止各种并发症。

（1）多尿期早期:早期的治疗原则是防止补液过多,注意适当补充电解质。此期尿量逐渐增多,但患者体内仍处于水中毒的高峰,所以一定要防止补液过快过多,更不要尿多少补多少。原则上,补液按少尿期处理,当尿量>2000ml/天时,补液量=尿量的1/3~1/2+显性丢失。此期最大的特点是血尿素氮仍进行性升高,酸中毒也在继续加重,并持续3~4天,故仍须补充足够的热量,减少蛋白的摄入,给予蛋白合成剂,尽量缩短这一期的时间,使血尿素氮尽快的下降。此期应严密监测血电解质的变化并做相应处理。

（2）多尿期中期:中期的治疗原则是适当补液,防止水电解质的大量丢失。此期尿量增加,可达4000~5000ml/天以上。甚至有时>10 000ml以上,此时补液量应根据各项血流动力学指标,大约为尿量的2/3左右。以后随尿量的减少,逐渐达到入量等于出量。随着氮质血症的减轻,消化道功能开始恢复,可尽早开始经口补充水电解质及热量,逐渐减少静脉营养。

（3）多尿期后期:后期的治疗原则是达到水的平衡,从静脉转入口服。随着饮食的恢复,增加口服饮水,适当控制静脉内的入量。减少静脉营养,增加胃肠的热量摄入。

3. 恢复期的治疗　在恢复期无需特殊治疗,应避免使用肾毒性药物。如必须使用,应根据血浆肌酐清除率适当调整药物使用剂量及给药时间。

（二）AKI的肾替代治疗

常用的肾替代治疗(Renal Replacement Therapy, RRT)包括血液透析、血液滤过、血液透析滤过和腹膜透析。其中连续性肾替代治疗(Continuous Renal Replacement Therapy, CRRT)包含了所有连续性地清除溶质、对脏器功能起支持作用的各种血液净化技术,由于CRRT的良好溶质清除效应,稳定的液体平衡系统及营养补充等支持疗法的功能,成为ICU工作中的重要治疗手段。

1. 肾替代治疗的时机　目前对肾替代治疗的开始时机仍存有争论,但是对于危重患者,出现对其他治疗效果不满意的代谢性酸中毒、容量过负荷及高钾血症是肾替代治疗的绝对适应证及开始治疗的时机,早期治疗可能对改善预后更有帮助。

2. 肾替代治疗的方式　AKI的肾替代治疗方式主要有血液透析、CRRT和腹膜透析。CRRT治疗包括连续静脉-静脉血液滤过、连续静脉-静脉血液透析和连续静脉-静脉血液透析滤过等。其中血液透析和CRRT是目前临床采用的主要方式。与血液透析相比,理论上CRRT具有血流动力学稳定、溶质清除率高、便于实施营养支持和液体管理和清除炎症介质等优势。但现有的循证医学资料并未发现CRRT在改善AKI患者的预后方面优于血液透析,但CRRT在肾功能恢复方面要优于常规血液透析治疗。因此,在临床上多数医生仍选择CRRT作为危重患者AKI肾替代治疗的主要方式。

3.肾替代治疗的剂量 目前认为,对于危重症患者,超滤液流量达到20~25ml/(kg·h)似乎已能取得较好的疗效。

第三节 急性肾损伤的中医药治疗

一、中医对 AKI 的认识

中医学文献中并没有"急性肾损伤"的病名,急性肾损伤的主要临床表现为水肿、少尿、无尿等,可归属于中医"关格""癃闭""水肿"等病的范畴。《伤寒杂病论·平脉法》云:"寸口脉浮而大,浮为虚,大为实,在尺为关,在寸为格。关则不得小便,格则吐逆。"《证治汇补》说:"关格者…既关且格,必小便不通,旦夕之间,陡增呕恶,此因浊邪壅塞三焦,正气不得升降,所以关应下而小便闭,格应上而生吐呕,阴阳闭绝,一日即死,最为危候。"《景岳全书·癃闭》曰:"小水不通,是为癃闭,此最危最急证也,水道不通,则上侵脾胃而为胀,外侵肌肉而为肿,泛及中焦则为呕,再及上焦则为喘,数日不通,则奔迫难堪,必致危殆"。这些描述与AKI的症状、体征、预后都非常相似。

从中医角度而言,本病的形成多由外感六淫邪毒、内伤饮食七情,以及损伤津液、中毒虫咬等因素有关。外邪侵袭脏腑,导致肺、脾、肾之功能异常,肺之治节无权,脾之健运失司,肾之开阖无度,加之膀胱气化功能失常,水湿浊邪不能被排出体外,从而发为本病;又或禀赋不足、劳累过度、饮食失节、肾病久治不愈,致脏器虚损,肾用失司,正虚邪实,水湿毒邪内停,寒热错杂,诸症由生,发为本病。湿毒阻于中焦,正气不得升降,水液不得下输膀胱而致无尿、癃闭;脾虚运化无力,水谷精微化生无能,气血不得则神疲乏力、面色少华;肾阳不足、命门火衰,则形寒肢冷、腰膝酸软;水湿泛滥肌肤则为肿;湿毒阻塞三焦,清气不升,浊阴不降,湿浊上逆则恶心、呕吐,厌食,腹胀;久病则邪毒入络入血,血行于脉外则出血;清窍被蒙,肾虚风动则神志昏迷,甚则惊厥抽搐;最终水气凌心,喘促由生,心肾两败,阴阳离决而死亡。本病来势凶猛,变化迅速而临床表现复杂,病理性质总属本虚标实。

二、AKI 的辨证治疗

AKI在初期往往以邪实为主,正虚为次,治疗上以祛邪为主,佐以扶正,以清热解毒、通腑泄浊、活血化瘀为基本法则;在中后期,往往脏腑虚损,气血亏虚,正虚为主而邪实为次,治疗上以扶正为主,祛邪为辅,根据其中医病因病机及疾病的发展,可以选择补益脾肾、益气养阴、回阳救逆等法,这与中医"急则治其标,缓则治其本"的理论相吻合。在辨证中分阶段、分时期治疗,从而有效阻断病情的进展。目前中医治疗多用活血化瘀法、解毒化浊法、健脾补肾法。

(一)气滞血瘀

证候特征:腰腹部持续性胀痛,痛处固定不移,或发热,肿块,出血,舌质紫黯或有瘀斑,脉沉迟或沉弦等。

治法：活血化瘀。

推荐方药：血府逐瘀汤(《医林改错》)加减。

推荐中成药：尿毒清颗粒、丹参注射液、川青注射液等。

(二)热毒内蕴

证候特征：高热，或神昏，甚或潮热谵语，无排便排气，腹胀呕吐，或矢如粒状，肠鸣音减弱或消失，腰腹部持续性胀痛，口干，尿频急痛，舌苔黄燥起刺，或焦黑燥裂，脉沉实。

治法：解毒化浊。

推荐方药：大承气汤(《伤寒论》)加减。

推荐中成药：肾衰宁胶囊、醒脑静注射液等。

(三)阴阳亏虚

证候特征：阳虚者小便不通或点滴不爽，排出无力，恶心呕吐，腰膝酸软，畏寒肢冷，舌质淡，苔白，脉沉细或弱；阴亏者手足心热，咽干纳差，头昏耳鸣，舌红少苔，脉细数。

推荐方药：阳虚者温脾汤(《备急千金要方》)加减，阴亏者六味地黄汤(《小儿药证直诀》)加减。

治法：健脾补肾。

推荐中成药：百令胶囊、金匮肾气丸、六味地黄丸等。

典型病例

李某，男性，54岁，工人，于2013年10月12日入院。

主诉：咳嗽伴畏寒发热4日，呼吸困难半日。

现病史：患者4天来无明显诱因而畏寒、发热，体温最高39℃左右，并严重咳嗽，痰量少，白色，无脓痰和咯血，无胸痛，伴气急，在家自服阿莫西林、克拉霉素片，无效。入院症见：恶寒发热，咳嗽气促，咳吐白痰，尿少咽干，舌质红，苔薄黄，脉滑数。

既往史：高血压病史10余年，长期服用络活喜，血压控制良好。银屑病史8年，不规则服用泼尼松片。

入院诊断：

中医：①风温(肺热壅盛证)；②癃闭(肺热壅盛证)。

西医：①重症肺炎；②脓毒性休克；③多器官功能障碍综合征(循环、呼吸、肝脏、肾脏、凝血)。

入院体查：T39.5℃，P110次/分，R22次/分，BP95/60mmHg，神志清，呼吸急，轻度发绀，颈静脉无怒张。全身皮肤脱屑，淋巴结无肿大。左下肺呼吸音低，湿啰音。心脏无殊。腹部(-)。四肢及神经系统(-)。

诊治过程：辅助检查：血常规：WBC2.5×10^9/L，N83.4%，PLT38×10^9/L；CRP＞160mg/L；动脉血气(鼻导管吸氧5L/min)：pH7.35，$PaCO_2$28.6mmHg，$PaO_2$65.3mmHg，Lac5.2mmol/L；生化：Cr271μmol/L，BUN19.89mmol/L，TBiL66.8μmol/L，DBiL60.5μmol/L，CK-MB70U/L。凝血功能：PT19.2秒，APTT不凝，TT不凝，D-D 3.72mg/L。胸片：左下肺大片炎症。治疗予：①抗休克：补液+去甲肾上腺素维持血压；②气管插管接呼吸机辅助通气；③连续肾脏替代治疗——连续静脉-静脉血液滤过(CVVH)24小时，后为每日行血液滤过治疗12小时，维持体液平衡；

④抗生素:亚胺培南/西司他丁1.0g,每8小时1次;⑤支持治疗:护肝,制酸,肠内营养。

中医方面:入院时以"实则泻之"为则,以"清泄肺热,通利水道"为法,方选麻杏石甘汤合清肺饮加减(生石膏30g,麻黄6g,杏仁10g,生甘草10g,玄参15g,麦冬12g,知母10g,天花粉15g,金银花10g,黄芩15g),每日1剂50ml,鼻饲管喂入。

治疗3天后休克完全纠正,1周后体温降至正常,ANA(－),查胸部CT示左下肺炎吸收好转。停止呼吸机辅助通气并拔除气管插管,继续药物维持治疗,血象正常,肝功能和凝血功能均恢复正常,但尿量少(300~400ml/日),症见小腹胀满,口苦口黏,大便不畅,舌质红,苔黄腻,脉数。病机为湿热下注,结聚膀胱,气化不利,治以清利湿热、通利小便,方选八正散加减(通草6g,车前子15g,淡竹叶10g,瞿麦12g,滑石15g,制大黄12g,制川朴10g,枳壳10g)。每日1剂50ml,口服。同时予隔日1次血液滤过(CVVH)治疗(12小时)。再6天后尿量稍有增多而停血液滤过,改为小剂量利尿剂(呋塞米10~20mg/日)维持尿量(2000~2500ml/日)。10天后肾功能完全恢复而停止利尿剂的应用。后患者发生下消化道大出血,经药物保守治疗无效而行手术探查并切除部分末段回肠,术后病理切片报告"肠系膜曲霉感染",应用伏立康唑治疗而愈。

[点评]

本例患者由于重症肺炎(严重脓毒症)而并发多器官功能障碍,尤其是肾功能障碍,符合急性肾损伤的KDIGO分期标准的第3期。从控制全身性严重炎症反应的角度看,除了及时有效的抗生素控制感染外,应用CVVH治疗有助于降低血液中的炎症因子,并有助于维持水、电解质和酸碱平衡等内环境稳定;而从肾衰竭的角度看,CVVH治疗亦可作为肾脏的替代措施,是排出体内的代谢废物和水等的唯一途径。故此时采用CVVH治疗是该患者各项综合治疗措施中非常重要且必不可少的措施之一。随着病情的好转,逐渐降低CVVH治疗的强度并最终停止CVVH。中医方面,患者疾病前期恶寒发热、咳嗽气促、尿少为热壅于肺,肺气闭塞,水道通调失司,不能下输膀胱,治疗上急则治标,先予清热宣肺,方用麻杏石甘汤合清肺饮加减。3天后热退、气促缓,但仍少尿,伴小腹胀满,口苦口黏,大便不畅,舌质红,苔黄腻,脉数,病机特点转为湿热下注,结聚膀胱,气化不利,根据"六腑以通为用"的原则,采用通利的方法,以八正散加减,配合CVVH治疗,使肾功能得以完全恢复。

(江荣林)

第十一章 重症内分泌系统疾病

近年来,重症患者内分泌系统的功能状态、变化规律和对预后的影响引起了越来越多重症医学研究者的兴趣和关注。在认识到内分泌系统功能不全可以导致机体病情危重、发生"危重"的同时,也应该意识到危重疾病本身就可以通过强烈的应激反应损伤内分泌系统功能,进一步加重物质和能量代谢障碍,周而复始,形成恶性循环。随着重症医学研究的不断深入,人们逐渐对危重疾病导致的内分泌系统功能不全和内分泌系统功能不全引起的危重疾病形成了初步的认识和了解。其中甲状腺危象、糖尿病酮症酸中毒和肾上腺危象属于常见内分泌重症,下面重点讨论。

第一节 甲状腺危象

甲状腺危象(thyroid storm or thyroid crisis)简称甲亢危象,是严重甲亢时机体代偿机制衰竭的结果,是甲状腺激素升高引起的高代谢状态,出现甲状腺毒症极度加重危及患者生命。本病不常见,但死亡率极高,达20%~30%,早期诊断和治疗非常重要。研究表明本病发病率女性是男性的9~10倍,可能是由于女性高发甲状腺疾病。抗甲状腺药物可以控制慢性甲状腺功能亢进,对预防甲状腺危象非常有效。

一、相关概念及关系

(一)甲状腺功能亢进症

甲状腺功能亢进症简称甲亢,又称Graves病或毒性弥漫性甲状腺肿,指甲状腺呈现高功能状态,产生和释放过多的甲状腺激素所致的一组疾病,其共同特征为甲状腺激素分泌增加导致高代谢和交感神经系统的兴奋性增加,是一种自身免疫性疾病。甲亢并不限于甲状腺发生病变,而是一种多系统的综合征,包括: 高代谢症群,弥漫性甲状腺肿,眼征,皮损和甲状腺肢端病。

(二)甲亢与甲亢危象之间的关系

甲亢危象是甲亢患者危及生命的严重表现,通常见于严重的甲状腺功能亢进者在合并其他疾病时,如: 感染、败血症、精神应激和重大手术时。严重的甲亢同时合并其他疾病如重症感染的发热、心动过速,有时严重谵妄焦虑躁动与甲亢危象之间很难截然区分。严重甲亢同时合并感染、败血症等其他疾病的患者,如不能区分是否是甲亢危象,应按甲亢危象处理。甲亢是甲亢危象的基础,而甲亢危象则作为甲亢的危重症阶段。

二、病理生理

(一)诱因

1. 严重感染　是最常见的诱因,主要是上呼吸道感染,其次是胃肠道和泌尿系感染。

2. 应激　精神极度紧张、过度劳累、高温、饥饿、药物反应(如过敏、洋地黄中毒等)、心绞痛、心力衰竭、糖尿病酮症酸中毒、低血糖、肺栓塞、分娩及妊娠毒血症等。

3. 不适当停用抗甲状腺药物。

4. 外科手术　甲状腺本身的手术或身体其他部位的手术均能诱发危象。

5. 少见原因　放射性碘治疗引起的放射性甲状腺炎,甲状腺活体组织检查及过多或过重触摸甲状腺。

(二)病理生理

甲状腺危象与某些使甲状腺毒症恶化的因素、细胞因子释放和免疫紊乱均有关系。目前认为,激素进入靶细胞的细胞核是甲状腺激素作用机制,细胞核内存在与遗传物质有关的特异的甲状腺激素受体,甲状腺激素与特异的核受体相互作用,影响基因表达,细胞代谢随之发生变化,过多的甲状腺激素与核受体在分子水平上的相互作用是引起甲状腺危象可能的发生机制。确切的发病机制和病理生理未完全阐明,可能与下列因素有关:

1. 大量甲状腺激素释放至循环血中　一部分甲亢患者,服用大量甲状腺激素可产生危象;甲状腺手术、不适当的停用碘剂以及放射性碘治疗后,患者血中的甲状腺激素升高,引起甲状腺危象。

2. 血中游离甲状腺激素增加　感染、甲状腺以外其他部位的手术等应激,可使血中甲状腺激素结合蛋白浓度减少,与其结合的甲状腺激素解离,血中游离甲状腺激素增多。

3. 机体对甲状腺激素反应的改变　由于某些因素的影响,使甲亢患者各系统的脏器及周围组织对过多的甲状腺激素适应能力减低,由于此种失代偿而引起危象。

三、辅助检查指标及其临床意义

(一)甲状腺素和游离甲状腺素

甲状腺素(thyroxine)是由甲状腺合成、储藏和释放的四碘甲腺原氨酸(T_4),T_4在肝脏和肾脏中经过脱碘后转变为T_3。血循环中T_4 99.97%为结合状态,T_3 99.7%是结合状态,虽然结合型的甲状腺激素在血液中占了绝大多数,但真正发挥生理作用的仍然是游离的甲状激素即FT_3、FT_4。

当出现甲亢危象时,血液中T_4、T_3、FT_4、FT_4均可出现不同程度的增高,但有学者认为某些甲亢危象的甲状腺激素含量并不明显升高。因此测定血中甲状腺激素对甲亢危象的诊断不能起到决定性的作用,只是对诊断和判断预后有一定意义。

(二)甲状腺B超

甲亢危象患者一般存在甲亢基础,故甲状腺B超的检查可以在一定程度上辅助诊断甲亢,再结合相应临床表现诊断甲亢危象。

四、临床表现及严重程度评估

(一)甲亢危象的临床表现

1. 甲状腺功能亢进的表现　甲状腺肿大,甲状腺血管杂音及突眼等依然存在。

2. 甲状腺危象的特殊表现　体温调节异常、精神状态改变和多器官功能障碍。

（1）体温调节异常：高热是甲亢危象特征性表现，体温急剧升高，达41℃或更高，与伴发感染等不相称且对退热药无反应，伴大汗淋漓、皮肤潮红，继而可汗闭、皮肤苍白和脱水。

（2）精神状态改变：精神异常见于90%以上患者，表现为极度不安、激动、震颤、精神错乱、谵妄、癫痫样发作，甚至昏迷。

（3）循环系统：窦性或异源性心动过速，常达160次/分以上，与体温程度不成比例。可出现心律失常，如心房纤颤、室性期前收缩及传导阻滞等；高血压，以收缩压升高为主，伴有脉压的增大；也可发生肺水肿或充血性心衰，最终血压下降，陷入休克。

（4）呼吸系统：呼吸急促和呼吸困难。

（5）消化系统：食欲极差，恶心、呕吐频繁，腹痛、腹泻明显，恶心和腹痛常是本病早期表现。肝脏可肿大，肝功能异常，随病情进展，出现黄疸、肝衰，预后不良。

3. 淡漠型甲亢的甲状腺危象　此型甲亢多见于老年人，其甲亢表现与典型甲亢不同，危象期表现也不相同，极易误诊。

（1）体温低，不升或轻度升高。

（2）循环系统：心率慢，脉压小，房颤和心衰多见。

（3）中枢神经系统：表现为表情淡漠、反应迟钝、嗜睡或昏睡、木僵、反射降低，最后陷入昏迷，甚至死亡。

（4）甲状腺肿大，消瘦，极度衰弱。

（二）危重程度评估

甲亢危象的临床症状表现复杂，目前尚没有专业针对甲亢危象危重程度的评估系统，但如果出现甲亢危象，则表明患者病情十分危重，其救治场所均应在重症监护室（ICU）进行，而且患者可能并发存在两个或两个以上器官功能障碍。故对病情的预后评估，可参照急性生理和慢性健康评分系统Ⅱ（acute physiology and chronic health evaluation Ⅱ，APACHE Ⅱ）；序贯器官功能衰竭评分（sequential organ failure assessment，SOFA）；多脏器功能障碍评分（multiple organ dysfunction score，MODS）等ICU常用危重症评分系统进行评估。

五、甲亢危象诊断

诊断标准：

1. 多数患者原有甲亢病史，且未得到有效控制。少数未明确病史，起病即为甲亢危象。

2. 发热　多数患者有高热或超高热，皮肤湿润，大汗淋漓。

3. 心血管症状　心动过速，一般在120~140次/分或更快，心律失常（室上性心动过速、房颤、房扑），可发展为心衰、休克。

4. 神经、精神症状　多数患者有烦躁、焦虑、幻觉、震颤，严重者可出现谵妄、惊厥、昏迷；少数老年人呈"淡漠"型，表现为淡漠、反应迟钝、嗜睡、键反射消失或减弱，可呈恶病质状态。

5. 胃肠道症状　食欲减退、恶心、呕吐及腹泻，因伴大量出汗易导致严重失水，可有黄疸和肝功能异常。

6. 实验室检查　TT_4增高，少数患者TT_3、TT_4下降，FT_3、FT_4更有价值。

六、西医治疗

甲亢危象应立即开始强化治疗,纠正严重的甲状腺毒症和诱发病,阻断甲状腺激素的合成、释放和外周甲状腺激素的转化及作用,保护脏器功能,防治脏器功能衰竭及并发症。

(一)降低循环中甲状腺激素水平

1. 抑制甲状腺激素的产生和分泌

(1)硫脲类药物:通过抑制甲状腺过氧化物酶的催化抑制甲状腺激素合成。丙硫氧嘧啶(PTU)或甲硫咪唑早期就几乎能完全阻断甲状腺激素的合成。PTU的优点是能阻断T_4转化成T_3,给予负荷量600~1200mg后,予维持剂量200~250mg,每4~6小时1次;甲硫咪唑是最有效的硫脲类药物,其负荷量是60~100mg,后60~120mg/d,每6~8小时口服1次。当甲状腺毒性得到改善,硫脲类药物逐渐减量:PTU100~600mg/d,甲硫咪唑5~20mg/d。

(2)无机碘:抗甲状腺药物虽然能抑制激素合成,但对已合成的甲状腺激素没有作用。要阻断已合成激素的释放,需要无机碘。碘和碘化物是非常有效的抗甲状腺药物,作用迅速而强大。在应用抗甲状腺药物后2小时开始使用饱和碘化钾溶液(5滴,每6小时1次)或复方碘溶液(4~8滴,每8小时1次)或碘化钠(0.5~1.0g,每12小时1次)。

(3)锂剂:可阻断甲状腺激素的释放,但毒副作用限制了其使用,对碘过敏的甲亢患者可以临时使用,剂量为300~400mg,每8小时1次,根据血清锂浓度调整剂量,保持在1mEq/L。

(4)糖皮质激素:甲亢危象时激发代偿分泌多的皮质激素导致皮质功能衰竭,因此需补充糖皮质激素。

2. 经血液清除 在严重的危及生命的情况下,且药物治疗无效时应用腹膜透析、血液透析或血浆置换等措施能迅速有效地降低血浆甲状腺激素浓度。

3. 经胃肠道清除 可应用考来烯胺等。

(二)降低周围组织对甲状腺激素的反应

1. 肾上腺素能阻断剂 常用的是普萘洛尔,用药后兴奋、多汗、发热、心率增快和血压增高等症状均可改善。静脉注射普萘洛尔,每10分钟1mg直至总剂量达10mg,然后以最小剂量控制心率和精神症状。对有心脏储备不全、心脏传导阻滞、房扑和哮喘等患者,应慎用或禁用。短效制剂如拉贝洛尔较普萘洛尔安全。

2. 利血平和胍乙啶 可替代普萘洛尔,主要作用是消耗组织内的儿茶酚胺,减轻甲亢在周围组织的表现。利血平首次可肌内注射5mg,以后每4~6小时注射2.5mg,约4小时后症状减轻。如能口服,胍乙啶剂量为每日1~2mg/kg,每日1次,用药后12小时开始起效。但因其副作用,临床已很少应用。

(三)保护脏器功能,防止功能衰竭

支持治疗包括:呼吸支持,血流动力学支持,镇静和高热处理等。

1. 呼吸支持 由于代谢明显增加,给氧是必要的,对于呼吸功能衰竭患者可考虑予无创或有创机械通气。

2. 低血压 甲状腺激素增多可导致全身血管扩张和低血压,可应用血管活性药物治疗。

3. 镇痛、镇静 镇静首选苯巴比妥类镇静药,因为它可刺激肝脏微粒体酶诱导的甲状腺激素的代谢清除,由于甲状腺毒性导致药物代谢加快,患者需要较多的镇痛和镇静药物。

4. 退热 积极物理降温,可使用酒精擦浴、冰袋、冰毯等,也可静脉输入低温的液体;药物治疗可使用对乙酰氨基酚和人工冬眠(哌替啶100mg,氯丙嗪及异丙嗪各50mg混合后静脉持续泵入;应避免使用水杨酸盐退热,因水杨酸盐可把与蛋白质结合的甲状腺激素置换出来,使血中游离甲状腺激素浓度升高而加重甲亢。

5. 抗心律失常、心衰治疗　发生心衰是由于损害了心肌的顺应性,房性心律失常特别是房颤进一步加重损害。有时需要使用负荷量和维持量的洋地黄,应密切监测血中洋地黄浓度,对有中、重度心衰者应监测血流动力学。常用的抗心律失常药物胺碘酮禁用。

6. 补液及营养支持　因高热、严重呕吐、腹泻及大汗,造成容量缺乏,液体复苏是重要的治疗措施,一般每天要补充3~5L液体。对老年患者及充血性心力衰竭者应密切监测,以防液体过量。甲亢危象,肝脏糖原储备很容易被耗空,因此除补充液体、电解质外,还应补充葡萄糖、维生素,特别是B族维生素。

7. 控制诱因　如有感染应予抗感染治疗,有引发危象的其他疾病均应积极处理。

七、中医中药

(一)中医对甲亢危象的认识

甲状腺功能亢进在中医属于瘿病范畴,早在公元前3世纪,我国已有关于瘿病的记载。但甲亢危象作为甲亢的危重症阶段,中医没有与之相对应的病名,根据甲亢危象的主要临床表现,如高热、大汗淋漓、烦渴、谵妄、昏迷等症状,其可归属于中医学阳明经证及脱证范畴。其病机多为热毒炽盛或肝阳化风、真阴内竭、阴阳俱虚而致。

(二)甲亢危象的辨证施治

1. 实证

热毒炽盛

证候特征:颈前喉结两旁结块肿大,眼球突出,手指颤抖,高热,汗出烦渴,神昏,心悸,抽搐,苔黄燥,脉数。

治法:清热凉血解毒。

方药:白虎汤(《伤寒杂病论》)及清营汤(《温病条辨》)加减。

中药注射液:痰热清注射液20~40ml,加入生理盐水或5%葡萄糖注射液(GS)250~500ml静脉滴注;血必净注射液50ml,加入0.9%生理盐水100ml中静脉滴注。

2. 虚证

(1)阴虚阳亢

证候特征:颈前喉结两旁结块肿大,按之较硬或有结节,身热大汗,皮肤潮红,烦躁,心悸,恶心,呕吐,腹泻,舌红少苔,脉细数或结代。

治法:滋养阴精,平肝潜阳。

方药:镇肝熄风汤(《医学衷中参西录》)加减。

中药注射液:参麦注射液20~100ml,加入5%GS 250~500ml静脉滴注。

(2)阴脱阳亡

证候特征:神疲,气短,形体消瘦,心悸不安,呼吸浅促,全身汗出不止,泻泄,四肢厥逆或昏不识人,舌黯红无苔或少苔,脉细数或脉微欲绝。

治法:回阳固脱,益气养阴。

方药:生脉散(《丹溪心法》)合参附汤(《圣济总录》)。

中药注射液：参附注射液：20~100ml,加入5%~10%GS 250~500ml静脉滴注。

3. 其他疗法　高热神昏者可予安宫牛黄丸1丸冲服或鼻饲。

典型病案

患者,杨某,女,29岁,2014年10月20日入院。

主诉：心悸、多食2年,发热1周。

现病史：患者2年前出现心悸、多汗、食量增多,伴有大便次数增多,平时情绪易激动,怕热,体重进行性下降,2年内体重下降10余公斤,当地医院检查T_3 4.95nmol/L、T_4 288.68nmol/L、甲状腺刺激激素（TSH）0.7mU/L。诊断为"甲亢",予甲巯咪唑片5mg及普萘洛尔（心得安）10mg每日3次治疗,用药后患者症状有所缓解。1周前,患者受凉后出现发热,T38.4℃,头晕,恶心呕吐数次,且食欲差,进食减少,发热41℃,伴寒战,查血WBC 12.8×10^9/L,遂就诊于我院急诊,考虑甲亢危象收入ICU病房。

入院症见：喘息气促,烦躁不安,眼球突出,手指颤抖,高热,汗出烦渴,心悸,时有抽搐,苔黄燥,脉数。

既往史：无特殊。

入院时体查：T40.7℃,P156次/分,R30次/分,BP100/65mmHg。急性痛苦面容,全身皮肤、黏膜轻度黄染。全身浅表淋巴结未扪及肿大。突眼（+）,眼闭合不全,眼睑轻度浮肿,睑结膜苍白。鼻翼翕动,咽红,扁桃体Ⅲ°肿大,可见脓性分泌物。颈软,甲状腺Ⅱ°肿大,未及结节,可闻及持续性血管杂音。双肺呼吸音清,心界饱满,心率156次/分,律齐,未闻及病理性杂音。神经系统检查未见异常。

辅助检查：甲状腺功能：FT_4 35.05pmol/L; FT_3 18.15pmol/L; T_3 68.7nmol/L; T_4 31.82nmol/L; TSH 0.008mU/L。促甲状腺激素受体抗体（TR-Ab）215.2U/L。血气分析：pH 7.52, PCO_2 19mmHg, PO_2 58mmHg, HCO_3^- 27.5mmol/L, BE −4.7mmol/L, Lac 2.7mmol/L; 电解质：K^+ 3.9mmol/L、Na^+ 138mmol/L、CL^- 99mmol/L; 胸片：双肺肺纹理增粗。

入院诊断：

中医：瘿病——实证（热毒炽盛证）。

西医：①甲亢危象；②Ⅰ型呼吸衰竭；③化脓性扁桃体炎。

诊治经过：入院后立即给予PTU600mg鼻饲；并序贯予PTU200mg,每8小时鼻饲1次；酒石酸美托洛尔片100mg鼻饲；5%GS500ml+氢化可的松200mg,静脉滴注；复方碘溶液（首剂30滴,序贯5滴每8小时1次）；予有创机械通气支持纠正呼衰；入院当天予血浆置换1次；头孢吡肟抗感染；并补充水、能量、电解质及维生素,对症予物理降温。入院当天入量4500ml,尿量1000ml。21日,患者出现循环障碍,予积极液体复苏,并予去甲肾上腺素泵入,并再次予床旁血浆置换。中医诊疗以"清热凉血解毒"为法,方选白虎汤及清营汤加减治疗（石膏10g、知母10g、粳米10g、水牛角3g、生地15g、金银花10g、连翘10g、玄参6g、甘草3g）,1周后,患者高热消失,病情逐渐稳定,成功脱机,生命体征平稳,复查甲状腺功能：FT_4 19.35pmol/L; FT_3 12.34pmol/L; T_3 48.5nmol/L; T_4 30.4nmol/L; TSH 0.5mU/L,27日转入内分泌专科。

专科治疗4周后,病情稳定出院,规律服药,随访未再复发。

[点评]

1. 治疗内容　积极祛除诱因,降低循环中甲状腺激素水平,纠正严重甲状腺毒症；予呼吸、循环功能支持及保护;补液、供能、维持内环境稳定等支持治疗。

2. 特殊患者治疗方式   血浆置换可迅速降低血液中的甲状腺激素水平。

3. 病情监测   患者病情危重,需随时监测生命体征变化,动态监测血气、甲状腺激素水平、电解质、血常规等。

4. 中医诊疗思路   患者热毒炽盛,治以清热凉血解毒为主,方以白虎汤及清营汤加减,方中石膏善清热;知母一助石膏清肺胃热,二者滋阴润燥;粳米护胃,水牛角清营分热毒,生地清热生津,金银花、连翘、玄参清热解毒滋阴,甘草调和诸药。

第二节   糖尿病酮症酸中毒

糖尿病酮症酸中毒(diabetic ketoacidosis,DKA)是糖尿病(diabetes mellitus,DM)常见的急性并发症,是指在感染、手术或外伤等应激过程中,胰岛素的绝对缺乏或胰岛素抵抗所致的以高血糖、酮症和代谢性酸中毒为主要表现的三联症。DKA发病率为4‰~8‰,约占住院糖尿病患者的14%,临床约有1/4可因初发病为DKA后经检查而被确诊DM,儿童尤为如此,此病多见于1型DM患者。2型DM患者在急性应激状态下也有发生DKA的危险。尽管目前DKA的治疗有了长足进展,仍是DM的危重症,其死亡率高达5%~10%,且死亡率随年龄增长而明显增加。65岁以上的DKA患者,其死亡率高达20%~40%。

一、相关概念及其关系

(一)糖尿病酮症酸中毒的相关概念

1. 糖尿病   是一组以高血糖为主要特征的临床综合征,临床上可以出现典型的烦渴、多饮、多尿、体重下降等症状。

2. 糖尿病高渗性昏迷(HNDC)   是因胰岛素分泌不足,在诱因作用下血糖急剧上升,致细胞外液呈高渗状态,发生低血容量高渗性脱水,使大脑皮质供血不足和缺氧,以致造成精神神经症状及昏迷。

(二)相关概念间的关系

1. DM与DKA的关系   DM患者(主要是1型)不恰当地减少、停止胰岛素治疗或者胰岛素泵功能异常可诱发DKA。

2. DM与HNDC的关系   糖尿病原有胰岛素分泌不足,在诱因作用下血糖急剧上升,致细胞外液呈高渗状态,发生HNDC。

3. DKA与应激性高血糖的关系   DKA患者有糖尿病基础疾病,而应激性高血糖患者既往无糖尿病病史,多为在应激条件下出现急性、短时间内的血糖升高,多数患者随着应激原发病好转血糖多可恢复正常。

二、病理生理

(一)胰岛素严重缺乏、反调节激素增高及严重脱水所构成的相互影响

当胰岛素严重缺乏和机体反调节激素(胰高血糖素、儿茶酚胺和糖皮质激素等)增高时,糖原分解和糖异生作用增强使糖产生增加,导致血糖明显增高,血浆渗透压升高,进一步引

起渗透性利尿;机体蛋白质、脂肪过度分解的产物从肺、肾排出的过程中也带走大量水分,加上厌食、呕吐等症状,进一步加重脱水。

(二)脂肪、蛋白质分解增加

由于胰岛素的严重缺乏,糖利用障碍,使脂肪动员和分解加速,大量脂肪酸在肝脏氧化生成乙酰辅酶A。正常情况下乙酰辅酶A主要与草酰乙酸结合后进入三羧酸循环,DKA时大量堆积的乙酰辅酶A不能进入三羧酸循环,使之缩合成乙酰乙酸,再转化成β-羟丁酸、丙酮,以上3种物质总称为酮体。

在糖和脂肪代谢紊乱的同时,蛋白质分解加强,血中生酮氨基酸增加,生糖氨基酸减少,这在促进酮血症的发展中也起了重要作用,酮症进一步加重将引起组织分解加速,毛细血管扩张和通透性增加、组织灌注下降、组织氧利用受抑制,逐渐出现pH下降,出现Kussmaul呼吸,严重者可导致呼吸中枢麻痹。

(三)电解质失衡

因渗透性利尿作用,从肾排出大量水分的同时也丢失K^+、Na^+、Cl^-等离子,导致低钠血症,但若失水超过失钠,血钠也可升高;血钾降低多不明显,有时由于组织分解增加和细胞内钾外移而使血钾不低,但体内总钾含量降低;血磷可因细胞分解过程增加而被释放,并由尿中排出,导致体内缺磷。

三、辅助检查

(一)血生化异常

1. 血糖升高　多数为16.7~33.3mmol/L,有时可达55.5mmol/L以上。

2. 尿糖、尿酮体强阳性　当肾功能严重损害而阈值增高时,尿糖、尿酮体阳性程度与血糖、血酮体数值不相称。

3. CO_2-CP和pH下降

轻度: CO_2-CP<20mmol/L, pH<7.35。

中度: CO_2-CP<15mmol/L, pH<7.20。

重度: CO_2-CP<10mmol/L, pH<7.0。

4. 血钾正常或偏低,血钠、血氯、血磷和血镁降低。

5. 血淀粉酶升高　该淀粉酶常常来自腮腺,而非胰腺,可误诊为胰腺炎。

(二)血液学异常

1. 白细胞升高,可以伴中性粒细胞升高,此时宜结合临床选用抗生素。

2. 深静脉血栓形成　可发生下肢静脉、脑动脉血栓形成,可能因为脱水血液浓缩,凝血倾向增高;同时DKA病程中促炎症细胞因子、脂质过氧化、促凝血因子等水平明显增高与血栓形成倾向升高相关。

(三)心脏、血管和肾脏

1. 心脏　当出现休克时,心率可达100~120次/分;水、电解质严重紊乱及酸碱失衡可诱发心律失常;补液过多过快可诱发心衰。

2. 血管　感染、休克、酸中毒、缺氧等可诱发DIC;血栓栓子脱落可引起肺栓塞。

3. 肾脏　脱水、低血压、入院后使用肾毒性药物等可引起肾功能损害。

四、严重程度评估

DKA按其程度可分为轻度、中度及重度3种情况。轻度仅有酮症而无酸中毒；中度有酮症及轻、中度酸中毒；重度有酮症酸中毒伴有昏迷。较重的DKA可有以下临床表现：

（一）糖尿病症状和胃肠道症状加重

患者表现为多尿、口渴等症状加重，明显乏力，体重减轻；随病情进展，逐渐出现胃肠道反应，如食欲减退、恶心、呕吐，少数患者可有广泛性急性腹痛，伴腹肌紧张及肠鸣音减弱，易误诊为急腹症。

（二）酸中毒深大呼吸和酮臭味

表现为呼吸频率增快，呼吸深大，当血pH＜7.2时可能出现，当血pH＜7.0时则可发生呼吸中枢受抑制而呼吸麻痹，部分患者呼吸中可有类似烂苹果味的酮臭味。

（三）脱水和（或）休克

中、重度DKA患者常有脱水症状和体征，当脱水量达体重的5%时，患者可有脱水征，如皮肤干燥，缺少弹性，眼球及两颊下陷，眼压低，舌干而红。如脱水量超过体重的15%时，则可有循环衰竭，症状包括心率加快、脉搏细弱、血压及体温下降等，可危及生命。

（四）意识障碍

早期表现为精神不振，头晕头痛，继而烦躁不安或嗜睡，逐渐进入昏睡，各种反射由迟钝甚而消失，终至进入昏迷。

五、DKA的诊断

（一）诊断

诊断必须具备3条：

1. **糖尿病的诊断**　静脉血浆葡萄糖符合以下任一条：①有典型糖尿病症状者，任意时间血糖≥11.1mmol/L可确诊；②空腹血糖≥7.0mmol/L，至少两次不同时间证实则确诊；③OGTT实验，2小时血糖值≥11.1mmol/L，可诊断为糖尿病。

2. **酮症的诊断**　血酮、尿酮明显升高，血酮阳性，少数病例可以尿酮阴性，最好血酮、尿酮同时送检。

3. **代谢性酸中毒的诊断**　依靠血气分析检查碱剩余（BE）＜-3.0mmol/L。深大呼吸时吐出CO_2过多，则血中CO_2减少，即呼吸性碱中毒，使pH上升，因此pH不如BE可靠。

符合以上三者才可诊断DKA。

（二）DKA并发症

1. **休克**　如治疗过程中经补液后仍不能纠正休克，应注意除外感染和急性心肌梗死等并发症，并给予相应处理。

2. **严重感染**　是本症的常见诱因，亦常发生于DKA之后。

3. **心力衰竭、心律失常**　老年或者合并冠状动脉病变过多补液可导致心力衰竭；电解质紊乱会导致严重心律失常。

4. **肾衰竭**　是本症主要死亡原因，与失水和休克程度、有无延误治疗及既往有无肾脏病变等有密切关系。

5. **脑水肿**　常见于儿科患者，主要原因是血糖降低过快和应用低渗性液体治疗使血浆晶体渗透压下降过快,液体进入脑细胞,此外还与脑缺氧、补碱过早、过多和过快有关。

6. 胃肠道表现 可因酸中毒引起呕吐或伴有急性胃扩张等。

六、西医治疗

对DKA患者应立即进行抢救,必须根据患者脱水、电解质紊乱、酸碱失衡程度随时进行调整。

(一)液体治疗

补液是抢救DKA首要的、极其关键的措施,其目的是补充血容量,改善肾小球滤过,保证肾脏对糖和酮体的清除,帮助逆转胰岛素抵抗,稳定血流动力学,保证尿量。通常使用生理盐水,补液总量可按原体重的10%估计。如无心衰,开始时补液速度应较快,在1小时内输入1000~2000ml液体。以后根据血压、心率、尿量、末梢循环和中心静脉压,决定补液量和速度,通常每小时输入250~500ml液体。第一个24小时输液总量约为4000~5000ml,严重失水时可达6000~8000ml。当血糖降至13.9mmol/L,为防止低血糖和脑水肿,改用5%葡萄糖盐水。当胃肠道能耐受时可通过胃肠道补液。

(二)胰岛素治疗

尽管多数患者存在胰岛素抵抗,仍不提倡大剂量胰岛素治疗,因为大剂量胰岛素可引起低钾血症、低磷血症和延迟性低血糖的发生。通常给予0.15U/kg的速效胰岛素负荷后给予0.1U/(kg·h)速效胰岛素持续泵入。血糖下降速度一般以每小时2.8~4.2mmol/L为宜。酮体清除后仍应继续应用胰岛素1~2小时,以防止酮体的再形成,能达到稳定的降糖效果,当血糖低于13.9mmol/L,可改为皮下注射胰岛素。

(三)纠正水电解质及酸碱失衡

由于胰岛素可抑制脂肪的分解和酮体形成,血容量的恢复可改善肾脏清除酮体的能力,所以轻症患者经输液和注射胰岛素后,酮症酸中毒可以纠正,如果血pH>7.1或血碳酸氢根>10mmol/L,可暂不予补碱,只有当血pH降至7.1以下,或血碳酸氢根降至5mmol/L以下,可给予少量碳酸氢钠缓慢静脉滴注。在应用碳酸氢盐过程中,动脉血pH和血清钾应每2小时监测1次。补碱过多、过快可产生不利的影响。因为二氧化碳透过血脑屏障的弥散能力快于碳酸氢根,快速补碱后,血pH上升,而脑脊液pH尚为酸性,引起脑细胞酸中毒,加重昏迷,又因血pH上升使氧解离曲线左移,有诱发和加重脑水肿的危险。

DKA患者体内有不同程度缺钾,经输液、胰岛素治疗后4~6小时,血钾常明显下降。如治疗前血钾已低于正常,开始治疗时即应补钾,头2~4小时通过静脉输液氯化钾1~1.5g;如治疗前血钾正常,每小时尿量在30ml以上,可在输液和胰岛素治疗的同时即开始补钾;若每小时尿量<30ml,应暂缓补钾,待尿量增加后再补;如治疗前血钾高于正常,暂不补钾,但治疗过程中应监测血钾水平,结合尿量,调整补钾量和速度;病情恢复后仍应继续口服补钾数天。

(四)防治并发症

在DKA治疗过程中可能发生低血糖、低血钾、高氯血症、高氯性酸中毒,通过严密监测血糖、血钾、心电图、血pH是可以避免的。儿童患者在治疗过程中突发神志改变需警惕脑水肿,一旦确诊应采用高渗性脱水。对于老年人治疗过程中可能出现肺水肿或呼吸窘迫,可能为补液速度过快、左心室功能不全或毛细血管渗漏引起,因此应动态监测氧饱和度、液体出入量; 酸中毒引起呕吐或伴有急性胃扩张者, 可用1.25%碳酸氢钠溶液洗胃, 清除残留食物, 预防吸入性肺炎; 如并发休克、肾衰竭, 应积极寻找原因给予相应措施。

七、中医中药

(一)中医对DKA的认识

中医认为DKA属于"恶心""呕吐"等范畴。早期一般表现为阴津亏损, 随着病情发展出现浊毒中阻, 病位在中上二焦; 当失治或误治出现恶心呕吐、便秘、口臭、口渴引饮时, 提示上焦津枯, 中焦燥火炼液成痰, 浊气上逆, 病情由肺传胃; 当病情进一步进展, 则出现烦躁不安、嗜睡, 甚至昏迷, 口渴反不明显, 毒火亢盛, 深入下焦出现心肾症状, 此时为糖尿病酮症酸中毒病情加重阶段; 当病情再次恶化时, 出现手足蠕动, 病邪深入肝肾, 此时为糖尿病酮症酸中毒严重阶段; 病情发展到最后, 大汗不止, 昏迷不醒, 四肢厥逆, 脉微欲绝, 出现阴脱阳亡的危候, 此为糖尿病酮症酸中毒发展到循环衰竭的最后阶段。

(二)辨证施治

1. 肺胃热盛, 津液亏损

证候特征: 口舌干燥, 口渴饮水, 皮肤干燥, 恶心呕吐, 口中异味, 大便不通, 或有腹痛, 舌红绛, 苔黄腻或黄燥, 脉数。

治法: 清泄肺胃, 清热导滞。

方药: 白虎汤(《伤寒论》)合增液承气汤(《温病条辨》)加减。

中药注射液: 痰热清注射液20~40ml, 加入生理盐水250~500ml静脉滴注。

2. 浊毒中阻

证候特征: 口唇干燥, 头痛, 渴饮无度, 胸闷痞满, 恶心呕吐, 或有腹痛、便秘, 精神萎靡, 口有秽臭, 肌肤干瘪, 舌红、苔黄而燥, 脉细沉。

治法: 清泄浊毒, 和胃降逆。

方剂: 增液汤(《温病条辨》)合黄连温胆汤(《备急千金要方》)加减。

中药注射液: 血必净注射液: 50ml加入0.9%生理盐水100ml中静脉滴注。

3. 浊毒闭窍

证候特征: 口干渴, 烦躁不安, 心烦不寐, 或嗜睡, 甚至昏迷, 呼吸深快, 不欲饮食, 口臭, 恶心呕吐, 小便短赤, 舌黯红, 苔黄腻而燥, 脉细数。

治法: 芳香开窍, 清营解毒。

方药: 安宫牛黄丸(《温病条辨》)合紫雪丹(《太平惠民和剂局方》)加减。

中药注射液: 醒脑静注射液: 10~20ml, 加入生理盐水或5%~10%GS 250~500ml静脉滴注。

4. 阴虚风动

证候特征: 嗜睡或昏迷, 手足蠕动, 甚则抽搐, 舌红绛、少苔, 脉虚细数。

治法: 滋阴清热, 柔肝息风。

方药: 大定风珠(《温病条辨》)加减。

中药注射液: 参麦注射液20~100ml, 加入5%GS 250~500ml静脉滴注。

5. 阴脱阳亡证

证候特征: 皮肤干瘪, 目光呆滞, 或烦躁不安, 或昏睡或昏迷, 呼吸深快, 四肢厥逆, 舌黯红无苔或少苔, 脉细数或脉微欲绝。

治法: 益气养阴,回阳固脱。

方药: 生脉散(《医学启源》)合参附汤(《圣济总录》)。

参附注射液: 20~100ml,加入5%~10%GS 250~500ml静脉滴注。

(三)其他疗法

灸法: 肺俞、脾俞、肾俞、三阴交、命门、关元,有回阳救逆功效,适用于阳衰者。

针法: 神阙、关元,用烧山火针涌泉、足三里,有回阳救逆的作用,适用于亡阳者。

典型病例

张某,女性,50岁,2015年5月28日入院。

主诉: 反复多饮多尿1个月,加重伴恶心呕吐1天。

现病史: 患者1个月前无明显诱因开始出现口渴多饮,尿量增多,每日尿量约4000ml左右,伴消瘦,1个月来体重下降约4kg,无恶心呕吐,无恶寒发热,无腰背疼痛等症,就诊当地医院,多次查血糖均大于11.1mmol/L,诊断为"2型糖尿病",予口服"二甲双胍"治疗后症状稍有缓解,其后未再监测血糖,未规律服药;1天前患者受凉后开始出现发热,体温最高达38.5℃,口渴欲饮水,呕吐胃内容物2次,量约60ml/次,稍有咳嗽咳痰,无胸闷胸痛,无喘息气促,尿量较前稍减少,遂由家属送入我院急诊,查血常规: WBC 11.68×10^9/L, N% 92.8%;随机血糖: 28.9mmol/L; 血酮体: 3mmol/L; 尿常规: 尿酮体(++);血气分析: pH 7.0、PCO_2 25mmHg、PO_2 80mmHg、HCO_3^- 15.4mmol/L、BE −11.0mmol/L、Lac 4mmol/L。考虑"糖尿病酮症酸中毒"收入ICU。

入院症见: 呈嗜睡状,精神萎靡,发热,口渴欲饮,恶心,暂无呕吐,纳眠差,尿少,大便未解。舌质红,苔黄腻,脉滑数。

既往史: 既往"高血压"病史2年,余无特殊。

入院查体: T 38.6℃, P 110次/分, R 30次/分, BP 95/49mmHg; 双肺呼吸音稍粗,可闻及少许湿性啰音; 余查体无异常。

入院诊断:

中医: 消渴(肺胃热盛、津液亏损证)。

西医: ①糖尿病酮症酸中毒; ②社区获得性肺炎; ③原发性高血压病2级极高危组。

辅助检查: 肾功+电解质: K^+ 4.0mmol/L、Na^+ 133mmol/L、CL^- 95mmol/L、Cr 200μmol/L; 胸片: 双肺感染。

诊治过程: 入院1小时予输液1500ml,后据血压、心率、尿量和CVP决定补液量和速度,6小时共输液3500ml;予5IU/h泵入胰岛素控制血糖,每小时监测血糖;予碳酸氢钠125ml静脉滴注纠正酸中毒;予补充氯化钾维持电解质平衡;予头孢呋辛抗感染治疗。中医方面,以"清泄肺胃,清热导滞"为法,予痰热清清热化痰,方选白虎汤合增液承气汤加减(生石膏20g,知母15g,粳米15g,生大黄10g,芒硝6g,生地黄15g,麦冬15g,玄参15g)。次日患者精神好转,发热减退,无恶心呕吐,口渴情况改善,血糖: 10.4~11.2mmol/L,改为30R胰岛素皮下注射控制血糖,继续予补液,维持水、电解质平衡,脏器功能保护,抗感染等治疗。

3日后患者口渴症状好转,未见发热,大便可解,维持原方。

4日后复查各项指标均在正常范围内,患者神志清楚,口渴、多尿明显好转,未见发热,予转内分泌科治疗。

[点评]

1. 治疗内容　包括补液、胰岛素治疗、针对诱因治疗和防治并发症治疗；头4~6小时予积极补液、胰岛素泵入控制血糖,消除酮体。

2. 特殊患者的治疗　对于老年患者或者原有心脏病患者,需要在补液速度、出入量方面十分小心,最好测定中心静脉压指导补液,以防补液过多引起心衰。

3. 病情监测　患者病情危重,需随时监测生命体征变化,监测血糖、血酮体、电解质、血气等。

4. 中医诊疗思路　结合本例患者发病初期临床表现,热象更甚,故应以清泄肺胃、清热导滞为主,方以白虎汤合增液承气汤加减,方中石膏善清热,知母助石膏清肺胃热、滋阴润燥,粳米益胃生津,大黄、芒硝泄热通便、软坚润燥,玄参滋阴泄热通便,生地、麦冬滋阴生津。

第三节　肾上腺危象

肾上腺危象(adrenal crisis)是指在各种应激状况下,肾上腺功能急性衰竭所产生的危重综合征。临床以高热、循环衰竭、胃肠功能障碍、萎靡淡漠或躁动不安为特征,若抢救不及时将危及患者生命。

一、相关概念及其关系

(一)急性肾上腺皮质功能不全的相关概念

原发性慢性肾上腺皮质功能减退症:又称阿狄森病,系肾上腺皮质本身疾病,是由双侧肾上腺因自身免疫、结核、严重感染或肿瘤等导致严重破坏或双侧大部分或全部切除所致。

继发性慢性肾上腺皮质功能减退症:主要由于下丘脑垂体的感染、炎症、肿瘤或其他疾病引起CRH或ACTH分泌减少。

(二)相关概念间的关系

肾上腺皮质功能的急性衰竭,可在慢性肾上腺功能减退的基础上,当患者并发感染、创伤、手术、分娩、腹泻、失水、中断皮质素(醇)治疗、大量出汗或过度劳累等应激状态下均可诱发危象。

(三)危重患者的肾上腺皮质功能不全

肾上腺皮质激素是维持人体正常生命活动的必需激素,对危重患者的作用更是尤为重要。正常情况下,严重应激可促使皮质激素和皮质醇的释放大量增加,以对抗应激,对危重患者来说,即使是很小程度上的肾上腺皮质激素的不足往往都会带来严重的后果,肾上腺皮质激素的水平与疾病的严重程度和病死率紧密相关。

二、病理生理

(一)导致肾上腺危象的相关因素

1. 肾上腺皮质的急性损伤

(1)严重感染、败血症:最常见的有流行性脑膜炎及流感杆菌、金黄色葡萄球菌、溶血性链球菌、肺炎双球菌等造成的严重感染等。

（2）全身性出血性疾病合并肾上腺出血：如血小板减少性紫癜、白血病、DIC等或不明原因的自发性肾上腺出血。

（3）肿瘤：癌瘤的肾上腺转移导致的肾上腺破坏。

（4）外伤导致肾上腺出血。

（5）肾上腺的双侧静脉血栓：见于新生儿难产、产后、重症烧伤、创伤引起的静脉栓塞。

（6）其他：抗磷脂综合征、急性酒精中毒、肾上腺血管造影等。

2.原发和继发性慢性肾上腺皮质功能不全加重

（1）慢性肾上腺皮质功能不全的患者，在感染、劳累、外伤、手术、分娩、呕吐、腹泻和饥饿等应激状态下或使用了抑制糖、盐皮质激素合成的药物，未及时补充糖皮质激素情况下，易导致危象的发生。

（2）长期使用皮质激素替代治疗的患者，下丘脑-垂体-肾上腺轴功能受抑制，可引起肾上腺皮质萎缩及功能减退，在停药或迅速减量后，在应激状态下容易发生危象。

（3）肾上腺功能减退合并原发性甲状腺功能减退者在单独使用甲状腺激素替代治疗后可诱发危象。

3.肾上腺手术 双侧肾上腺次全或全切除术后，或在切除一侧而对侧肾上腺已萎缩的情况下，若不及时、合理地补充糖、盐皮质激素，在应激状况下容易发生肾上腺危象。

4.其他引起肾上腺皮质萎缩或类固醇合成缺陷的疾病

（1）垂体卒中：严重的垂体损伤影响垂体-肾上腺轴，易导致发生危象。

（2）自体免疫性肾上腺炎。

（3）遗传性类固醇合成缺陷：主要为肾上腺激素生物合成过程中的某一种必需酶的缺乏。

（二）病理生理

肾上腺皮质可产生醛固酮、皮质醇、雌激素和雄激素，肾上腺危象的发生，本质上是这几种激素不足导致。肾上腺皮质激素是维持人体生命所必需的内分泌激素，正常人在严重应激情况下皮质醇的分泌可增加10倍于基础水平，达到300mg/24h以上，速度极快，但当慢性肾上腺皮质功能减退或肾上腺急性破坏的情况下，肾上腺皮质激素不但没有相应增加，反而显示出肾上腺皮质激素严重不足。盐皮质激素的主要作用是促进肾小管重吸收钠，保留水，排泄钾；糖皮质激素参与机体三大物质和水、电解质代谢，当盐皮质激素不足时，肾小管回收钠减少，引起失水、失钠，氢、钾潴留；糖皮质激素不足时，除糖原异生减弱导致低血糖外，也有类似盐皮质激素对水盐的作用，失钠、失水，导致血容量减少，出现血压下降或休克，最终导致危象发生。

三、辅助检查

1.皮质醇水平 血、尿皮质醇显著降低，目前认为随机皮质醇水平低于20~25μg/dl即可诊断。

2.激发试验 大剂量（250μg）促肾上腺皮质激素静脉使用，用前和用后30分钟抽血检测皮质醇。大于275nmol/L则认为肾上腺皮质功能正常，低于80nmol/L则认为支持肾上腺皮质功能减退。这一试验使循环中ACTH水平达到60 000pg/ml，远高于基础情况下（100pg/ml）对肾上腺皮质的刺激，所以此试验缺乏敏感性。

3.血常规 白细胞升高，嗜酸性粒细胞增高，常可达0.3×10^9/L。

4．电解质　常表现为低血钠和高血钾。血钠和血钾比值由正常的30：1降为20：1。

5．肾功能　肌酐和尿素氮常升高。

6．血糖　血糖多降低,甚至严重低血糖,可促使休克和昏迷的发生。

7．影像学检查　双肾上腺CT检查可了解有无出血、萎缩或增大等变化。如考虑垂体卒中,则应进行垂体MRI检查。

8．胰岛素耐受试验　夜间丙酮试验和促皮质激素释放激素刺激(CRH)可用来评价HPA轴。

四、严重程度评估

本病的发病可呈急性型,可因肾上腺皮质激素严重缺乏或严重应激而骤然发病,也可呈亚急性型,因部分皮质激素分泌不足或轻型应激所造成,临床上发病相对缓慢,但疾病晚期也可以表现为严重的急性型。肾上腺危象病情发展迅速,若未得到及时抢救,常在24~48小时内死亡。肾上腺危象时,若存在严重感染或昏迷、休克应视为病情凶险的表现。

APACHE Ⅱ评分采集患者入ICU或抢救开始后24小时内最差值,对于大多数重症疾患严重度评估都有着较高的价值,其主要体现生理指标的变化,既不受治疗因素和入院时间的影响,又考虑了年龄及既往健康状况的影响,并可用于病情动态监测。肾上腺危象的严重程度可以用APACHE Ⅱ评分表进行评分,分值越高,病情越严重,预后越差。

五、诊断

(一)病史资料

有导致发生肾上腺危象的基础疾病和诱因。

(二)临床表现

若患者有导致发生肾上腺危象的基础疾病如慢性肾上腺皮质功能减退、肾上腺手术、难产、脑卒中等,以及导致肾上腺危象发生的诱因如感染、创伤、休克、手术等,除了原发病的表现,出现下列临床表现者应考虑肾上腺危象:①发热,最高可达40℃以上,呼吸困难,白细胞增高但用抗生素治疗无效;②消化系统:不能解释的恶心、频繁呕吐、腹泻或腹痛;③循环系统:低血压,甚至顽固性休克,心律失常;④神经系统:不能解释的神经精神症状,精神萎靡、乏力、烦躁不安,逐渐转为淡漠、嗜睡甚至昏迷;⑤电解质:顽固性低血钠(血钠/血钾<30),高钾;⑥反复低血糖发作;⑦皮肤色素沉着迅速加深。

(三)实验室检查

常有三低(低血糖、低血钠、低皮质醇)、两高(高血钾、高尿素氮)和外周血嗜酸性粒细胞增高等表现。

六、西医治疗

肾上腺危象危及生命,应立即予抢救治疗,当临床上高度怀疑本病时应立即行相关检查并进行治疗,不必等到诊断明确,以免耽误病情。

1．迅速纠正低血容量　根据患者的尿量、血压、血细胞比容、心肺功能等进行补液。前2小时输入液体1000ml,第1个24小时总量可达2000~3000ml,之后根据患者血容量的恢复情况而定。因肾上腺危象患者有低血糖的可能,液体以葡萄糖生理盐水为宜,一般在积极补液后4~6小时患者循环可明显改善,应控制液体入量,特别是心肺功能不全的患者,如有条件应行无创或有创血流动力学监测,若充分补液、补充糖皮质激素后循环未得到改善,应尽早给予血管活性药物,并进一步寻找休克的原因。

2. 肾上腺皮质激素　应立即予琥珀酸钠氢化可的松或磷酸氢化可的松100~200mg加入5%葡萄糖盐水500ml中静脉滴注,在3~4小时内滴完,使血皮质醇浓度达到正常人发生严重应激的水平。之后每6~8小时持续滴入50~100mg,第1个24小时总量约300~400mg。病情危重者即刻使用氢化可的松100mg加生理盐水10ml于2分钟内静脉推注,之后按照上述方案维持。多数患者应用糖皮质激素后症状迅速缓解,可逐渐减少激素用量,现主张第2天剂量为100~150mg,第3天剂量为50~75mg,病情稳定,无呕吐,可进食后,皮质激素可改为口服,可用醋酸可的松10~20mg,3~4次/天,注意病情的反跳。当使用糖皮质激素后,收缩压不能满意地回升,或仍存在低血钠者,可同时肌内注射去氧皮质酮(DOCA)每次2.5~5mg,每日1~2次。

3. 维持水电解质平衡　若治疗前存在高血钾,在休克和脱水纠正、给予皮质激素后,一般可恢复正常,无需特殊处理。当血钾>6.5mmol/L时,易发生严重心律失常甚至心搏骤停,可立即给予5%碳酸氢钠100ml静脉缓慢推注。随着脱水的纠正,尿量恢复,血钾有时可迅速下降,故在治疗过程中应密切观察血钾变化、酸碱失衡并及时处理。

4. 针对病因　去除诱因和病因,注意原发病的治疗。

5. 注意密切监测　大量补液和补充激素后可引起全身水肿和高血压,缺钾可引起肌肉麻痹和心律失常,大量激素可引起精神症状和消化道出血,以及继发感染、肾衰竭等,故应当密切监测。

七、中医中药

(一)中医对肾上腺危象的认识

中医学没有肾上腺危象的病名,根据其临床表现,属于中医学"脱证""少阴病""昏迷病"等范畴。肾上腺危象主要表现为高热、恶心、频繁呕吐、腹泻或腹痛、精神萎靡、乏力、烦躁不安、淡漠、嗜睡甚至昏迷等,其发病多由久病或重病不愈,命门火衰,阳气虚衰;或肾阴亏耗,阴不敛阳,阳气浮越。

(二)肾上腺危象的辨证施治

1. 热毒炽盛,气阴两伤

证候特征:发热、四肢厥冷、乏力、恶心、频繁呕吐、烦躁不安、尿短赤、舌质红苔黄干、脉细数。

治法:清热解毒,益气养阴。

方药:黄连解毒汤(《外台秘要》)、犀角地黄汤(《外台秘要》)合生脉散(《医学启源》)。

中药注射液:痰热清注射液20~40ml,加入生理盐水或5%GS 250~500ml静脉滴注;血必净注射液50ml,加入0.9%生理盐水100ml中静脉滴注。

2. 脾肾阳衰,阴竭阳脱

证候特征:四肢厥冷、面色苍白、神疲乏力、恶心、呕吐、下利清谷、腰膝酸冷、昏迷不醒、气短息微、舌淡苔白、脉沉迟细弱或虚细无根。

治法:回阳固脱,益气敛阴。

方药:参附汤(《圣济总录》)、四逆汤(《伤寒论》)合生脉散(《医学启源》)。

中药注射液: 醒脑静注射液10~20ml, 加入生理盐水或5%~10%GS 250~500ml静脉滴注; 参附注射液20~100ml, 加入5%~10%GS 250~500ml静脉滴注; 参麦注射液20~100ml, 加入5%GS 250~500ml静脉滴注。

（三）其他疗法

针灸: 重灸神阙, 温针关元, 用烧山火针涌泉、足三里。

典型病例

患者, 女性, 60岁, 2015年11月23日入院。

主诉: 纳差2个月余。

现病史: 患者因纳差2个月余入我院消化内科, 10小时前患者突然出现对答不切题、神志淡漠, 继而出现不能言语、呼之不应、昏迷、全身僵硬, 查血糖1.8mmol/L, 予葡萄糖静脉推注后逐渐苏醒, 可正确对答。3小时前患者出现血压下降, 为86/50mmHg, 予补液、多巴胺静脉滴注等处理后患者血压仍无明显回升, 一度下降至68/39mmHg, 测体温38.7℃, 遂转入ICU。

转入症见: 神志清楚, 衰竭貌, 表情淡漠, 面色苍白, 倦怠乏力, 简单对答, 频繁恶心呕吐, 呕吐胃内容物, 四肢厥冷, 尿量频多, 舌黯红, 苔黄干, 脉细数。

既往史: 患者既往3次产后大出血病史, 最严重1次发生在1983年, 存在垂体损害基础; 2年前于外院查甲功提示甲状腺功能减低, 予长期口服左甲状腺素片替代治疗。

查体: P78次/分, R21次/分, Bp78/45mmHg（多巴胺持续滴入）, SpO_2 99%。余查体无特殊。

转入诊断:

中医: 脱证（脾肾阳衰、阴竭阳脱证）。

西医: ①肾上腺危象; ②胃窦多发溃疡; ③慢性非萎缩性胃炎Ⅱ级。

辅助检查: 钾3.19mmol/L, 钠133.00mmol/L, 氯108.10mmol/L, 钙1.86mmol/L; 促肾上腺皮质激素<1.11pmol/L; 皮质醇<27.60nmol/L; 雌二醇68.13pmol/L, 促卵泡生成素3.53mIU/ml, 促黄体生成素1.57mIU/ml, 泌乳素40.22μIU/ml, 游离T_3 2.14pmol/L, 游离T_4 9.87pmol/L, 促甲状腺素0.048μIU/ml; 头颅MRI: 空泡蝶鞍, 垂体未见确切显示。

诊治过程: 予暂禁食、水, 予5%葡萄糖氯化钠注射液、5%葡萄糖注射液、生理盐水及新鲜冷冻血浆快速静脉输注积极补液, 予补钠、补钾、补钙维持电解质平衡, 予左甲状腺素钠片替代治疗, 予氢化可的松100mg, 每8小时1次, 持续静脉滴注, 予去甲肾上腺素持续泵入升压; 中医方面, 以"回阳固脱, 益气敛阴"为法, 予参附注射液50ml静脉滴注, 回阳救逆, 益气固脱; 方选: 参附汤、四逆汤合生脉饮加减（人参10g, 熟附子10g, 干姜3g, 炙甘草20g, 人参10g, 麦冬20g, 五味子3g）。1天后, 患者无恶心呕吐, 面色苍白、四肢厥冷明显改善, 血压维持在110/70mmHg左右, 予下调氢化可的松为75mg, 停用血管活性药物; 3天后患者血压波动在131/72mmHg左右, 复查电解质: 钾: 3.78mmol/L, 钠: 132.70mmol/L, 氯: 108.70mmol/L, 钙: 2.00mmol/L, 予下调氢化可的松为50mg, 并转专科继续治疗。

［点评］

1. 诊断内容　患者初发以消化系统症状为主要表现, 入院后无诱因发生严重低血糖昏迷伴有难以纠正的休克, 近两年长期给予甲状腺激素替代治疗, 但查本身甲状腺抗体等均正常, TSH明显偏低, 除外甲状腺本身疾病, 考虑垂体功能低下所致, 详细追问病史, 患者曾存在3次产后大出血、失血性休克病史, 考虑为产后出血引起的席汉斯综合征, 结合MR检查, 考虑肾上腺危象。

2. 治疗内容　该患者顽固性低血压、低血钠,循环衰竭,予补液、血管活性药物等处理后未见改善,予大量激素替代治疗后血压迅速回升,对激素治疗反应好。

3. 中医诊疗思路　患者转入时呈衰竭貌,萎靡淡漠,面色苍白,倦怠乏力,频繁恶心呕吐,四肢厥冷,舌黯红,苔黄干,脉细数,脾肾阳衰、阴竭阳脱之象明显,故应以回阳固脱、益气敛阴为主,方以参附汤、四逆汤合生脉饮加减,予参附注射液回阳救逆、益气固脱,取得良效。

（李　兰）

第十二章　多　发　伤

多发伤（multiple trauma）是指在同一机械性致伤因素（直接、间接、混合性暴力）作用下机体同时或相继遭受两种以上解剖部位或器官的严重损伤，受伤部位可以是身体的任何器官。多发伤的死亡率较高，对患者生命构成严重威胁，需及时有效地处理。

当机体损伤后，各种致伤因素可引起不同的组织破坏。局部坏死组织和局部组织缺血缺氧而引起强烈的应激反应，兴奋交感-肾上腺髓质系统，释放大量去甲肾上腺素和肾上腺素，使机体产生大量的炎症介质（如IL-1、IL-6、IL-4、PGE2、IL-10和TNF-α等）。炎症介质引发的机体免疫反应会加重机体组织的进一步损伤，甚至导致多器官功能衰竭从而导致患者死亡。

随着社会发展，创伤已成为一个不可忽视的全球性问题，创伤尤其是多发伤的发生有增无减，是当今人类社会死亡的主要原因之一，约占全球死亡率的7%。据统计，美国每年有交通事故217万起，10万以上的人致残，2万人死亡。近年来，随着我国交通业和建筑业的快速发展，多发伤的发病率有较大的发展，为1~44岁人群的首位死因。12~21岁和65岁以上为发病率最高。目前我国每年死于各类创伤的总人数已达70万，在人口死因构成中占第4位。交通事故占各种死亡总数的比重最大，超过50%，我国每年因车祸死亡超过10万人。

一、多发伤的分类

（一）根据损伤的部位分类

1. 头颅伤　颅骨骨折合并颅脑损伤（如颅内血肿、脑干挫裂伤等）。

2. 颈部伤　颈椎部如颈椎损伤、大血管损伤等。

3. 胸部伤　可危及生命的损伤如多发性多段肋骨骨折、心包损伤、血气胸、肺挫裂伤、大血管损伤、气管损伤、膈肌破裂等。

4. 腹部伤　腹腔大出血或内脏器官破裂（如肝破裂、脾破裂、肾破裂等）。

5. 骨盆等多处骨折　由于骨折可能导致大出血而危及生命，如骨盆骨折伴休克、四肢骨折伴休克、椎体骨折伴神经系统损伤等。

6. 软组织伤　四肢或全身广泛撕裂伤。

（二）按致伤因素分类

1. 烧伤。

2. 冷伤。

3. 挤压伤。

4. 刃器伤。

5. 火器伤。

6. 冲击伤。

(三)按伤后皮肤完整性分类

1. 闭合伤　皮肤保持完整无开放性伤口,如挫伤、挤压伤、扭伤、震荡伤、关节脱位和半脱位、闭合性骨折和闭合性内脏伤等。

2. 开放伤　有皮肤破损者,如擦伤、撕裂伤、切割伤、砍伤和刺伤等。

(四)按伤情轻重分类

一般分为轻、中、重伤。

1. 轻伤　主要是局部软组织伤,暂时失去作业能力,但仍可坚持工作,无生命危险。

2. 中等伤．主要是广泛软组织伤、上下肢开放骨折、肢体挤压伤等,丧失作业能力和生活能力,需手术,但一般无生命危险。

3. 重伤　指危及生命或治愈后有严重残疾者。

(五)按损伤性质分类

1. 浅表损伤　包括擦伤、水疱、挫伤(包括血肿)、浅表异物和无毒昆虫咬伤。

2. 开放性伤口　包括动物咬伤、切割伤、撕裂伤、穿刺伤(伴或不伴异物存留)。

3. 骨折　包括各种闭合性、脱位的、移位的和开放性骨折。

4. 脱位、扭伤和劳损　包括关节囊和韧带的撕脱、撕裂、扭伤、劳损损伤,以及创伤性关节积血、破裂、不全脱位和撕裂等。

5. 神经和脊髓损伤　包括脊髓的完整性或不完全性损害、神经和脊髓连续性的损害,创伤性神经切断、脊髓出血、短暂性麻痹、截瘫和四肢瘫等。

6. 血管损伤　包括血管的撕脱、切割、撕裂伤,以及创伤性动脉瘤或瘘、动脉血肿和破裂等。

7. 肌肉和肌腱损伤　包括肌肉和肌腱的撕脱、切割、撕裂和创伤性破裂损伤等。

8. 挤压伤　指肌肉丰富的肢体或躯干在受到外部重物(如倒塌的工事或房屋)一定时间以上的挤压或固定体位的自压(如全麻手术患者)而造成的以肌肉伤为主的软组织损伤等。

9. 创伤性切断。

10. 内部脏器损伤　包括各种脏器的冲击损伤、血肿、震荡损伤、挤压伤、撕裂伤,以及创伤性血肿、穿刺、破裂和撕裂等,根据壁层胸膜、腹膜有无破裂将胸部和腹部分为穿透伤和钝性伤。

二、多发伤的严重程度评估

对创伤严重程度进行量化分析是创伤医学的重要进展,不但可以评价创伤的严重程度,还可以评价治疗效果,估计预后,评价医院和医师治疗水平。由于多发伤可能从头到脚,查体和辅助检查不可能面面俱到,急救医师对创伤患者检查时应遵循一定的检查顺序,应有的放矢、重点突出,公认的系统检诊程序是"CRASH PLAN",不致遗漏重要的伤情,CRASH PLAN系统评估包括:①Cardiac(心脏及循环系统);②Respiration(胸部及呼吸系统);③Abdomen(腹部);④Spinal(脊柱);⑤Head(头部);⑥Pelvis(骨盆);⑦Limb(肢体);⑧Arteries(动脉);⑨Nerve(神经)。多发伤评分临床常用的有以下几种方法:

（一）简明损伤定级标准（AIS）及创伤严重度评分法（ISS）

1969年，美国医学会和机动车医学发展协会制定了AIS，AIS将人体划分为头、面、颈、胸、腹和盆腔、颈椎、胸椎、腰椎、上肢、下肢、体表等11个部位。按组织器官解剖损伤程度，规定了每处损伤1~6分的标准，将AIS值逐项记录，AIS≥3分为重度损伤，6分为几乎不能救治的致死性损伤。Baker在AIS的基础上提出ISS，ISS将每一部位的伤情依严重度分为6级：①轻度创伤；②中度创伤；③重度创伤；④严重创伤；⑤危重创伤；⑥极重创伤。计算ISS分值时，从9个部位中选出3个损伤最严重的部位，将其3个AIS值的平方数的和即为ISS分值。ISS<16为轻伤，ISS≥16为重伤，ISS≥25为严重伤。ISS值小于10者很少死亡，ISS值大于50者则死亡率明显增加。

（二）CRAMS评分（表12-1）

是以生理变化和解剖部位评分，以循环（C）、呼吸（R）、腹部（A）、运动（M）、语言（S）为评分指标，每项正常记2分、轻度异常记1分、严重异常为0分，五项相加总分越小，伤情越严重，总分8分为重伤。

表12-1 CRAMS记分法

项目	记分		
	2	1	0
循环	毛细血管充盈正常和收缩压≥100mmHg	毛细血管充盈迟缓或收缩压≤100mmHg	无毛细血管充盈或收缩压≤85mmHg
呼吸	正常	费力、浅或呼吸频率>35次/分	无自主呼吸
胸腹	均无疼痛	胸或腹有压痛	连枷、板状腹或深的胸腹穿透伤
运动	正常（能按吩咐动作）	只对疼痛刺激有反应	无反应
语言	正常（对答切题）	语言错乱、语无伦次	发音听不懂或不能发音

三、多发伤的诊断

（一）临床表现

多发伤伤情复杂、伤势严重，多表现为生理功能急剧紊乱，氧合障碍，有效循环量大减，低容量性休克发生率高，凡遭受两个以上解剖部位的损伤，可诊断为多发伤：

1. 头颅损伤　颅骨骨折伴有颅内血肿、脑挫裂伤、脑干损伤或颌面部骨折，可表现有不同程度的神志改变和瞳孔变化。

2. 颈部损伤　颈部外伤伴有椎骨骨折、脱位并截瘫，颈动静脉、气管及食道损伤。

3. 胸部损伤　多发肋骨骨折伴血、气胸，肺、纵隔、心脏挫伤，血管或气管破裂，可表现为呼吸功能障碍、循环功能紊乱、低氧血症和低血压。。

4. 腹部损伤　腹内脏器破裂、腹内出血、腹膜后大血肿。

5. 泌尿生殖系统损伤　肾、膀胱、子宫、阴道破裂，尿道断裂。

6. 骨盆骨折　多处骨折伴失血性休克，阴道、膀胱、尿道断裂。

7. 脊椎骨折　多发脊椎骨折伴椎体脱位、脊髓或马尾神经损伤，可出现肢体运动障碍或感觉丧失。

8. 四肢骨折 多发骨折伴关节脱位、肢体离断,可表现肢体变形或活动障碍。

9. 皮肤损伤 广泛皮肤撕脱伤、肢体脱套伤,伴神经、血管、肌肉、肌腱挫灭伤。

(二)辅助检查

创伤伤员经过初次评估、二次评估以后,医师对伤员的全身情况和主要损伤的可能性有了较全面的了解。有些情况下,医师可以直接根据评价结果决定确定性治疗方案,特别是在情况紧急时。在伤情允许时,可以选择辅助性诊断技术。选择辅助诊断技术应考虑到伤员的全身情况及诊断技术对治疗决策的影响。

1. 穿刺 简单、快速、经济、安全,可反复进行,对腹膜外血肿准确性差,可作为胸腹创伤的首选方法。

2. 诊断性腹腔灌洗 简单、方便,可在床边进行,可反复进行,对腹膜外血肿准确性差,可造成医源性损伤,多用于腹部创伤。

3. X线 为骨关节伤的首选方法,也常用于其他部位伤。

4. B超 简单、方便,可在床边进行,可反复进行,对腹腔积血、实质性脏器损伤和心脏压塞准确性高,对空腔脏器和腹膜后损伤准确性差,主要用于腹部创伤。

5. CT 实质性脏器损伤可以定性,血肿准确性高,颅脑、胸腹创伤意义较大。用于血流动力学稳定伤员。

6. MRI 多角度、多层面成像,软组织分辨率极高。但操作复杂,费用高,金属异物影响检查。主要用于脑脊髓伤。

7. 血管造影 可以同时进行诊断和治疗,能够判定出血来源。但费用昂贵,费时。在特定情况下有意义,用于腹部盆腔创伤。

8. 内镜技术 可以同时进行诊断和治疗,多用于胸腹创伤。

多发伤作为独立的诊断,包括3方面:①损伤诊断:"损伤部位+损伤性质";②损伤并发症诊断:包括失血性休克、感染、间室综合征、水电解质酸碱平衡紊乱和器官功能障碍等;③并存疾病诊断:包括心血管系统疾病、肺部疾病、代谢疾病和药物依赖等。

损伤诊断排列遵循:①由上而下:所有诊断按"头颈-面-胸-腹-四肢-体表"的顺序排列;②从内向外:某一部位损伤按"内脏-骨骼-皮肤"的顺序排列。

(三)多发伤临床特点

1. 伤情变化快、死亡率高 由于多发伤严重影响机体的生理功能,此时机体处于全面应激状态,其数个部位创伤的相互影响很容易导致伤情迅速恶化,出现严重的病理生理紊乱而危及生命。多发伤的主要死亡原因大多是严重的颅脑外伤和胸部损伤。

2. 伤情严重、休克率高 多发伤伤情严重、伤及多处、损伤范围大、出血多,甚至可直接干扰呼吸和循环系统功能而威胁生命。特别是休克发生率甚高。

3. 伤情复杂、容易漏诊 多发伤的共同特点是受伤部位多、伤情复杂、明显外伤和隐蔽性外伤同时存在、开放伤和闭合伤同时存在,而且大多数伤员不能述说伤情,加上各专科医生比较注重本专科的损伤情况、忽略他科诊断而造成漏诊。

4. 伤情复杂、处理矛盾 多发伤由于伤及多处,往往都需要手术治疗,但手术顺序上还存在矛盾。如果没有经验,就不知从何下手。此时医务人员要根据各个部位伤情、影响生命程度、累及脏器不同和组织深浅来决定手术部位的先后顺序,以免错过抢救时机。

5. 抵抗力低、容易感染 多发伤伤员处于应激状况时一般抵抗力都较低,而且伤口大多是开放伤口,有些伤口污染特别严重,因而极其容易感染。

(四)多发伤的3个死亡高峰

1. 第1个死亡高峰   出现在伤后数分钟内,为即时死亡。死亡原因主要为脑、脑干、高位脊髓的严重创伤或心脏主动脉等大血管撕裂,往往来不及抢救。

2. 第2个死亡高峰   出现在伤后6~8小时之内,这一时间称为抢救的"黄金时间",死亡原因主要为脑内、硬膜下及硬膜外的血肿、血气胸、肝脾破裂、骨盆及股骨骨折及多发伤大出血。如迅速及时,抢救措施得当,大部分患者可免于死亡。这类患者是抢救的主要对象。

3. 第3个死亡高峰   出现在伤后数天或数周,死亡原因为严重感染或器官功能衰竭。无论在院前或院内抢救多发伤患者时,都必须注意预防第3个死亡高峰。

四、多发伤的并发症

1. 休克   多发伤损伤范围广、伤情重、失血量大,易发生低血容量休克,有时可与心源性休克(血气胸、心脏压塞、心肌挫伤等)同时存在,休克是创伤致死的重要原因之一,应积极干预。

2. 严重低氧血症   多发伤早期容易并发低氧血症,尤其颅脑伤、胸部伤伴有休克或昏迷者,PaO_2极容易降低。

3. 感染发生率高   由于严重创伤后机体免疫功能受到抑制,伤口污染重,肠道细菌移位,以及各种侵入性导管的使用,使伤后感染发生率高。

4. 多脏器功能衰竭   多器官功能衰竭(MOF)是导致多发伤患者晚期死亡的重要原因。在MOF中,呼吸功能不全,几乎总是第1个出现,其次是心血管失代偿。肾功能不全亦常见,而肝功能衰竭,通常是MOF的晚期表现。临床最常见的MOF组合,是呼吸-肾衰竭和呼吸-肝功能衰竭。

5. DIC   严重组织损伤、创伤应激反应、伤后低温以及大量失血或输注液体等因素,均可抑制血小板功能,降低凝血酶的酶动力学活性,损害凝血机制,增加纤溶蛋白活性,使之发生DIC。

6. 死亡三联征   多发伤因其组织损伤严重,应激反应剧烈,生理功能紊乱极易引起低温、酸中毒及凝血病等生理学损害,这3种因素相互影响,形成一恶性循环,共同构成所谓的"死亡三联征"或"死亡三角"。

五、多发伤的监测与支持

(一)多发伤评估

初步伤情评估多在受伤现场进行,在数分钟内快速判定有无直接威胁伤员生命的情况。主要包括以下内容:

1. 气道   确定气道是否通畅,有无气道梗阻及梗阻的性质和原因。如口腔内有异物,应立即清除,如有舌后坠阻塞气道则置口咽通气管,如有颌面部伤或气道本身损伤影响气道通畅,行气管插管或环甲膜切开。

2. 呼吸   判断伤员有无自主呼吸及呼吸频率和深度。如自主呼吸停止或减弱,予以人工呼吸或吸氧,如张力性气胸,立即行穿刺放气或闭式引流。

3. 循环   观察心跳强弱,血压是否正常。有无四肢体表明显外出血,如有则予以包扎或止血带止血,下肢或骨盆损伤可应用抗休克裤。休克伤员应立即快速补液。

4. 意识状态 伤后出现的意识变化常提示脑损伤的存在,注意瞳孔大小及对光反射的变化,进行格拉斯哥昏迷评分。

5. 脊柱脊髓 初次评估要特别注意脊髓损伤的可能,更不可因急救行为加重损伤或造成新的损伤。对怀疑颈椎损伤的伤员必须妥善以颈托固定,限制颈椎活动。怀疑胸腰椎损伤者,应使伤员保持躯干直线位。

(二)多发伤的监测

1. 生命体征监测 体温、心率、血压、血氧饱和度、脉搏。

2. 呼吸系统 动脉血气、胸部放射线。

3. 心、血管系统 心肌酶谱、肌钙蛋白、BNP和Pro-BNP、心电图。

4. 肝功能 AST/ALT、胆红素、γ-GT、胆汁酸。

5. 胃肠道功能 大便隐血、腹部平片。

6. 肾功能 出入量、尿常规、血清尿素氮、肌酐。

7. 血液系统 全血细胞计数及分系计数、血细胞比容、出凝血系列。

8. 血流动力学监测 血流动力学的监测对多发伤的早期诊断、预后的判断以及治疗过程中效果的观察、方案的反馈与调整至关重要,早期合理地选择监测指标并正确解读有助于指导多发伤的治疗。血流动力学监测包括体循环的监测参数:心率、血压、中心静脉压(CVP)与心排血量(CO)和体循环阻力(SVR)等;肺循环监测参数:肺动脉压(PAP)、肺动脉嵌压(PAWP)和肺循环阻力(PVR)等;氧动力学与代谢监测参数:氧输送(DO_2)、氧消耗(VO_2)等;氧代谢监测参数:血乳酸、脉搏氧饱和度、混合静脉血氧饱和度(SvO_2)或中心静脉血氧饱和度($ScvO_2$)的监测等。

9. 水电解质 血清K^+、Na^+、Cl^-、Ca^{2+}。

10. 感染相关指标 CRP、PCT、内毒素、G实验、血液及体液培养。

11. 神经系统 意识情况、头部影像学检查。

(三)支持治疗

1. 生命支持 在急诊抢救时首先对伤员进行生命支持。

(1)呼吸道管理:颅脑损伤后昏迷,舌根可后坠阻塞咽喉入口;颈部、面颊部损伤后血凝块或移位肿胀的软组织可压迫或阻塞气道;咽喉或气管的软骨骨折可引起气道狭窄;痰、呕吐物、泥土、义齿可阻塞气道。上述情况均可导致窒息,如不及时解除,会立即致死。因此,急救时应迅速除去堵塞气道的各种因素,保持气道通畅。昏迷患者放置口咽通气管,紧急情况下先行环甲膜穿刺术,然后行气管切开插管以控制气道、防止误吸、保证供氧并便于给药。

(2)心肺复苏:心肺复苏参见相关章节。

(3)抗休克治疗:多发伤患者大多伴有剧烈疼痛和低血容量性休克。应根据患者的血压、脉搏、皮温、面色判断休克程度,纠正休克。①迅速建立两条以上静脉通路,可行深静脉穿刺置管,以便输血、输液和监测。②立即用乳酸林格液或5%葡萄糖生理盐水1000~2000ml在15~20分钟内输入。③小剂量高渗液能迅速扩张血容量,直接扩张血管,改善心血管功能。④快速输入有效全血以补充血容量和提供红细胞、白细胞、白蛋白及其他血浆蛋白和抗体。其他胶体液如血浆、白蛋白、右旋糖酐等均可使用。⑤当血容量基本补足后可使用血管扩张剂,扩张小动、静脉,降低外周阻力,可用小剂量多巴胺或酚妥拉明等。⑥可采用局部加压包扎止血、临时指压止血、填塞止血、抬高肢体止血、强屈关节、止血带等来控制较为明显的外出血。

2. 急救 多发伤诊断与治疗应同时进行,分秒必争,不可等待诊断明确才开始治疗。多发伤严重威胁患者生命的主要原因是失血,脏器、颅脑损伤。

(1)颅脑损伤为主的患者:首先应输入甘露醇溶液降低颅内压,然后再进行各项检查或处理。

(2)失血为主的患者:如实质性脏器破裂、血管损伤、骨盆或长骨骨折等,要立即快速补液,同时对症处理。

(3)创伤的各部位应视为一个整体,根据伤情的需要从整体的观点制定抢救措施,手术的顺序及器官功能的监测与支持,切不可将各部位的损伤孤立地分开处理。

3. 进一步处理 多发伤患者得到初步的复苏和生命支持后,生命体征相对稳定时,可行专科进一步的检查,并根据检查结果进行相应的处理。

(1)颅脑伤的处理:对于颅脑损伤,首先要防止颅内高压导致脑疝。如果患者全身情况允许,应尽早行头颅CT检查,以了解颅内病情。昏迷患者应保持气道通畅,防止呼吸道误吸。根据患者意识变化、生命体征、瞳孔反应、眼球活动、肢体运动反应及头颅CT检查情况,判断是否有颅底骨折、颅内出血、脑挫裂伤及脑组织受压情况。如脑组织受压明显,应即刻行开颅血肿清除和(或)减压术。如同时合并胸腹部损伤需手术治疗者,只要病情稳定能耐受手术,可同时进行手术治疗。

(2)胸部伤的处理:胸部多发伤合并腹部损伤时,先处理胸部损伤,再处理腹部损伤和四肢开放性损伤。可根据胸腔引流血量的多少和速度再决定是否行开胸探查。多发肋骨骨折有反常呼吸伴有心脏大血管损伤时应争分夺秒地进行手术抢救或止血。

(3)腹部伤的处理:对于昏迷患者或腹部体征不明显者,容易漏诊。腹部诊断性穿刺及床旁超声检查有助于动态观察及临床诊断。若有剖腹探查指征,应争取时间越早越好。

(4)四肢骨盆、脊柱伤的处理:对于四肢开放性损伤、血管神经损伤、脊柱骨折、脊髓损伤,应在患者生命体征稳定后早期进行手术处理。生命体征平稳,最好于24小时内进行手术固定。

4. 多发伤的手术处理顺序及一期手术治疗 多发伤抢救手术的原则是在充分复苏的前提下,用最简单的手术方式,最快的速度修补损伤的脏器并降低手术危险性,挽救伤员生命。

(1)颅脑伴有脏器损伤:根据各脏器挫伤轻重程度,按照先重后轻的原则进行处理。颅脑损伤如广泛的脑挫裂伤、颅内血肿,同时其他伤如胸腹腔大量出血,两者均需紧急手术,应同时进行;颅脑损伤重,合并伤轻,手术重点应放在颅脑损伤,轻伤可在后面处理;合并伤重,颅脑损伤轻,此时应先处理严重合并伤,后处理颅脑损伤。

(2)胸腹联合伤:可同台分组行开胸及剖腹探查术。多数情况下可先处理胸部损伤或作胸腔闭式引流,再行剖腹探查术。

(3)腹部伤伴有脏器伤:腹腔内脏器实质性损伤及大血管损伤,在抗休克的同时积极进行剖腹手术,病情平稳后再依次处理其他部位损伤。

(4)四肢骨折:开放性损伤或骨折可急诊手术,闭合性骨折可择期处理。

(5)多发性骨折:应争取时间尽早施行骨折复位及内固定术,预防感染或软组织挫伤,同时便于护理。

5.营养支持 创伤后机体处于高代谢状态,能量消耗增大,大量蛋白质分解,负氮平衡,患者易发生免疫功能低下、营养不良、感染和多器官功能衰竭。若消化道功能正常者,以进食为主;昏迷或不能进食的患者,可用鼻饲供给;不能从消化道进食者,可采用短期肠外营养。

6.预防感染 多发伤感染的渠道是多方面的,大多来源于开放的伤口,也可来源于肠道的细菌或院内感染、或长期使用光谱抗生素发生的二重感染。而感染可激发全身炎症反应综合征(SIRS)、多器官功能障碍综合征(MODS)、多器官功能衰竭(MOF),是创伤后期死亡的最主要原因。因此,感染的防治是降低多发伤死亡率的一个重要环节。

(1)彻底清创:对于开放性创口,关键在于早期彻底清创,清创对预防感染减少并发症非常重要,清创的过程既是治疗也是对创面各种组织损伤程度的了解过程。清创应彻底去除异物及坏死组织,逐层缝合,消灭死腔,较深的创口应留置引流管。清创后即刻肌内注射破伤风抗毒素。

(2)预防院内感染:多发伤患者留置的导管比较多,如导尿管、引流管、深静脉置管、气管插管等,应无菌操作并定期更换或消毒,完善消毒隔离制度。对于开放性多发伤患者,可先选用广谱强效抗生素,然后再根据细菌培养及药敏结果选择针对性的抗生素。

六、中医中药

(一)中医对多发伤的认识

多发伤属于中医学"骨折""筋伤""血证"等范畴,《黄帝内经》较全面、系统地阐述了人体解剖、生理、病因、病机、诊断、治疗等理论,其肝主筋、肾主骨、肺主皮毛、脾主肌肉、心主血脉及气伤痛、形伤肿等理论,一直指导着创伤科临床实践。《诸病源候论》提出清创疗法四要点:清创要早、要彻底、要正确地分层缝合、要正确包扎,在治疗开放性损伤、清除异物、结扎血管止血、分层缝合等方面的论述,都达到了很高的水平。明代薛己在《正体类要》中指出:"肢体损于外,则气血伤于内,营卫有所不贯,脏腑由之不和。"

脏腑、经络、皮肉、筋骨、气血、津液等共同组成的一个整体,多发伤虽由外伤引起,但人体受外力影响后既可使局部损伤出现出血、肿痛、功能活动受限,从而出现气滞、气闭、气虚、气脱、气逆和血虚、瘀血、血热、血脱等表现,也可使脏腑功能失调。如肝主筋、肝藏血,肝血不足,血不养筋,则可出现肢体麻木、屈伸不利、疼痛等症;肾主骨、主生髓、胃主受纳、脾主运化,为气血生化之源,其对损伤后的修复起着重要的作用;心主血,肺主气,心肺调和,气血正常输布,创伤得到痊愈;经络是营卫气血循行的通路,脏腑的损伤病变可以累及经络,经络损伤病变又可内传脏腑而出现各种症状。因此,辨治局部外伤同时,还应重视外伤引起的气血、津液、脏腑、经络功能的病理变化。

(二)多发伤的辨证施治

1.治疗原则 实证则行气导滞,活血化瘀;虚证则益气固脱,回阳救逆。

2.辨证论证

(1)实证

证候特征:疼痛剧烈,或固定不移,或走窜疼痛,活动受限,或辗转不安,或屈曲而卧,动则痛甚,或恶心、呕吐,或喘促气逆,张口抬肩,舌质红,苔薄黄,脉弦紧。

治法:行气导滞,活血化瘀。

方药:复元活血汤(《医学发明》)。亦可选用血府逐瘀口服液,或丹红注射液、川芎嗪注射液、舒血宁注射液。

（2）虚证

证候特征：面色苍白，声弱气微，或冷汗眩冒，精神萎靡，烦躁不安，或目光无神，胸闷气短，少气懒言，或唇甲发绀，四肢厥冷，舌淡，苔薄，脉芤或脉微欲绝。

治法：益气固脱，回阳救逆。

方药：参附汤加减（《重订严氏济生方》）。中成药亦可选用参附注射液、黄芪注射液、生脉注射液等。

典型病例

赵某，男，52岁，2013年4月6日14：15入院。

主诉：车祸后意识淡漠约30分钟。

现病史：患者于30分钟前车祸挤压胸腹后出现意识淡漠，时咳嗽、胸闷、胸痛、眩晕、腹痛，时恶心欲呕，遂由120送至医院急诊科就诊。

入院症见：意识淡漠，气促，面色苍白，四肢肤冷，舌淡白，苔少，脉细数。

既往史：患者既往体健，否认内外科疾病史。

入院查体：T 36.1℃，P 102次/分，R 29次/分，BP 60/40mmHg；面色苍白，意识淡漠，光反减弱，前胸部可见5cm×4cm圆形瘀斑，右肺呼吸音低，左肺呼吸音粗未及啰音，腹部膨隆，右中上腹压痛（+），余无异常。

辅助检查：血常规：WBC 12.68×10^9/L，N %82.6%，Hb 62g/L，PLT 107×10^9/L，凝血酶原时间36.2秒，活化部分凝血酶原时间86.4秒，D-二聚体1.2mg/L。血气分析：酸碱度（pH）7.36、氧分压（PO_2）82mmHg、二氧化碳分压（PCO_2）42mmHg、碱剩余（BE）–2.7mmol/L。胸部X线：5~7肋骨骨折，右侧胸腔液，气胸。心电图：窦性心动过速；腹部彩超：腹腔大量积液，肠管漂浮其中，肝脏轮廓清晰，及脾脏显示不清。

入院诊断：

中医：多发伤（虚证）。

西医：

（1）多发伤：①胸外伤（血气胸、肋骨骨折）；②闭合性腹外伤（脾破裂、腹膜后血肿）；③全身广泛软组织挫伤。

（2）失血性休克。

诊治过程：入院后进行心电监护，紧急抗休克治疗，迅速建立静脉通路，输注红细胞悬液400ml，予林格液500ml，0.9%氯化钠注射液1000ml进行容量复苏后，并予多巴胺维持血压，后血压稳定在（90~110）/（60~70）mmHg，进行急诊手术行剖胸、腹探查术，术中发现胸腔右中下肺叶3处撕裂伤，胸壁胸膜破裂，腹腔脾脏破裂，胃、横结肠挫裂伤，立即进行肺修补及肋骨固定术，完成了脾切除、空肠及胃造瘘，术后送入ICU进一步治疗。中医辨证为多发伤，虚证，予参附注射液60ml加入5%葡萄糖注射液250ml中注射，同时予中药（人参30g，黄芪30g，附子12g，麦冬30g，五味子15g）煎服。

入院后第1天，患者出血逐渐停止，循环逐渐稳定，第6天患者转回普通病房，后期患者感染、瘀血之症渐显，表现为正虚邪实、瘀血内阻、热毒内侵，治以补虚培元、活血化瘀、清热解毒之法，分别予以八珍汤、复元活血汤及五味消毒饮加减，至第17天后患者出院。

出院西医诊断：

（1）多发伤：①胸外伤（血气胸、肋骨骨折）；②闭合性腹外伤（脾破裂、腹膜后血肿）；③全身广泛软组织挫伤。

（2）失血性休克。

［点评］

1. 多发伤急救处理　严重多发伤涉及多学科、伤情凶险、复杂多变、抢救难度大、致残致死率高。多发伤后当迅速做出伤情评价，快速处理危及生命的问题，如休克、出血等，生命支持尤为迫切，当实施决定性治疗，如各种手术。

2. 中西医结合治疗的思路　多发伤后患者易出现失血性休克，在抗休克、维持生命体征后当积极进行手术治疗，这方面西医治疗占有优势，中医治疗的干预点主要是调节创伤后康复。此患者由于猝受外力，骨断筋伤，脏器受损，出现意识淡漠，气促，面色苍白，四肢肤冷，口干，舌淡白，苔少，脉细数，为大失血后阴血消亡而阳随阴脱，为阳气虚脱之表现，以"益气回阳救脱"为法，予参附注射液静脉注射，同时辅以人参、附子、黄芪、麦冬、五味子益气温阳养阴，起到回阳救逆固脱之功。后期出现正虚邪实、瘀血内阻、热毒内侵之征象，则治以补虚培元、活血化瘀、清热解毒之法。

（方邦江）

第十三章 中 毒

进入人体的化学物质达到中毒量产生组织和器官损害引起的全身性疾病称为中毒（poisoning）。引起中毒的化学物质称毒物（poison）。各种毒物进入体内后产生的毒性作用途径、目标、时间、范围及强度各不相同。进入途径以胃肠道最多，其他还有呼吸道、皮肤、五官、创口、注射等。毒物进入人体后对机体产生的损害作用称为毒性，毒物的毒性越强，则对机体的危害越大。

据全美60多个地区中毒控制与咨询中心的统计，在175多万个有关中毒的咨询电话，有24.4%的患者去急诊就诊或需住院治疗，其中有51 316个患者则因严重中毒而须进入监护病房治疗。有报道，农村地区每年至少10万人次，城市职业病急性中毒每年超过1万人次。我国在急性中毒的病因统计方面资料不是很多，一些城市综合医院报道，中毒病例占急诊科就诊患者数的1.2%~8.0%，毒物种类以药物、食物、化学物质为主，农村地区则以有机磷农药中毒为主。

第一节 总 论

一、中毒的分类

（一）根据接触毒物的时间

通常将中毒分为急性中毒和慢性中毒。

1. 急性中毒　是由短时间内吸收大量毒物引起，发病急，症状严重，变化迅速，如不积极治疗，可危及生命。

2. 慢性中毒　是由长时间小量毒物进入人体蓄积引起，起病缓慢，病程较长。

（二）按毒物来源分类

1. 工业性毒物中毒　如化学溶剂、油漆、重金属汽油、氯气氰化物、甲醇硫化氢等中毒。

2. 农业性毒物中毒　有机磷农药、化学除草剂、灭鼠药、化肥等中毒。

3. 药物过量中毒（poisoning）　许多药物（包括中药）过量均可导致中毒，如地高辛、抗癫痫药、退热药、麻醉镇静药、抗心律失常药等过量中毒。

4. 动物性毒物中毒　毒蛇、蜈蚣、蜂类、蝎、蜘蛛、河豚、新鲜海蜇等中毒。

5. 食物性毒物中毒　过期或霉变食品、腐败变质食物、有毒食品添加剂等中毒。

244

6. 植物性毒物中毒 野蕈类、乌头、白果等中毒。

7. 其他 强酸强碱、一氧化碳、化妆品、洗涤剂、灭虫药等中毒。

(三)根据毒物的物理状态

可分为挥发性与非挥发性毒物中毒。

(四)根据毒物吸收方式

分为食入、吸入、皮肤接触吸收性毒物中毒。

二、中毒的严重程度评估

(一)临床将中毒程度分为4级(表13-1)

表13-1 中毒程度分级

中毒程度	症状和体征	
	兴奋药中毒	抑制药中毒
1级	焦虑、激动、瞳孔扩大、震颤和腱反射亢进	意识模糊、昏睡、共济失调、能执行口头指令
2级	体温和血压升高、精神错乱、躁动、心率增快和呼吸急促	浅昏迷(有疼痛反应),脑干和深部腱反射存在
3级	高热、谵妄、幻觉和快速心律失常	中度昏迷(无疼痛反应、呼吸抑制)和部分反射消失
4级	惊厥、昏迷和循环衰竭	深昏迷,呼吸、循环衰竭和反射消失

(二)中毒严重度评分(表13-2)

中毒严重度评分(the poisoning severity score, PSS)由欧洲毒物中心和临床毒物学专家协会于1990年制定,并于1994年修订,现已被很多国家采用,该评分系统详细制定了各系统的症状和体征,不考虑毒物种类和剂量,因此适用于各类毒物引起的中毒。

表13-2 中毒严重度评分

系统或器官	无	轻	中	重	致命
	0	1	2	3	4
	无症状或体征	轻微、短暂、自发终止的症状或体征	显著的、持续长时间的症状或体征	严重、危及生命的症状或体征	死亡
消化系统		呕吐、腹泻、腹痛;口腔应激、Ⅰ度烧伤、轻度溃疡;内镜:红斑、水肿	显著、持续呕吐、腹泻、腹痛、肠梗阻;吞咽困难;内镜:穿透性溃疡	大量出血或穿孔;大面积2~3度灼伤;严重的吞咽困难;内镜:穿透性溃疡、环形溃疡、穿孔	
呼吸系统		刺激、咳嗽、气促、轻度呼吸困难,轻度支气管痉挛胸部X线:轻度异常或无异常	持续咳嗽,支气管痉挛,呼吸困难,哮喘,低氧血症需要吸氧;胸部X片:中度异常	显著通气不足(如:严重支气管痉挛,气道堵塞,声门水肿,肺水肿,ARDS,肺炎,气胸);胸部X片:严重异常	

续表

系统或器官	无 0 无症状或体征	轻 1 轻微、短暂、自发终止的症状或体征	中 2 显著的、持续长时间的症状或体征	重 3 严重、危及生命的症状或体征	致命 4 死亡
神经系统		嗜睡,头晕,耳鸣,运动失调; 焦虑; 轻度锥体外系症状; 轻度胆碱能或抗胆碱能症状; 感觉异常; 轻度视力或听力异常	意识障碍,但对疼痛有恰当反应;短暂呼吸暂停,呼吸缓慢;意识错乱,易激惹,幻觉,谵妄;间断全身或局部癫痫发作;显著的锥体外系症状;显著的胆碱能或抗胆碱能症状;局部瘫痪不影响生命功能;视觉或听觉异常	重度昏迷,对疼痛有不恰当反应或无反应; 呼吸抑制伴呼吸功能不全; 轻度躁动; 频繁的全身抽搐,癫痫持续状态,角弓反张; 全身瘫痪,或瘫痪影响生命功能; 失明失聪	
心血管系统		偶发早搏; 轻度暂时的高血压/低血压	窦性心动过缓(成人心率40~50次/分,幼儿、儿童60~80次/分,新生儿80~90次/分); 窦性心动过速(成人140~180次/分,儿童160~190次/分,新生儿160~200次/分); 频发早搏,房扑,房颤,1~2度AVB,QRS时间或QT间期延长,复极异常; 心肌缺血; 长时间高血压或低血压	严重窦性心动过缓(成人<40次/分,儿童<60次/分,新生儿<80次/分); 严重窦性心动过速(成人>180次/分,儿童>190次/分,新生儿>200次/分); 致命性室性心律失常,3度AVB,心跳停止; 心肌梗死; 休克,高血压危象	
代谢平衡		轻度酸碱平衡失调(HCO_3^-: 15~20或30~40mmol/L, pH: 7.25~7.32或7.50~7.59)轻度水、电解质紊乱(K^+3.0~3.4或5.2~5.9mmol/L); 轻度低血糖(成人2.8~3.9mmol/L); 短程高热	显著酸碱平衡失调(HCO_3^-: 10~14或>40mmol/L, pH: 7.15~7.24或7.60~7.69)显著水、电解质紊乱(K^+2.5~2.9或6.0~6.9mmol/L); 轻度低血糖(成人1.7~2.8mmol/L); 长程高热	重度酸碱平衡失调(HCO_3^-: <10mmol/L, pH: <7.15或>7.7)重度水、电解质紊乱(K^+<2.5或>7mmol/L); 重度低血糖(成人<1.7mmol/L);危及生命的体温过高或过低	
肝		轻度血清酶学升高(AST、ALT为正常值的2~5倍)	血清酶学升高(AST、ALT为正常值的5~50倍),但是没有肝脏衰竭的生化或临床证据(如:血氨、凝血因子)	血清酶学升高(AST、ALT大于正常值的50倍),且有肝脏衰竭的生化或临床证据(如:血氨、凝血因子)	

续表

系统或器官	无 0 无症状或体征	轻 1 轻微、短暂、自发终止的症状或体征	中 2 显著的、持续长时间的症状或体征	重 3 严重、危及生命的症状或体征	致命 4 死亡
肾		轻度蛋白尿或血尿	大量蛋白尿或血尿；肾功能障碍（如少尿、多尿、血Cr200~500μmol/L）	肾功衰（如无尿、血Cr＞500μmol/L）	
血		轻度溶血； 轻度高铁血红蛋白症（Methb10%~30%）；	溶血； 显著的高铁血红蛋白症（Methb30%~50%）； 凝血功能失调，没有出血； 贫血，白细胞减少，血小板减少	大量溶血； 严重高铁血红蛋白症（Methb＞50%）； 凝血功能失调并出血； 严重贫血，白细胞减少，血小板减少	
肌肉组织		轻度疼痛，触痛；CPK250~1500iu/L	疼痛，僵直，痉挛，肌束震颤；横纹肌溶解，CPK1500~10 000iu/L	剧烈疼痛，极度僵直，广泛痉挛和肌束震颤；横纹肌溶解及其并发症，CPK＞10 000iu/L；骨筋膜室综合征	
局部皮肤病变		刺激、1度烧伤或2度烧伤面积＜10%	10%~50%体表面积的2度烧伤（儿童10%~30%）或＜2%的3度烧伤	50%的2度烧伤（儿童＞30%）或＞2%的3度烧伤	
眼睛		刺激、红、流泪、轻度眼睑水肿	剧烈刺激、角膜擦伤；孔状角膜溃疡	角膜溃疡（面积大于孔状），穿孔；永久损伤	
咬伤或刺伤部位		局部肿胀，痒；轻度疼痛	整个肢体肿胀，局部坏死；中度疼痛	整个肢体包括临近部分肿胀，大面积坏死；影响通气道的局部肿胀；剧烈疼痛	

注：Methb为高铁血红蛋白；CRK为磷酸肌酸激酶；AVB为房室传导阻滞；Cr为血肌酐

三、中毒的诊断

中毒诊断通常要根据接触史、临床表现、实验室毒物检查分析和调查周围环境有无毒物存在，还要与其他症状相似的疾病进行鉴别诊断后再进行诊断。

（一）病史

通常包括接触毒物时间、中毒环境和途径、毒物名称和剂量、初步治疗情况和既往生活及健康状况。对生活中毒，如怀疑服毒时，要了解患者发病前的生活情况、精神状态、长期用药种类，有无遗留药瓶、药袋，家中药物有无缺少等以判断服药时间和剂量。对一氧化碳中毒要了解室内炉火、烟囱、煤气及同室其他人员情况。食物中毒时，常为集体发病，散发病例，应调查同餐者有无相同症状。水源或食物污染可造成地区流行性中毒,必要时应进行流行病学调查。对职业中毒应询问职业史,包括工种、工龄、接触毒物种类和时间、环境条件、防护措施及工作中是否有过类似情况等。总之,对任何中毒都要了解发病现场情况,查明接触毒物的证据。

(二)临床表现

不同化学物质急性中毒表现不完全相同,可以累及全身及各个系统出现相应的临床表现,各类毒物所致的系统损害及临床表现如表13-3。

表13-3 各类毒物所致的系统损害及临床表现

累及系统	临床表现	毒物
皮肤黏膜	皮肤及口腔黏膜灼伤	见于强酸、强碱、甲醛、苯酚、百草枯等腐蚀性毒物
	发绀	麻醉药、有机溶剂、刺激性气体、亚硝酸盐和苯胺、硝基苯等
	黄疸	毒蕈、鱼胆、四氯化碳、百草枯等
	颜面潮红	阿托品、颠茄、乙醇、硝酸甘油
	皮肤湿润	有机磷、水杨酸、拟胆碱药、吗啡类
	樱桃红色	一氧化碳、氰化物
眼	瞳孔缩小	有机磷类、阿片类、镇静催眠药及氨基甲酸酯类
	瞳孔扩大	阿托品、莨菪碱、甲醇、乙醇、大麻、苯、氰化物等
	视神经炎	甲醇、一氧化碳等
神经系统	昏迷	麻醉药、镇静催眠药、有机溶剂、一氧化碳、硫化氢、氰化物、有机汞、拟除虫菊酯、乙醇、阿托品等
	谵妄	有机汞、抗胆碱药、醇、苯、铅等
	肌纤维颤动	有机磷、有机氯、有机汞、汽油、乙醇、硫化氢等
	惊厥	毒鼠强、窒息性毒物、有机氯杀虫剂、拟除虫菊酯类杀虫剂及异烟肼等
	瘫痪	可溶性钡盐、一氧化碳、三氧化二砷、蛇毒、河豚毒素、箭毒等
	精神异常	二硫化碳、一氧化碳、有机溶剂、乙醇、阿托品、抗组胺药和蛇毒等
呼吸	呼吸气味	氰化物有苦杏仁味;有机磷杀虫药、黄磷、铊等有大蒜味
	呼吸加快或深大	二氧化碳、呼吸兴奋剂、水杨酸类、抗胆碱药
	呼吸减慢	催眠药、吗啡、海洛因
	肺水肿	刺激性气体、磷化锌、有机磷杀虫剂、百草枯等
消化系统	中毒性肝损害	磷、硝基苯、毒蕈、氰化物、蛇毒
	中毒性胃肠炎	铅、锑、砷、强酸、强碱、磷化锌
循环系统	心律失常	
	心动过速	阿托品、颠茄、氯丙嗪、拟肾上腺素药
	心动过缓	洋地黄类、毒蕈、拟胆碱药、钙离子拮抗剂、β受体阻滞剂
	心搏骤停	洋地黄、奎尼丁、氨茶碱、吐根碱

续表

累及系统	临床表现	毒物
泌尿系统	肾小管坏死	毒蕈、蛇毒、生鱼胆、斑蝥、氨基糖苷类抗生素
	肾小管堵塞	砷化氢、蛇毒、磺胺结晶等
血液系统	溶血性贫血	砷化氢、苯胺、硝基苯等
	再生障碍性贫血	氯霉素、抗肿瘤药、苯等
	出血	阿司匹林、氯霉素、氢氯噻嗪、抗肿瘤药
	血液凝固障碍	肝素、香豆素类、水杨酸类、敌鼠、蛇毒等

(三)实验室检查

急性中毒时,应常规留取剩余的毒物或可能含毒的标本,如呕吐物、胃内容物、尿、粪和血标本等,进行毒物分析或细菌培养。对于慢性中毒,检查环境中和人体内有无毒物存在,有助于确定诊断。

四、中毒的治疗

(一)治疗原则

1. 立即终止毒物接触。
2. 紧急复苏和对症支持治疗。
3. 清除体内尚未吸收的毒物。
4. 应用解毒药。

(二)立即终止毒物接触

立即将患者撤离中毒现场,转到空气新鲜的地方;立即脱去污染的衣服;用温水或肥皂水清洗皮肤和毛发上的毒物,不必用药物中和;用清水彻底冲洗清除眼内的毒物,局部一般不用解毒药;清除伤口中的毒物。

(三)紧急复苏和对症支持治疗

复苏和支持治疗目的是保护和恢复患者重要器官功能,帮助危重症患者度过危险期。对急性中毒昏迷患者,要保持呼吸道通畅、维持呼吸和循环功能;观察神志、体温、脉搏、呼吸和血压等情况。严重中毒出现心搏骤停、休克、循环衰竭、呼吸衰竭、肾衰竭、水电解质和酸碱平衡紊乱时,立即采取有效急救复苏措施,稳定生命体征。惊厥时,选用抗惊厥药,如苯巴比妥钠、异戊巴比妥(阿米妥钠)或地西泮等。

(四)清除体内尚未吸收的毒物

经口中毒者,早期清除胃肠道尚未吸收的毒物可使病情明显改善,愈早、愈彻底愈好。

1. 催吐 对于神志清楚的合作患者,嘱其用手指或压舌板、筷子刺激咽后壁或舌根诱发呕吐。未见效时,嘱其饮温水200~300ml,然后再用上述方法刺激呕吐,如此反复进行,直到呕出清亮胃内容物为止。

2. 洗胃(gastric lavage) 用于自服毒物1小时以内者;对于服用吸收缓慢的毒物、胃蠕动功能减弱或消失者,服毒4~6小时后仍应洗胃。根据进入胃内的毒物种类不同,选用洗胃液不同:①胃黏膜保护剂:吞服腐蚀性毒物时,用牛奶、蛋清、米汤、植物油等保护胃肠黏膜。

②溶剂：口服脂溶性毒物（如汽油或煤油等）时，先用液体石蜡150~200ml，使其溶解不被吸收，然后洗胃。③活性炭吸附剂：活性炭是强力吸附剂，能吸附多种毒物。不能被活性炭很好吸附的毒物有乙醇、铁和锂等。活性炭的效用有时间依赖性，因此应在摄毒60分钟内给予活性炭。④中和剂：强酸用弱碱（如镁乳、氢氧化铝凝胶等）中和，不要用碳酸氢钠，因其遇酸后可生成二氧化碳，使胃肠充气膨胀，有造成穿孔危险。强碱可用弱酸类物质（如食醋、果汁等）中和。⑤解毒药：解毒药与体内存留毒物起中和、氧化和沉淀等化学作用，使毒物失去毒性。根据毒物种类不同，选用1:5000高锰酸钾液，可使生物碱、蕈类氧化而解毒。通常洗胃液配制见表13-4。

表13-4 特殊毒物清洗要求

毒物种类	清洗的要求
苯酚、二硫化碳、溴苯、苯胺、硝基苯	用10%酒精冲洗
磷化锌、黄磷	用1%碳酸钠溶液冲洗
酸性毒物（铊、磷、有机磷、溴、溴化烷、汽油、四氯化碳、甲醛、硫酸二甲酯、氯化锌、氨基甲酸酯）	用5%碳酸氢钠溶液或肥皂水冲洗后，再用清水冲洗
碱性毒物（氨水、氨、氢氧化钠、碳酸钠、泡化碱）	用2%醋酸、3%硼酸或1%枸橼酸溶液冲洗

3.导泻　洗胃后，灌入泻药以清除肠道内毒物。导泻常用硫酸钠或硫酸镁。镁离子吸收过多对中枢神经系统有抑制作用。肾或呼吸衰竭、昏迷和磷化锌、有机磷杀虫剂中毒晚期者不宜使用。

4.灌肠　除腐蚀性毒物中毒外，用于口服中毒6小时以上、导泻无效及抑制肠蠕动毒物（巴比妥类、颠茄类或阿片类）中毒者。应用1%温肥皂水连续多次灌肠。

（五）促进已吸收毒物排出

强化利尿和改变尿液酸碱度促进已吸收毒物排出。

（1）利尿：目的在于增加尿量和促进毒物排出。在大量静脉补液同时静脉注射呋塞米。

（2）改变尿液酸碱度：根据毒物溶解后酸碱度不同，选用相应能增强毒物排除的液体改变尿液酸碱度：①碱化尿液：弱酸性毒物（如苯巴比妥或水杨酸类）中毒，静脉应用碳酸氢钠碱化尿液（pH≥8.0），促使毒物由尿排出；②酸化尿液：碱性毒物（苯丙胺、士的宁和苯环己哌啶）中毒时，静脉输注维生素C使尿液pH<5.0。

（3）血液净化：一般用于血液中毒物浓度明显增高、中毒严重、昏迷时间长、有并发症和经积极支持疗法病情日趋恶化者。

1）血液透析（hemodialysis）：用于清除血液中分子量较小和非脂溶性的毒物（如苯巴比妥、水杨酸类、甲醇、茶碱、乙二醇和锂等）。短效巴比妥类、格鲁米特（导眠能）和有机磷杀虫剂因具有脂溶性，一般不进行血液透析。氯酸盐或重铬酸盐中毒能引起急性肾衰竭，是血液透析的首选指征。一般中毒12小时内进行血液透析效果好。如中毒时间过长，毒物与血浆蛋白结合，则不易透出。

2）血液灌流（hemoperfusion）：血液流过装有活性炭或树脂的灌流柱，毒物被吸附后，再将血液输回患者体内。此法能吸附脂溶性或与蛋白质结合的化学物，能清除血液中巴比妥类（短效、长效）和百草枯等，是目前最常用的中毒抢救措施。

3）血浆置换（plasmapheresis）：本疗法用于清除游离或与蛋白结合的毒物，特别是生物毒（如蛇毒、蕈中毒）及砷化氢等溶血毒物中毒。

（六）解毒药

1. 金属中毒解毒药　此类药物多属螯合剂（chelating agent），常用的有氨羧螯合剂和巯基螯合剂（表13-5）。

表13-5　毒物螯合剂的应用

毒物种类	毒物络合剂
铅、锰中毒	依地酸钙钠、促排灵
砷、汞、锑中毒	二巯丙醇、DMS或DMPS
铁、镍、铊中毒	二乙基二硫化氨基甲酸钠或去铁胺

2. 高铁血红蛋白血症解毒药　亚甲蓝（美蓝）：小剂量亚甲蓝可使高铁血红蛋白还原为正常血红蛋白，用于治疗亚硝酸盐、苯胺或硝基苯等中毒引起的高铁血红蛋白血症。

3. 氰化物中毒解毒药　中毒后，立即吸入亚硝酸异戊酯。继而，3%亚硝酸钠溶液10ml缓慢静脉注射。随即，用50%硫代硫酸钠50ml缓慢静脉注射。适量的亚硝酸盐使血红蛋白氧化，产生一定量的高铁血红蛋白，后者与血液中氰化物形成氰化高铁血红蛋白。高铁血红蛋白还能夺取已与氧化型细胞色素氧化酶结合的氰离子。氰离子与硫代硫酸钠作用，转变为毒性低的硫氰酸盐排出体外。

4. 中枢神经抑制剂解毒药

（1）纳洛酮（naloxone）：是阿片类麻醉药的解毒药，对麻醉镇痛药引起的呼吸抑制有特异性拮抗作用。近年来临床发现，纳洛酮不仅对急性酒精中毒有催醒作用，对各种镇静催眠药，如地西泮（diazepam）等中毒也有一定疗效。机体处于应激状态时，促使腺垂体释放内啡肽，可引起心肺功能障碍。纳洛酮是阿片受体拮抗剂，能拮抗压内啡肽对机体产生的不利影响。纳洛酮0.4~0.8mg静脉注射。重症患者1小时后重复1次。

（2）氟马西尼（flumazenil）：是苯二氮䓬类中毒的解毒药。

（3）有机磷中毒解毒药：应用阿托品和碘解磷定（pralidoxime iodide，PAM）。

五、中医中药

（一）中医对中毒的认识

《金匮要略·禽兽鱼虫禁忌并治》即中毒的记载："所食之味，有与病相宜，有与身为害，若得宜则益体，害则成疾，以此致危，例皆难疗。凡煮药饮汁，以解毒者，虽云急救，不可热饮，诸毒病得热更甚，宜冷饮之。"并载有"治自死六畜肉中毒方""治食生肉中毒方"，《金匮要略·果实菜谷禁忌并治》也载有"食诸菌中毒闷乱欲死治之方"。继后《诸病源候论》《圣济总录》等医著皆详细阐述了该病的发病机理、证候分类，并记载了急救措施及有效方药。

急性中毒常因误食、误用或过量使用有毒物质或吸入秽浊之气，或虫兽所伤，有毒物质通过食道、皮肤、气道或血液途径侵入人体，致使气血失调，津液、水精散布功能受阻，甚至损伤脏器，造成脏腑功能失调。脾气不清，清浊不分，气机逆乱，则腹痛腹泻，滋生湿热，湿热下注，则腹泻如注；胃气不降而上逆则呕吐；肺失宣肃则咳嗽气喘；毒邪伤津耗液，轻则口干舌燥,重则亡阴脱水;毒邪深入脏腑,损伤营血,则神明失主,气血逆乱,则出现神昏谵语、惊厥、心悸、喘促、黄疸、便血、尿血等脏腑功能衰竭之症。

(二)中医急救法

1. 催吐法　适用于毒量不大,机体正气充实者。

(1)三圣散:藜芦、防风、瓜蒂,水煎顿服。

(2)催吐解毒汤:甘草、瓜蒂、玄参、地榆,水煎顿服。

(3)生鸡蛋10~20个,取其蛋清,加明矾,搅匀,口服或灌胃,吐后再灌;白矾或胆矾,温水冲服,或以手指、压舌板探吐。

2. 通下法　中毒的药物已进入肠道,可予番泻叶、大黄、玄明粉冲服,通下泻毒。

3. 利尿　可予白茅根或芦根适量,煎水服。

4. 针灸　可取针内关、中脘、足三里、合谷等穴。腹痛加气海,阳气欲脱取水分、神阙。

(三)变证处理

1. 昏迷　高热神昏者可用安宫牛黄丸1丸化水灌入或鼻饲,醒脑静注射液20ml加入5%~10%葡萄糖注射液250~500ml中静脉滴注。痰湿闭窍者可根据病情选用安宫牛黄丸、紫雪丹、至宝丹或苏合香丸。

2. 厥脱　阳脱者可予参附注射液,阴脱者可予参麦注射液。

第二节　有机磷中毒

有机磷中毒(organic phosphorus insecticides,OPI)主要通过抑制体内胆碱酯酶(cholinesterase,ChE)活性,失去分解乙酰胆碱(acetylcholine, ACh)的能力,引起体内生理效应部位ACh大量蓄积,使胆碱能神经持续过度兴奋,表现毒蕈碱样、烟碱样和中枢神经系统等中毒症状和体征。严重者,常死于呼吸衰竭。OPI属于有机磷酸酯或硫化磷酸酯类化合物,大都为油状液体,呈淡黄色至棕色,稍有挥发性,有大蒜臭味,难溶于水,不易溶于多种有机溶剂,在酸性环境中稳定,在碱性环境中易分解失效。甲拌磷和三硫磷耐碱,敌百虫遇碱能变成毒性更强的敌敌畏。

一、分类

根据半数致死量(median lethal dose, LD_{50}),有机磷农药的毒性可分为4类:

(一)剧毒类

$LD_{50} < 10mg/kg$,如甲拌磷、内吸磷、对硫磷、速灭磷和特普等。

(二)高毒类

$LD_{50}10~100mg/kg$,如甲基对硫磷、甲胺磷、氧乐果、敌敌畏、磷胺、久效磷、水胺硫磷、杀扑磷和亚砜磷等。

(三)中度毒类

$LD_{50}100~1000mg/kg$,如乐果、倍硫磷、除线磷、碘依可酯乙硫磷、敌百虫、乙酰甲胺磷、敌匹硫磷和亚胺硫磷等。

(四)低毒类

$LD_{50}1000~5000mg/kg$,如马拉硫磷、肟硫磷、甲基乙酯磷、碘硫磷和溴硫磷等。

二、中毒机制

OPI能抑制许多酶,但对人畜毒性主要表现在抑制ChE。体内ChE分为真性胆碱酯酶或乙酰胆碱酯酶和假性胆碱酯酶或丁酰胆碱酯酶两类。真性ChE主要存在于脑灰质、红细胞、交感神经节和运动终板中,水解ACh作用最强。假性ChE存在于脑白质的神经胶质细胞和血浆、肝、肾、肠黏膜下层和一些腺体中,能水解丁酰胆碱等,但难以水解ACh,在严重肝损害时其活力亦可下降。真性ChE被OPI抑制后,在神经末梢恢复较快,少部分被抑制的真性ChE在第2天基本恢复;红细胞真性ChE被抑制后,一般不能自行恢复,需待数月至红细胞再生后全血真性ChE活力才能恢复。假性ChE对OPI敏感,但抑制后恢复较快。OPI的毒性作用是与真性ChE酯解部位结合成稳定的磷酰化胆碱酯酶,使ChE丧失分解ACh的能力,ACh大量积聚引起一系列毒蕈碱、烟碱样和中枢神经系统症状,严重者常死于呼吸衰竭。长期接触OPI时,ChE活力虽明显下降,而临床症状往往较轻,可能是由于人体对积聚的ACh耐受性增强。

三、临床表现

(一)急性中毒发病时间与毒物种类、剂量、侵入途径和机体状态(如空腹或进餐)密切相关

口服中毒在10分钟~2小时发病;吸入后约30分钟;皮肤吸收后约2~6小时发病。中毒后,出现急性胆碱能危象,表现为:

1. 毒蕈碱样症状　又称M样症状。主要是副交感神经末梢过度兴奋,产生类似毒蕈碱样作用。平滑肌痉挛表现:瞳孔缩小,胸闷、气短、呼吸困难,恶心、呕吐、腹痛、腹泻;括约肌松弛表现:大小便失禁;腺体分泌增加表现:大汗、流泪和流涎;气道分泌物明显增多:表现咳嗽、气促,双肺有干性或湿性啰音,严重者发生肺水肿。

2. 烟碱样症状　又称N样症状。在横纹肌神经肌肉接头处ACh蓄积过多,出现肌纤维颤动,甚至全身肌肉强直性痉挛,也可出现肌力减退或瘫痪,呼吸肌麻痹引起呼吸衰竭或停止。交感神经节受ACh刺激,其节后交感神经纤维末梢释放儿茶酚胺,表现血压增高和心律失常。

3. 中枢神经系统症状　过多ACh刺激所致,表现头晕、头痛、烦躁不安、谵妄、抽搐和昏迷,有的发生呼吸、循环衰竭死亡。

4. 局部损害　有些OPI接触皮肤后发生过敏性皮炎、皮肤水疱或剥脱性皮炎;污染眼部时,出现结膜充血和瞳孔缩小。

(二)迟发性多发神经病

急性重度和中度OPI(甲胺磷、敌敌畏、乐果和敌百虫等)中毒患者症状消失后2~3周出现迟发性神经损害,表现感觉、运动型多发性神经病变,主要累及肢体末端,发生下肢瘫痪、四肢肌肉萎缩等。目前认为这种病变不是ChE受抑制引起,可能是由于PPI抑制神经靶酯酶,使其老化所致。全血或红细胞ChE活性正常;神经-肌电图检查提示神经源性损害。

(三)中间型综合征

多发生在重度OPI(甲胺磷、敌敌畏、乐果、久效磷)中毒后24~96小时及复能药用量不足患者,经治疗胆碱能危象消失、意识清醒或未恢复和迟发性多发神经病发生前,突然出现屈颈肌和四肢近端肌无力和第Ⅲ、Ⅶ、Ⅸ、Ⅹ对脑神经支配的肌肉无力,出现睑下垂、眼外展障

碍、面瘫和呼吸肌麻痹,引起通气障碍性呼吸困难或衰竭,可导致死亡。其发病机制与ChE长期受抑制,影响神经肌肉接头处突触后功能有关。全血或红细胞ChE活性在30%以下;高频重复刺激周围神经的肌电图检查,肌诱发电位波幅进行性递减。

四、实验室检查

(一)血ChE活力测定

血ChE活力是诊断OPI中毒的特异性实验指标,对判断中毒程度、疗效和预后极为重要。以正常人血ChE活力值作为100%,急性OPI中毒时,ChE活力值在70%~50%为轻度中毒;50%~30%为中度中毒;30%以下为重度中毒。对长期OPI接触者,血ChE活力值测定可作为生化监测指标。

(二)尿中OPI代谢物测定

在体内,对硫磷和甲基对硫磷氧化分解为对硝基酚,敌百虫代谢为三氯乙醇。尿中测出对硝基酚或三氯乙醇有助于诊断上述毒物中毒。

五、中毒的程度评估

(一)轻度中毒

有头晕、头痛、恶心、呕吐、多汗、胸闷、视力模糊、无力、瞳孔缩小症状。胆碱酯酶活力一般在50%~70%。

(二)中度中毒

除上述症状外,还有肌纤维颤动、瞳孔明显缩小、轻度呼吸困难、流涎、腹痛、步态蹒跚,意识清楚。胆碱酯酶活力一般在30%~50%。

(三)重度中毒

除上述症状外,出现昏迷、肺水肿、呼吸麻痹、脑水肿。胆碱酯酶活力一般在30%以下。

六、西医治疗

(一)迅速清除毒物

立即将患者撤离中毒现场。彻底清除未被机体吸收进入血的毒物,如迅速脱去污染衣服,用肥皂水清洗污染皮肤、毛发和指甲;眼部污染时,用清水、生理盐水、2%碳酸氢钠溶液或3%硼酸溶液冲洗。口服中毒者,用清水、2%碳酸氢钠溶液(敌百虫忌用)或1:5000高锰酸钾溶液(对硫磷忌用)反复洗胃,即首次洗胃后保留胃管,间隔3~4小时重复洗胃,直至洗出液清亮为止。然后用硫酸钠20~40g溶于20ml水,口服,观察30分钟,无导泻作用时,再口服或经鼻胃管注入水500ml。

(二)紧急复苏

OPI中毒常死于肺水肿、呼吸肌麻痹、呼吸中枢衰竭。对上述患者,要紧急采取复苏措施:清除呼吸道分泌物,保持呼吸道通畅,给氧,据病情应用机械通气。肺水肿应用阿托品,不能应用氨茶碱和吗啡。心脏停搏时,行体外心脏按压复苏等。

(三)解毒药

在清除毒物过程中,同时应用ChE复能药和胆碱受体阻断药治疗。

1. 用药原则 根据病情,要早期、足量、联合和重复应用解毒药,并且选用合理给药途径及择期停药。中毒早期即联合应用抗胆碱能药与ChE复能药才能取得更好疗效。

2. ChE复能药　肟类化合物能使被抑制的ChE恢复活性。其原理是肟类化合物吡啶环中季铵氮带正电荷，能被磷酰化胆碱酯酶的阴离子部位吸引，其肟基与磷酰化胆碱酯酶中的磷形成结合物，使其与ChE酯解部位分离，恢复真性ChE活性。

ChE复能药尚能作用于外周N_2受体，对抗外周N胆碱受体活性，能有效解除烟碱样毒性作用，对M样症状和中枢性呼吸抑制作用无明显影响。所用药物如下：

（1）氯解磷定：复能作用强，毒性小，水溶性大，可供静脉或肌内注射，是临床上首选的解毒药。首次给药要足量，指征为外周N样症状（如肌颤）消失，血液ChE活性恢复50%~60%以上。如洗胃彻底，轻度中毒无需重复给药；中度中毒首次足量给药后一般重复1~2次即可；重度中毒首次给药后30~60分钟未出现药物足量指征时，应重复给药。如口服大量乐果中毒、昏迷时间长、对ChE复能药疗效差及血ChE活性低者，解毒药维持剂量要大，时间可长达5~7天。通常，中毒表现消失，血ChE活性在50%~60%以上，即可停药。

（2）碘解磷定：复能作用较差，毒性小，水溶性小，仅能静脉注射，是临床上次选的解毒药。

（3）双复磷：重活化作用强，毒性较大，水溶性大，能静脉或肌内注射。ChE复能药对甲拌磷、内吸磷、对硫磷、甲胺磷、乙硫磷和肟硫磷等中毒疗效好，对敌敌畏、敌百虫中毒疗效差，对乐果和马拉硫磷中毒疗效不明显。双复磷对敌敌畏及敌百虫中毒疗效较碘解磷定为好。ChE复能药对中毒24~48小时后已老化的ChE无复活作用。对ChE复能药疗效不佳者，以胆碱受体阻断药治疗为主。

3. 胆碱受体阻断药　胆碱受体分为M和N两类。

（1）M胆碱受体阻断药：又称外周性抗胆碱能药。阿托品和山莨菪碱等主要作用于外周M受体，能缓解M样症状，对N受体无明显作用。根据病情，阿托品每10~30分钟或1~2小时给药一次（表13-6），直到患者M样症状消失或出现"阿托品化"。阿托品化指征为瞳孔较前扩大、口干、皮肤干燥、心率增快（90~100次/分）和肺湿啰音消失。此时，应减少阿托品剂量或停用。如出现瞳孔明显扩大、神志模糊、烦躁不安、抽搐、昏迷和尿潴留等为阿托品中毒，立即停用阿托品。

表13-6　注意区别"阿托品化"与阿托品中毒

	阿托品化	阿托品中毒
神经系统	一时清楚或模糊	谵妄、躁动、幻觉、双手抓空、抽搐、昏迷
皮肤	颜面潮红、干燥	紫红、干燥
瞳孔	由小扩大后不再缩小	极度散大
体温	正常或轻度升高	高热，>40℃
心率	≤120次/分，脉搏快而有力	心动过速，甚至有室颤发生

（2）N胆碱受体阻断药：又称中枢性抗胆碱能药，如东莨菪碱、苯那辛、苯扎托品、丙环定等，对中枢M和N受体作用强，对外周M受体作用弱。

（四）对症治疗

重度OPI中毒患者常伴有多种并发症，如酸中毒、低钾血症、严重心律失常、脑水肿等。特别是合并严重呼吸和循环衰竭时如处理不及时，应用的解毒药尚未发挥作用患者即已死亡。

（五）中间型综合征治疗

立即给予人工机械通气,同时应用氯解磷定1.0g/次,肌内注射,酌情选择给药间隔时间,连用2~3天。

七、中医辨证论治

1. 邪结胃肠

证候特征:恶心呕吐,腹胀腹痛,口中不和,头昏头重,舌苔薄白,脉浮。

治法:通下泻结。

推荐方药:小承气汤(《伤寒论》)加减。

2. 痰湿阻滞

证候特征:肢体湿冷,口吐涎沫,目眦流泪,头晕目眩,瞳仁缩小,喉间痰鸣,呼吸急促,烦闷不安,苔白腻,脉濡滑。

治法:化痰利湿。

推荐方药:涤痰汤(《证治准绳》)加减。

3. 痰浊上扰

证候特征:流泪流涕,喉间痰鸣,汗出如油,脘腹绞痛,烦躁头痛,四肢抽搐,爪甲青紫,甚则神志昏迷,二便失禁,舌紫黯脉滑或弱。

治法:化痰降浊,开窍醒神。

推荐方药:礞石滚痰丸(《奇效良方》)加减。

4. 气虚阳微

证候特征:神志淡漠,皮肤湿冷,鼻鼾息微,面色苍白,四末不荣,舌淡,脉细无力。

治法:益气回阳。

推荐方药:参附汤(《圣济总录》)加减。

第三节　镇静催眠药中毒

镇静催眠药是中枢神经系统抑制药,具有镇静、催眠作用,过大剂量可麻醉全身,包括延髓。一次服用大剂量可引起急性镇静催眠药中毒(acute sedative-hypnotic poisoning)。长期滥用催眠药可引起耐药性和依赖性而导致慢性中毒。突然停药或减量可引起戒断综合征(withdrawal syndrome)。

一、分类

镇静催眠药分为:

（一）苯二氮䓬类

1. 长效类(半衰期>30小时)　氯氮䓬、地西泮、氟西泮。

2. 中效类(半衰期6~30小时)　阿普唑仑、奥沙西泮、替马西泮。

3. 短效类　三唑仑。

（二）巴比妥类

1. 长效类　巴比妥和苯巴比妥。

2. 中效类　戊巴比妥、异戊巴比妥、布他比妥。

3. 短效类　司可巴比妥、硫喷妥钠。

（三）非巴比妥非苯二氮䓬类（中效~短效）

水合氯醛、格鲁米特、甲喹酮、甲丙氨酯。

（四）吩噻嗪类（抗精神病药）

抗精神病药是指能治疗各类精神病及各种精神症状的药物,又称强安定剂或神经阻滞剂。按化学结构共分为5大类,其中吩噻嗪类药物按侧链结构的不同,又可分为3类:①脂肪族:例如氯丙嗪;②哌啶类:如硫利达嗪（甲硫达嗪）;③哌嗪类:如奋乃静、氟奋乃静和三氟拉嗪。

二、中毒机制

苯二氮䓬类中枢神经抑制作用与增强GABA能神经的功能有关。在神经突触后膜表面有由苯二氮䓬类受体、GABA受体和氯离子通道组成的大分子复合物。苯二氮䓬类与苯二氮䓬受体结合后,可加强GABA与GABA受体结合的亲和力,使与GABA受体耦联的氯离子通道开放而增强GABA对突触后的抑制功能。巴比妥类对GABA能神经有与苯二氮䓬类相似的作用,但由于两者在中枢神经系统的分布有所不同,作用也有所不同。苯二氮䓬类主要选择性作用于边缘系统,影响情绪和记忆力。巴比妥类分布广泛,但主要作用于网状结构上行激活系统而引起意识障碍。巴比妥类对中枢神经系统的抑制有剂量-效应关系,随着剂量的增加,由镇静、催眠到麻醉,以至延髓麻痹。非巴比妥非苯二氮䓬类镇静催眠药物对中枢神经系统有与巴比妥类相似的作用。吩噻嗪类药主要作用于网状结构,能减轻焦虑紧张、幻觉妄想和病理性思维等精神症状。这类作用是药物抑制中枢神经系统多巴胺受体,减少邻苯二酚氨生成所致。该类药物又能抑制脑干血管运动和呕吐反射,阻断α肾上腺素能受体,抗组胺及抗胆碱能等作用。

三、临床表现

（一）巴比妥类中毒

1次服大剂量巴比妥类,引起中枢神经系统抑制,症状严重程度与剂量有关。

1. 轻度中毒　嗜睡、情绪不稳定、注意力不集中、记忆力减退、共济失调、发音含糊不清、步态不稳和眼球震颤。

2. 重度中毒　进行性中枢神经系统抑制,由嗜睡到深昏迷。呼吸抑制由呼吸浅而慢到呼吸停止。可发生低血压或休克。常见体温下降。肌张力下降,腱反射消失。胃肠蠕动减慢。皮肤可起大疱。长期昏迷患者可并发肺炎、肺水肿、脑水肿和肾衰竭。

（二）苯二氮䓬类中毒

中枢神经系统抑制较轻,主要症状是嗜睡、头晕、言语含糊不清、意识模糊和共济失调。很少出现严重的症状如长时间深度昏迷和呼吸抑制等。如果出现,应考虑同时服用了其他镇静催眠药或酒等。

（三）非巴比妥非苯二氮䓬类中毒

其症状虽与巴比妥类中毒相似,但各有其特点。

1. 水合氯醛中毒　可有心律失常和肝肾功能损害。

2. 格鲁米特中毒　意识障碍有周期性波动。有抗胆碱能神经症状,如瞳孔散大等。

3. 甲喹酮中毒　可有明显的呼吸抑制,出现锥体束征(如肌张力增强、腱反射亢进和抽搐等)。

4. 甲丙氨酯中毒　常有血压下降。

（四）吩噻嗪类中毒

最常见的为锥体外系反应,临床表现有以下3类:①震颤麻痹综合征;②静坐不能;③急性肌张力障碍反应,例如斜颈、吞咽困难和牙关紧闭等。此外在治疗过程中尚有直立性低血压、体温调节紊乱等。对氯丙嗪类药物有过敏的患者,即使治疗剂量也有引起剥脱性皮炎、粒细胞缺乏症及胆汁郁积性肝炎而死亡者。一般认为当1次剂量达2~4g时,可有急性中毒反应。由于这类药物有明显抗胆碱作用,患者常有心动过速、高温及肠蠕动减少;对α肾上腺素能阻滞作用导致血管扩张及血压降低。由于药物具有奎尼丁样膜稳定及心肌抑制作用,中毒患者有心律失常、心电图PR及QT间期延长,ST段和T波变化。1次过量也可有锥体外系症状,中毒后有昏迷和呼吸抑制;全身抽搐少见。

四、实验室检查

1. 血液、尿液、胃液中药物浓度测定　对诊断有参考意义。血清苯二氮䓬类浓度测定对诊断帮助不大,因其活性代谢物半衰期及个人药物排出速度不同。

2. 血液生化检查　如血糖、尿素氮、肌酐和电解质等。

3. 动脉血气分析

五、诊断

1. 急性中毒　有服用大量镇静催眠药史,出现意识障碍和呼吸抑制及血压下降。胃液、血液、尿液中检出镇静催眠药。

2. 慢性中毒　长期滥用大量催眠药,出现轻度共济失调和精神症状。

3. 戒断综合征　长期滥用催眠药突然停药或急速减量后出现焦虑、失眠、谵妄和癫痫样发作。

六、治疗

（一）急性中毒的治疗

1. 维持昏迷患者重要器官功能

（1）保持气道通畅:深昏迷患者应予气管插管,以保证吸入足够的氧和排出二氧化碳。

（2）维持血压:急性中毒出现低血压多由于血管扩张所致,应输液补充血容量,如无效,可考虑给予适量多巴胺。

（3）心脏监护:心电图监护,如出现心律失常,酌情给予抗心律失常药。

（4）促进意识恢复:给予葡萄糖、维生素B₁和纳洛酮。用纳洛酮促醒有一定疗效,每次0.4~0.8mg静脉注射,可根据病情间隔15分钟重复1次。

2. 清除毒物

（1）洗胃。

（2）活性炭：对吸附各种镇静催眠药有效。

（3）碱化尿液与利尿：用呋塞米和碱化尿液治疗,只对长效巴比妥类中毒有效,对吩噻嗪类中毒无效。

（4）血液净化：血液透析、血液灌流对苯巴比妥和吩噻嗪类药物中毒有效,危重患者可考虑应用之,对苯二氮䓬类无效。

3. 特效解毒疗法 巴比妥类中毒无特效解毒药。氟马西尼是苯二氮䓬类拮抗剂,能通过竞争抑制苯二氮䓬类受体而阻断苯二氮䓬类药物的中枢神经系统作用。剂量: 0.2mg静脉注射30秒以上,每分钟重复应用0.3~0.5mg,通常有效治疗量为0.6~2.5mg。其清除半衰期约57分钟。此药禁用于已合用可致癫痫发作的药物,特别是三环类抗抑郁药,不用于对苯二氮䓬类已有躯体性依赖和为控制癫痫而用苯二氮䓬类药物的患者,亦不用于颅内压升高者。

4. 对症治疗 吩噻嗪类药物中毒无特效解毒剂,应用利尿和腹膜透析无效。因此,首先要彻底清洗胃肠道。治疗以对症及支持疗法为主。中枢神经系统抑制较重时可用苯丙胺、安钠咖（苯甲酸钠咖啡因）等。如进入昏迷状态,可用盐酸哌甲酯（利他林）40~100mg肌注,必要时每0.5~1小时重复应用,直至苏醒。如有震颤麻痹综合征可选用盐酸苯海索（安坦）、氢溴酸东莨菪碱等。若有肌肉痉挛及张力障碍,可用苯海拉明25~50mg口服或肌注20~40mg。

（二）中医治疗

1. 治疗原则 排毒解毒、醒脑开窍、救阴回阳。

2. 辨证论治

（1）邪毒扰神

证候特征：困倦嗜睡,四肢无力,声低气微,目合口开,面色淡白,舌淡苔白,脉微。

治法: 清毒醒脑。

推荐方药：菖蒲郁金汤（《温病全书》）加减。

（2）亡阴

证候特征：神昏,汗出,面红身热,手足温,唇舌干红,脉虚数。

治法: 救阴敛阳。

推荐方药：生脉散（《医学启源》）加减。

（3）亡阳

证候特征：神昏,目合口开,鼻鼾息微,手撒肢厥,大汗淋漓,面色苍白,二便自遗,唇舌淡润,甚则口唇青紫,脉微欲绝。

治法: 回阳救逆。

推荐方药：参附汤（《圣济总录》）加减。

第四节 毒蛇咬伤中毒

世界上有毒蛇近500种,我国至少有50种,常见的毒蛇主要有: ①眼镜科（眼镜蛇、眼镜王蛇、金环蛇、银环蛇）；②蝰蛇科分为蝰亚蛇科（蝰蛇）,蝮亚蛇科（尖吻蝮、竹叶青和蝮蛇）；③海蛇科（海蛇）。长江以北以蝮蛇为常见,东南沿海有海蛇。全世界每年被毒蛇咬伤（venomous snake bite）致死者约有20 000~25 000人。被毒蛇咬伤机会较多的人群为农民、渔民、野外工作者和从事毒蛇研究人员。咬伤部位以手、臂、足和下肢为常见。毒蛇咬伤以夏、秋两季为多见。

一、发病机制

毒蛇口内有毒腺,由排毒管与牙相连。当毒蛇咬人时,毒腺收缩,蛇毒通过排毒管,经有管道或沟的牙,注入人体组织。毒腺内储有蛇毒液约0.1~1.5ml,大蛇可有5ml,咬时约射出毒腺内储量的一半。蛇毒液呈淡黄色、琥珀色、白色或无色。蛇毒成分复杂,干蛇毒约90%为蛋白质,主要为酶和非酶多肽毒素以及非毒蛋白质。

蛇毒对伤口局部的作用:蛇毒中的神经毒可麻痹感觉神经末梢,引起肢体麻木;阻断运动神经与横纹肌之间的神经冲动,引起瘫痪。所含磷脂酶A2可促使释放组胺、5-羟色胺和缓动素,引起伤口局部组织水肿、炎症反应和疼痛;透明质酸酶使局部炎症进一步扩展。蛋白质溶解酶破坏血管壁,引起出血,损伤组织或局部坏死。

蛇毒对全身的作用:由于各种毒蛇的蛇毒成分不完全相同,因此对全身的损害亦有差别。已知蝰蛇的L-氨基酸氧化酶是一种多肽神经毒;α-银环蛇毒和眼镜蛇毒是突触后α神经毒,可与运动终板的乙酰胆碱受体结合,使乙酰胆碱不发挥作用;β-银环蛇毒或响尾蛇毒等是突触前β神经毒,抑制乙酰胆碱的释放。眼镜蛇、金环蛇的磷脂酶A2作用在突触前,阻断神经肌肉传导,引起骨骼肌和心肌损伤。海蛇毒的肌毒远较神经毒为重,特别对骨骼肌的损害更为明显,产生大量肌红蛋白和钾离子。蝰蛇科的糖蛋白可激活凝血因子X,精氨酸酯水解酶激活凝血因子V。眼镜蛇科的锌金属蛋白激活凝血酶原形成凝血酶,促进血液凝固;尖吻蝮蛇毒具有凝血酶样作用,进入血液后直接作用于纤维蛋白原,使其转化为纤维蛋白,加速血液凝固,其最终结果可引起弥散性血管内凝血。蝮亚蛇科的另一种蛋白水解酶则裂解纤维蛋白分子而引起出血。蛇毒的磷脂酶A2,即卵磷脂酶具有神经毒、心脏毒、溶血和增加血管渗透性的作用。透明质酸激酶促使蛇毒扩散和组织损伤。毒蛇种类极多,蛇毒成分复杂,一般而言,眼镜蛇科的蛇毒以神经毒为主,蝰蛇科和蝮亚蛇科的蛇毒以心脏毒和凝血障碍为明显,而海蛇科的蛇毒则以肌毒为突出。

二、临床表现

眼镜蛇科和海蛇科的蛇毒分子小,咬后迅速进入受害者血液循环,因而发病很快;蝰蛇的蛇毒分子较大,缓慢地由淋巴系统吸收后才出现症状。眼镜蛇和烙铁头的蛇毒接触黏膜被吸收后可引起全身中毒。根据蛇毒的主要毒性作用,毒蛇咬伤的临床表现可归纳为以下3类:

(一)神经毒损害

被眼镜蛇咬伤后,局部伤口反应较轻,仅有微痒和轻微麻木、疼痛或感觉消失。约1~6小时后出现全身中毒症状。首先感到全身不适、四肢无力、头晕、眼花,继则胸闷、呼吸困难、恶心和晕厥。接着出现神经症状并迅速加剧,主要为眼睑下垂、视力模糊、斜视、语言障碍、咽下困难、流涎、眼球固定和瞳孔散大。重症患者呼吸由浅而快且不规则,最终出现中枢性或周围性呼吸衰竭。

(二)心脏毒和凝血障碍毒损害

被蝰蛇和竹叶青蛇咬伤后,症状大都在0.5~3小时出现。局部有红肿,疼痛,常伴有水疱、出血和坏死。肿胀迅速向肢体上端扩展,并引起局部淋巴结肿痛。全身中毒症状有恶心、呕吐、口干、出汗,少数患者尚有发热。美洲尖吻蝮蛇和亚洲蝰蛇咬伤后引起全身广泛出血,包括颅内和消化道出血。大量溶血引起血红蛋白尿,出现血压下降、心律失常、循环衰竭和急性肾衰竭。

(三)肌毒损害

被海蛇咬伤的局部仅有轻微疼痛,甚至无症状。约30分钟至数小时后,患者感觉肌肉疼痛、僵硬和进行性无力;腱反射消失、眼睑下垂和牙关紧闭。横纹肌大量坏死,释放钾离子引起严重心律失常;产生肌红蛋白可堵塞肾小管,引起少尿、无尿,导致急性肾衰竭。海蛇神经毒害的临床表现与眼镜蛇相似。

一些眼镜蛇和蝰蛇蛇毒兼有神经、心脏及止凝血障碍毒等。蝮蛇咬伤后表现与眼镜蛇相似。临床上难以鉴别是哪一种毒蛇咬伤。患者出现面部麻木、休克、肌肉抽搐、血尿、咯血、消化道出血、颅内出血、呼吸困难、心肌炎、急性肾衰竭、DIC和呼吸衰竭时预后严重。

三、诊断

蛇咬伤的诊断一般并不困难,特别已确认为某种蛇咬伤或已捕获到咬伤人的蛇,应鉴别系毒蛇咬伤抑或非毒蛇咬伤。用ELISA方法测定伤口渗液、血清、脑脊液和其他体液中的特异蛇毒抗原。

四、治疗

被蛇咬伤,如不能确切排除毒蛇咬伤者,应按毒蛇咬伤观察和处理。密切注意患者的神志、血压、脉搏、呼吸、尿量和局部伤口等情况。要分秒必争抢救,被咬伤者要保持安静,不要惊慌奔走,以免加速毒液吸收和扩散。

(一)局部处理

1. 绷扎　被毒蛇咬伤的肢体应限制活动。在伤口上方的近心端肢体,伤口肿胀部位上方用绷带压迫,阻断淋巴回流,可延迟蛇毒扩散。避免用止血带,以免影响结扎远端肢体的血液供应,引起组织缺血性坏死。直至注射抗蛇毒血清或采取有效伤口局部清创措施后,方可停止绷扎。

2. 伤口清创　为预防蛇毒吸收,将肢体放在低位。在伤口近心端有效绷扎后,局部伤口消毒,将留在组织中的残牙用刀尖或针细心剔除。常用1:5000高锰酸钾溶液,净水或盐水彻底清洗伤口。毒蛇咬伤15分钟内,在伤口处用吸引器持续吸引1小时,能吸出30%~50%毒液。咬伤30分钟后,伤口切开和吸引有害。不要因绷扎和清创而延迟应用抗蛇毒血清。

(二)抗蛇毒血清

抗蛇毒血清是中和蛇毒的解毒药,应尽早使用,在20~30分钟内使用更好。如确知何种毒蛇咬伤,首先选用单价抗蛇毒血清。不能确定时,选用多价抗蛇毒血清。抗蛇毒血清用前先做皮内试验,一般用静脉注射,肌注疗效差。过敏试验方法:取0.1ml抗血清,加1.9ml生理盐水稀释20倍,取0.1ml于前臂掌侧皮内注射,20~30分钟后注射部位皮丘在2cm以内,且周围无红晕和蜘蛛足者为阴性。反应阴性者方可使用。皮内试验阳性患者如必须应用抗蛇毒血清时,应按常规脱敏,并同时用异丙嗪和糖皮质激素。各地所生产的抗蛇毒血清效价不一,通常剂量每次3~5支,先用5%葡萄糖溶液稀释,每支10ml,然后加至500ml内,静脉滴注。我国精制抗蛇毒血清的1次剂量:精制蝮蛇抗蛇毒血清8000U,精制尖吻蝮蛇、银环蛇和眼镜蛇抗蛇毒血清均为10 000U。国外,海蛇抗蛇毒血清100ml,印度眼镜蛇多价特异抗蛇毒血清100ml,尖吻蝮蛇多价特异抗蛇毒血清40ml。抗蛇毒血清注射后见效迅速,患者可见血压逐步升高,神志渐渐清醒,约30分钟到数小时后神经症状和出血有好转。蛇毒的半衰期为26~95小时,因此抗蛇毒血清需用3~4天。约有3%~54%患者注射抗蛇毒血清10分钟~3小时后出现过敏反应。轻者有皮肤瘙痒、荨麻疹、咳嗽、恶心、呕吐、发热、心跳加快和自主神经功能紊乱;重者出现血压下降、气管痉挛、血管神经性水肿或休克。因此,在应用抗蛇毒血清前必须准备好肾上腺素、氢化可的松或地塞米松和抗组胺药物。一旦发生抗蛇毒血清过敏反应时,应立即停止抗蛇毒血清的注射,并肌内注射0.1%肾上腺素0.5ml或0.5ml加入葡萄糖溶液20ml内,静脉缓慢注射,10分钟注射完毕。同时用琥珀酰氢化可的松200mg或地塞米松10mg静脉滴注;亦可肌内注射异丙嗪25mg。

(三)并发症治疗

呼吸衰竭在毒蛇咬伤中出现早,发生率高,常需要数周到10周以上才能恢复。因此,应及时正确地应用人工呼吸机。休克、心力衰竭、急性肾衰竭及弥散性血管内凝血等治疗,请参阅有关章节。

(四)辅助治疗

1.糖皮质激素　糖皮质激素能抑制和减轻组织过敏反应和坏死,对减轻伤口局部反应和全身中毒症状均有帮助。每日剂量:氢化可的松200~400mg或地塞米松10~20mg,连续3~4天。

2.防治感染　蛇咬伤的伤口已被污染,故应给予抗生素和破伤风抗毒素1500U。

(五)中医治疗

1.急救处理

(1)早期结扎:同西医急救处理的防治毒液扩散和吸收治疗。

(2)扩创排毒:一般沿伤口处十字形切开,如有毒牙及时拔除,并用清水等冲洗。若为特殊毒蛇咬伤(蝰蛇、尖吻蝮蛇等),伤口出血不止者不宜扩创。

(3)针刺、火罐:出现肿胀时,局部皮肤消毒用三棱针或粗针头点刺八邪(上肢毒蛇咬伤者)/八风穴(下肢毒蛇咬伤者),或从八邪/八风穴向近心端沿皮刺1cm,将患肢下垂,由近端向远端挤压排毒;可用火罐的方法拔出伤口处瘀血及毒液,减轻肿胀及毒物的进一步吸收。但被蝰蛇或尖吻蝮蛇咬伤慎用此法,以防出血不止。

(4)局部新鲜草药外敷:伤口未溃可予生南星、鹅不食草捣烂敷于伤口处,以发疱拔毒;伤口溃烂者给予半边莲、七叶一枝花、蒲公英、紫花地丁、马齿苋、金银花、大青叶等捣烂外敷于伤口周围。

(5)急救中成药:南通蛇药片、上海蛇药、广东蛇药、吴江蛇药、群生蛇药、热毒宁针、醒脑静注射液等。

2.辨证论治　解毒、活血、祛风为毒蛇咬伤主要治疗大法。

(1)风毒

证候特征:局部皮肤麻木感,不伴疼痛;头晕,眼花,乏力,四肢麻痹无力,甚则胸闷、喘息,张口困难,四肢麻痹,严重时昏迷不醒,舌质红,苔白,脉弦数。

治法:祛风止痉,解毒活血。

推荐方药:玉真散(《外科正宗》)合麻黄连翘赤小豆汤(《伤寒论》)加减。

（2）火毒

证候特征: 局部剧痛,可见瘀斑、血疱等,甚则局部溃烂,发热恶寒,烦躁口渴,心悸胸闷,吐血发斑,小便黄赤,大便秘结,舌质红,苔黄,脉滑数。

治法: 清热凉血,泻火解毒。

推荐方药: 黄连解毒汤(《外台秘要》)合五味消毒饮(《医宗金鉴》)加减。

（3）风火毒

证候特征: 局部红肿剧痛明显,严重时血腐肉烂,头晕头痛,视物不清,恶心呕吐,寒战高热,胸闷,心悸,便秘溲赤,甚则烦躁抽搐,神志昏愦,牙关紧闭,呼吸微弱,舌质黯红,苔黄白相间,脉弦数。

治法: 解毒息风,清热凉血。

推荐方药: 五虎追风散(《晋男史传恩家传方》)合犀角地黄汤(《外台秘要》)加减。

典型案例

刘某,男,67岁,2012年8月6日18: 05入院。

主诉: 右足毒蛇咬伤致右下肢肿痛约4小时。

现病史: 入院前4小时,患者在户外不慎被蝮蛇咬到右足背外侧,当时感咬伤处疼痛剧烈,局部见两个相距一横指蛇咬齿痕,少量出血,无畏冷发热,无视物模糊,无头晕头痛,无咽喉不适感,无胸闷心慌,无腹胀腹痛,无恶心呕吐,无四肢乏力,无二便失禁,数分钟后咬伤处开始肿胀并向上蔓延,在右踝关节上方绑扎1道,右足肿胀渐蔓延至小腿中段,疼痛加剧,遂就诊我院。

入院症见: 右足肿胀疼痛,皮温高,舌红苔薄黄脉弦。

既往史: 平素身体健康,无高血压病史,无肝、肾和糖尿病史,无药物过敏史。

体格检查: 神清,生命征平稳,舌红苔薄黄脉弦,心肺腹无异常。右足外侧赤白肉际见2个相距约0.8cm的齿痕,无渗血,未见残留蛇牙及其他异物,无局部灰黑斑,无血、水疱,无皮下出血。右小腿中下段及足背肿胀,皮温明显升高,压痛明显,右侧大腿根部淋巴结未扪及肿大,无压痛。

辅助检查: 血常规: WBC 13.6×10^9/L, N%85%, HGB133g/L, PLT 268×10^9/L。生化: CK499U/L, CK-MB50U/L, 丙氨酸氨基转移酶45U/L,尿素氮14.3mmol/L,肌酐62μmol/L,肌酸激酶256U/L,乳酸脱氢酶126U/L,血糖Glu 6.8mmol/L,凝血酶原时间43.2秒,活化部分凝血酶原时间57.3秒,D-二聚体0.6mg/L。尿常规、心电图正常。

入院诊断:

中医: 毒蛇咬伤(火毒)。

西医: 毒蛇咬伤。

诊治过程: 入院后冲洗伤口,局部皮肤切开排毒。予注射抗蝮蛇毒血清6000U局部皮肤消毒用三棱针或粗针头点刺八风穴,将患肢下垂,由近端向远端挤压排毒; 用火罐的方法拔出伤口处瘀血及毒液,减轻肿胀及毒物的进一步吸收,予季德胜蛇药片外敷。同时口服中药汤药(金银花9g、野菊花9g、紫花地丁9g、紫背天葵9g、蒲公英9g、黄连9g、生地9g、赤芍9g、牡丹皮9g、黄柏9g、甘草3g),3天后患者症状明显减轻,1周后康复出院。

［点评］

影响毒蛇咬伤救治效果的因素很多,包括就诊是否及时、处理是否有效、抗蛇毒血清是否及时应用等,患者年龄及身体状况对救治效果也有影响。本例患者被蝮蛇咬伤后4小时内就诊,3天后症状明显缓解,1周出院,治疗效果明显。抗蛇毒血清的应用强调在蛇咬伤后早期及时应用,时间越长,疗效越差。中医可根据辨证积极干预。此例患者,毒蛇咬伤后出现局部红肿疼痛剧烈,伤口出血,皮肤出现瘀斑,舌红苔黄乃火毒炽盛之证,在外敷季德胜蛇药片的基础上予中药清热解毒治疗。季德胜蛇药片由蜈蚣、蟾皮、地锦草、七叶一枝花等组成。其中,七叶一枝花、地锦草、蟾皮具有较强的清热解毒作用,可化解蛇毒,阻止蛇毒的进一步损害,地锦草兼能凉血止血,蜈蚣则息风止痉,伏蛇毒,诸药并用,共奏清热解毒、凉血止血之功,从而达到临床痊愈的目的。

（方邦江）

第十四章　围术期监护

第一节　围术期概述

手术是外科治疗疾病的重要手段,对于拟行重大手术的患者或接受手术的重症患者,围术期的监护和治疗与手术本身同等重要。周密的术前准备、精心的术中监护以及正确的术后处理是提高治愈率、降低死亡率的重要保障。围术期各系统器官功能的监护与治疗需要外科、麻醉科与重症医学科紧密协作,共同参与。

一、围术期的概念

围术期是指从确定手术治疗时起直至与这次手术有关的治疗基本结束为止的一段时间,包括手术前、手术中及手术后3个时期。包含以下几层含义:

1. 患者诊断明确,为接受手术治疗入院,术后治愈出院,其围术期从入院日开始至出院日为止。

2. 患者诊断尚不明确,入院后需先行相关检查,其围术期从确定诊断并决定手术治疗之日起。

3. 患者诊断明确,但需先行与本次手术不相关的其他治疗,其围术期从其他治疗结束并决定手术治疗之日起。

4. 患者诊断明确,入院后接受手术治疗,术后外科情况已结束,但有其他情况需继续住院治疗,其围术期从决定手术治疗之日起至与此次外科手术有关的治疗结束为止。

二、围术期监护与治疗的基本原则

(一)整体原则

围术期包括手术前、手术中和手术后3个阶段。围术期监护与治疗的目的是将这3个阶段视为一个整体,以手术为中心,将各阶段的诊疗计划进行周密、有机的策划与结合,以使患者能得到较好的治疗效果。

(二)审慎原则

无论是急诊手术还是择期手术,手术医师都需要通过详细询问病史,仔细了解各项术前检查结果,对所需手术治疗的疾病及其对全身情况的影响做出全面的评估,确定手术方案,判断患者是否能够耐受麻醉和手术以及患者的预后。

（三）动态原则

围术期患者各个系统器官的功能变化都将影响到手术本身以及患者的预后。如果脏器功能异常不能得到及时有效的纠正，有可能导致患者病情的恶化及死亡。因此对于围术期患者重要器官组织的动态监测、评估及处理极为重要。

三、围术期患者的病理生理特点

围术期患者有其特殊的病理生理变化，如若未得到正确的处理，极易导致手术伤口愈合差、并发感染、凝血功能障碍，甚至多脏器功能衰竭等危重症出现。围术期病理生理变化与患者术前的基础情况、病情的轻重缓急、手术部位及术式有密切关系外，还受以下因素影响：

（一）应激反应

机体在受到严重感染、创伤、手术等刺激因素达到一定程度时，出现的与刺激因素性质无关的非特异性适应反应称为应激反应。良性应激具有抗损伤的作用，劣性应激可诱发或加重躯体及精神疾患。当患者决定手术治疗开始，手术即成为了最常见的应激原，导致患者心理及躯体发生一系列的生理病理变化。蓝斑-交感-肾上腺髓质系统及下丘脑-垂体-肾上腺皮质轴的强烈兴奋，并伴有其他多种内分泌激素的改变，如儿茶酚胺的合成与释放增加、肾上腺皮质激素及促皮质释放激素释放增多、抗利尿激素分泌增多、醛固酮水平升高、甲状腺受抑制等，患者的分解代谢增加，合成代谢减少，代谢率明显升高。

（二）麻醉及肌松药物

1. 对体温的影响　麻醉药物可抑制自身体温调节功能，干扰温度感受器，引起体热再分布而使体温下降。肌松药物使全身骨骼肌处于松弛状态，消除肌紧张及肌肉运动的产热，导致体温下降。体温下降会使心肌缺血和心律失常等并发症的发生率明显增高。降低凝血因子活性，血小板功能下降，凝血酶原和部分促凝血酶原激酶时间延长，显著增加失血量和对输血的需求。低体温会导致温度调节性血管收缩，引起皮下组织氧供降低。低体温也可直接损害机体的免疫功能，如抑制 T 细胞介导的抗体产生和中性粒细胞非特异性的氧化杀伤作用，减少蛋白质和骨胶质合成，以上因素共同导致围术期患者手术部位感染率增加。低体温产生的寒战还会导致代谢需求升高，从而引起耗氧量增加2~3倍，加重心肺负担。

2. 对循环系统的影响　部分麻醉药物对手术患者的心肌力有不同程度的抑制，引起心脏收缩力下降、心肌耗氧减低或减慢心率，甚至出现心律失常；能够扩张冠脉，出现冠脉窃流现象；扩张外周血管阻力，血压下降，心率反射性增加；部分药物能够兴奋交感神经，引起血压升高，如氯胺酮。

3. 对呼吸功能的影响　麻醉药物对呼吸功能的影响主要表现对呼吸中枢、气道及肺血管的影响。部分麻醉药物可对呼吸产生抑制作用，使潮气量下降，呼吸频率减慢，甚至呼吸骤停；有些麻醉药物，如巴比妥类能够降低缺氧反射。一些药物能够改变CO_2通气反应曲线，如巴比妥及卤素碳氢化合物能够使CO_2通气反应曲线右移，并明显降低其斜率，直至完全无反应；麻醉镇痛药如吗啡可使CO_2通气反应曲线右移，但不影响其斜率，除非患者入睡。各种麻醉药物对气道及肺血流的影响各异，如安氟醚、异氟醚有扩张支气管和肺血管的作用；氧化亚氮则是血管收缩药；氯胺酮可增加唾液及气道分泌物、扩张支气管。

4. 对消化系统的影响　全麻诱导时患者意识和吞咽反射消失，容易引起反流与误吸，尤其是急诊手术，未进行胃肠道准备的情况下，极易出现呕吐与反流，胃内容物误入气道，支气管痉挛和肺泡毛细血管通透性增加,引起气道梗阻或呼吸道损伤,甚至导致肺水肿和肺不张。

(三)补液与水电解质紊乱

手术过程中失血过多、腹部手术中非显性失水、发热、感染等因素均可导致患者在围术期内处于容量不足的状态。血容量不足可导致组织灌注不足而出现缺血缺氧表现,严重者可出现血压下降、心率增快、尿量减少等休克表现。因此,补液是围术期常见的治疗措施。不恰当的补液也能给机体带来一定的损伤,加重原有病情。对于潜在心肾功能损伤危险因素的患者,尤其是高龄患者,补液速度不能过快,否则容易出现因迅速增加的容量负荷导致心力衰竭。

(四)出血与血栓

围术期出血是手术常见的并发症。除了手术无法彻底止血或止血不及时的原因外,机体凝血、纤溶功能障碍也是出血的重要原因。正常的止血机制有赖于凝血系统、抗凝系统、纤维蛋白溶解(纤溶)系统、血管壁、血小板和血液流变学等结构与功能的完整性及它们之间的生理性调节和平衡。任一环节的作用增强或减弱,都会破坏这种平衡,容易造成血栓形成或出血的发生。手术和严重创伤后,机体纤溶活性降低。另外,反应性血小板增多和多种凝血因子含量增加,血液呈暂时性高凝状态,在手术后1~3天尤为明显。因此,围术期患者除非有出凝血功能障碍,术后1~2天内常处于高凝状态,加之术后患者活动减少,止血药的应用应当审慎处理,否则可能引起肺血栓、脑血栓及下肢静脉血栓等严重不良反应。对于存在血栓形成高危因素的患者,还需要适当给予抗凝治疗。

第二节　围术期的监护与治疗

围术期包括手术前、手术中及手术后3个时期,本节重点介绍手术后各系统器官功能的监护与治疗。对于术前准备、高危患者识别、术前防治以及术中监护等内容,详见《外科学》《麻醉学》等有关章节。

一、呼吸功能

(一)监护

术后呼吸功能监测的基本目标是防止低氧血症和高碳酸血症。已经拔除气管插管的患者应关注其主诉,如憋气、呼吸困难等。拔管或未拔管患者均需观察与呼吸相关的体征,包括气道是否通畅,呼吸的频率、节律和幅度,有无呼吸机疲劳(呼吸表浅)及呼吸做功增加(三凹征、出汗)的表现。所有ICU术后患者均需实时监测呼吸频率、SpO_2,必要时监测呼气末二氧化碳分压、检测动脉/静脉血气分析。机械通气患者还应监测呼吸力学指标,视病情可行胸部X线和CT检查。

(二)治疗

气道通畅是保证呼吸功能正常的前提。舌后坠、咽部及气管内分泌物增多是术后患者呼吸道阻塞的常见原因,应定时吸出口咽部分泌物或呕吐物。遇有舌后坠应置入口咽气道或鼻咽腔气道。术后急性呼吸衰竭常见于腹部或胸部手术的老年患者,对于不适合无创机械通气（如神志不清或无法维持气道通畅）或无创通气治疗1~2小时后病情无改善的患者应进行有创机械通气治疗。术后需行有创通气时，建立人工气道可首选经口气管插管。若2周内不能拔除气管插管时可考虑气管切开。

及早拔除气管插管是预防呼吸机相关性肺炎最有效的方式。术后行有创机械通气的患者应尽量采取半卧位，加强气道内吸痰，视情况可以采用胸部叩击、声门下分泌物吸引、雾化吸入、设置合理PEEP等方式促进痰液排出，改善氧合，预防肺不张。麻醉未清醒的患者如无禁忌证，可适当加快输液速度或应用小剂量利尿剂，加速麻醉药物排泄。对于合并肺内感染的患者，应留取痰培养，据病原学药敏结果调整抗生素应用，为早期拔管撤机创造条件。

二、循环功能

（一）监护

1. 心电监护　心电监护目的主要是连续监测心率波动、发现心律失常、评估心肌损伤及缺血程度、观察电解质紊乱及药物对心电的影响等。

2. 动脉压监测　动脉压主要反映心排血量和外周血管阻力，其与心肌收缩力、循环血容量、外周血管阻力、血管壁弹性等因素相关。若动脉压过低，则组织器官灌注不足；若动脉压过高，则可能导致靶器官及血管内皮损伤。动脉压的测量分为动脉穿刺直接测压和袖带式间接测压。

3. 中心静脉压监测　中心静脉压的大小取决于心脏射血能力和静脉回心血量之间的相互关系。若中心静脉压低于正常，多提示右心房充盈不足或血容量不足；若中心静脉压高于正常，多提示心功能不全或肺循环阻力增高。

4. 经肺动脉漂浮导管监测　经肺动脉漂浮导管（Swan-Ganz导管）监测被认为是目前血流动力学监测的金标准。通过此导管可获得压力参数（包括中心静脉压、右房压、右室压、肺动脉压、肺动脉楔压），流量参数（包括与心排血量相关的参数）及氧代谢方面的参数。

5. 新技术的应用　包括持续心排血量血流动力学监测（PiCCO）、无创心排血量监测（NICO）、阻抗法血流动力学监测（ICG）、经食管超声心动图监测（TEE）等。以上技术为综合评估循环系统状况开辟了新视角，与老技术形成了优势互补。

（二）治疗

对于心肌缺血性疾病以改善心肌供血、营养心肌等治疗为主，抗血小板聚集及抗凝治疗应根据具体手术情况决定是否应用，避免引起术区出血。对于心律失常患者，首先判断心律失常的类型，去除电解质紊乱或药物影响等诱因，根据心律失常的类型对症应用抗心律失常药物治疗，必要时可行电复律。对血流动力学异常的患者，可根据血流动力学监测指标判断病因并对症治疗。对于术后出现低心排出量综合征的患者经超声心动图证实如有心内畸形矫正不满意，应再次手术，心包压塞时应开胸止血，胸腔积液者应及时穿刺或引流。

三、肝脏功能

（一）监护

肝脏是供能物质代谢、有毒物质解毒、主要凝血因子生成的重要场所。肝脏功能不全可直接影响物质代谢、凝血功能、肾脏功能及中枢神经系统功能。手术后患者肝功能监测的主要指标有：

1. 评估肝脏合成功能　人血白蛋白、胆固醇、凝血酶原时间、凝血因子Ⅴ、Ⅶ、Ⅸ、Ⅹ。
2. 评估肝脏排泄功能　血清胆红素。
3. 评估肝细胞有无损伤　谷丙转氨酶(ALT)、谷草转氨酶(AST)。

肝脏具有巨大的储备能力,在肝功能监测指标异常之前很可能已存在一定程度的肝功能损害。某些非肝脏疾病亦可引起肝脏异常反应。因此对所采用的肝功能监测指标及其结果,应根据患者病情进行具体分析,以便能正确评估肝功能状况。

(二)治疗

术后患者肝功能不全的常见原因是由于长时间低血压、低灌流、低氧血症等对肝细胞的损害,以及有毒物质对肝细胞的直接损害。因此,保证通气和充分供氧,改善和加强内脏循环灌注,慎用肝毒性药物是防治肝功能不全的主要措施。肝脏切除术后常出现一过性高胆红素血症,胆红素进行性升高是不良预兆。术后肝功能衰竭常并发难以纠正的凝血功能障碍和重症感染,肝脏移植是有效选择,人工肝可能是有效的生命支持手段。肝硬化患者因肾素-血管紧张素-醛固酮系统被激活,容易出现水钠潴留,术后应限制钠摄入,肠外营养需补充支链氨基酸以降低分解代谢,促进肝脏蛋白质合成。

四、肾脏功能

(一)监护

1. 尿量　尿量主要取决于肾小球滤过率、肾小管重吸收和浓缩及稀释功能,是反映肾脏及机体其他重要脏器血流灌注状态的敏感指标之一。若尿量小于10ml/h,需警惕无尿。影响尿量因素较多,包括饮食、血流动力学状态、肾功能、血浆渗透压、内分泌代谢因素等。

2. 尿比重　尿比重是反映尿液中所含溶质浓度的指标,用于估计肾脏的浓缩及稀释功能。健康成人24小时尿比重在1.015~1.025之间。尿比重升高提示尿液浓缩,多见于脱水、高热、急性肾炎、蛋白尿、血尿、糖尿等;尿比重减低提示肾脏浓缩功能下降,多见于可导致远端肾小管浓缩功能障碍的疾病、尿崩症、利尿药治疗后等;尿比重固定不变提示肾小管浓缩功能下降,多提示肾实质损伤。

3. 内生肌酐清除率(Ccr)　临床上可代替肾小球滤过率(GFR)的测定。当无法测定尿肌酐时,可用血肌酐值(Scr)推算Ccr。当Ccr低于80ml/min时表示肾小球滤过功能已开始减退;70~51ml/min提示肾功能轻度下降;50~31ml/min提示肾功能中度下降;<30ml/min提示肾功能重度下降;<10ml/min提示终末期肾衰。

4. 血肌酐(Scr)和尿素氮(BUN)　两者均为蛋白质代谢所产生的非蛋白物质,均通过肾小球滤过而排出体外,故两者的血浆浓度可在一定程度上反映肾小球的滤过功能。由于肾脏的储备能力,只有当GFR下降50%时,两者的血浆浓度才明显升高。两者间相比,血尿素氮浓度受肾外因素影响较多,故评估肾小球滤过功能,血肌酐水平较血尿素氮更为可靠。

(二)治疗

纠正肾前性因素,保证有效循环血容量,从而保证肾脏有效灌注;解除肾后性梗阻因素;少尿期控制水钠入量,积极纠正因肾功能不全而继发的高血钾及代谢性酸中毒;多尿期注意预防脱水及低血钾、低血钠等情况发生;给予合理的热量供应;避免肾毒性药物的应用;治疗原发病,控制感染;必要时行血液净化治疗,包括血液透析、血液滤过、血液灌流等。

五、出凝血功能

（一）监护

出凝血功能正常是手术后患者康复的重要保证。围术期出凝血功能的监测指标主要有：血小板计数、凝血酶原时间（PT）、国际标准化比值（INR）、活化部分凝血活酶时间（APTT）、纤维蛋白原（FIB）、血浆D-二聚体测定等。应用肝素治疗的患者，APTT为首选监测指标。口服抗凝剂的患者，PT、INR为首选监测指标。脑出血术后患者应监测颅内压变化。手术后患者应密切注意术区出血情况，监测引流液的量、色、质变化，及时与外科手术医师沟通。

（二）治疗

血小板减少及纤维蛋白原缺乏是术后患者出凝血功能障碍的常见原因。如为血小板减少引起的出血，应输血小板或新鲜血治疗，禁用血小板抑制药物如阿司匹林等。如为纤维蛋白溶酶活性增强使纤维蛋白原大量分解导致的出血，应采用纤维蛋白溶酶活性抑制剂如氨甲苯酸、氨甲环酸及抑肽酶等治疗，必要时还应输入血浆或冷沉淀。如为血管性因素导致的出血，可采用肾上腺色腙及酚磺乙胺治疗，必要时外科止血。对因使用肝素不当导致的出血，可采用鱼精蛋白拮抗。

六、脑功能

（一）监护

1. 意识状态　意识是大脑功能活动的综合表现，即对环境的知觉状态。根据意识水平的程度将意识状态分为清醒状态、嗜睡状态、意识模糊、昏睡状态、昏迷状态。昏迷状态根据程度又分为浅度昏迷、中度昏迷和深度昏迷。临床上评估意识障碍程度多采用Glasgow评分法。

2. 瞳孔　正常瞳孔为圆形，直径2~5mm，双侧相差小于0.5mm，直接与间接对光反射存在。双侧瞳孔缩小多见于脑干出血、麻醉镇静类药物过量或中毒等情况；双侧瞳孔散大多见于阿托品中毒、脑病末期等情况；瞳孔时大时小或不等大多见于脑水肿及脑疝；双侧瞳孔散大且对光反射消失，多提示脑干损伤，预后不良。

3. 颅内压　颅内压监测分为脑室内、脑实质内、硬膜下和硬膜外测压。其中脑室内压力监测是目前监测颅内压的金标准，20mmHg为需要降低颅内压的临界值。

（二）治疗

维持合理稳定的血压，保证脑血流灌注量；保持水、电解质及酸碱平衡，维持内环境稳定；控制血糖水平，避免低血糖的发生；需脑保护的患者应选择亚低温治疗，掌握降温时机；存在脑细胞损伤的患者，可应用营养脑细胞药物，促进脑功能恢复；对意识障碍患者，保持气道通畅，避免发生误吸及窒息；对呼吸功能不全者可行机械通气治疗。

七、营养与代谢功能

（一）监护

术后患者处于以高分解代谢为特征的负氮平衡状态，此时肌肉蛋白质分解增加，大量支链氨基酸被分解利用，免疫系统、肠黏膜结构和功能受损，加上禁食和使用抗生素等导致肠道微生态破坏，促进肠道菌群移位，引发肠源性感染。手术后患者营养状态常用评价指标有：体重、上臂肌周径、肱三头肌皮褶厚度、氮平衡及血浆白蛋白等。

（二）治疗

术后患者肠内营养中应增加支链氨基酸含量（如亮氨酸），补充具有药理学作用的特殊营养素（如谷氨酰胺、精氨酸、ω-3脂肪酸等），减少蛋白质的分解代谢，增强免疫功能，保护肠道屏障完整性。对于胃肠道功能衰竭或胃肠功能未恢复而不能启动肠内营养的术后患者，应采用肠外营养。长期使用肠外营养会使患者的胃肠功能进一步下降并引发多种并发症，应尽早过渡到肠内营养。

八、围术期抗生素应用

（一）手术部位感染（SSI）的定义

SSI是指在围术期（个别情况在围术期以后）发生在切口或手术深部器官或腔隙的感染。其中切口感染包括切口浅部感染和切口深部感染，如感染同时累及切口浅部及切口深部者应定义为切口深部感染。

（二）手术部位感染的病原学特点

最常见的病原菌是葡萄球菌（金黄色葡萄球菌和凝固酶阴性葡萄球菌），其次是肠道杆菌科细菌（大肠埃希菌、肠杆菌属、克雷伯菌属等）。病原菌可以是内源性或外源性的，以内源性为主，即来自患者本身的皮肤、黏膜及空腔脏器内的细菌。其中，皮肤携带的致病菌大多为革兰阳性球菌，但在会阴及腹股沟区，皮肤常被粪便污染而带有革兰阴性杆菌及厌氧菌。在胃肠道、胆道、泌尿道、女性生殖道切开手术中，典型的致病菌为革兰阴性肠道杆菌，同时，在结直肠和阴道，还存有厌氧菌（主要为脆弱类杆菌），它们是这些部位发生器官/腔隙感染的主要病原菌。在任何部位，手术切口感染大多由葡萄球菌引起。

（三）抗菌药物应用的适应证

一般的Ⅰ类切口手术大多无须使用抗菌药物，仅在下列情况时可考虑预防用药：①手术范围大、时间长、污染机会增加；②手术涉及重要器官，一旦发生感染将造成严重后果者；③有人工材料或装置植入的手术；④患者有感染高危因素，如高龄＞70岁、糖尿病、免疫缺陷者等。Ⅱ类切口及部分污染较轻的Ⅲ类切口手术主要以预防为目的应用抗菌药物。已有严重污染的多数Ⅲ类切口及Ⅳ类切口手术应根据需要在手术前后以治疗为目的应用抗菌药物。

（四）抗菌药物的选择

污染较重的多数Ⅲ类切口及Ⅳ类切口和发生手术部位感染的患者，以治疗为目的应用抗菌药物，可根据手术部位感染的病原学特点，选择对应的抗菌药物进行抗感染治疗。同时可留取手术部位的分泌物及引流物等进行病原学检测，并根据结果调整抗菌药物的应用。

预防性应用抗菌药物的选择：头孢菌素类以其相对广谱、效果肯定（杀菌剂而非抑菌剂）、副作用相对较少、价格相对低廉等特点被首选应用：①心血管、头颈、胸腹壁、四肢软组织和骨科手术，主要病原菌是葡萄球菌，可选用第一代头孢菌素，如头孢唑啉、头孢拉定等；②进入腹腔、盆腔空腔脏器的手术，主要病原菌是革兰阴性杆菌，可选用第二、三代头孢菌素，如头孢呋辛、头孢噻肟、头孢曲松等；③下消化道手术、涉及阴道的妇产科手术及经口咽部黏膜的头颈部手术多有厌氧菌污染，应在第二、三代头孢菌素基础上加用覆盖厌氧菌的抗菌药，如甲硝唑；④肝、胆系统手术，可选用能在肝、胆组织和胆汁中形成较高浓度的抗菌药，如头孢曲松、头孢哌酮等；⑤对青霉素及头孢菌素过敏者，针对葡萄球菌、链球菌可用克林霉素，针对革兰阴性杆菌可用氨曲南，两者多联合应用；⑥对于下消化道手术，可在术前加用肠道不吸收或少吸收的肠道抗菌药物(如:新霉素、庆大霉素、红霉素等)口服,并配合口服泻剂及灌肠以清洁肠道。

(五)预防性应用抗生素的方法

1. 给药时机　应在切开皮肤(黏膜)前30分钟开始给药,以保证在发生细菌污染之前血清及组织中的药物已达到有效浓度(＞MIC90)。

2. 给药方法　静脉给药,30分钟内滴完,不宜加在大液体内缓慢滴注,否则达不到有效浓度。

3. 追加方法　要求血清和组织内抗菌药物有效浓度必须能够覆盖手术全过程。常用的头孢菌素血清半衰期为1~2小时,因此,如手术延长到3小时以上或超过药物本身两个半衰期,或失血量超过1500ml,应追加1个治疗量,必要时还可再次追加。如果选用半衰期长达7~8小时的头孢曲松,则无须追加剂量。

4. 疗程　一般应短程使用,择期手术结束后不必再用。若患者有明显感染高危因素,如应用人工植入物等情况,抗生素可用至术后24小时,特殊情况下可延至48小时。如术中发现已存在感染,术后应继续用药直至感染消除。

九、镇痛与镇静

(一)手术后镇痛

手术后镇痛可消除或减轻痛苦及由疼痛引起的不良反应(如应激反应、交感神经兴奋等),减少各种并发症,促进术后康复,提高术后生活质量,使患者在无痛、轻松的状态下度过围术期。在术后疼痛治疗中,首先应尽量祛除疼痛诱因,并积极采用非药物治疗。药物治疗包括阿片类、非阿片类及非甾体类抗炎镇痛药等,其中持续静脉注射阿片类药物是ICU常用的镇痛方法,如吗啡、芬太尼、瑞芬太尼等。患者镇痛治疗过程中需要对疼痛程度及治疗反应进行评估,常用的评估工具有VAS、VRS、NRS等。对不能交流的患者,可通过观察与疼痛相关的行为(如运动、表情、姿势等)和生理指标(心率、血压、呼吸频率等),并通过监测镇痛治疗后这些参数的变化进行评估。

(二)手术后镇静

手术后镇静是指患者手术结束后由于疼痛、烦躁、机械通气等原因,仍需要使用镇静药物对患者进行干预,从而减轻患者躯体不适感,消除焦虑躁动,减轻氧耗,改善睡眠,诱导遗忘,提高患者对机械通气、术后各种诊疗操作的耐受能力等,以使患者安全度过围术期。在术后镇静治疗前,应尽量明确引起患者产生疼痛及焦虑、躁动等症状的原因,尽可能采用非药物手段(如心理、物理疗法等)祛除或减轻一切可能的影响因素,在此基础上开始镇静治疗。镇静药物选择主要有咪达唑仑、丙泊酚、右美托咪定等,给药方式以持续静脉输注为主。镇静过程中需应用评分工具(如Ramsay评分、SAS、MAAS等)对镇静深度进行评估,开展每日唤醒计划。

第三节　围术期中医中药的应用

手术是中医药学千百年来重要的扶正祛邪手段之一。早在殷商时期出土的甲骨文已有外科病名的记载,周代《周礼·天官篇》中所记载"疡医",即指外科医师。中医药学无"围术期"之名,但对于与手术相关的术前准备及术后注意事项已有所认识及论述。

一、病因

(一)七情内伤

情志是人体的内在精神活动,一般情况下属正常生理活动范围。围术期患者因对疾病及手术的恐惧及顾虑等原因,精神压力增大,超过了人体生理活动所能调节的范围,导致气血、经络、脏腑功能失和而发病。由情志内伤所致的疾病,多存在肝气郁结及与之相关的致病特点。

(二)饮食不节

饮食不节导致脾失健运,胃失受纳,胃肠功能紊乱,加之围术期患者存在禁食禁水、留置胃肠管、术前肠道准备、各种导管引流等情况,使脾失运化、胃气受损进一步加重,导致食滞、痰湿、热毒内生而致病。

(三)外来伤害

跌仆、火焰、寒冻、金刃等因素都可以直接损伤人体,引起气血运行失常而发病。手术本身即属于金刃损伤,易致气血凝滞,脉络瘀阻,或气血随创口外泄,或外邪由创口内侵等情况,导致皮肉、筋脉、脏腑的损伤或功能失调而发病。

(四)久病虚损

体虚病久,耗伤精气,脏腑气血受损,阴阳失和,正气亏虚而发病。围术期过程中,尤其是进行复杂手术者,机体损伤较重,如术后再进行放疗、化疗等措施,正气耗伤更甚,精气津血亏虚而发病。

二、病机

(一)邪正盛衰

围术期疾病与其他疾病一样,发病过程始终存在邪正斗争的基本矛盾。"邪气盛则实""精气夺则虚"。正气旺盛,临床多实证、阳证,预后较好;正气不足,则多虚证、阴证,容易逆变,预后不良。邪正盛衰受治疗措施及自身体质等因素影响,使邪正关系发生动态变化。如起病为实证者,因久病迁延,或手术治疗后损伤气血,可演变为虚证;起病为虚证者,病久产生痰湿血瘀等病理产物后,亦可演变为实证。

(二)气血失和

气血失和指气血生化不及或运行障碍而致其功能失常的病理变化。围术期局部病变出现的疼痛、肿胀、肿块、结节、瘀斑等病理变化均为气血凝滞的表现。另外,气血的盛衰也关系到围术期患者的预后和转归,如气血充足,易于生肌长肉,手术创口及全身状态易于恢复;如气血亏虚,正虚邪恋,病情迁延,手术创口难以生肌收口,整体状态恢复欠佳,疾病易于反复。

(三)脏腑失调

人体是一个有机整体,围术期的疾病无论发生于机体的哪一部位,都可按其所属脏腑的功能失调论治。《外科启玄》云:"凡疮疡,皆由五脏不和,六腑壅滞,则令经脉不通而生焉。"脏腑功能的失调,易致瘀血、痰饮、水湿、食积等病理产物的生成,故围术期的疾病发生发展与脏腑功能失调密切相关。

三、术后常见证型

（一）气随血脱

证候特征：术中失血过多，面色苍白，四肢厥冷，大汗淋漓，尿少或尿闭，口干咽燥，舌红少津，脉细数或微细欲绝。

治法：益气固脱，滋阴养血。

推荐方药：生脉散（《医学启源》）加减。

推荐中成药：生脉注射液、参麦注射液。

（二）阳气暴脱

证候特征：呼吸微弱或上气喘急，面色苍白，手足厥逆，冷汗淋漓，腿肿尿少，舌质黯淡，脉微欲绝。

治法：回阳益气固脱。

推荐方药：四逆汤（《伤寒论》）加减。

推荐中成药：参附注射液。

（三）瘀血犯肺

证候特征：喘促气逆，鼻翼煽动，气不接续或时续时断，唇周指甲青紫，舌质紫黯或有瘀斑，脉涩。

治法：活血化瘀，理气平喘。

推荐方药：血府逐瘀汤（《医林改错》）加减。

推荐中成药：血必净注射液。

四、术后中医康复

（一）针刺

对于颅脑手术后的患者，如面瘫者，可以针刺下关、地仓、风池、迎香等穴；上肢活动不利者，可以针刺肩髃、曲池、手三里、外关、合谷等穴；下肢活动不利者，可以针刺伏兔、梁丘、委中、阳陵泉、三阴交、解溪等穴；此外还可以针刺肾俞、命门、气海、关元等穴位以增强补益之功。对于腹部手术后的患者，可以针刺足三里、三阴交、公孙等穴位以促进胃肠功能恢复。对于骨科手术后肢体功能障碍者，可参照颅脑手术后四肢不利的针灸方案。针刺前应排除禁忌证，选好针刺体位，把握住针刺深度。行针可以采用提插法和捻转法，同时结合补泻手法，每日1次，留针时间一般为30分钟。

（二）推拿

推拿具有调节神经功能，促进体液循环，改善关节功能，松懈软组织粘连的作用。对于断肢再植术后或骨折术后关节功能障碍、开颅术后的肢体功能恢复、手术后肠粘连等均可施行推拿手法。常用手法包括推法、揉法、滚法、拿法、按法、捏法、屈伸法等。推拿者需遵循"循经取穴、局部取穴"的中医治疗原则，结合现代解剖及生物力学原理，了解术后患者所患疾病或损伤的临床表现及其功能障碍程度，针对不同的部位施用不同的手法。

典型病例

患者，女性，84岁。

主诉:腹部胀痛伴停止排便3天。

现病史:患者3天前无明显诱因出现腹部胀痛,以右下腹为重,近3天少量排气,未排便,因疼痛难忍就诊。

入院症见:腹部持续性胀痛,恶心未吐,少量排气不排便,尿少,寐差。舌质紫黯,少苔,脉弦数。

既往史:高血压病16年,血压最高180/100mmHg,间断服用硝苯地平缓释片,平时血压130/80mmHg左右。

查体:神清,T:38.2℃,BP:110/75mmHg,HR:112次/分,RR:30次/分,SpO$_2$:96%。腹部膨隆,可见肠型,全腹压痛阳性,反跳痛阳性,轻度肌紧张,肠鸣音弱,约1~2次/分。

辅助检查:全腹CT平扫:盲肠及升结肠起始端明显扩张,近端似"套筒样"改变,部分扩张小肠肠管内见气液平面。血常规:WBC:12.3×10^9/L,NE%:88.3%,LY%:9.5%,HGB:103g/L,PLT:320×10^9/L。肝功:ALB:27g/L,胆红素、ALT、AST正常。肾功:BUN:5.2mmol/L,Scr:82μmol/L,K$^+$:3.4mmol/L,Na$^+$:133mmol/L。DIC:APTT61秒,D-dimer:7.29mg/L。心电图大致正常。

入院诊断:

中医诊断:腹痛(气滞血瘀证)。

西医诊断:①肠梗阻;②继发性腹膜炎;③结肠占位?④高血压病3级(极高危);⑤离子紊乱(低钾、低钠)。

诊疗经过:患者存在急腹症,入院后3小时于全麻下行剖腹探查术。术中见腹腔内黄色粪水,升结肠肝曲可见约7cm×7cm肿物,肿物所在肠壁穿孔。术中诊断:右半结肠癌,行右半结肠癌根治术+肠减压术。手术历时6小时,术中失血约450ml,补液2500ml,其中红细胞悬液400ml,血浆400ml。术中患者出现血压下降,血压波动于(70~115)/(35~80)mmHg,予去氧肾上腺素提升血压。术后带气管插管转入ICU。转入时患者麻醉未醒,HR:109次/分,BP:100/70mmHg,RR:14次/分,SpO$_2$:98%(简易呼吸器接氧气袋),少尿,APACHE Ⅱ 22分。查:体重50kg,双肺呼吸音弱,双肺可闻及散在湿啰音。心律齐,未闻及病理性杂音。术区引流管(盆腔引流+吻合口引流)两枚,内见少量血性液体。急检化验示:血常规:WBC:19.0×10^9/L,NE%:90.6%,LY%:3.7%,HGB:98g/L,PLT:270×10^9/L。CRP:246mg/L。肝功:ALB:22g/L,ALT:28U/L,AST:62U/L。肾功:Scr:127μmol/L,K$^+$:3.5mmol/L,Na$^+$:137mmol/L。尿常规:pro2+,潜血3+,尿比重1.026。DIC:APTT71秒,D-dimer:6.75mg/L。血气分析(FiO$_2$:80%)pH:7.365,PCO$_2$:33.7mmHg,PO$_2$:189mmHg,Lac:2.2mmol/L。心电图大致正常。心肌钙蛋白0.4ng/ml。NT-proBNP:1360pg/ml。床旁胸片示双肺散在斑片状阴影。

入ICU诊断:

中医诊断:积聚(正虚瘀结证)。

西医诊断:①呼吸抑制延迟;②右半结肠癌根治术后;③结肠肝曲癌;④肠梗阻;⑤继发性腹膜炎;⑥肺内感染;⑦高血压病3级(极高危);⑧急性肾损伤;⑨离子紊乱(低钾、低钠)。

入ICU监护与治疗:继续予气管插管接呼吸机辅助呼吸。予广谱抗生素美罗培南1.0g,每12小时1次抗感染,留取痰液及引流液细菌培养。患者术中失血失液,予参麦注射液益气养阴,行补液治疗,补液速100~150ml/h,并应用小剂量去甲肾上腺素[0.5~0.8μg/(kg·min)]以维持血压。1小时后患者苏醒,予丙泊酚0.3~0.8mg/(kg·h)持续泵入以镇静。血流动力学稳定后启动肠外营养,并针刺足三里、三阴交、公孙以促进胃肠功能恢复。患者复查血肌酐呈升高趋势,考虑为感染所致急性肾损伤,行CRRT治疗以清除炎症介质,稳定内环境及平衡液体出入。术后4天患者肾功能有所恢复,24小时尿量约800ml,停CRRT。患者少量排气,予鼻饲糖水。术后5天尝试启动肠内营养(短肽制剂),间断予中药颗粒剂(大黄10g、炙甘草6g、芒硝6g)鼻饲以通腑泄浊,促进肠道蠕动。术后12天患者病情平稳,无发热,成功撤机拔管,转入普外科。

[点评]

本病例为结肠癌所致肠梗阻并穿孔后出现急腹症,外科及时手术解决原发病及术后ICU系统监护及治疗是患者得到成功救治的关键,其中外科手术为治疗前提。

患者术后第一时间未能成功撤机拔管存在多方面原因,如麻醉药物代谢未完全、血流动力学不稳定、严重感染、手术创伤大等,术后针对患者心肺功能、感染、肾功能、营养代谢、肠道功能等重要方面进行了系统监护与治疗。

本病例治疗过程中体现了中医药治疗的特色和优势。如参麦注射液对稳定血流动力学的影响;采用针刺手法促进结肠癌术后胃肠功能恢复,以及鼻饲中药颗粒剂促进肠道蠕动等,方法简单易行,值得推广。

(陈 岩 王 彤)

第十五章 镇 痛 镇 静

镇痛与镇静治疗是重症患者基本治疗的重要部分。ICU的重症患者常处于强烈的应激中,自身严重的疾病,约束,救治护理昼夜不分,噪音持续不断,各种有创诊治操作,气管插管及其他各种插管引起隐匿性疼痛,对死亡的恐惧等,这一切构成对患者的恶性刺激。调查表明,离开ICU的患者中,有50%对其在ICU中的经历保留有痛苦的记忆,而70%以上的患者在ICU期间存在着焦虑与躁动。因此,重症医学工作者应该时刻牢记,在抢救生命、治疗疾病的过程中,必须尽可能减轻患者的痛苦与恐惧感,使患者不感知或者遗忘其在危重阶段的多种痛苦,并且避免使这些痛苦加重患者的病情或影响其接受治疗。

一、概述

(一)定义

镇痛与镇静治疗是特指应用药物手段以消除患者疼痛,减轻患者焦虑和躁动,催眠并诱导顺行性遗忘的治疗。

(二)目的与重要性

镇痛镇静治疗的目的是消除或减轻患者的疼痛及躯体不适感,改善患者睡眠;诱导遗忘,减少或消除患者对其在ICU治疗期间病痛的记忆;减轻或消除患者焦虑、躁动甚至谵妄,防止患者的无意识行为干扰治疗,保护患者的生命安全。

同时通过镇痛和镇静治疗使患者处于"休眠"状态,降低代谢和氧需氧耗,以适应受到损害的灌注与氧供水平,从而减轻强烈病理因素所造成的损伤,为恢复器官功能赢得时间。

因此,镇痛和镇静治疗与其他各种治疗手段和药物一样重要,不可或缺,需要重症医师重视并认真掌握,趋利除弊,合理应用,以达到挽救患者生命、减轻患者痛苦的目的。

(三)与术中麻醉的区别

ICU中患者的镇痛和镇静治疗与手术中麻醉有着根本的区别。由于手术时间罕有大于24小时者,且全麻手术时需要患者丧失一切感觉与意识,包括自主呼吸,因此手术中麻醉患者在短时间内所达到的镇痛和镇静深度要远远超过ICU患者,且多合并应用肌松药物,此时患者丧失了一切自我保护反射与感觉运动及意识。ICU患者则不然,一方面需要镇痛镇静的时间远远长于手术麻醉时间,另一方面深度又要求尽可能保留自主呼吸与基本的生理防御反射和感觉运动,病情需要往往合并多种治疗手段和药物,必须考虑彼此间的相互影响。ICU患者具有镇痛和镇静药物累积剂量大,药代、药效动力学不稳定,需要经常判断镇痛和镇静程度并随时调整药物种类与剂量,使其与手术中麻醉有很大差异。

二、镇痛镇静的指征

（一）疼痛
因损伤或炎症刺激，或因情感痛苦产生的一种不适的感觉。

（二）焦虑
一种强烈的忧虑，不确定或恐惧状态，包括躯体症状（心慌、现汗）和紧张感，诱因（病房环境、担忧、医源性刺激等）。

（三）躁动
伴有不停动作的易激惹状态，或伴随着挣扎动作的极度焦虑状态，引起焦虑的原因均可以导致躁动。

（四）谵妄
多种原因引起的一过性意识混乱状态，短时间出现意识障碍和认知功能改变是谵妄的临床特征，意识清晰度下降或觉醒程度降低是诊断的关键。

（五）睡眠障碍
失眠、过度睡眠和睡眠-觉醒节律障碍。

（六）机械通气
清醒患者施行机械通气常感不适和焦虑，易发生患者自主呼吸与呼吸机发生对抗，可给予适当深度的镇静和镇痛，以消除人机对抗，必要时，甚至可以在一定深度的镇静状态下给予骨骼肌松弛药。

（七）诊断和治疗操作
为保证诊断和治疗操作的安全性和依从性，可预防采取镇静镇痛，以减少因创伤性操作引起患者的精神紧张。根据刺激程度的不一样以及患者体重和全身情况，可将给予的镇静药剂量做适当调整，有时需给予一定的镇痛药物甚至给予局麻或全身麻醉。

三、疼痛与镇痛的监测

（一）疼痛定义
是因损伤或炎症刺激，或因情感痛苦而产生的一种不适的感觉。

（二）疼痛的不良影响
疼痛导致机体应激、睡眠不足和代谢改变，进而出现疲劳和定向力障碍，导致心动过速、组织耗氧增加、凝血过程异常、免疫抑制和分解代谢增加等。疼痛还可刺激疼痛区周围肌肉的保护性反应，全身肌肉僵直或痉挛等限制胸壁和膈肌运动进而造成呼吸功能障碍。

（三）疼痛监测
无论在休息或接受常规治疗期间，ICU的成年患者通常都经历疼痛，对于所有成年ICU患者，推荐常规进行疼痛监测。

对于不能自行描述疼痛但运动功能正常，且行为可以观察的内科ICU、术后或创伤的成年ICU患者（不包括颅脑外伤），疼痛行为量表（表15-1）（Behavioral Pain Scale, BPS）和重症监护疼痛观察工具（表15-2）（Critical-Care Pain Observation Tool, CPOT）用于监测疼痛是目前最为准确、可靠的行为量表。

不推荐单纯根据生命体征（或包括生命体征在内的观察性疼痛量表）评估成年ICU患者

的疼痛,建议生命体征可以作为上述患者需要接受进一步评估疼痛的提示。

表15-1 疼痛行为列表(BAS)

	分值	描述
面部表情	1	放松
	2	面部部分紧绷(比如皱眉)
	3	面部完全紧绷(比如眼睑紧闭)
	4	做鬼脸,表情疼痛
上肢	1	无活动
	2	部分弯动(移动身体或很小心的移动身体)
	3	完全弯动(手指伸展)
	4	肢体处于一种紧张状态permanently retracted
呼吸机的顺应性	1	耐受良好
	2	大多数时候耐受良好,偶有呛咳
	3	人机对抗
	4	没法继续使用呼吸机

表15-2 非言语疼痛评估法(CPOT,重症监护患者疼痛评估表)

	分值		描述
面部表情	放松平静	0	未见面部肌肉紧张
	紧张	1	存在皱眉耸鼻或任何面部变化(如睁眼或疼痛时流泪
	表情痛苦	2	所有之前的面部变化加上双目紧闭(患者可能口腔张开或者紧咬气管插管等)
身体活动度	活动减少或保持正常体位	0	完全不动(不代表没有疼痛)或正常体位(不是因为疼痛或防卫而产生的运动)
	防护状态	1	缓慢小心的移动,轻抚痛处,通过移动身体引起别人注意
	焦躁不安	2	拉扯气管导管,试图坐起,在床上翻来覆去,不配合指示,袭击工作人员,试图翻越床栏
人机协调	人机协调	0	通气顺畅,无呼吸机报警
(针对气管插管患者)	呛咳但尚可耐管	1	呛咳,呼吸机报警触发、疼痛时自主呼吸暂停
或者(两者选一)	人机对抗	2	人机不同步,呼吸机频繁报警
发声	语调平稳或不出声	0	说话时语调平稳或不出声
(针对无气管插管患者)	叹息、呻吟	1	叹息、呻吟
	哭喊、抽泣	2	哭喊、抽泣

	分值		描述
肌紧张	放松	0	对被动运动无抵抗
（当患者处于休眠状态，	紧张、僵直	1	抵抗被动运动
对其上肢进行被动弯	非常紧张、僵直	2	对被动运动强烈抵抗，无法完成被动运动
曲和伸展动作并做出			
评估，或被动翻身时做			
出评估）			

使用说明：

1. 患者必须在休息1分钟后再进行观察，以获得CCPOT基础值

2. 应该在患者处于疼痛状态时观察其反应（如翻身、吸痰、更换伤口敷料等）

3. 应该在对患者使用镇痛剂前和镇痛剂达到峰值效应时进行评估，以评价治疗是否有效减轻患者疼痛

4. 在对患者观察期间，对CCPOT的等级评定应选择对应的最高分值

5. 在对患者CCPOT的等级评定中肌紧张应被作为最后的评估项目，因为患者即使处于安静休息状态时，触碰刺激（手臂被动屈曲运动）也可以导致某些行为反应

四、躁动与镇静的监测

（一）焦虑

是一种强烈的忧虑、不确定或恐惧状态，其特征包括躯体症状（如心慌、出汗）和紧张感。

（二）躁动

是一种伴有不停动作的易激惹状态，或者说是一种伴随着挣扎动作的极度焦虑状态。

（三）引起焦虑、躁动的原因

研究显示最易使重症患者焦虑、躁动的原因依次为：疼痛、失眠、经鼻或经口腔的各种插管、失去支配自身能力的恐惧感以及身体其他部位的各种管道限制等。

（四）焦虑、躁动的不良影响

焦虑、躁动可导致患者与呼吸机对抗，耗氧量增加，意外拔除身上各种装置和导管，甚至危及生命；可导致患者血压升高；患者胸腔内压升高，静脉回流减少；进而导致脑血流增加，颅内压升高；脑灌注压降低，导致脑损伤加重。所以应该及时发现躁动，积极寻找诱因，纠正其紊乱的生理状况，并为患者营造舒适的人性化的环境，向患者解释病情及所作治疗的目的和意义，尽可能使患者了解自己病情、参与并积极配合治疗。

（五）躁动镇静的监测

躁动镇静评分（表15-3）（Richmond Agitation-Sedation Scale，RASS）和镇静躁动评分（表15-4）（Sedation-Agitation Scale，SAS）是评估成年ICU患者镇静质量与深度最为有效和可靠的工具；肌肉活动评分法（表15-5）（Motor Activity assessment Scale，MAAS）自SAS演化而来，通过7项指标来描述患者对刺激的行为反应，对危重病患者也有很好的可靠性和安全性。

表15-3 RASS镇静程度评估表（RASS）

分值	镇静程度	表现
+4	有攻击性	有暴力行为
+3	非常躁动	试着拔出呼吸管,胃管或静脉点滴
+2	躁动焦虑	身体激烈移动,无法配合呼吸机
+1	不安焦虑	焦虑紧张但身体只有轻微的移动
0	清醒平静	清醒自然状态
−1	昏昏欲睡	没有完全清醒,但可保持清醒超过10秒
−2	轻度镇静	无法维持清醒超过10秒
−3	中度镇静	对声音有反应
−4	重度镇静	对身体刺激有反应
−5	昏迷	对声音及身体刺激都无反应

表15-4 镇静和躁动评分（SAS）

分值	描述	定义
7	危险躁动	试图拔除各种导管,翻越床栏,攻击医护人员,拉拽气管内插管,在床上挣扎
6	非常躁动	需要保护性束缚并反复语言提示劝阻,咬气管插管
5	躁动	焦虑或身体躁动,经言语提示劝阻可安静
4	安静合作	安静,容易唤醒,服从指令
3	镇静	嗜睡,语言刺激或轻轻摇动可唤醒并能服从简单指令,但又迅即入睡
2	非常镇静	对躯体刺激有反应,不能交流及服从指令,有自主运动
1	不能唤醒	对恶性刺激无或仅有轻微反应,不能交流及服从指令

注:恶性刺激:指吸痰或用力按压眼眶、胸骨或甲床5秒钟

表15-5 肌肉活动评分法（MAAS）

分值	定义	描述
6	危险躁动	无外界刺激就有活动,不配合,拉扯气管插管及各种导管,在床上翻来覆去,攻击医务人员,试图翻越床栏,不能按要求安静下来
5	躁动	无外界刺激就有活动,试图坐起或将肢体伸出床沿。不能始终服从指令(如能按要求躺下,但很快又坐起来或将肢体伸出床沿)
4	烦躁但能配合	无外界刺激就有活动,摆弄床单或插管,不能盖好被子,能服从指令
3	安静、配合	无外界刺激就有活动,有目的的整理床单或衣服,能服从指令
2	触摸、叫姓名有反应	可睁眼,抬眉,向刺激方向转头,触摸或大声叫名字时有肢体运动
1	仅对恶性刺激有反应	可睁眼,抬眉,向刺激方向转头,恶性刺激时有肢体运动
0	无反应	恶性刺激时无运动

（六）客观镇静深度的监测方法脑电双频指数

美国危重病医学院（ACCM）和危重病医学会（SCCM）制定的ICU危重患者镇静镇痛指南强调：应该对患者镇静深度和治疗反应全面记录，镇静监测有利于达到预先确定的镇静目标，指导镇静用药，建议使用脑电双频指数（bispectral index，BIS）监测镇静深度。

BIS是将脑电图的功率和频率经双频分析做出的混合信息拟合成一个最佳数值，所有被记录的脑电图及其相联系的意识状态和镇静水平组成数据库，0~100分度表示，数字减少时表示大脑皮层抑制加深。它是一个无单位的简单数值，0表示完全无脑电活动，100表示清醒状态下的脑电图状态。一般认为BIS值在65~85时，患者处于睡眠状态；40~65时，处于全麻状态；小于40时，大脑皮层处于爆发抑制状态。BIS被认为是评估意识状态包括镇静深度的最为敏感、准确的客观指标，其用于麻醉中监测镇静深度和意识状态的可靠性已得到临床广泛证实和认同。但许多因素也会对BIS产生影响，如BIS只反映意识成分，而由于伤害性刺激的体动反应可能来源于脊髓的反射，所以BIS对镇痛成分监测不敏感。近年来，BIS监测在ICU的应用成为关注的焦点，逐渐用于ICU镇静治疗的监测但对镇痛监测却不敏感，已有大量研究表明BIS监测与丙泊酚、咪达唑仑、右美托咪定等镇静药物有良好的相关性。

五、谵妄与镇静的监测

（一）谵妄

是多种原因引起的一过性的意识混乱状态。短时间内出现意识障碍和认知能力改变是谵妄的临床特征，意识清晰度下降或觉醒程度降低是诊断的关键。表现为精神状态突然改变或情绪波动，注意力不集中，思维紊乱和意识状态改变；伴有或不伴有躁动状态，还可以出现整个白天觉醒状态波动，睡眠清醒周期失衡或昼夜睡眠周期颠倒。谵妄也可以表现为情绪过于低沉或过于兴奋或两者兼有。情绪低沉型谵妄往往预后较差，情绪活跃型谵妄比较容易识别。

（二）谵妄的不良影响

成年ICU患者的谵妄伴随病死率升高，伴随ICU住院日及总住院日延长，伴随ICU后认知功能障碍。

（三）谵妄的监测

ICU意识模糊评估量表（表15-6）BIS（Confusion Assessment Method for the diagnosis of delirium in the ICU，CAM-ICU）是成年ICU患者谵妄监测最为准确可靠的评估工具。

表15-6　谵妄诊断：精神错乱评估法（CAM-ICU）

临床特征	评价指标
1. 精神状态突然改变或起伏不定	患者是否出现精神状态的突然改变在过去24小时行为反常起伏。如：时有时无或者时而加重时而减轻，过去24小时镇静评分（如SAS或MAAS）或昏迷评分（GCS）是否有波动
2. 注意力散漫	患者是否有注意力集中困难 患者是否出现保持或转移注意力的能力下降 患者在注意力筛选检查（ASE）中的分值是多少？如ASE的视觉测试 患者注意力：对10个画面的回忆准确度；ASE的听觉测试患者注意力：

临床特征	评价指标
	通过患者听一连串随机字母读音当出现"A"时点头或做手势
3. 思维无序	若患者已脱机拔管,其思维无序或不连贯表现为对话散漫离题,思维逻辑不清,或主题变化无常。若患者是在带呼吸机状态下,能否正确回答以下问题: （1）石头会浮在水面上吗? （2）海里有鱼吗? （3）一磅比两磅重吗? （4）你能用锤子砸烂一颗钉子吗? 在整个评估过程中,患者能否跟得上问题和指令? （1）你是否有一些不太清楚的想法? （2）举这几个手指头（检查者在患者面前举两个手指头） （3）现在换只手做同样的动作（检查者不用再重复动作）
4. 意识变化程度（完全清醒以外的任何意识状态,如:警醒、嗜睡、昏睡或昏迷）	清醒: 正常自主的感知周围环境,反应适度 警醒: 过于兴奋 嗜睡: 瞌睡但易于唤醒,对某些事物没有意识,对来访者无自主应答,予轻微刺激就变得完全觉醒并应答适当 昏睡: 难以唤醒,对外界部分或完全无感知,或对来访者无自主应答,当无强刺激时,变成完全无意识或反应异常,需要强烈或反复刺激才能唤醒,当刺激停止时又重新进入无反应状态 昏迷: 不可唤醒,对外界完全无意识,对来访者无自主应答,因而即使使用强刺激,交流也无法进行

注: 若患者有特征1和2,或者特征3,或者特征4,就诊断为谵妄;

SAS=镇静镇痛评分, MAAS=主动活动评价, GCS=Glasgow昏迷评分

六、疼痛、躁动及谵妄的处理策略

（一）疼痛、躁动及谵妄的诱因

分析导致患者疼痛、躁动或谵妄的原因,切忌一烦躁就给药物,在对患者实施或加强镇痛镇静治疗之前,应注重基础治疗,即改善患者的诊治环境,减少不必要的不良刺激。

（二）基础治疗

患者的体位、姿势的变化,各种导管的固定和合理安置（防止牵拉所致的不适和疼痛等）,减少患者的视觉刺激（控制灯光强度等）和噪音,减少干扰（尽量有计划地实施采血、体检等）,建立接近正常的睡眠周期,对清醒患者,采取灵活的家属探视制度,对躁动不安的患者,应注意保护安全,必要时加以床栏,予约束带绑住其手或肩部,防止坠床,防私自拔出各种管道和自伤等。

（三）给药方式

镇痛镇静的给药方式应以持续静脉输注为主,首先应给予负荷剂量以尽快达到镇痛镇静目标,再以维持剂量持续静脉输注,根据监测不断调整剂量。经肠道（口服、胃管、空肠造

瘘管等）、肌内注射则多用于辅助改善患者的睡眠,间断静脉注射一般用于负荷剂量的给予,以及短时间镇静且无需频繁用药的患者。

（四）建立团队

针对医务人员的教育,预先制定和(或)计算机化的治疗方案和医嘱表,以及ICU质量核对表等,以促进疼痛、躁动和谵妄治疗指南或流程在成人ICU的实施。强调维持轻度适度镇静,无需每日中断镇静。对于接受机械通气的成年ICU患者,建议镇静治疗前优先进行镇痛。推荐采用多种方法促进成年ICU患者的睡眠,包括优化环境、控制光线和噪音、集中进行医疗护理工作和减少夜间刺激以保护患者的睡眠周期。

（五）镇痛、镇静与谵妄治疗

实施镇痛镇静治疗之前,应尽可能祛除或减轻导致疼痛、焦虑和躁动的诱因,合并疼痛因素的患者,在实施镇静之前,应首先给予充分镇痛治疗,镇静则是在先已祛除疼痛因素的基础之上帮助患者克服焦虑,诱导睡眠和遗忘的进一步治疗。镇痛与镇静治疗并不等同,镇痛与镇静两者相互影响相互作用,两者不能割裂,若患者存在致痛因素,则需在充分镇痛的基础上予以镇静。

1. 镇痛治疗　推荐静脉应用阿片类药物(芬太尼、吗啡、瑞芬太尼)作为治疗危重病患者非神经病性疼痛的一线药物;治疗神经病性疼痛时,除静脉阿片类药物外,推荐经肠道给予加巴喷丁或卡马西平。当根据相似的疼痛强度目标调整药物剂量时,现有的所有阿片类药物疗效相同,但推荐考虑使用非阿片类药物,以减少阿片类药物用量。

2. 镇静治疗　推荐躁动镇静目标明确为轻度镇静,无论镇静时间长短,不推荐使用苯二氮䓬类药物,而推荐异丙酚或右美托咪定,强调保持轻度镇静,因此无需进行每日唤醒。

3. 谵妄治疗　不推荐使用氟哌啶醇治疗谵妄,不推荐对存在高风险尖端扭转性室性心动过速的患者使用抗精神病药物。对于有发生谵妄危险的接受机械通气治疗的成年ICU患者,与输注苯二氮䓬类药物相比,输注右美托咪定可能减少谵妄的罹患率。成年ICU患者应尽可能早期活动以减少谵妄的发生率和持续时间。

七、镇痛常用药物

（一）阿片类镇痛药

临床中应用的阿片类药物多为相对选择μ受体激动药,所有阿片受体激动药的镇痛作用机制相同,但某些作用,如组织胺释放、用药后峰值效应时间、作用持续时间等存在较大的差异,所以在临床工作中,应根据患者特点、药理学特性及副反应来考虑选择药物。阿片类药物的副反应主要是引起呼吸抑制、血压下降和胃肠蠕动减弱,在老年人尤其明显。阿片类药物诱导的意识抑制可干扰对重症患者的病情观察,在一些患者还可引起幻觉、加重烦躁。

吗啡在治疗剂量时对血容量正常患者的心血管系统一般无明显影响,对低血容量患者则容易发生低血压,在肝、肾功能不全时其活性代谢产物可造成延时镇静及副反应加重。

芬太尼具有强效镇痛效应,其镇痛效价是吗啡的100~180倍,静脉注射后起效快,作用时间短,对循环的抑制较吗啡轻,但重复用药后可导致明显的蓄积和延时效应,快速静脉注射芬太尼可引起胸壁、腹壁肌肉僵硬而影响通气。

瑞芬太尼是新的短效μ受体激动剂,在ICU可用于短时间镇痛的患者,多采用持续输注。

瑞芬太尼代谢途径是被组织和血浆中非特异性酯酶迅速水解,代谢产物经肾排出,清除率不依赖于肝肾功能,在部分肾功能不全患者的持续输注中,没有发生蓄积作用,对呼吸有抑制作用,但停药后3~5分钟恢复自主呼吸。

舒芬太尼的镇痛作用约为芬太尼的5~10倍,作用持续时间为芬太尼的2倍。一项与瑞芬太尼的比较研究证实,舒芬太尼在持续输注过程中随时间剂量减少,但唤醒时间延长。

哌替啶(杜冷丁)镇痛效价约为吗啡的1/10,大剂量使用时,可导致神经兴奋症状(如欣快、谵妄、震颤、抽搐),肾功能障碍者发生率高,可能与其代谢产物去甲哌替啶大量蓄积有关。哌替啶禁忌和单胺氧化酶抑制剂合用,两药联合使用可出现严重副反应,所以在ICU不推荐重复使用哌替啶。

(二)非阿片类中枢性镇痛药

近年来合成的镇痛药曲马多属于非阿片类中枢性镇痛药。曲马多可与阿片受体结合,但亲和力很弱,对μ受体的亲和力相当于吗啡的1/6000,临床上此药的镇痛强度约为吗啡的1/10,治疗剂量不抑制呼吸,大剂量则可使呼吸频率减慢,但程度较吗啡轻,可用于老年人,主要用于术后轻度和中度的急性疼痛治疗。

(三)非甾体类抗炎镇痛药(NSAIDs)

NSAIDs的作用机制是通过非选择性、竞争性抑制前列腺素合成过程中的关键酶——环氧化酶,从而达到镇痛效果。代表药物如对乙酰氨基酚等。

对乙酰氨基酚可用于治疗轻度至中度疼痛,它和阿片类联合使用时有协同作用,可减少阿片类药物的用量。该药可用于缓解长期卧床的轻度疼痛和不适,其对肝功能衰竭或营养不良造成的谷胱甘肽储备枯竭的患者易产生肝毒性,应予警惕,对于那些有明显饮酒史或营养不良的患者使用对乙酰氨基酚剂量应<2g/d,其他情况<4g/d。

非甾体类抗炎镇痛药用于急性疼痛治疗已有多年历史,其主要不良反应包括胃肠道出血、血小板抑制后继发出血和肾功能不全。在低血容量或低灌注患者、老年人和既往有肾功能不全的患者,更易引发肾功能损害。

八、镇静常用药物

(一)苯二氮䓬类药物

苯二氮䓬类药物通过与中枢神经系统内GABA受体的相互作用,产生剂量相关的催眠、抗焦虑和顺行性遗忘作用,本身无镇痛作用,但与阿片类镇痛药有协同作用,可明显减少阿片类药物的用量。苯二氮䓬类药物的作用存在较大的个体差异,老年患者、肝肾功能受损者药物清除减慢,肝酶抑制剂亦影响药物的代谢,故用药上须按个体化原则进行调整。苯二氮䓬类药物负荷剂量可引起血压下降,尤其是血流动力学不稳定的患者,反复或长时间使用苯二氮䓬类药物可致药物蓄积或诱导耐药的产生,该类药物有可能引起精神反常,用药过程中应经常评估患者的镇静水平以防镇静延长。

咪达唑仑是ICU常用的苯二氮䓬类药物,该药是苯二氮䓬类中相对水溶性最强的药物,其作用强度是安定的2~3倍,其血浆清除率高于安定和劳拉西泮,故其起效快,持续时间短,清醒相对较快,适用于治疗急性躁动患者,但注射过快或剂量过大时可引起呼吸抑制、血压下降,低血容量患者尤其显著,持续缓慢静脉输注可有效减少其副反应,咪达唑仑长时间用药后会有蓄积和镇静效果的延长,在肾衰患者尤为明显,部分患者还可产生耐受现象。丙泊酚、西咪替丁、红霉素和其他细胞色素P450酶抑制剂可明显减慢咪达唑仑的代谢速率。

安定具有抗焦虑和抗惊厥作用,作用与剂量相关,依给药途径而异。大剂量可引起一定的呼吸抑制和血压下降,静脉注射可引起注射部位疼痛,安定单次给药有起效快,苏醒快的特点,可用于急性躁动患者的治疗,但其代谢产物去甲安定和去甲羟安定均有类似安定的药理活性,且半衰期长,因此反复用药可致蓄积而使镇静作用延长,不推荐应用于重症患者。

(二)丙泊酚

丙泊酚是一种广泛使用的静脉镇静药物。特点是起效快,作用时间短,撤药后迅速清醒,且镇静深度呈剂量依赖性,镇静深度容易控制。丙泊酚亦可产生遗忘作用和抗惊厥作用。丙泊酚具有减少脑血流、降低颅内压,降低脑氧代谢率的作用。用于颅脑损伤患者的镇静可减轻ICP的升高,而且丙泊酚半衰期短,停药后清醒快,利于进行神经系统评估。此外,丙泊酚还有直接扩张支气管平滑肌的作用。相关研究表明,丙泊酚在脓毒症性休克时可显著抑制炎性因子的转录和释放,降低血清尿素氮和肌酐水平,对肾功能具有保护作用。丙泊酚是一种亲脂性镇静药物,具有抗氧化作用,减少重要脏器中的脂质过氧化反应。

丙泊酚严重不良反应:Bray在研究了18例儿童病例后提出了"丙泊酚输注综合征(propofol infusion syndrome,PRIS)"这一概念,指长期大剂量应用丙泊酚而引发的以代谢性酸中毒、高脂血症、心力衰竭伴肝脏肿大并最终导致死亡的综合征。

丙泊酚单次注射时可出现暂时性呼吸抑制和血压下降、心动过缓,对血压的影响与剂量相关,尤见于心脏储备功能差、低血容量的患者,丙泊酚使用时可出现外周静脉注射痛,因此临床多采用持续缓慢静脉输注方式。另外,部分患者长期使用后可能出现诱导耐药。肝肾功能不全对丙泊酚的药代动力学参数影响不明显。丙泊酚的溶剂为乳化脂肪,提供热量4.60J/ml(1.1cal/ml),长期或大量应用可能导致高三酰甘油血症,2%丙泊酚可降低高三酰甘油血症的发生率,因此更适宜于ICU患者应用。老年人丙泊酚用量应减少,因乳化脂肪易被污染,故配制和输注时应注意无菌操作,单次药物输注时间不宜超过12小时。

咪达唑仑与丙泊酚比较:

短期(≤3天)镇静,丙泊酚与咪达唑仑产生的临床镇静效果相似,而丙泊酚停药后清醒快,拔管时间明显早于咪达唑仑,但未能缩短患者在ICU的停留时间。

长期(>3天)镇静,丙泊酚与咪达唑仑相比,丙泊酚苏醒更快、拔管更早,在诱导期丙泊酚较易出现低血压,而咪达唑仑易发生呼吸抑制。用药期间咪达唑仑可产生更多的遗忘。

(三)α_2受体激动剂

α_2受体激动剂有很强的镇静、抗焦虑作用,且同时具有镇痛作用,可减少阿片类药物的用量,其亦具有抗交感神经作用,可导致一过性高血压、心动过缓和(或)低血压。

右美托咪定由于其α_2受体的高选择性,是目前唯一兼具良好镇静与镇痛作用的药物,同时没有明显心血管抑制及停药后反跳。右美托咪定分布半衰期6分钟,消除半衰期2小时,作用在蓝斑核,引发并且维持自然非动眼睡眠,患者可唤醒,体现更好的合作性,激动脑桥和延髓的α_2受体,抑制NE的释放,有效降低机体的应激反应,而无呼吸抑制,激动中枢蓝斑α_2受体,产生镇静作用,激动脊髓及外周的α_2受体的亚型而产生镇痛作用。

ICU镇静、镇痛常用药物副作用、药物作用见表15-7、表15-8,ICU常用药物的负荷量与维持量参考、常用药物药代动力学的比较见表15-9、表15-10。

表15-7 ICU镇静、镇痛常用药物副作用比较

	咪达唑仑	丙泊酚	阿片类
呼吸抑制	+	+	+
镇静过度	+	+	+
定向力障碍	+	+	+
迷走张力增加			+
便秘			+

表15-8 ICU镇静、镇痛常用药物作用比较

	咪达唑仑	丙泊酚	阿片类	右美托咪定
呼吸功能稳定				√
催眠	√	√		√
遗忘	√	√		
抗焦虑	√	√	√	√
镇痛			√	√
镇静期可唤醒				√

表15-9 ICU常用药物的负荷量与维持量参考

药物名称	负荷剂量(mg/kg)	维持剂量[mg/(kg·h)]
咪达唑仑	0.03~0.30(0.1~0.2)	0.04~0.20
右美托咪定	0.5~1.0μg/kg	0.2~0.7μg/(kg·h)
丙泊酚	1.00~3.00	0.50~4.00
吗啡	0.03~0.2	1~3mg/h

表15-10 ICU常用药物药代动力学的比较

药物	起效时间	峰值时间	持续时间	消除半衰期
咪达唑仑	2~3分钟	5~10分钟	30~120分钟	2~3小时
芬太尼	1分钟	5~15分钟	30~120分钟	3~7小时
丙泊酚	30~60秒	2~5分钟	10分钟	2.5分钟
瑞芬太尼	30~60秒	1~3分钟	3~10分钟	3~10分钟

九、镇痛镇静治疗对器官功能影响及监测

(一)呼吸功能

1. 呼吸功能影响 阿片类镇痛药引起的呼吸抑制由延髓μ-2受体介导产生,通常是呼吸

频率减慢,潮气量不变。阿片类镇痛药的组胺释放作用可能使敏感患者发生支气管痉挛,故有支气管哮喘病史的患者宜避免应用阿片类镇痛药。

苯二氮䓬类可产生剂量依赖性呼吸抑制作用,通常表现为潮气量降低、呼吸频率增加,低剂量的苯二氮䓬类即可掩盖机体对缺氧所产生的通气反应,低氧血症未得到纠正,特别是未建立人工气道通路的患者须慎用。

丙泊酚引起的呼吸抑制表现为潮气量降低和呼吸频率增加,负荷剂量可能导致呼吸暂停,通常与速度及剂量直接相关,给予负荷剂量时应缓慢静脉推注,并酌情从小剂量开始,逐渐增加剂量达到治疗目的。

2. 呼吸功能监测　密切观察患者的呼吸频率、幅度、节律、呼吸周期比和呼吸形式,常规监测脉搏氧饱和度,酌情监测呼气末二氧化碳,定时监测动脉血氧分压和二氧化碳分压,对机械通气患者定期监测自主呼吸潮气量、分钟通气量等。

镇痛和镇静不足时,患者可能出现呼吸浅促、潮气量减少、氧饱和度降低等,镇痛和镇静过深时,患者可能表现为呼吸频率减慢、幅度减小、缺氧和(或)二氧化碳蓄积等,应结合镇痛镇静状态评估,及时调整治疗方案,无创通气患者尤其应该引起注意。

(二)循环功能

1. 循环功能影响　阿片类镇痛药在血流动力学不稳定、低血容量或交感神经张力升高的患者更易引发低血压。在血容量正常的患者中,阿片类药物介导的低血压是由于交感神经受到抑制,迷走神经介导的心动过缓和组胺释放的综合结果。芬太尼对循环的抑制较吗啡轻,血流动力学不稳定、低血容量的患者宜选择芬太尼镇痛。

苯二氮䓬类镇静剂(特别是咪达唑仑和安定)在给予负荷剂量时患者可发生低血压,血流动力学不稳定尤其是低血容量的患者更易出现,因此,负荷剂量给药速度不宜过快。

丙泊酚所致的低血压与全身血管阻力降低和轻度心肌抑制有关,老年人表现更显著,注射速度和药物剂量是导致低血压的重要因素。

α_2受体激动剂具有抗交感神经作用,可导致一过性高血压(通常发生在给予初始负荷剂量时,一般不需要治疗,或降低输注速率)、心动过缓和(或)低血压。

2. 循环功能监测　严密监测血压(有创血压或无创血压)、中心静脉压、心率和心电节律。尤其给予负荷剂量时,应根据患者的血流动力学变化调整给药速度,并适当进行液体复苏治疗,力求维持血流动力学平稳,必要时应给予血管活性药物。

镇痛镇静不足时,患者可表现为血压高、心率快,此时不要盲目给予药物降低血压或减慢心率,应结合临床综合评估,充分镇痛,适当镇静,并酌情采取进一步的治疗措施。

(三)神经肌肉

1. 神经肌肉影响　阿片类镇痛药可以加强镇静药物的作用,干扰对重症患者的病情观察,并在一些患者中引起幻觉加重烦躁。芬太尼快速静脉注射可引起胸、腹壁肌肉强直,哌替啶大剂量使用时,可导致神经兴奋症状(如欣快、谵妄、震颤、抽搐)。

苯二氮䓬类镇静剂可能引起躁动甚至谵妄等反常兴奋反应。

丙泊酚可减少脑血流,降低颅内压(ICP),降低脑氧代谢率。

2. 神经肌肉功能监测　轻度镇静以评估神经肌肉系统功能。长时间制动、长时间神经肌肉阻滞治疗是患者关节和肌肉活动减少,并增加深静脉血栓形成的风险,应给予积极的物理治疗预防深静脉血栓形成并保护关节和肌肉的运动功能。

（四）消化功能

1. 消化功能影响　阿片类镇痛药可抑制肠道蠕动导致便秘,引起恶心、呕吐、肠绞痛及奥狄括约肌痉挛,酌情应用刺激性泻药可减少便秘。

肝功能损害可减慢苯二氮䓬类药物及其活性代谢产物的清除,肝酶抑制剂也会改变大多数苯二氮䓬类药物代谢,肝功能障碍或使用肝酶抑制剂的患者应及时调节剂量。

胃肠黏膜损伤是非甾体抗炎药最常见的不良反应。可表现为腹胀、消化不良、恶心、呕吐、腹泻和消化道溃疡,严重者可致穿孔或出血。非甾体抗炎药还具有可逆性肝损害作用,特别是对肝功能衰竭或营养不良造成的谷胱甘肽储备枯竭的患者易产生肝毒性。

2. 消化功能监测　监测肝功能及患者症状体征,筛选高危因素的患者。

（五）代谢功能

1. 代谢功能影响　大剂量吗啡可兴奋交感神经中枢,促进儿茶酚胺释放,使肝糖原分解增加,使血糖升高。丙泊酚以脂肪乳剂为载体,长时间或大剂量应用时三酰甘油水平升高。

2. 代谢功能监测　加强血糖监测和调控,监测血三酰甘油。长时间大剂量［>5mg/（kg·d）］应用丙泊酚的患者,注意丙泊酚输注综合征,表现为进展性心脏衰竭、心动过速、代谢性酸中毒、高钾血症。

（六）肾功能

吗啡等阿片类镇痛药可引起尿潴留,非甾体抗炎药可引发肾功能损害,尤其低血容量或低灌注、高龄、既往有肾功能障碍的患者用药更应慎重。

（七）凝血功能

非甾体抗炎药可抑制血小板凝聚,导致出血时间延长,大剂量用药引起低凝血酶原血症,可考虑补充维生素K。

十、中医中药镇痛镇静治疗

中医理论认为,外感六淫、内伤七情、饮食劳倦、跌打损伤等皆可致痛,而"不通则痛"和"不荣则痛"则是一切疼痛发生的病理基础,也是对疼痛病理的高度概括。由于各种疼痛的发生,最终均可归结于气血的病变,即气血不通或不荣。气血的异常变化是导致疼痛产生的主要因素,所以纠正和改善气血的异常变化是实现镇痛的关键所在。而针刺具有调气的功效,这就决定了针刺具有镇痛的作用。针刺的调气,一方面在于调节气血的运行,使之正常营运。因为"气为血之帅","血为气之母",气行则血行,气滞则血瘀,所以针刺穴位使气的运行正常,则血瘀自消,经脉自通。另一方面在于调节脏腑经络气血的偏胜偏衰,损其"有余",补其"不足",以恢复阴阳气血的平衡。其最终达到"通则不痛""荣则不痛"的目的。针对不同疾病引起的疼痛,选择穴位。针刺镇痛临床取穴方法有按中医脏腑经络理论选穴,也有按现代神经解剖学、生理学理论选穴。前者包括循经取穴、辨证取穴和"以痛为输"的邻近取穴;后者包括同神经取穴、近节段取穴和远节段取穴等。其中,同神经节段取穴理论与方法越来越受到针刺镇痛与针刺麻醉临床与相关实验研究的重视。

（陈　健）

第十六章 重症患者营养支持

重症患者一方面由于创伤、手术等一系列因素的打击,导致营养需求量显著增加,另一方面又由于疾病原因导致营养摄入减少及营养物质代谢紊乱,最终引起营养不良。流行病学资料显示,重症患者营养不良的发生率高达30%~50%。营养不良导致肌肉消耗、机体蛋白大量丢失、伤口愈合减慢、胃肠道功能受损,并进一步影响重症患者的转归。因此,为重症患者提供合适的营养支持已成为重症治疗不可或缺的重要组成部分。

一、重症患者病理生理特点与代谢改变

重症患者在遭受严重创伤、感染、大手术及器官功能衰竭的打击时可出现一系列病理生理变化和随之而来的代谢改变,具体表现为以下几大特点:①机体能量消耗增加,对营养的需求增加。②疾病以及胃肠功能障碍使营养摄入严重不足,且已摄入的营养物质存在消化、吸收与产能障碍。③机体存在与病情危重程度密切相关的蛋白质高分解代谢、伴有胰岛素抵抗的高糖血症、糖利用障碍、脂肪分解加速、糖原异生增加。④肝肾等器官功能衰竭使营养物质的代谢紊乱。而肾替代治疗、体外膜肺等改变了营养物质的代谢规律。⑤人工喂养不当使病情进一步加重。

二、重症患者营养支持基本原则

(一)营养的时机

延迟的营养支持可能影响重症患者预后。原则上在经过初期的生命救治如休克复苏、止血输血、呼吸支持、心衰纠正等治疗后,如血流动力学趋于稳定,且水、电解质与酸碱平衡得到初步纠正,考虑及早给予营养支持,一般在复苏与初期治疗后的24~48小时内即可开始。然而,在复苏早期、血流动力学尚未稳定或存在严重的组织低灌注、代谢性酸中毒阶段,不宜开始营养支持。

(二)营养支持途径

有经肠内途径和肠外途径两种方式。随着临床营养研究与认识的深入,肠内营养已成为优先选择的营养途径。肠内营养提供机体营养,且存在代谢调理、免疫促进、改善腹腔脏器灌注等功能,有利于维持正常肝胆胰功能,保持肠黏膜的完整性,促进肠道免疫、维护肠道原籍菌。目前,欧洲、美国、加拿大及中国的营养支持指南均推荐重症患者首选肠内营养。然而,与普通患者相比,重症患者肠内营养不耐受的发生率明显增高,导致肠内营养摄入严重不足,营养不良与低蛋白血症、肺炎发生率增加,住院时间、ICU停留时间延长,影响重症

患者的预后。因此,对于不能耐受肠内营养或肠内营养无法实施的重症患者,肠外营养应成为营养支持的重要补充或替代的营养途径,以保证提供必需的营养物质与能量。总之,重症患者营养支持方式选择的基本原则是:只要胃肠道功能存在或部分存在,但不能经口正常摄食的重症患者,应优先、尽早考虑肠内营养,只有肠内营养不可实施或摄入量明显不足时才考虑补充肠外营养。

（三）营养支持能量补充原则

提供合适热卡,同时能最大限度减少营养的副作用,是重症患者能量补充的原则。不同疾病、疾病不同时期以及不同疾病个体,其能量需求与能量的耐受不同,只有动态与个体化评估机体的代谢紊乱与器官功能状态,才能减少喂养不足(underfeeding)、过度喂养(overfeeding)或再喂养综合征(refeeding syndrome)的发生。在全身炎症反应的应激早期,能量供给在20~25kcal/(kg·d)以及蛋白质供给在1.2~1.5g/(kg·d)被认为是大多数重症患者能够接受并可实现的能量供给目标,即所谓"允许性低热卡"喂养。其目的在于营养支持的同时减少营养支持相关并发症的发生,如高血糖、高碳酸血症、淤胆与脂肪沉积等。值得注意的是,对应激期的重症患者来说,所测量的热卡消耗不一定等于患者对外源性热卡的耐受量,营养供给时应充分考虑到机体的器官功能、代谢状态及其对补充营养底物的代谢能力即热卡的耐受,热卡提供相对或绝对过多,如超出机体耐受均可导致过度喂养(Overfeeding)。在肝肾功能受损情况下,营养底物的代谢与排泄均受到限制,供给量超过机体代谢负荷,将加重代谢紊乱与脏器功能损害。然而,当患者病情进入稳定期,能量补充应该适当增加达到靶值热卡,30~35kcal/(kg·d)。当病情进入恢复期,对于病程长、消耗多已导致营养不良的重症患者,能量补充仍可根据患者耐受情况适当增加,以纠正营养不良。

三、营养评估

营养评估是为重症患者制订合理的营养支持方案的前提和基础。重症患者的营养评估包括营养状态、营养风险、营养不良风险及营养获益评估四大方面。

（一）营养状态评估

评估患者有无营养不良以及营养不良的程度及类型。准确的营养状态评估是决定重症患者营养指征及时机的关键。重症患者营养状态的评估工具目前主要包括营养状态传统指标评估和主观整体评估法(subjective global assessment, SGA)。传统的营养状态评估指标包括:病史与诊断、体格检查、人体测量、实验室营养相关检测、食物/营养摄入情况及功能学评估等六大方面。在非重症患者的营养状态评估中,传统的营养状态评估指标准确度高且具有重要的意义,然而,对于重症患者,机体处于严重应激状态,免疫紊乱、器官组织水肿、第三间隙水分增多、蛋白组织间隙渗漏导致低蛋白血症,传统的身体组分测量、实验室相关参数可发生显著改变,不能准确反映营养状态。因此,应激状态下病情的特殊性限制了传统营养状态评估指标在重症患者中的应用。

主观全面营养评定法(SGA)

由Detsky提出,依据患者病史及体检结果进行半定量营养状态评估,由5项病史指标(体重改变、进食变化、胃肠道症状、活动能力改变、疾病导致的营养需求的改变)及3项体检指标(肌肉消耗、皮下脂肪消耗及水肿)组成。根据以上指标对患者营养状态做出主观整体判断,将其分为3个等级,依次为:A营养良好、B轻中度营养不良和C严重营养不良。目前,不少研究证实SGA仍是用于重症患者营养评估相对准确的方法,且与重症患者预后相关性良好。按照SGA评定原则,医生可以根据病情对重症患者进行主观整体判断,甄别体重、皮下水肿、血清蛋白浓度等指标的改变是疾病因素还是营养因素所致,从而对营养状态作出较为准确的判断。对于重症患者而言,SGA是一种简单、可靠的营养状态评估工具,且一定程度上与重症患者预后相关。

(二)营养风险筛查(nutrition risk screening, NRS)

是目前使用最为广泛的住院患者营养风险筛查工具。NRS由欧洲肠内肠外营养协会(ESPEN)于2002年提出,筛查现存或潜在的营养因素导致患者出现不良临床结局(如感染、并发症、住院时间延长等)的风险。NRS2002营养风险筛查通过营养状况受损的3个方面(体重指数、近期体重丢失及摄食量变化)和反映病情严重程度的3个等级(慢性疾病、大手术和重症疾病状态)共6项指标对患者的营养风险进行筛查,总分大于或等于3分被认为有营养风险,具有营养风险的患者需要进行肠内或肠外营养干预。ESPEN推荐将NRS2002用于所有住院患者入院营养风险筛查,并由此决定患者是否需要进行早期人工营养干预。然而,对于重症患者, NRS2002将APACHE Ⅱ评分>10的ICU患者营养风险定为3分,根据此标准,所有重症患者(APACHE Ⅱ评分>10)均存在营养风险需要进行肠内或肠外营养支持,因此,NRS2002营养风险筛查的标准显然过低,对于重症患者也相应失去了筛选的功能。2014年Kondrup等发表系统综述认为, ICU停留时间对重症患者营养风险的影响更为重要,在重症患者营养风险筛查时,把ICU停留时间1周或以上考虑在内或许更为合理。他还建议,将NRS2002评分大于或等于3分的患者按照风险筛查评分的高低分为高度、中度和低度营养风险组,并据此实施不同的营养支持策略,更能体现NRS2002在重症患者高风险筛查中的应用,然而,目前尚无循证医学证据对Kondrup这一设想进行验证,尚需在重症患者临床营养实践中予以探索。

(三)营养不良风险评估

营养不良风险评估即评估患者出现营养不良或营养恶化的风险。对于当前无营养不良但有可能发展成营养不良的人群,营养不良风险评估有助于对营养不良的发生做出预警,从而早期进行营养支持干预,减少营养不良的发生。对于重症患者,因为病情、治疗或营养的影响,多种增加营养不良风险的因素同时存在,即使入院时营养状态良好,在ICU停留一段时间后营养不良逐渐发生或加重,最终影响患者病情及预后,早期对重症患者进行营养不良风险评估非常重要。然而,迄今为止,尚缺乏公认的营养不良风险评估工具。2015年, Coltman通过4方面指标(类似于MUST营养不良风险评估)评估营养不良发生风险:①近期非计划性体重丢失(1个月内丢失5%,6个月内丢失10%);②BMI<18.5或>40 ;③入院前存在吞咽困难或不足够的饮食摄入;④既往需要肠内或肠外营养支持。满足4项中任意1项即认为有营养不良发生风险。上述4项指标对营养风险进行评估具有操作简单、可行性强、准确性较高的特点,可尝试在重症患者中推广应用。

(四)重症患者营养获益评估(nutrition risk in the critically ill score, NUTRIC Score)

用于评估重症患者营养支持的风险与获益。NUTRIC Score由加拿大医生Heyland等于2011年提出,目的在于筛选出最可能从积极的营养支持治疗中获益的重症患者。该模型将可能影响患者营养状态及预后的关键指标进行多元回归分析,将存在统计学差异的指标整合进入NUTRIC Score概念模型。最终,该模型由饥饿(经口摄入减少和体重减少)、营养状态(微量元素水平、免疫指标及肌肉重量)和炎症水平(包括急性期炎症指标——IL-6、CRP、PCT和慢性指标——并发症)3部分构成,包含年龄、APACHE Ⅱ评分、SOFA评分、并发症数量、入ICU前住院时间及血浆IL-6水平6个项目,每个项目根据其损伤水平赋予0~2分的分值。应用NUTRIC Score营养评估模型进行营养评估,分值越高者其营养风险越大,越有可能从积极的营养支持中获益。该模型一经推出备受瞩目,但2014年Heyland进行的一项多中心、前瞻性、观察性研究显示NUTRIC Score分值与患者临床结局无明显相关。2014年Kondrup等发表关于重症患者营养评估的系统综述对NUTRIC Score的评估效度也提出三点质疑:第一,NUTRIC Score营养评估模型包含的是疾病的严重程度相关变量,而非经典的反映营养状态的指标。这些变量多与预后相关,但预测预后显然不同于预测营养支持所带来的预后,NUTRIC Score分值高的患者接受营养支持是否改善临床结局需要进一步的随机对照研究证实。第二,按照NUTRIC Score评分标准对重症患者进行营养评估,相同分值的患者可能存在完全不同的病情和代谢状态,在NUTRIC Score中,6项指标的每1项分别赋予0~2分的分值,存在729种不同的排列组合方式。NUTRIC Score分值为6分时可以是一种情况,即年龄大于等于75岁、APACHE Ⅱ评分大于等于28及SOFA评分在6~9之间,也可能是另一种情况,即NUTRIC Score评估标准的每个项目均获得1分。针对这两种疾病状况完全不同的患者,营养支持产生相同的临床益处肯定不同。第三,使用NUTRIC Score营养评估模型对重症患者营养支持的获益进行评估时,同样未考虑时间因素对重症患者营养支持效果的影响。对处于高代谢、严重营养不良的重症患者,营养支持作用的发挥往往需要一段较长的时间才能充分体现。因此,仅仅根据NUTRIC Score分值的不同判断营养风险及从营养支持中获益的程度是否恰当,仍值得商榷。

2015年,Coltman等比较了传统营养不良风险评估(标准类似于MUST)、主观全面营养状态评估(SGA)和重症营养获益评估(NUTRIC Score)与重症患者预后的相关性。研究显示:同时满足3项营养评估标准的患者具有最高的死亡率和最长的ICU停留时间和住院时间。由SGA诊断为营养不良的患者,再次转入ICU比例最高,这可能是因为SGA评分标准将功能学评估纳入评分标准,从而能够更加全面地评估患者的总体营养状态。由NUTRIC Score筛选的患者,死亡率较高,ICU停留时间和住院时间较长,这是由NUTRIC Score营养评估模型将重症病情(APACHE Ⅱ评分和SOFA评分)纳入营养风险评分标准的特点所决定。由传统营养不良风险评估筛选出的营养不良风险的患者,ICU停留时间和住院时间最短,这可能是由于传统营养不良风险评估不包含病情严重度信息。

综上所述,重症患者的营养评估非常重要,完整的营养评估包括营养状态、营养风险筛查、营养不良风险评估及营养获益评估,各项营养评估工具在重症患者营养评估中有其不同的地位。但受病情及治疗影响,目前仍缺乏理想的评估手段与方法,各项指标均有一定局限性,有待进一步研究完善与证实。

四、肠内营养在重症患者的应用

肠内营养(enteral nutrition, EN)是经胃肠道提供代谢需要的营养物质及其他各种营养素的营养支持方式。重症患者实施肠内营养支持的优点:①肠内营养吸收的营养物质经门静脉系统吸收输送到肝脏,更符合生理;②肠内营养维持肠道结构和功能的完整性,促进肠道及肠系膜相关淋巴阻止抗体产生,促进益生菌生长,防止肠道细菌移位,减少感染发生;

③肠内营养改善腹腔内脏血流；④相对于肠外营养,肠内营养价格更经济,对技术和设备的要求较低,使用简单,并发症少,易于临床管理。因此,对于重症患者,只要胃肠道解剖与功能允许,并能安全使用,应尽早开始肠内营养支持。使用全肠外营养的患者,一旦胃肠道可以安全使用时,也应逐渐向肠内营养或口服饮食过渡。

重症患者早期肠内营养支持的主要目的并非提供完整的热量及营养物质,而是为了维持和保护胃肠功能,故不能操之过急,要根据患者胃肠功能情况循序渐进,有进有退,不断调整肠内营养的量。

（一）适应证与禁忌证

只要胃肠道解剖完整并具有一定的功能(特别是运动和吸收功能),肠内途径供给营养是所有重症患者优先考虑的营养支持方式。但是,当重症患者出现以下情形时不宜实施肠内营养:胃肠道穿孔未经治疗、机械性肠梗阻、严重肠道缺血、胃肠道活动性大出血、重度腹腔高压或腹腔间隔室综合征,这些情况下,肠内营养可能加重肠梗阻、导致腹腔感染、增加腹腔内压力或肠壁压力,进一步恶化呼吸循环。对于严重腹胀、腹泻,经一般处理无改善的患者,建议暂时停用肠内营养。

（二）重症患者肠内营养实施要点

1. 肠内营养的时机　临床研究表明,与延迟肠内营养比较,早期肠内营养能明显降低死亡率和感染率,改善营养摄取,减少住院费用。通过优化肠内营养管理措施(如:空肠营养、促胃肠动力药等),早期肠内营养是可行的。因此,重症患者在条件允许情况下,应尽早使用肠内营养。通常早期肠内营养是指:"进入ICU 24~48小时内",且血流动力学稳定、无肠内营养禁忌证的情况下开始肠道喂养。

2. 肠内营养途径选择与营养管放置　肠内营养的途径根据患者的情况可采用鼻胃管、鼻空肠、经皮内镜下胃造口(PEG)、经皮内镜下空肠造口术(PEJ)、术中胃/空肠造口,或经肠瘘口等途径进行肠内营养。

（1）经鼻胃管途径:常用于经短时间管饲即可过渡到口服饮食的患者。优点是简单、易行,缺点是反流、误吸、鼻窦炎、上呼吸道感染的发生率增加。

（2）经鼻空肠置管喂养:重症患者往往存在胃肠动力障碍,胃潴留、呕吐和误吸,与经胃喂养相比,空肠喂养能减少上述情况的发生,同时提高重症患者对肠内营养的耐受性,增加热卡和蛋白供给,缩短达到目标肠内营养量的时间。但留置小肠营养管不如胃管简单易行,且小肠营养时缺乏食物在胃内的消化过程,缺少了胃酸与胃蛋白酶对食物的消化。因此,只建议对不耐受经胃营养或有反流和误吸高风险的重症患者选择经空肠营养。

（3）经皮内镜下胃造口(PEG):PEG是指在纤维胃镜引导下行经皮胃造口,将营养管置入胃腔。优点是去除了鼻管,减少了鼻咽与上呼吸道的感染并发症,可长期留置营养管。适用于昏迷、食道梗阻等长时间不能进食,但胃排空良好的重症患者。

（4）经皮内镜下空肠造口术(PEJ):PEJ在内镜引导下行经皮胃造口,并在内镜引导下,将营养管置入空肠上段,可以在空肠营养的同时行胃腔减压,可长期留置。其优点是减少了鼻咽与上呼吸道的感染并发症,减少了反流与误吸风险,并在喂养的同时可行胃十二指肠减压。尤其适合于误吸风险高、胃动力障碍,或需要胃十二指肠减压的患者。

3. 肠内营养的管理

（1）重症患者:在接受肠内营养(尤其经胃)时应采取半卧位,最好达到30°~45°。重症患者往往合并胃肠动力障碍，头高位可以减少误吸及相关肺部感染的可能性。

（2）监测胃内残留量：监测胃腔残留量有助于判断胃动力，以及减少大量误吸的危险，通常每6小时后抽吸1次腔残留量，如果潴留量≤200ml，可维持原速度，如果潴留量≤100ml增加输注速度20ml/h，如果潴留量≥200ml，应暂时停止输注或降低输注速度。

（3）多种措施改善胃肠不耐受：在肠内营养输注过程中，以下措施可能有助增加肠内营养的耐受性：①对胃潴留＞200ml或呕吐的患者使用促胃肠动力药物；②使用动力泵控制速度，24小时缓慢均匀输注；③在喂养管末端使用加温器，保证鼻饲营养液的温度；④经空肠喂养时加用胃蛋白酶等。

4. 常用肠内营养的制剂选择　肠内营养制剂根据其组成分为几种类型，如整蛋白配方制剂、预消化配方（短肽）、氨基酸单体配方、疾病特殊配方。整蛋白配方主要营养物组成为双糖、完整蛋白、长链或中链脂肪酸，适用于胃肠道消化功能正常者。预消化配方主要营养物组成为糊精、短肽或短肽+氨基酸、长链或中链脂肪酸。氨基酸单体配方主要营养物组成为葡萄糖、结晶氨基酸、长链或中链脂肪酸。对于大多数重症患者来说，开始肠内营养时，考虑选择整蛋白配方肠内营养制剂。目前尚无证据表明哪一种特殊的肠内营养制剂更适合重症患者。对不耐受整蛋白配方的患者或重症胰腺炎患者可试用预消化配方与氨基酸单体配方。针对特殊疾病患者，如糖尿病、肾功能障碍、呼吸功能障碍及肝功能不全患者，尚有根据其疾病特点所设计的疾病特殊配方。

五、肠外营养在重症患者的应用

近年来，随着肠外营养了解的深入，特别是对"过度喂养"危害的认识，使肠外营养实施的安全性得到提高，肠外营养成为肠内营养的补充。

（一）肠外营养适应证

肠外营养适用于肠内营养禁忌或不能满足营养需求的患者，是合并有肠功能障碍重症患者营养支持治疗的重要组成部分。如：①胃肠道功能障碍；②由于手术或解剖问题胃肠道禁止使用；③存在尚未控制的腹部情况，如腹腔感染、肠梗阻、肠瘘等。研究表明：对于肠内营养禁忌的重症患者，如不及时有效地给予肠外营养，死亡的风险将增加3倍。

对于胃肠道能接受部分肠内营养物质的补充的患者，可采用部分肠内与部分肠外营养（EN+PN）相结合的联合营养支持方式，或称部分肠外营养（PPN），或补充性肠外营养（SPN），目的在于维持机体最基本的代谢与热卡需求。一旦患者胃肠道可以安全使用时，应逐渐减少肠外营养并过渡到肠内营养。

（二）重症患者肠外营养实施要点

1. 肠外营养时机　对于重症患者肠外营养的时机，如患者已存在营养不良，在肠内营养禁忌或达不到靶值热卡的60%时，应该在48~72小时之内添加肠外营养。但是，对于尚无营养不良的患者，ASPEN2009指南推荐：入住ICU的患者，如果肠内营养无法实施，且患者尚无营养不良，肠外营养应该等待至7天后再进行（Grade: E级）。而ESPEN2009指南推荐：所有重症患者，如果3天内不能正常进食，且肠内营养无法实施，应该在24~48小时内开始肠外营养（Grade C级）；目前多项临床研究显示重症患者早期添加肠外营养可增加感染发生率。2013年，加拿大肠外肠内营养协会营养指南更新推荐：对于低营养风险、ICU留住时间短的危重患者，不推荐早期添加肠外营养和（或）静脉补充大剂量葡萄糖制剂。虽然重症患者肠外营养的开始时机尚未形成统一意见,我们认为,如肠内营养入ICU 3天仍不能满足需要,应评估患者病情、目前营养状况,及营养风险、营养不良风险、营养获益,决定是否添加肠外营养,权衡这类患者添加肠外营养的安全性与可能的获益,个体化评估再做选择。

2. 经肠外补充的主要营养素及其应用原则

(1)碳水化合物:葡萄糖是肠外营养中主要的碳水化合物来源,一般占非蛋白质热卡的50%~60%。葡萄糖能够在所有组织中代谢产能,是蛋白质合成代谢所必需的物质,是神经细胞、红细胞等所必需的能量物质,每天需要量>100g。应激后糖代谢紊乱,胰岛素抵抗和糖异生增强导致应激性高血糖。肠外营养时大量或过快补充葡萄糖加重应激性高血糖,增加CO_2产生,加重肝脏代谢负担和导致淤胆等。因此,葡萄糖的每日供给量应参考机体糖代谢状态与肝、肺等脏器功能调整,控制葡萄糖的输入速度,以及联合强化胰岛素治疗控制血糖。

其他糖类包括乳果糖、山梨醇、木糖醇等,亦可作为能量的来源,其代谢过程不需要胰岛素的参与,但代谢后乳酸、尿酸增多,输注量过大或速度过快将发生乳酸(果糖、山梨醇)或尿酸(木糖醇)血症。因此,乳果糖、山梨醇、木糖醇不能作为主要的能源物质。

(2)脂肪乳剂:脂肪乳剂是重要营养物质和能量来源,提供必需脂肪酸并携带脂溶性维生素。脂肪补充量一般1~1.5g/(kg·d),为非蛋白质热卡的40%~50%。高龄及合并脂肪代谢障碍的患者,脂肪乳剂补充量应减少。

机体的必需脂肪酸包括亚油酸、亚麻酸、花生四烯酸,其中亚油酸(ω-6PUFA,必需脂肪酸)和α-亚麻酸(ω-3FA)提供能量分别占总能量的1%~2%和0.5%时,即可满足人体的需要。

长链脂肪乳剂(LCT)和中长链混合脂肪乳剂(MCT/LCT)是目前临床上常选择的静脉脂肪乳剂类型。LCT提供必需脂肪酸(EFA)对肝脏有一定负担。而MCT不依赖肉毒碱转运进入线粒体,能减轻肝脏代谢负担。脂肪乳剂的输注应缓慢,每日量应该在6~8小时以上输入,并根据机体血脂廓清能力进行调整。美国CDC推荐指南指出:含脂肪的全营养混合液(total nutrients admixture,TNA)应24小时内匀速输注,如脂肪乳剂单瓶输注时,输注时间应>12小时。

(3)氨基酸/蛋白质:稳定持续的蛋白质补充是营养支持的重要策略。重症患者肠外营养时蛋白质供给量一般为1.2~1.5g/(kg·d),约相当于氮0.20~0.25g/(kg·d);热氮比100~150kcal:1gN。一般以氨基酸液作为肠外营养蛋白质补充的来源,静脉输注的氨基酸液,含有各种必需氨基酸(EAA)及非必需氨基酸(NEAA)。EAA与NEAA的比例为1:1~1:3。鉴于疾病的特点,氨基酸的需要(量与种类)也有差异。临床常用的平衡型氨基酸溶液含有各种必需氨基酸与非必需氨基酸,各种氨基酸间的比例适当,具有较好的蛋白质合成效应。

(4)水、电解质:营养液的容量应根据病情及每个患者具体需要综合考虑每日液体平衡与前负荷状态确定,并根据需要予以调整。CRRT时水、电解质等丢失量较大,应注意监测血电解质。每日常规所需要的电解质主要包括钾、钠、氯、钙、镁、磷。

(5)维生素与微量元素:维生素与微量元素应作为重症患者营养支持的组成成分。创伤、感染及ARDS患者,应适当增加抗氧化维生素(C级)及硒的补充量。重症患者血清抗氧化剂含量降低,肠外和肠内营养时可添加维生素C、维生素E和β-胡萝卜素等抗氧化物质。目前对于微营养素在重症患者的需要量、生物利用度及补充后的效果尚无明确的报道。

3. 肠外营养支持途径与选择原则　肠外营养支持途径可选择经中心静脉和经外周静脉营养支持。如提供完整充分营养供给，ICU患者多选择经中心静脉途径。如营养液渗透压不高、容量不多，可采取经外周静脉途径。

中心静脉途径包括经锁骨下静脉、经颈内静脉、经股静脉和经外周中心静脉导管（PICC）途径。锁骨下静脉感染及血栓性并发症均低于股静脉和颈内静脉途径，随着穿刺技术和管材的提高，机械性损伤的发生并不比经股静脉高。因此，经中心静脉实施肠外营养首选锁骨下静脉置管途径。对于全身脏器功能状态趋于稳定，但由于疾病难以脱离或完全脱离肠外营养的ICU患者，可选PICC途径给予PN支持。

临床研究显示：导管连接部位和穿刺部位局部细菌定植是CRBI最大的感染源，因此中心静脉插管需要比外周静脉穿刺更高无菌要求。敷料出现潮湿、松动或者沾污时应予更换。穿刺局部有渗血时，建议使用普通纱布。

六、免疫营养素在 ICU 的应用

某些营养素已不再是单纯为提供或补充营养，而是作为疾病治疗的"药物"。通过一些特定方式刺激机体免疫细胞，增强应答能力，维持正常、适度的免疫反应，调控细胞因子的产生和释放，从而调理代谢紊乱，调节免疫功能，增强机体抗病能力，进而影响疾病的发展和转归。这类营养素被称为"免疫营养素"。近年来研究较多的免疫营养素包括谷氨酰胺、ω-3脂肪酸、精氨酸、膳食纤维及含有乳酸杆菌、双歧杆菌的生态免疫营养等。在标准的营养配方基础上，添加这些具有特殊作用的营养物质，利用其药理学作用，有可能达到调节机体代谢与免疫功能的目的。

（一）谷氨酰胺在重症患者的应用

谷氨酰胺（Gln）是机体内含量最多的游离氨基酸，占肌肉中氨基酸量的60%。是肠黏膜细胞、淋巴细胞、肾小管细胞等快速生长细胞的能量底物，对蛋白质合成及机体免疫功能起调节与促进作用。在创伤、感染应激状态下，血浆Gln水平降至正常含量的50%~60%，肌肉Gln降至正常含量的25%~40%，Gln需要量明显增加，被称为组织特殊营养素（tissue specific nutrient）。由于谷氨酰胺单体在溶液中不稳定，易分解为焦谷氨酸及氨，临床上常用甘氨酰-谷氨酰胺（Gly-Gln），或丙氨酰-谷胺酰胺（Ala-Gln）二肽进行补充。肠外途径补充谷氨酰胺单体的剂量为0.2~0.4g/（kg·d）或谷氨酰胺双肽0.3~0.6g/（kg·d），可单独或混合于"全合一"营养液中输注。2013年加拿大学者Helyland发表在NEJM一项大型多中心RCT显示，超大剂量补充谷氨酰胺可能增加器官功能衰竭患者病死率，需要予以注意。关于谷氨酰胺的应用适应证以及剂量调整需要进一步的随机对照研究进行探索。

虽然目前大多数研究显示接受肠外营养的患者应该补充适量谷氨酰胺，但肠内营养时补充谷氨酰胺是否获益并无一致结果，有待进一步确认。

（二）精氨酸在ICU重症患者的应用

精氨酸是应激状态下体内不可缺少的氨基酸，影响应激后的蛋白质代谢，参与蛋白质合成。药理剂量的精氨酸能有效地促进细胞免疫功能，通过增强巨噬细胞吞噬能力，增强NK细胞的活性等，使机体对感染的抵抗能力提高。此外，精氨酸还可促进生长激素、催乳素、胰岛素、生长抑素等多种内分泌腺分泌，具有促进蛋白及胶原合成的作用。对创伤患者的肠道补充精氨酸的研究显示，肠内营养中添加精氨酸能够降低其住院时间，并具有降低ICU住院时间的趋势。一般认为静脉补充量可占总氮量的2%~3%,静脉补充量一般10~20g/d。

然而,精氨酸作为NO合成的底物,在上调机体免疫功能与炎症反应方面具有双刃剑的作用,且可能导致机体氧应激损伤的加重,因此,严重感染患者不宜补充精氨酸。

(三)ω-3脂肪酸(ω-3PUFA)

鱼油(ω-3PUFA)通过竞争方式影响ω-6PUFAs代谢中间产物花生四烯酸的代谢,产生3系列前列腺素和5系列白三烯产物,有助于下调过度的炎症反应,促进巨噬细胞的吞噬功能,改善机体免疫功能。ω-3PUFAs还可影响细胞膜的完整性、稳定性,减少细胞因子的产生与释放,有助于维持危重疾病状态下血流动力学稳定。鱼油被认为是有效的免疫调理营养素。

一些研究显示重症患者应用鱼油后感染发生率、住ICU时间及住院时间方面明显获益,但仍有不少研究结论不一,对于鱼油的剂量、疗程、时机尚需进一步的研究予以探索和验证。

七、胃气理论与重症患者营养支持

胃气在中医学理论中主要包括两个方面:运化和气机升降功能,以及胃肠道化生精微物质的功能。两个功能相辅相成,即精微物质靠气化的推动而产生,胃肠道的气化功能的气由精微物质组成。胃气不仅能发挥胃肠道的生理功能,同时还是元气、宗气、营气、卫气和五脏六腑功能活动的物质基础。胃气的充足使得胃气功能强盛,不仅关系到水谷的受纳和腐熟,而且关系到人体脏腑的生理活动及整个生命活动的强弱。

重症患者虽以某个器官或脏器作为疾病发展的启动条件,但在整个疾病变化过程中无不表现出气血阴阳功能紊乱。危重病均以起病急骤、来势凶猛为主要特点。本类疾病可分为外感急证和内伤急证,外感急证多表现为实证为主,正不胜邪,邪气迅速传变,正气逐渐消耗,最终出现虚实夹杂之证;内伤急证多为数年顽疾,本身就存在明显的气血阴阳亏虚的基础,附加外来之邪或本身脏腑功能失调,出现气血阴阳失调。不论是外感急证还是内伤急证,一旦出现病情急剧变化,不外乎气血阴阳失调所致,为虚实夹杂之证。

重症虽然涉及的脏器繁多,病机复杂,但构成人体重要组成的精微物质,包括正气的恢复,则依赖于脾胃正常运化。因此,固护胃气对于重症患者的营养支持具有重要意义。固护胃气就是恢复胃肠道正常的运化输布功能,去除气滞、血瘀、痰浊等病理因素。肠内营养的作用显而易见,但其并发症同样不能忽视。最常见的并发症是胃潴留、腹胀、反流、腹泻等,其中以腹泻为最常见并发症,这些并发症主要是由于胃肠道功能失调造成的。《素问·阴阳应象大论》指出"湿胜则濡泻",可见湿邪是导致腹泻重要的病因之一。肠内营养为滋腻之品,属厚味之品,性阴。脾体阴用阳,阴邪易困脾土,升降失职,清浊不分,清气在下,故生泄泻。多数患者在胃肠喂养中可观察到腹泻、舌质厚腻、脉滑等明显的脾虚湿盛之症。由于潴留、反流等症状出现,导致无法满足热量需求。临床观察发现,中医辨证可以灵活运用中药的偏性治疗肠内营养的并发症。为固护胃气,健脾、化湿、和胃应贯穿重症患者营养支持的始终。脾胃处中焦,脾主升,胃主降。若脾运化失职,水谷精微不能正常输布,从而内生痰浊;水液代谢障碍,水湿停滞,则聚而生痰,故有"脾为生痰之源"。胃以降为顺,胃失和降,气逆而止,发为呕吐。通过健运脾胃和化湿和胃、斡旋中焦、调理气机以促进水谷精微及水湿运化,使水液代谢得以调整,气血得以生化,分清泌浊功能得以恢复正常。方以参苓白术散等方剂为主,健脾益气、化湿和胃主要药物有黄芪、党参、白术、山药、扁豆、薏苡仁、陈皮、半夏等。除健脾、化湿、和胃以外,还应辅以疏肝。肝脾在五行学说中是相互关联的脏腑,通过肝脾胃,共同完成水谷和水液的输布。脾胃的输布,有赖于肝的疏泄。如果肝失调达,则会出现克土犯胃,临床表现出升降失职。临床上常加用柴胡、枳壳、香附等药。

总之,胃气的健存是保证营养支持在治疗中取得最佳疗效的基础。在重症患者营养支持过程中,应恰当运用胃气理论,有效促进重症患者营养支持的有效实施及预后的改善。

典型病例

患者,男,55岁,因"背部隐痛2年余"入院,诊断"胸腹主动脉瘤、腹主动脉瘤破裂腹膜后血肿",入院后行胸腹主动脉瘤切除+人工血管置换术,术中出现失血性休克,术后转入SICU监护治疗,予以呼吸机辅助呼吸、升压药物维持血压、抗感染、持续肾脏替代治疗(CRRT)等治疗。

1. 营养评估 转入ICU当天,对患者进行营养状态评估和营养风险筛查。根据SGA评估患者营养状态为严重营养不良(C级),NRS2002评分6分存在营养风险,需进行营养支持。但转入当天患者循环不稳定,氧合差,需要积极复苏,不适宜开始任何途径的营养治疗。给予患者积极对症支持治疗,每日评估营养时机。患者病情在转入ICU后第7天趋于稳定,循环及氧合状况明显好转,可开始进行营养支持治疗。

2. 营养途径 患者肠间积液及肠道水肿情况仍然严重,腹胀明显,膀胱压在20~25mmHg之间,肠鸣音消失,予以积极脱水及胃肠减压,腹胀无明显好转,膀胱压仍高,提示患者目前无法耐受肠内营养。预计患者5天内开始肠内营养支持困难,予以开始肠外营养。

3. 肠外营养方案制订 患者处于中度应激状态,按照"允许性低热卡"原则[20~25kcal/(kg·d)]计算非蛋白热卡量。患者存在肠腔和全身水肿,实际体重波动大,按平时体重65kg计算热卡供给量,予初始热卡1300kcal。葡萄糖和脂肪乳按照6:4热卡比例,分别给予糖200g和脂肪60g(10%GS500ml,50%GS300ml,20%MCT/LCT250ml,10%ω-3鱼油脂肪乳100ml)。蛋白需要量按照1.2~1.5g/(kg·d),并考虑患者每日CRRT时氨基酸丢失约20g/d,给予蛋白约100g/d(10%复方氨基酸注射液800ml,20%谷氨酰胺100ml)。补充生理需要量的电解质、微量元素及水溶性、脂溶性维生素。

4. 营养监测与评估 患者呼吸、循环及营养指标明显改善,未出现明显代谢及感染并发症。入ICU第8天,予以放置空肠营养管,腹部CT提示患者肠间积液及肠道水肿仍未消退,鼻饲少量生理盐水6小时后测得的膀胱压较前升高>3mmHg,继续予以肠外营养治疗。

5. 营养供给量及配方的调整 在肠外营养实施的第6天(D12),患者停用全部升压药,氧合佳,予以增加热卡供应量,按照30kcal/(kg·d)给予1950kcal营养热卡,停用ω-3鱼油脂肪乳,减少谷氨酰胺用量。在肠外营养实施的第10天(D16),再次尝试肠内营养,予以短肽制剂鼻饲,10~20ml/h,耐受可。逐渐减少肠外营养热卡,增加肠内营养用量,在营养治疗第13天(D19),患者实现全肠内营养治疗,热卡达到1500kcal/d,于次日转回病房。

本例患者由于腹腔高压持续存在,早期肠内营养无法实施,在及时添加肠外营养,并制订、实施规范化、程序化的营养方案后,患者营养状况及病情得到显著改善。

小结

营养支持在重症患者治疗中具有举足轻重的位置。重症患者营养支持的时机、途径与能量供给需遵循基本的原则，同时根据营养评估的结果对营养支持策略进行定期的调整与优化。肠内营养是重症患者营养支持首选的营养支持方式，肠外营养是重要补充。营养支持过程中中医胃气理论在重症患者营养支持中具有重要的作用，应充分加以利用。

（欧阳彬）

第十七章　人文医学与医疗沟通

人文医学最早在《周易·贲卦·象传》中提出:"刚柔交错,天文也;文明以止,人文也。观乎天文,以察时变;观乎人文,以化成天下。"简易的讲,"人文"是人类特有的文化创造,如礼仪制度、道德规范、风俗习惯等。随着西医学的发展,人文医学逐渐被提出,其中将人的生命和人的价值、人格、尊严置于核心地位的属性,被进一步重视。人文医学,基础医学,临床医学,三者共同构成了西医学的有机整体,其中人文医学作为医学的灵魂,已经成为医学和医护人员的精神支柱。人文医学作为人文科学、社会科学与医学相结合的交叉学科,是医学中人文内涵的概括和抽象,它涵盖了医学伦理学、医学社会学、医学心理学、医学法学、医学人类学、医学哲学、医学美学等。人文医学作为新兴学科,它的提出与发展是西医学走向成熟的重要标志。

人文医学中的医学伦理学、医学社会学、医学心理学与医患沟通密切相关,其中医学伦理学是应用普通规范伦理学的理论和原则解决医学中的道德问题,是专门研究医学职业道德的学科。医患关系中包含有医学伦理对医务人员的行为道德的规范。医学社会学是研究患者、医务人员与医疗保健机构的社会关系、社会功能及其整个社会相互关系的一门社会学分支学科,它细致地研究了整个社会属性的相关问题,又系统地完善了医患关系中患者、医务人员与医疗保健机构的社会医疗关系。医学心理学是医学和心理学相结合的交叉学科,它研究心理学变量与健康或疾病变量之间的关系,研究解决医学领域中的有关健康和疾病的心理行为问题,既能描述医疗活动中患者的主观与客观感受,又可以阐述医疗活动中医务人员的心理学变量。

医患关系是医疗活动中最基本最活跃的人际关系,医患之间彼此信赖的关系是和谐医疗活动的基础。目前医疗矛盾,医患关系,医患沟通,已成为政府和民众最为关心的问题。在新医改的环境下,以医学伦理学、医学社会学、医学心理学的理论为支点来处理医患关系,对于缓和医患矛盾,提升个人道德水平,促进社会和谐具有重要现实意义。本章节将重点介绍ICU相关的医学伦理学及医患沟通。

第一节　ICU中的医学伦理学

一、伦理原则

医学伦理的原则源于宗教和哲学的传统,其中包括善与恶、对与错等的判断的绝对价值观念,以及人的生命神圣与无价的理念。所谓伦理,就是根据以上理念指导人们的行为以及他们与其他人互为作用的原则系统。伴随社会发展,科学的进步,理念的应用也可能会因时而变以适应社会需求,但是其绝对价值的界限是保持不变的。

源自于这些绝对价值的4个基本伦理原则对医学实践有深刻的影响,尤其是对监护医学。第1个是有利原则即行善原则(beneficence),它指的是一个行为的动机与结果均对患者有利,应避免对患者的伤害。它指导医生与卫生保健人员做善事,尤指重塑患者的健康与减轻患者的疼痛。早在公元前4世纪,这一原则就已经成为医学实践的基本目标,但它不是唯一的目标。

与行善原则相伴而行的是无害原则,它可督促医务人员不做有害于患者的事情。行善与无害原则两者有时也会出现冲突。例如,吗啡使用于临终的患者可减轻疼痛被认为是符合伦理的(行善原则),但是吗啡也会增加患者死亡的危险,即违反了无害原则。

第3个伦理原则是自主与尊重原则,强调的是任何一个具有完全行为能力的人在得知适当的(医学)信息以后,自己有权接受或拒绝医学治疗,包括生命支持措施——即自我决定权。它不包括采取自杀行为的权利或要求医生帮助其自杀或施行安乐死的权利。尽管美国的俄勒冈州在1997年使在特定场合下医生协助自杀合法化,但是医生的参与依然是在自愿的基础上。医生和医疗团队有责任通过诚实、真实地提供医疗信息以获取患者对治疗的知情同意,从而保护患者的自主原则并尊重患者的自主决定权。

第4个原则是公平原则,阐述的是人人都享有获取医疗卫生资源的权利,以及在整体医疗资源的分配上是公正的。当现有的医疗资源极其紧缺时,这一原则可理解为就目前有限的医疗资源应当提供给最可能从中获益的患者。医生应从社会整体的角度决定医疗资源的分配,而不是针对其个体的患者。

二、伦理原则之间的冲突

医学实践经常产生基本伦理原则之间的冲突。医务人员试图在它们中区分出优先等级,例如把自主原则作为最重要的伦理原则,但争议不断。

临床中,所有患者的自主权都应当受到保护,但有时候患者的意愿与医生个人的或宗教的信仰发生冲突,这就困扰了许多临床医务工作者。假如临床医生对患者自主要求的治疗效果做出判断,认为该生命支持措施在医疗上无益,可能也会引起冲突。当一种治疗措施经证很可能不会导致有意义的生存,则被判定为医疗无益。当然临床上无需下结论说该治疗方案没有成功的可能,只要临床上有足够的理由提示它失败的可能性很高就可以了。例如,有专家提议认定医疗无益的标准为:在最近100次尝试该措施的过程中没有获得成功结果。医生在判定医疗无益方面是最有资格的,但决定是否继续生存的权利在患者手中。目前相关专家比较统一的观点是医生没有伦理上的义务为患者实施其认为无益的生命支持治疗,但是其的确有义务告知患者为什么他们有这样的观点。如果患者仍要求这种无意义的治疗,则医生应该将对患者的治疗转移到愿意采纳患者意愿的医生或机构中去。与此同时,所有其他的治疗措施,无论是医疗显示需要的还是经患者同意的,都应当继续给予。

三、伦理决策

(一)决策能力的评估

自主原则是ICU医生做出医疗决策权应遵循的基本原则,但鉴于ICU患者病情的危重性也许会严重影响其决策能力。所谓医疗决策能力通常指的是患者在具有理解和接受疾病相关信息的基础上,能结合自身的价值观和生活目标做出相应逻辑推理判断,做出适当方式反应,且能和他或她的监护人交流决定和提出愿望的能力。

(二)决策代理人

当患者决策的能力严重减弱甚至丧失时,临床医师应积极主动寻找决策代理人(代理决策)。最理想的情况是,其代理人就是患者的书面委托书中预先指定的人选。再者,就是其法定监护人责任顺序。通常情况下,依次为患者的配偶、成年子女、患者父母、成年亲属、患者(外)祖父母。特殊情况下,也可由法庭任命的个体(保护者,conservator)代理这一角色执行决策权。

在未预先得到患者对特定医疗措施的决策时,其代理人应该最大程度地代表患者的利益,权衡相关治疗方案及措施可能带来的风险与益处。因此,其理想的代理人应当具备以下条件:①愿意接收并承担相关责任;②理解并能接受患者的人生价值取向;③实施这一责任时,并没有严重的情感阻力;④代理人与患者间无利益冲突。

(三)共同决策

在医疗工作中,ICU的决策过程往往是医生、患者或决策代理人共同担责的过程。在患者决策生命支持措施的时候,医生应尽可能避免独立的家长式医疗决策,即便是此项决策似乎最大程度上代表了患者的利益也不可行。医生仅享有判断特定的诊疗措施是否无益医疗的资格,只有患者或其决策代理人才有权利决定生命质量相关的问题。

四、预立指示

临床工作中,为了支持患者自主这一基本伦理原则,相应法律的颁布及执行应当确保患者能够在其无决策能力时,其意志也能得到贯彻执行——即患者预立指示告诉医生或卫生保健团队:他/她想做什么、不想做什么。

(一)生活意愿

是临床工作中最常见的文件形式,通过它,患者在他/她疾病临终,并且不能进行医疗决策时或永久昏迷时要求或拒绝相关的生命支持。此文件常为医生或代理决策人提供决策指导。自然死亡的宣判可以作为合法地决定撤除人工途径的基本生命支持措施(如营养和水合物)的依据。

(二)预立卫生保健指示(Advance Health Care Directive)

即指定一个卫生保健代理(即充当律师)在患者自己未能执行权利时代表患者的最大利益。患者以书面的形式详细全面地表达了他/她的意愿而不是概而言之,如"不要冒险的措施",这种预立指示就具有很大指导作用。理想地,个体在制订这些指示时,除了填写预立指示以外,还应当与他们的卫生保健代理人、家人以及医生探讨他们的意图、信念以及价值系统。同样重要的是,在患者每一次住院以后,这些意愿与指示应当被常规地审阅。

五、决策的医学法学观点

监护医学的实践深受旨在解决针对个体患者伦理冲突的法律行动的影响。尽管法律行动(只对所涉案宗具有约束力)对所涉案宗以外的(事件)不具有法律的约束力,但它们可以作为法律的援引案宗指导(人们的)行为,并有助于将来的法律决策。

已有相当数量的案例强化了患者的自主性这一基本原则,并且帮助澄清了代理决策人在为患者行使代理决策权的过程中所起到的作用。

六、拒用和撤销生命支持

基于前面所讨论的伦理原则,患者或代理决策人可以要求撤销或拒用生命支持治疗。撤销与拒用生命支持措施在伦理或法律上有什么显著区别,目前尚无结论。但是实际临床中的运作常常显示,撤销生命支持措施比拒用这些措施更加困难。另外,某些传统教义不允许撤销生命支持措施,包括营养与水合物,感到这样做等同于自杀。而对更加被动的拒用治疗,则相对关注得要少得多。

拒用或撤销治疗措施的决策最好在出现威胁生命的情况之前做出,这样可以让患者和家属先行考虑生命支持措施的效果。对于疾病临终或具有严重、不可逆性疾病的患者来说这样做尤其重要。

七、医学伦理道德的评价

(一)定义

医学伦理道德的评价是人们根据一定的医学伦理道德的评价标准,通过社会舆论和内心信念,对医务人员或医疗卫生部门的行为和活动所作的善恶判断。医学伦理道德的评价虽不像法律那样具有强制性,但却能成为法律的必要补充,从而发挥更加广泛的作用,以一种无形的力量制约着医务工作者的行为。

(二)类型

一种是社会评价,即医务行为当事人之外的组织或个人通过各种形式对医务人员的职业行为进行善恶判断和表明倾向性态度;另一种是自我评价,即医务人员对自己的行为在内心深层进行善恶判断。医学活动的特殊性质、目的,决定了医务人员的自我评价往往比社会评价更为重要、更加深刻。

(三)作用

医学伦理道德的评价是维护医学伦理道德的评价原则和规范的权威,是普遍设置于医务工作者和患者心中的"道德法庭",其依据一定的医学伦理道德的评价原则和规范,对医务工作者的行为进行善恶、荣辱的评判和裁决。医学伦理道德的评价作用主要表现在:

1. 促进医学伦理道德评价教育的作用   医学伦理道德的评价可具体明确医学伦理道德的评价责任及其程度,说明衡量行为善恶的标准,展示作为善恶根据的动机、效果及其相互关系,能使医务工作者从医学伦理道德的评价中深刻了解怎样克服某些医学伦理道德的评价缺陷,正确选择医学伦理道德的评价行为。因此,广泛的医学伦理道德的评价活动是医务工作者接受教育的有效形式,其比其他医学伦理道德的评价活动更能使人们生动、具体地了解什么是善?什么是恶?什么该做?什么不该做?它能促使医务工作者形成正确的医学伦理道德的评价观和高尚的医学伦理道德的评价品质,在医疗过程中努力使善良的动机和有益的效果统一起来。

2. 促进医学伦理道德的调节作用   医学伦理道德的评价是使医学伦理道德的评价原则转化为医学伦理道德的评价行为的重要杠杆。通过社会舆论,当人们受到赞赏时会感到荣幸;受批评时产生痛苦;当自我评价"问心无愧"时会欣喜自慰;受良心谴责时则会无地自容。

医学伦理道德的评价对防止医疗过失、调整医患和医际关系、提高医学伦理道德的评价素质具有重要意义。

3. 促进医学伦理道德不断发展的作用　随着医学科学的发展，诊治疾病的一些新技术、新手段常常与传统的伦理、道德发生矛盾，带来许多伦理道德方面的新课题，如安乐死、器官移植、辅助生殖技术等，通过医学伦理道德的评价，可以正确判断它们的道德价值，解决其中的道德矛盾，统一道德认识，会直接影响这些新技术的运用和发展，从而推动医学科技的发展。

八、医学伦理道德的监督

医学伦理道德的监督最一般的方式为社会舆论、内心信念和传统习俗这3种无形而深刻的伦理力量。社会舆论和传统习俗是医学伦理道德的监督的客观形式，又称社会评价；内心信念是医学伦理道德的监督的主观形式，又称自然评价。

（一）社会舆论

社会舆论是指一定社会群体或一定数量的群众，依据道德观念对人的行为和组织的活动施加精神影响的道德评价手段。社会舆论是医学伦理道德监督的主要方式，对于陶冶医务人员的高尚情操、增强医德观念、履行医疗义务，具有重要的意义。社会舆论的特点是：认知范围具有一定的群众性，对人们的行为具有约束性，传播的幅度具有广泛性。作为医学伦理道德监督的社会舆论是指人们根据一定的医德原则规范，对医务人员的思想行为做出肯定与否定、赞扬与谴责的判断。社会舆论在医学伦理道德的监督中起重要作用：通过社会舆论对医疗思想做出善恶判断，给予肯定、赞扬、否定、批评的评价，表明社会的倾向性态度；促使医务人员按照医德原则规范支配自己的思想行为，具有指导功能。社会舆论可以把某一医德行为的善恶价值及时传达给当事人，使医务人员了解社会所要求的行业准则及自己行为所产生的社会后果，在某种意义上发挥着"道德法庭"的"强制"作用。

社会舆论是外在的力量，反映了人民的意愿和呼声。医务人员在舆论的赞扬、规劝或谴责下，坚持或改变自己的思想行为方向。因此社会舆论具有疏导调整作用。

（二）传统习俗

传统习俗是指人们从历史上沿袭下来的对某种或某一问题的一种惯例和常识性的看法。它往往被人们视为一种不言自明的行为常规。它具有的特点是：形成过程的悠久性，支配人们行为的普遍性，作为衡量人们行为标准的稳定性。由于它是人们在长期的社会生活中逐步形成和逐渐积累起来的，因此它能被社会广泛承认，并且根深蒂固地存在于人们的观念之中。传统习俗对医德行为具有很大的约束作用和评价作用。当某一医疗行为符合传统习俗时，就会得到人们的肯定和赞扬；不符合传统习俗时，就会受到人们的批评和谴责。但是，传统习俗的形成，总是以一定的历史条件为背景，必然存在着新与旧、进步与落后的对立和冲突。在开展医学伦理道德的监督时，我们必须按照社会主义的医德标准，对传统习俗进行分析；继承和发扬有利于医学发展和保护人民身心健康的传统习俗，抛弃不符合医学发展和人民健康需要的不良习俗。随着我国社会主义建设和医学的发展，与之相适应而共生的社会新风尚应当大力提倡，使之形成新的风俗习惯，促进社会主义医德的发展。

（三）内心信念

内心信念是指医务人员通过长期的学习和实践，在内心深处形成的对医德的真诚信仰和强烈责任感。内心信念在行为前对医德行为有预测作用; 在行为中对医德行为及后果有自我监控作用; 在行为后对医德行为及后果有审视、评判和自我校正作用。它是对医德行为评价的内在力量。

内心信念的特点具有:

观念形成的理智性: 把握校正行为的自尊性; 追崇所信赖的道德价值目标的自觉性。这种内心信念,成为判断自己行为的一把尺子,成为评价自己行为道德性质的一种能力。相对于社会舆论和传统习俗来说,它是更为重要的医学伦理道德的监督力量。

内心信念具有深刻性和稳定性。深刻性是指医务人员内心信念的形成,并非一朝一夕;而是长期医疗实践和学习的结晶,是由感性认识上升到理性认识的结果,是医德意识、医德情感和医德意志的统一。稳定性是指医务人员的内心信念一旦形成,不会轻易改变.可以在一个较长的时期内支配自己的医疗实践。

道德具有自觉性的特点。医务人员的行为并不是都能及时得到患者和社会的评价和监督。也并不是每一个医疗行为都能受到社会公正的评价。当医务人员具有崇高的医德责任感时,就会自觉地对自己的行为进行评价。当符合自己的内心信念时,就会感到精神上的满足,形成一种力量和信心,并继续加以坚持。若自己的行为违背了自己的良心时,就会感到内疚和不安,达到自我否定的评价。

在医学伦理道德的监督中,社会舆论、传统习俗和内心信念有着相互联系、相互补充和相互促进的作用。社会舆论的形成,必须以每个人内心信念和传统习俗为基础。社会舆论、传统习俗是外在的医德监督的有效方法。它是否能真正发挥作用,还得靠内心信念。因此社会舆论、传统习俗和内心信念是医学伦理道德监督的有机整体。

第二节　医患沟通

一、医患关系

医疗沟通最重要最基本的是医患关系,医患关系是医学科学人文思想的体现。从客体角度来看医患关系可分为医疗关系、经济关系、道德(伦理)关系、法律关系和文化关系等技术关系和非技术关系的集合。这只不过是一种对现象的描述、罗列和分类。另一方面,如果从主体建构的角度,则可将医患关系的本质属性视为一种基于一定利益基础之上、广泛渗透着伦理关系的主体互动的特殊社会关系。

(一)医患关系表现形式

包括有: 情感、契约、消费关系。三者可视为强度或紧张程度依次增强的社会关系。医患关系是由技术性关系和非技术关系两大部分组成,是医务人员与患者以保持健康、消除疾病为目的,在特殊的场合和特定的时间段内建立和发生的合作伙伴关系。医患合作的目的是为了满足患者的康寿需求,而这种需求是综合性多方面、多层次的。它既可以是医学的,也可以是文化、生活和法律的。

1. 情感关系　医学是以有生命、有情感的人为研究对象,与人的健康和生命息息相关的科学。医学不仅是"为学之器",更是"为人之道"。这也赋予了医患关系"为人"的基本价值指向。换言之，在现实的医患关系中，医者不应仅仅是治疗疾病的"医匠""工匠"，更应是富有情感，深怀同情，充满责任、关怀和人性温暖的"医生"或"医师"，患者也应尊重医师的劳动，尊重医生的职业自主权，尊重医生的专业权威，理性对待医疗行为。在医疗活动中，医生对患者的关爱、救助和患者对医生的理解、信赖以及医患之间为战胜共同敌人——病魔的战友或同事关系就是一种情感关系。医患关系作为人类文化中一个特有的组成部分，折射了文化传统的精神，刻上了社会结构的印迹，辉映了医学模式的影响。

2. 契约关系　医患关系从患者挂号就诊即是要约，医疗机构发给挂号单就属承诺，承诺一旦做出，医患关系即告成立，也就是履行契约关系之始。即便不经过要约与承诺的过程，对于意识不明或不能作意识表示的危急病患，医方也具有救治义务，形成"事实上的契约关系"。当然，有人认为鉴于医患双方的不平等性，患者自由、自主甚至自愿性的有限性，单纯的契约关系不能涵盖医患关系的要求，但医患关系又带有某些契约色彩。因此，医患关系是具有某种契约性质的信托关系，即患者出于信任把自己的生命与健康无条件地托付给医务人员，医务人员有义务去争取与维持患者的信任与依赖。一般仍倾向认为，医患关系是一种具有信托性质的契约关系。

3. 消费关系　医患关系是否适用《消费者权益保护法》一直是学界争论的焦点问题。尽管我国《消费者权益保护法》第二条界定"消费者"是"为生活消费需要购买、使用商品或者接受服务的个体或单位"。但身体健康是生活的基础，看病吃药是生存消费，因为生存消费是关系到消费者的生死的问题，因此不能把医疗服务排除在生活消费之外。既然看病是一种消费，医疗机构当然就是经营者。这里需要澄清一个误区，即医院是不是以赢利为目的，并不是判断其是不是经营者的核心标准。这与政府提供的公交、供水、供电、公用设施、文化教育等服务性质一样，都没有以赢利为目的。那种认为消费关系就是商品交换买卖关系的观点，其实是对消费关系的误读，普遍认为生命健康永远是无价的，医疗行为的价值无法用价格来体现，医生不能因为患者没有钱而不进行救治，"救死扶伤"是政府必须无条件承担的责任。但即使是在最富裕的国家，政府都不可能包揽每一个重病患者的全部医疗费用。也就是说，医疗行业作为非盈利的社会公益事业，尽管不能以经济利益为目的，但也不能不考虑经济利益，尤其在市场经济条件下，仅靠国家有限的经济投入是不够的。患者就诊看医生接受医疗服务时必须付费，要先付一定的挂号费、治疗费、检查费、药品费等，而且医疗费用的支出直接与患者个人利益挂钩，说明经济利益是联结医患关系的纽带，医患关系是一种经济关系，表现为特殊的服务消费关系。此外，从法理上看，患者接受医疗服务的行为是一种必须的生存消费，患者就是消费者，患者不应被法律排除在"消费者"之外。患者到医疗机构挂号看病实际上就构成了患者和医院之间契约关系，完全符合《消费者权益保护法》立法的基本精神，也符合保护弱者利益的立法初衷。随着体制改革的不断深入，医患关系被确立为经营者和消费者的关系是不可避免的必然结果。

4. 家庭关系　家庭关系也关乎医患关系，其中家庭会议（Family meeting）能很好地改善家庭关系。家庭会议是指预留时间，以促进有意义的沟通，并为家庭的讨论决策，解决问题、鼓励和合作提供机会的会议形式。在家庭会议中每个人都是组成的部分。对于从业人员，还是相对的患者，家庭会议都是很重要的，无论在任何时候加强沟通，加强与家庭每个成员有意义的讨论决策，都可以帮助更好地改善医患关系。

（二）医患关系的选择

在医疗活动中，医方提供医疗技术指导，患方贡献生理和心理体验。医患关系是医疗服务的基础，也是良好医疗效果的关键。一般讲技术性医患关系有3种基本模式：主动与被动型、引导与合作型、共同参与协商型。医患关系的选择，涉及医院和患者对医学活动的人文理解和实践，也是优质医疗服务的关键。良好医患关系是医疗活动人性化体现的最好诠释，合理选择技术性医患关系和良好地协调非医疗技术性医患关系，充分反映了医务人员的人文精神与科学态度。科学现代的医患关系，应该是有机融合和涵盖了医疗技术与人文精神，并努力实践医学本质和目的的合作共同体。

（三）医患关系应遵循的原则

医疗服务公正、公平原则：医疗上的公正，是指社会个体都具有平等享受卫生资源合理或公平分配的权利，并且有权参与决定对资源的使用和分配。医疗活动中，对需要同样医疗服务的人同样对待——这是医疗公正的平等原则。根据差异需要来分配负担和收益，不同需要的人不同对待——这是公正的差异原则。医疗服务公平原则，是指与患者精神上的充分沟通、情感的正性交流，以及对患者精神的慰藉、情绪的稳定、希望的存在、人格的尊重、相关权利的确保等方面，都充分体现了作为人的公平和公正，这对医患双方都是至关重要的。医患在整个医疗服务活动中始终具有相同的自然、社会和经济属性。人格是对等的，当然人格平等也包含患者之间在享受医疗服务时，精神享受的同一性和社会认同的一致性。另外，医疗服务的经济平等，也体现在服务的费用和价格上，公平、一视同仁地对待每一位患者，服务价格要公开、公平和透明。

医疗服务自主原则：我们强调医疗活动中的自主原则，一是说明医疗服务消费者有权根据自己的医疗需求自主选择医生，有权根据自己对疾病的认知理解，比较诊治方案的优劣，权衡诊治效果的利弊，自主决定是否接受某项医学决策，尤其是对有伤害、有风险的医学决策做出自主选择。二是说明医院有义务主动提供足量的信息、适宜的就医环境和必要条件，以保证医疗服务消费者充分行使自主权。医务人员在进行医疗服务过程中，必须尊重和保证医疗服务消费者自主享有择医权、疾病认知权、知情同意权、保密权、隐私权等自主权利。

权利与义务统一原则：和谐的医患关系应该是一种双向、互动的关系，其实质是医患双方权利与义务的对立统一。这种对立统一表现在道德权利的利己性和道德义务的利他性的对立。医务人员对患者的义务在一定程度上与患者的权利是一致的，患者的基本权利即为医务人员的义务，所以在医疗活动中，医患间权利和义务的利己和利他性在一定程度上是统一的。正确认识和对待以及履行各自的权利与义务，是良好医患关系的基础和保证。医务人员权利与义务的统一就在于医务人员不仅享有权利，而且还应履行义务，患者亦然。作为一定意义上的一种特殊的契约关系，医患双方在整个医疗活动过程中，都有权利和义务共同维护本契约的法律。

二、国内外医疗关系现状

（一）国外医患关系现状

宏观上而言，英国、法国、美国、德国、日本等世界各主要国家的医患关系体现出的相同特征：尽管都存在一定程度上的医疗纠纷、医疗诉讼和医疗伤害，但医患关系较和谐、平稳，并未成为突出的社会问题。

国外的很多医院都较为重视医患沟通并积累了许多有意义的经验,如美国除了在医学院校开展医患沟通技能的教育外,还专门建立了患者的交流中心,帮助医生给患者提供有针对性的服务。在英国,每个医院都有专门从事医患沟通的专门人员即社会工作者。

(二)国内医患关系现状

与国外相比,目前我国医患关系尚不完美。在治疗诊断检查过程中与患者有意识的交流,交流内容过于狭窄,仅围绕诊疗目的,语言过于简单,甚至存在态度不佳等问题,较易引起患者的不满与误解。

(三)造成国内外医患关系极大反差的原因

1. 医疗体制及相关政策制度不同　包括意识形态的差异,宗教信仰的不同,基本国情的不同及对于死亡的理解的不同,处理方式不同等。

2. 培训不足　国外有专门的课程对医生进行培训,而国内对于医患关系的专门课程很少。美国、日本、德国等国家在医学院专门开设了医患沟通课程,充分将专业教育与人文教育相结合,具体如《与患者沟通》《沟通学》《医患沟通的重要性》,美国把医患沟通能力的培养,列为21世纪医学生教育课程重点加强的9项内容之一,且让沟通成为执业医师的必备条件。我国在专业教育与人文教育相结合的道路上还有很长的路要走。

三、常见ICU治疗模式中诱发冲突的原因

(一)医患双方利益差别导致利益冲突

医生的职责是救死扶伤。应坚持生命本位,但现实社会中医生往往还得顾及医院的利益,即同时兼顾利益本位的考虑。而对于患者及其家属来说,考虑的主要因素为患者的生命。因此,坚持的是生命本位。

(二)医患双方认知存在巨大差异

危重病患者转入ICU时往往合并多个器官危重病,或者因突发严重疾病如急性心肌梗死、循环呼吸衰竭等生命垂危,在救治过程中一方面是病情危重急需要医护人员抢救治疗,一方面是患者家属缺乏相应专业知识,对疾病严重程度和预后无法形成正确认识。医患双方在进行病情信息或治疗意见交换时短时间内不可能达到充分认知。对于疾病的告知,医生往往从专业学科的角度分析和解释,而患者则是从生活经验的角度看待疾病的状态,对疾病的认识仅限于身心的感受和非专业的经验认知。

(三)ICU高额治疗费用

ICU的医药费、护理费以及病房的床位费等各项支出巨大,对于普通家庭特别是没有医疗保险的低收入家庭往往难以承受。在医疗保障制度尚不十分完善的情况下,患者家属既要面对超出其家庭经济偿还能力的治疗费用,又对亲情难以割舍,无法面对因经济问题而放弃治疗所背负的压力,有的家庭成员相互之间往往不能达成统一意见甚至产生矛盾,而这种矛盾冲突有时会转换成医患冲突。

(四)人文关怀的缺失

由于ICU病房收治危重患者的特殊性,为了方便病房内抢救协调管理、防止交叉感染和保证监护治疗质量,绝大部分ICU病房实行半封闭或全封闭式的管理模式,家属接触到患者的时间非常有限。有时即使是临终患者或急需见到自己亲人的危重患者也难以满足他们的探视需要。另外,ICU病房医务人员、各种监护设备的治疗都是24小时连续运作,长时间镇静,

病痛和反复侵入性操作治疗会导致患者失去正常的时间空间认知,造成精神异常,认知障碍甚至发生谵妄。

四、ICU中的应对策略

(一)对医者主体给予人文关怀

由中国医师协会进行的《第四次医师执业状况调研报告》显示,48%~51%的医生对执业环境不满意。很难想象当大多数医生对每天进行的职业环境不满时,还能有多少人认真考虑患者及家属利益。医学的职业特点决定了医生需要极高的慎独精神,对于疾病认识的有限性和风险使医生承受着巨大的心理压力,在危重患者救治过程构成最重要的核心部分。提高对一线临床工作人员的人文关怀,切实提高工资待遇,尊重医生的人格,认可医生的劳动,并从精神、情感、制度等方面着手对医生的执业及生存环境给予最大程度的保障,解除医务人员后顾之忧,使其在工作中投入更多的主动性与积极性,在医疗实践过程中给予患者更多的人文关怀,这才是一个相互促进的良性循环过程。另一方面,应强调医院的公益性,不对ICU病房进行简单的经济效益评价,而更应该关注其社会公益性。建立有效的监督机制,杜绝收受和索要"红包""回扣"。

(二)对危重患者病情和治疗信息的充分沟通

数据表明真正因医疗事故而引起的纷争不到5%,而80%的医疗冲突是由医患沟通不当引起的。ICU病房由于其封闭性特点,家属不能直观和准确感受到患者病情变化,同时也不能充分感知患者是否接受到精心的治疗,所以对ICU住院患者,每天常规为家属介绍患者病情变化和治疗措施十分重要。努力提高患者家属对患者所患疾病的特点和严重程度认知水平,避免造成过高的期望值。鼓励家属查阅相关专业信息或通过不同渠道向专业人员咨询,以使家属获得更信服和全面的信息。对于使用昂贵药物和监护治疗措施的原因和必要性,应充分告知家属,征求和取得家属认可,避免因经济纠纷而导致矛盾。当患者病情恶化时应及时告知家属,使家属做好应对危机的心理准备。通过良好的医患沟通与交流,既可增加患者和家属对疾病和当前医疗技术局限性、风险性的了解,增加对医生的信任,还可争取患者和家属的理解支持与配合。有效的沟通是缓解医患矛盾的一剂良药。

(三)改善临终关怀

不可否认,部分患者即使经过积极治疗仍然难以挽回生命,恶劣的预后和高昂的费用也会促使家属放弃积极治疗。尊重患者和患者代理人,即尊重其在ICU放弃治疗中的自主权利。这种决策并不意味着家属愿意完全"放弃"对患者的治疗,只是治疗的焦点变为强调舒适(安慰)的治疗,例如很多家属不同意停止一切治疗措施如呼吸机,而是希望患者能转ICU病房并陪伴在患者身边直至临终。对于放弃治疗的患者,基本的生命支持和充分的心理护理是临终关怀工作的关键。对于这类患者应设立特定的病房管理制度和完善相关法律法规,确保医护人员能充分为家属提供帮助,消除医患双方的疑虑和后顾之忧,安抚患者。

ICU 典型案例分析与总结

引用浙江省人民医院ICU的入住患者作为研究对象,把2007年6月~2008年5月的610例患者及其家属作为对照组,2008年6月~2009年6月的580例患者及其家属作为实验组。对照组按常规探视接待方法,主要接待人员是护理人员;实验组则必须由主管医生和主管护士负责接待,且保证有足够的医护人员接待家属。特殊情况家属需要与当班护士或主管医生预约并取得合作。探视前医护人员做一些各自接待的准备工作。探视期间医生护士共同接待患者家属,由主管医生向家属介绍病情及目前的治疗情况。床边责任护士介绍生命体征的一些监测参数、饮食、管道、皮肤、大小便及患者的心理需求等。探视结束时间一到,医护合作共同劝家属离开病房以保持安静,个别特殊情况在接待室继续交谈。最终设计满意度调查表由患者或其家属填写,结果发现,通过采用医护合作的沟通制度,患者家属的各种需求得到及时满足,护士的基础护理更加扎实到位,患者及其家属满意度大大提高,医患关系更加融洽,医疗纠纷和投诉明显减少。

[点评]

这个典型的ICU的医患沟通调查,我们从中总结到的经验很多:

1. 医护人员缺乏对患者家属需求的了解 危重患者入住监护室,其家属因焦虑和压力会产生多种需求,如果得不到合理满足就会容易引起医疗纠纷。对急危重患者家属需求概念的相关研究多认为需求是个人的一种要求,此要求如能满足则能解除或降低其焦虑与烦恼,而且能改善目前状况的即时感觉,增加舒适及幸福感。

2. 医护人员工作负荷过重,难以满足患者家属需求 实际工作中,医患比例失调严重,医护人员大部分时间专注于患者生命的护理,忙于监测患者身心状况,维持复杂仪器设备的正常运转。加之患者的病情随时会有变化,使医护人员的工作负荷很重,只能利用短暂的时间接触患者家属,不容易准确实际地评估患者家属的需求,当其面临危机情境时,较难迅速满足其需求和减轻焦虑,探视期间以护士接待为主。对照组的探视时间以护士接待家属为主,医生没有明确分工如何接待家属,当患者家属问及目前的治疗和患者的预后问题时,值班护士的回答往往不能满足家属的需求,从而使患者家属对当前的医疗不满,甚至迁怒于护理工作。

3. 今后需加强相关工作 在今后的ICU工作中,加强医护人员对患者家属的关爱、沟通,提高患者及家属的幸福感,加强新入职员工沟通技巧的培训与讲解,甚至有条件的情况下,专门配备医患沟通专员,才能实现医患及护患的和谐、共融。

(李 玮)

第十八章 器官捐献与保护

　　早在春秋战国时代《列子·汤问》中关于扁鹊为鲁公扈、赵齐婴互换心脏的故事就记录了医学上对器官移植的设想，随着血管吻合技术、器官保存技术、免疫抑制剂的应用等技术的进展，现代器官移植才逐渐确立起来，并成为治疗终末期疾病的重要有效手段。自1901年设置诺贝尔奖以来，器官移植是医学领域中所有学科获得诺贝尔奖最多的学科，是20世纪最令人瞩目的医学成就之一。

　　目前，全球有130万余人接受了器官移植，手术例数超过5万例/年。在我国，2005年以前移植器官主要来自死囚，曾面临国际巨大的舆论压力与伦理质疑。2006年我国开始着力推进器官移植规范化管理，于2007年国务院颁布了《人体器官移植条例》，2009年颁布《关于规范活体器官移植若干规定》，2012年修订了《中国心脏死亡器官捐献工作指南（第2版）》，2013年推出了《脑死亡判定标准与技术规范（成人质控版）》，2014年3月正式启动器官捐献志愿者登记网络系统，逐步推进器官捐献等工作，自2015年起全面停用死囚器官，ICU成为器官捐献的主战场。据统计，ICU死亡病例中8.9%为脑死亡，其中50%~75%的潜在供体会成为捐献者。广东省是开展器官捐献最早、例数最多的省份，在全国试点初期占总数近50%，截至2014年8月累计公民逝世后捐献467例（全国共计2129例）。

　　综上所述，器官移植是西医学救治终末期疾病的重要有效手段，我国的器官移植事业正健康有序地发展，ICU是发现合适供体、维护器官功能的重要学科，是器官移植工作开展的重要阵地。

一、移植的概念

　　移植（transplatation）指的是通过手术、介入等方法，将一个个体的细胞、组织或器官导入到自体或另一个个体的同一或其他部位，以替代或增强原有细胞、组织或器官功能的医学技术。

　　其中，被移植的细胞、组织或器官为移植物（graft）；提供移植物的个体为供者（donor）；接受移植物的个体为受者（recipient）。

二、供者的一般标准

（一）尸体供者的一般选择标准（不适用于皮肤、角膜移植）

　　1. 供者身份明确　如有下列情况一般不予考虑：在被拘捕或羁留于政府部门期间死亡、在精神病院内发生的死亡个案、中毒导致死亡、与医院有医疗纠纷、死亡原因需要公安司法部门进一步调查等。

2. 年龄一般不超过65岁。

3. 无人类免疫缺陷病毒（human immunodeficiency virus，HIV）感染。

4. 无药物滥用、静脉注射毒品、同性恋、双性恋等高危活动史。

5. 无恶性肿瘤病史，但部分中枢神经系统肿瘤（主要指低中度危险原发肿瘤）和一些早期的恶性肿瘤经过成功治疗后可考虑。

6. 无活动性、未经治疗的全身性细菌、病毒或真菌感染。

7. 血流动力学和氧合状态相对稳定。

8. 捐献器官功能基本正常。

（二）活体供者的一般标准

活体供者与尸体供者相比活体供者具有以下优点：扩大了供者器官来源，缩短了受者等待时间；活体供者大多数为亲属供者，容易获得理想的组织配型，术后排斥反应发生减少；供器官的冷热缺血时间明显缩短；术前可对供器官进行详细检查，选择合适的手术时机。但活体器官移植明显存在较大的伦理问题，随着抗免疫排斥技术、尸体供者相关法规的进展，活体供者逐渐减少。

我国规定亲属活体供者与受者仅限于：①结婚3年以上或婚后已育有子女的配偶；②直系血亲或3代以内旁系血亲；③有证据证明因帮扶等形成亲情关系，仅限于养父母和（或）养子女之间的关系、继父母与继子女之间的关系。同时供者年龄必须满18周岁，具有完全民事行为能力；捐献决定完全出于自愿，不存在任何外界的压力和胁迫；无器官买卖；必须以不直接威胁供者生命安全和不对健康造成持续性损害为前提，受者必须知情并同意；在手术开始之前供者随时有权退出捐献程序。

三、脑死亡供者的判定及捐献流程

（一）脑死亡的概念

脑死亡是指以中枢性自主呼吸完全停止为首要特征的脑干或全脑功能永久性丧失，并且以正在使用呼吸机辅助通气等手段维持无效心跳的一种特殊临床死亡状态（心跳相对于整体生命无效）。目前许多国家、地区已完善法律、法规、指南界定"脑死亡＝死亡"。长久以来，脑死亡器官捐献（donor after brain death，DBD）是指诊断脑死亡后进行器官捐献，是各国器官捐献的主要来源。

（二）脑死亡的判定标准

目前我国的脑死亡的判定标准可参照国家卫生和计划生育委员会脑损伤质控评价中心制定的《脑死亡判定标准与技术规范（成人质控版）》。

（三）脑死亡判定后的程序

脑死亡判定成立，患者生前未表示不同意捐献其人体器官且其直系亲属以书面同意捐献器官，应立即由相应科室医生和器官移植医生联合对患者进行综合评估判断是否适合器官捐献。

对于器官功能的评判的实验室检查包括全血细胞计数、血电解质、血糖、动脉血气分析、尿液分析、凝血、血尿素氮、血肌酐、肝功能、微生物病原学检查（HBV、HCV、EBV、CMV、HIV、人类嗜T细胞病毒、梅毒等）、ABO血型、Rh血型、HLA配型、痰涂片、血、尿和痰细菌培养。

对于具体的器官功能还应进行相应的特殊检查。心脏方面进行心功能评估及心电图、胸部X线、超声心动图检查,超过45岁的患者行心导管检查、心肌酶谱分析;肺脏方面进行动态动脉血气分析、胸部X线检查、支气管镜检查等;胰腺方面包括动态血糖监测、血淀粉酶、血脂肪酶、尿淀粉酶、糖化血红蛋白检测等;肝脏方面行肝脏超声;肾脏方面行肾脏超声。

确定为潜在供者后,所进行的医疗活动的救治目标有所转变,从"挽救生命"转变为"抢救器官",治疗措施以维持供者外周器官的血流灌注和功能为主,应在密切的生命体征、内环境的监测当中维护其稳定,并在避免对器官有较强损害的基础上积极防控感染。只有感染被彻底控制才考虑使用供者的器官。

由于我国脑死亡法尚未建立,且多数家属(注:本章节中所指家属是指配偶、成年子女、父母,或患者通过法律途径正式授权的委托人。)不能接受在心脏跳动状态下进行器官捐献,故许多DBD的器官捐献按照心脏死亡器官捐献(donation after cardiac death, DCD)程序进行捐献,即撤除生命支持,待心脏停跳后实施捐献。

四、心脏死亡捐献流程

心脏死亡器官捐献指在心脏死亡后进行的器官捐献,以往也称无心跳器官捐献(Non-Heart Beating Donation, NHBD)。在脑死亡立法之前,各国的尸体器官移植均来源于DCD。详可参见中华医学会器官移植学分会制定的《中国心脏死亡器官捐献工作指南(第2版)》。

五、活体捐献流程

(一)活体捐献的医学评估

活体供者的医学评估主要包括:ABO血型、年龄、体重、HLA配型及淋巴毒实验、HIV或肝炎病毒感染、高血压、恶性肿瘤、严重呼吸系统或心血管系统疾病、遗传性疾病、供器官功能以及供者是否吸毒或酗酒等。

按程序依次进行检查,一旦发现不符合捐献条件,即终止其他检查,避免创伤性检查,合理降低医疗费用。

(二)活体捐献的必备证明材料

从事活体器官移植的医疗机构应当要求申请活体器官移植的捐献人与接受人提交以下相关材料:

1. 由活体器官捐献人及其具有完全民事行为能力的父母、成年子女(已结婚的捐献人还应当包括其配偶)共同签署的捐献人自愿、无偿捐献器官的书面意愿和活体器官接受人同意接受捐献人捐献器官的书面意愿。

2. 由户籍所在地公安机关出具的活体器官捐献人与接受人的身份证明以及双方第二代居民身份证、户口本原件。

3. 由户籍所在地公安机关出具的能反映活体器官捐献人与接受人亲属关系的户籍证明。

4. 活体器官捐献人与接受人属于配偶关系,应当提交结婚证原件或者已有生育子女的证明。

5. 省级卫生行政部门要求的其他证明材料。

从事活体器官移植的医疗机构应当配备身份证鉴别仪器并留存上述证明材料原件和相关证件的复印件备查。

（三）活体捐献中医务人员的义务

从事活体器官移植的医疗机构及其医务人员在摘取活体器官前,应当履行下列义务:

1.查验活体器官捐献人与接受人按要求提交的相关材料的真实性,并确认其关系符合要求。

2.评估接受人是否有接受活体器官移植手术的必要性、适应证。

3.评估活体器官捐献人的健康状况是否适合捐献器官。

4.评估摘取器官可能对活体器官捐献人健康产生的影响,确认不会因捐献活体器官而损害捐献者正常的生理功能。

5.评估接受人因活体器官移植传播疾病的风险。

6.根据医学及伦理学原则需要进行的其他评估。

7.向医疗机构人体器官移植技术临床应用与伦理委员会(以下简称伦理委员会)提出摘取活体器官申请。

（四）伦理审核

伦理委员会在收到摘取活体器官审查申请后,应当召开由伦理委员会全体成员参加的专门会议,对下列事项进行审查和讨论,在全体委员一致同意并签名确认后,伦理委员会方可出具同意摘取活体器官的书面意见:

1.活体器官捐献人和接受人提供的材料是否真实、合法,其关系是否符合要求。

2.活体器官捐献人的捐献意愿是否真实。

3.有无买卖人体器官的情形。

4.器官的配型和接受人的适应证是否符合人体器官移植技术管理规范。

5.活体器官捐献人的身体和心理状况是否适宜捐献器官。

6.对本通知第四条第4项的评估是否全面、科学。

7.捐献是否符合医学和伦理学原则。

医疗机构应当存留完整的伦理委员会会议记录备查。

（五）省级卫生行政部门审核

从事活体器官移植的医疗机构在伦理委员会出具同意摘取活体器官的书面意见后,应将相关材料上报省级卫生行政部门,根据回复意见实施。

（六）器官摘取和移植手术

在实施活体器官摘取手术前,应当由主管医师协助手术室工作人员再次确认活体器官捐献人身份。

完成活体器官摘取和器官移植手术后,负责活体器官移植的医务人员应当在72小时内完成以下工作:

1.向伦理委员会提交手术报告,包括活体器官摘取和移植简要过程、术中和术后是否发生不良事件或者并发症及处理措施等。

2.按照要求向相应的移植数据中心上报人体器官移植数据。

3.从事活体器官移植的医疗机构应当保存活体器官捐献人的医学资料,并定期对其随访。

（七）活体捐献可能涉及的违法、违规行为

医疗机构及其医务人员有下列情形之一的,由所在地省级卫生行政部门依照《中华人民共和国执业医师法》《医疗机构管理条例》《人体器官移植条例》的规定,对医疗机构及相关责任人予以处罚;涉嫌犯罪的,移交司法机关查处;对于未能依法履行职责、监管不力,导致辖区内器官移植工作管理混乱的卫生行政部门,将依法追究直接责任人及相关责任人的责任,并予以通报:

1.摘取未满18周岁公民的活体器官用于移植。

2.为不符合规定条件的捐献人与接受人进行活体器官摘取、移植手术。

3.摘取活体器官前未按照规定履行查验、评估、说明、确认义务。

4.未经省级卫生行政部门及医疗机构伦理委员会审查同意,擅自开展活体器官摘取、移植手术。

5.完成活体器官摘取、移植手术后,未按照规定要求进行报告。

6.买卖活体器官或者从事与买卖活体器官有关活动的。

（韩　云）

第十九章　重症医学常用操作

第一节　Seldinger穿刺术

Seldinger技术是由瑞典学者Sven Ivar Seldinger于1953年首先提出的一种非外科性经皮血管穿刺、导丝引导插管技术,替代了直接手术切开暴露血管穿刺的方法。1974年Driscoll对Seldinger技术进行改良,不穿透血管后壁,大大降低了发生血肿等并发症的几率。该穿刺插管法操作简便、安全、并发症少。目前以Seldinger改良法使用较多,统称Seldinger术,不仅应用于血管性介入诊断与治疗,而且已经扩大应用范围至其他经皮穿刺的介入操作,如经皮胆道穿刺引流、脓肿穿刺抽吸和引流管置入等。

一、适应证

1. 动静脉血管造影　明确血管本身病变及介入治疗。
2. 深静脉置管　用于输液、血流动力学监测、血液透析或滤过。
3. 桡动脉或股动脉置管　用于血流动力学监测。

二、禁忌证

1. 严重凝血功能障碍。
2. 穿刺部位感染。
3. 穿刺部位血管狭窄或血栓形成。
4. 桡动脉穿刺前,行Allen试验阳性。

三、术前准备

1. 向患者及亲属说明穿刺目的及可能出现意外,取得家属同意,并签署知情同意书。
2. 向清醒患者解释操作目的及过程,解除患者顾虑,取得患者配合。
3. 详细了解各项实验室及辅助检查资料,特别注意出凝血时间、有无禁忌证。
4. 根据临床要求,选取穿刺部位。
5. 穿刺部位备皮,减少局部感染机会。
6. 必要时术前30分钟给予患者肌内注射地西泮10mg镇静。

四、操作过程

(一)中心静脉穿刺置管

常用中心静脉包括颈内静脉、锁骨下静脉和股静脉。

1. 患者放置合适的体位后,选择和确定穿刺部位。

(1)颈内静脉穿刺(图19-1):患者去枕平卧,背部肩胛骨水平垫起,头后仰,转向对侧,充分暴露术区。穿刺路径包括中路(以胸锁乳突肌胸骨头、锁骨头与锁骨上缘构成的三角形顶点为穿刺点,针尖指向同侧乳头)、前路(以胸锁乳突肌胸骨头内缘中点为穿刺点,针尖指向同侧乳头)及后路(以胸锁乳突肌锁骨头外侧缘中下1/3处为穿刺点,针轴保持水平,针尖指向胸骨上切迹)。

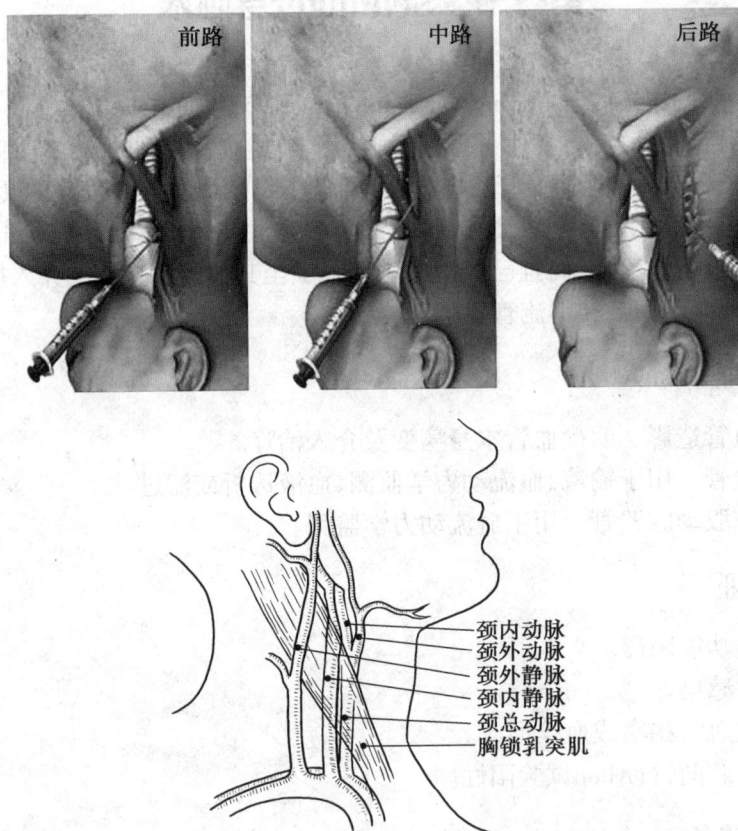

颈内动脉
颈外动脉
颈外静脉
颈内静脉
颈总动脉
胸锁乳突肌

图19-1　颈内静脉穿刺

(2)锁骨下静脉穿刺(图19-2):患者上肢外展垂于体侧,肩后垫小枕,头略低,转向对侧。通常选择右侧锁骨下静脉,避免损伤左侧胸导管。穿刺路径包括锁骨下途径(以锁骨中点下缘或锁骨下缘中内1/3交界处下方1cm处为穿刺点,针尖向内向上贴近胸壁进针约6cm)和锁骨上途径(以胸锁乳突肌锁骨头外侧缘,锁骨上方约1cm的锁骨上窝为穿刺点,针身与锁骨成45°,针尖指向胸锁关节进针约3cm)。

锁骨上路

锁骨下静脉

锁骨

第一肋

上腔静脉

锁骨下路

锁骨下静脉

锁骨

第一肋

上腔静脉

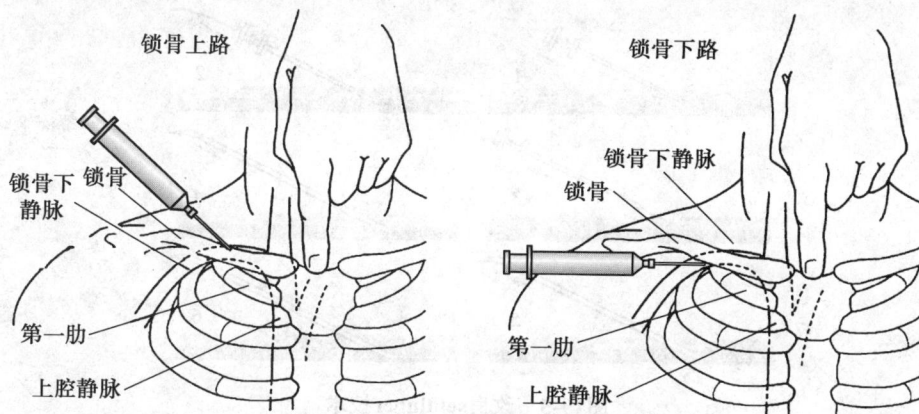

图19-2 锁骨下静脉穿刺

（3）股静脉穿刺（图19-3）：患者仰卧位，下肢伸直，略外展和外旋，触摸腹股沟韧带中部下2~3cm股动脉搏动最明显处，以股动脉内侧0.5cm处为穿刺点，进针方向与股动脉平行。

2.常规消毒、铺巾、2%利多卡因逐层局部浸润麻醉；肝素盐水冲洗并检查中心静脉导管、套管针是否完好。

3.经典seldinger技术（图19-4） 用带针芯的穿刺针进行穿刺，穿刺针穿透血管前后壁后，拔出针芯，将内空穿刺针缓慢退出，当针尖退至血管腔内时，血液从穿刺针针尾喷出，将穿刺针尾轻轻下压，快速将导丝插进穿刺针内。

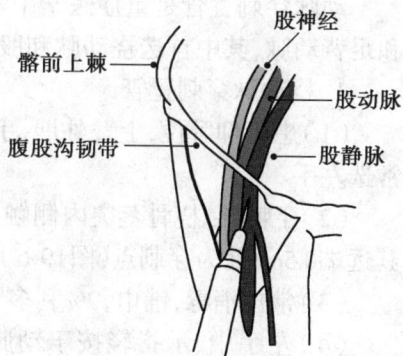

髂前上棘

股神经

股动脉

股静脉

腹股沟韧带

图19-3 股静脉穿刺

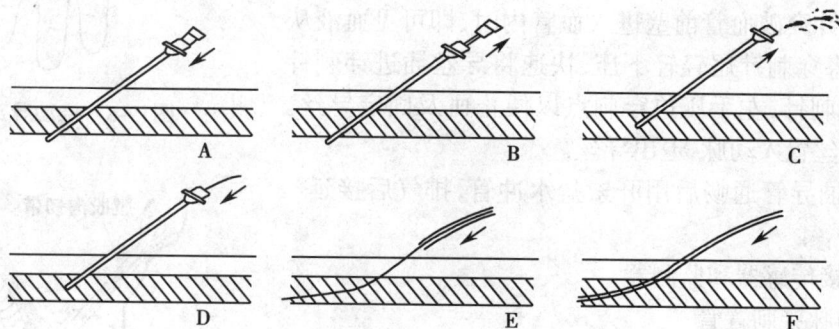

A B C

D E F

图19-4 经典seldinger技术

4.改良seldinger技术（图19-5） 用无针芯的穿刺针直接经皮穿刺血管,当穿刺针穿破血管前壁,进入血管腔内时,即可见血液从针尾喷出,将穿刺针尾轻轻下压,快速将导丝插进穿刺针内。导丝进入血管（男13~15cm,女12~14cm）后,拔出穿刺针,将导丝保留在血管腔内;左手压迫穿刺点以便止血及固定导丝。

沿导丝插入导管或导管鞘;然后拔去导丝,接三通管,用肝素盐水冲管,操作完毕。

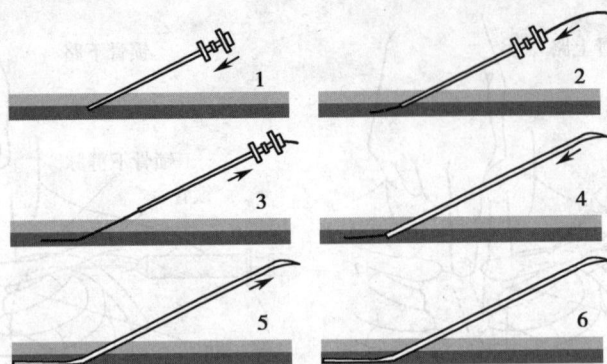

图19-5　改良seldinger技术

（二）动脉穿刺置管

动脉穿刺置管是重症医学中常用操作技术。穿刺常用的动脉有桡动脉、股动脉、肱动脉和足背动脉，其中首选桡动脉和股动脉。

1. 桡动脉穿刺置管

（1）患者仰卧位，上臂外展，手腕呈背屈位30°固定，通常选左手。

（2）穿刺点：桡骨茎突内侧触及桡动脉搏动最明显处，其远端0.5cm处为穿刺点（图19-6）。

（3）常规消毒，铺巾，2%利多卡因逐层局部浸润麻醉。

（4）左手中、示指轻按于动脉搏动最强处，右手持穿刺针，与皮肤呈35°~45°，针尖斜面向上，进针方向与动脉呈同一轴向。穿刺针向动脉最强搏动点刺入，刺中动脉后，可见穿刺针随动脉搏动而跳动，跳动方向与动脉纵轴相一致。当穿刺针穿破血管前壁进入血管内时，即可见血液从针尾喷出，将穿刺针尾轻轻下压，快速将导丝插进穿刺针内。拔出穿刺针，左手压迫穿刺点以便止血及固定导丝。将导管沿导丝置入动脉，退出导丝。

（5）回抽导管通畅后用肝素盐水冲管，排气后接延长管。

（6）连接传感器和监测器。

2. 股动脉穿刺置管

（1）患者仰卧位，下肢伸直略外展、外旋。

（2）穿刺点：腹股沟韧带中点下方1~2cm动脉搏动最明显处（图19-7）。

（3）常规消毒，铺巾，2%利多卡因逐层局部浸润麻醉。

（4）在腹股沟韧带下方内侧，左手食指和中指触及股动脉搏动最明显处，两指分开，穿刺点选在两手指间，固定表皮。右手持穿刺针与皮肤呈45°针尖斜面向上，

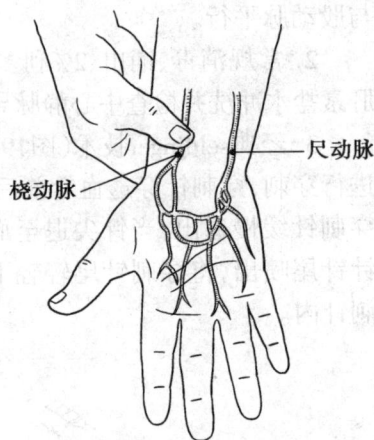

图19-6　桡动脉穿刺点

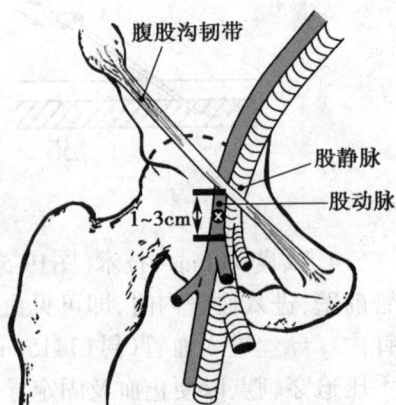

图19-7　股动脉穿刺置管位置

进针方向与动脉呈同一轴向。

（5）其余操作同桡动脉穿刺置管。

五、并发症

1. 穿刺部位出血，形成血肿。
2. 穿刺部位感染。
3. 血栓形成或气栓。
4. 动、静脉瘘。
5. 导管断裂或脱出。
6. 假性动脉瘤（动脉穿刺时穿刺点过低，压迫不当）。
7. 腹膜后血肿（动脉穿刺时穿刺点过高）。
8. 筋膜综合征出血量大，聚集在前壁腔隙内，压迫血管造成组织坏死。

六、操作注意事项

1. 导丝须无阻力进入，防止进入分支和夹层，甚至穿透血管壁。
2. 避免同一部位反复多次穿刺引起局部血肿、动静脉瘘和感染。
3. 过于肥胖、低血压、血管搏动弱、多次穿刺失败者，可超声引导下定位穿刺。
4. 穿刺后及时注入肝素盐水抗凝。
5. 术中密切观察患者心律（率）、血压、呼吸和脉搏。
6. 血流动力学不稳定或CPR患者宜经股动脉置管，以更好反映主动脉压力。
7. 桡动脉置管时间一般不超过4天。

（柴艳芬）

第二节　血流动力学监测

血流动力学监测是利用物理学定律对循环系统中血液运动的规律性进行定量、动态、连续测量和分析，反馈指导临床治疗。危重症患者大多需通过血流动力学监测进行临床评估。血流动力学监测最初以监测血压为目标，继而以监测CO为目标，目前提倡监测DO_2。血流动力学监测方法包括有创（肺动脉漂浮导管PAC）、微创（经肺热稀释测定技术PiCCO）和无创法（超声心动图、经胸电阻抗法和CO_2部分重吸收法监测NICO）。此外组织灌注水平的监测——胃肠黏膜内pH监测是血流动力学监测的有益补充。

一、有创血流动力学监测

肺动脉漂浮导管由Swan和Ganz发明并应用于临床监测血流动力学，通过热稀释法监测心排血量，通过压力指标反映容量状态，是危重症患者有创血流动力学监测的重要手段。其准确性高，是临床血流动力学监测的金标准。

（一）适应证

1. 用于严重循环障碍患者,监测PAP、PCWP、CO等参数。

2. 鉴别心源性和非心源性肺水肿。

3. 鉴别血流动力学不稳定原因(左或右心力衰竭;肺动脉高压等)。

4. 经导管予血管活性药或正性肌力药。

5. 监测液体输注、利尿药、强心药及血管扩张药疗效。

6. 经导管抽取混合静脉血标本,获取相关数据资料。

7. 经改良的Swan-Ganz导管进行心室起搏。

（二）禁忌证

1. 绝对禁忌证   三尖瓣或肺动脉瓣狭窄、右室流出道梗阻、肺动脉严重畸形。

2. 相对禁忌证   细菌性心内膜炎、心脏及大血管附壁血栓、严重心律失常、严重出血倾向、严重肺动脉高压。

（三）术前准备

1. 向患者家属说明操作必要性及可能意外,取得家属同意并签署知情同意书。

2. 操作前向清醒患者解释操作目的及过程,解除患者顾虑,取得患者配合。

3. 监测出凝血时间。

4. 操作应在无菌条件下进行。

5. 穿刺部位备皮,减少局部感染机会。

6. 准备无菌手套、口罩和帽子、手术器械及操作车。

7. 用生理盐水冲洗肺动脉导管管腔,向气囊内注入1.5ml空气,检查有无漏气,无菌套包裹导管,管腔远端连接压力传感器和监测仪。

8. 必要时术前30分钟给予患者肌内注射地西泮10mg镇静。

（四）操作步骤（图19-8、图19-9）

1. 应用seldinger技术将导引管鞘插入中心静脉(常用置管途径包括锁骨下静脉、颈内静脉、颈外静脉和股静脉等)。

2. 将肺动脉漂浮导管朝向心脏经导引管鞘送至中心静脉内。

3. 导管尖端通过导引管鞘后,立即进行气囊充气。

4. 通过压力波形变化曲线监测导管顶端的位置。

5. 导管进入右心房后,压力显示典型心房压力波形(表现a、c、v波,压力波动幅度0~8mmHg),继续向前送入导管。

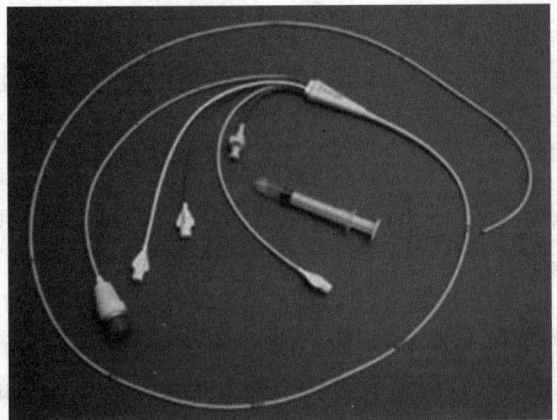

图19-8   Swan-Ganz导管

6. 当导管顶端通过三尖瓣时,压力波形突然出现明显改变(收缩压明显升高达25mmHg,舒张压不变或略下降,脉压明显增大,压力曲线上升支带有顿挫),提示导管顶端已经进入右心室,继续迅速而轻柔送入导管。

7. 确保气囊充气条件下,导管在气囊引导下随血流反折向上经过右心室流出道到达肺

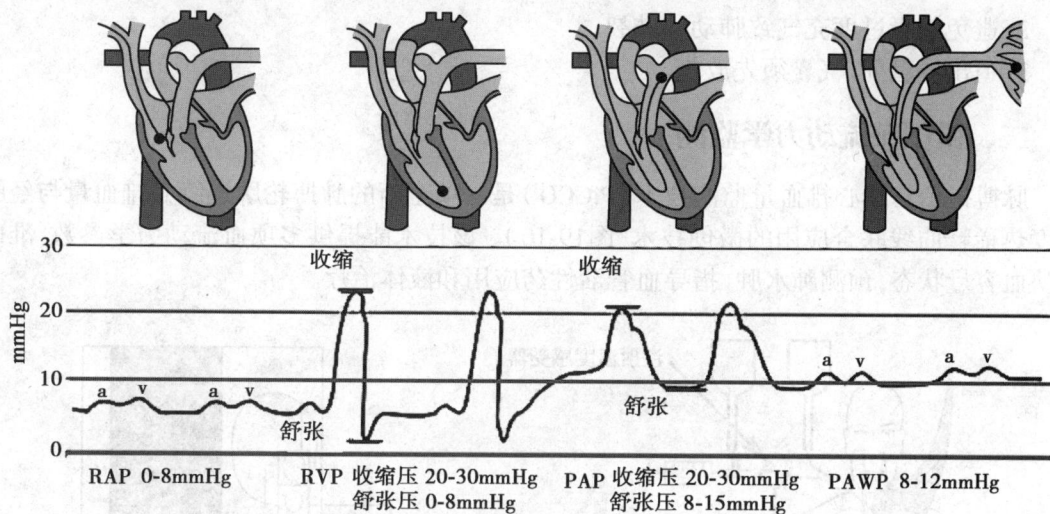

图19-9 管位置及压力波形

动脉,压力波形表现收缩压基本保持不变,舒张压明显升高,平均压升高,压力曲线下降支出现顿挫。继续向前缓慢送入导管。

8. 当压力波形再次发生改变,出现收缩压和舒张压均下降,脉压明显减小,压力波动范围6~8mmHg,平均压力低于肺动脉平均压,可分辨出a、c、v波形,此为典型肺动脉嵌顿压波形。停止继续移动导管,立即放开气囊,压力波形变为肺动脉压力波形。

9. 再次冲放气囊1ml,压力波形重复出现肺动脉嵌顿压波形到肺动脉压力波形转换,提示导管位置良好。

10. 若放开气囊后肺动脉嵌顿压波形不能立即转变为肺动脉压力波形,或气囊充气不到0.6ml即出现肺动脉嵌顿压波形,提示导管位置过深。

11. 若气囊充气1.2ml以上才出现肺动脉嵌顿压波形,提示导管位置过浅。

12. 心排血量监测

(1)将肺动脉漂浮导管通过压力传感器与监测仪连接。测量过程中须将气囊放气。

(2)室温下,经导管快速注入10ml冰生理盐水或5%葡萄糖冰溶液。

(3)经监测器观察肺动脉内温度变化,并输送到心排血量计算仪,计算CO。

(4)计算CO时,至少测量3次,计算其平均值。

(五)并发症

1. 导管相关性血流感染。

2. 肺动脉破裂。

3. 导管打结或导管气囊破裂。

4. 心律失常。

5. 气胸、栓塞。

6. 三尖瓣或肺动脉瓣损伤。

(六)注意事项

1. 随血流方向置入导管,漂浮时气囊充气。

2.避免气囊过度充气致肺动脉破裂。

3.退出导管前,气囊须先放气。

二、微创血流动力学监测

脉搏指示持续心排血量监测技术(PiCCO)是一项全新的脉搏轮廓连续心排血量与经肺温度热稀释曲线联合应用的微创技术(图19-10)。该技术能提供多项血流动力学参数,准确反映血容量状态,预测肺水肿,指导血管活性药应用和液体治疗。

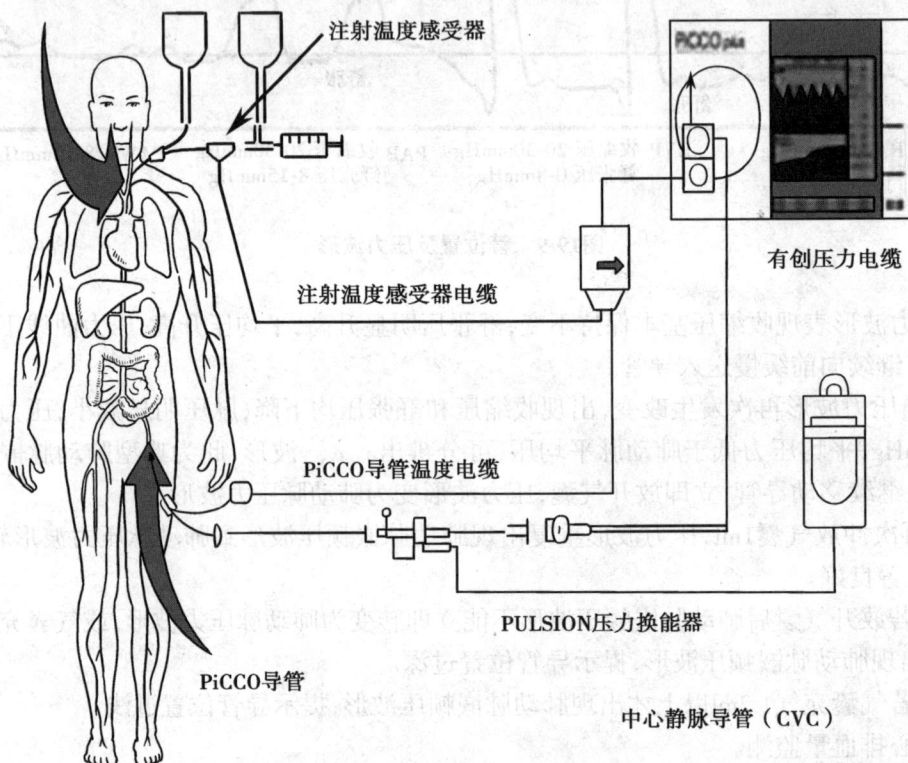

图19-10 PICCO连接示意图

(一)适应证

1.心力衰竭伴肺水肿。

2.休克。

3.脓毒症。

4.ALI/ARDS和严重肺动脉高压症。

5.MODS或MOF。

6.严重创伤和大手术围术期。

7.重症胰腺炎。

(二)相对禁忌证

1.穿刺部位感染。

2.严重心律失常、主动脉瘤和严重心内分流、主动脉狭窄、二尖瓣或三尖瓣关闭不全。

3. 严重气胸、大面积肺栓塞和肺切除。

4. 体外循环。

5. 严重凝血功能障碍,或溶栓和接受大剂量肝素抗凝。

(三)操作方法

1. 建立中心静脉通路

(1)选用锁骨下或颈内静脉。

(2)颈内静脉血栓、烧伤、多发伤或穿刺部位感染者选用股静脉。

2. 成人选用5F PiCCO导管(如PV2015L20N)经股动脉建立动脉通路。

3. 连接PiCCO系统。

4. PiCCO调零,并输入相关信息。

5. 热稀释法测量CO。

(1)准备3管15ml冰生理盐水(NS,<8℃)。

(2)注射器接注射液温度感应三向管。

(3)按"开始"键,当"INJECT XXml"出现时,快速(<7秒)注射冰NS,屏幕显示热稀释曲线和测量结果。

(4)重复3~5次,删除变异度较大数值。

(四)并发症

1. 穿刺部位局部出血、血肿。

2. 血栓形成或气栓。

3. 插管部位感染和全身感染。

4. 肺栓塞。

5. 导管堵塞。

三、无创血流动力学监测

(一)超声心动图

1. 经胸超声心动图　经胸壁或剑突下获取心脏和大血管的二维彩色多普勒图像,可同时观察心脏形态及功能,动态监测血流动力学参数,所测参数与肺动脉漂浮导管有良好相关性,主要评估前后负荷、心脏形态、功能及心内梗阻等。

2. 经食管超声心动图　将多普勒探头放入食管,利用多普勒频移原理测量降主动脉血流,通过公式(CO=降主动脉血流×降主动脉横截面积/70%)计算心排出量,脉冲波形可间接提供前负荷及心肌收缩力等信息。该方法须随患者体位变化调整探头位置,可留置食管探头连续监测。与热稀释法相比,CO测定准确性存在争议。

3. 经气道超声心动图　将专用超声探头置入气管内插管导管内,连接CO测定仪,连续监测靠近主动脉弓起始部的升主动脉血流和横截面积。该方法仅适用于气管内插管患者,气管内插管导管位置变动影响测量准确性。

(二)心阻抗血流图

1907年,Gramer发现心动周期中存在电阻抗变化。1940年,Nyboer首先用四电阻法记录到与心动周期一致的阻抗变化,并计算出CO。1981年,Sramek修正Kubicek公式SV=(Vept. T.△Z/sec)/Zo,并研制成NCCOM1~3型(BOMed)。该方法利用心动周期中胸部电阻抗变化测定左室收缩时间,并计算SV及其他心功能参数(HR、SV、CO、胸腔液体指数、射血速率、心室射血时间)。该方法可动态观察心排量,易受呼吸、心律失常等干扰,CO测量结果略大于热稀释法。

(三)部分CO_2重复吸入法

1980年,Gedeon根据部分CO_2重复吸入技术和改良Fick方程计算CO,其测量结果与热稀释法相关性较好,仅适用于ETI患者,不能监测前负荷指标,肺内分流影响准确性,间歇增加呼吸回路死腔量。具体操作步骤如下:

1. 在ETI及呼吸机Y形回路间连接CO_2分析仪。
2. 开放三向活瓣,呼出的部分气体进入死腔环路重新吸入,持续约50秒。
3. 测量二氧化碳产出量(VCO_2)、呼末二氧化碳分压($ETCO_2$)、$PaCO_2$。
4. 关闭三向活瓣,经约70秒恢复至基础状态。
5. 再次测量VCO_2、$PaCO_2$、$ETCO_2$。
6. 两次测量差值用于计算CO=CO_2产出量/(混合静脉CO_2含量–动脉血CO_2含量)。

(四)胃黏膜张力计

20世纪80年代早期,Fiddian-Green等首先提出胃黏膜内pH(pHi)概念及测量胃黏膜内酸中毒的方法,通过胃内半透膜气囊评估胃黏膜灌注。该方法能更早识别休克,观察疗效,但不能鉴别低灌注原因,对脓毒性休克的治疗指导意义尚不明确。此外操作耗时长,不能连续测量。

具体操作步骤如下:

1. 将张力计经鼻置入胃内。
2. 张力计末端球囊中注入NS溶液和空气。
3. 约20分钟后,胃内CO_2向球囊弥散达到稳态。
4. 抽出球囊中NS溶液,测量PCO_2。
5. 通过Henderson-Hasselbalch方程(pHi=6.1+lg(HCO_3^-/PCO_2 × K × 0.0307))计算pHi,HCO_3^-为动脉血气值,K为校正系数。

(五)舌下PCO_2测定

1998年,Jin发现失血性休克患者舌下黏膜与胃黏膜PCO_2升高程度相似,准确性与胃黏膜张力计相同,能及时获取数据,测量期间无需中断肠内营养(EN),可替代乳酸和混合静脉血氧饱和度作为评估低灌注和复苏指标。具体操作步骤如下:

1. 将连接光纤的胶囊放于舌下。
2. 胶囊内装入缓冲液,舌下CO_2弥散入胶囊达到稳态。
3. 光纤感知PCO_2变化。

第三节　腹腔压力监测

腹内压(intra-abdominal pressure, IAP)即指腹腔内的压力,主要由腹腔内各器官的静水压产生,正常情况下与大气压接近,通常IAP<10cmH₂O。任何引起腹腔内容物体积增加的情况,都可以增加腹腔内的压力,称腹内压增高。常发生于创伤或腹部手术后,如腹腔感染、

术后腹腔内出血、严重的腹腔外伤伴随器官肿胀、腹腔内或腹膜后血肿形成、急性胰腺炎等。IAP升高到一定程度后对人体各器官功能产生不良影响,出现腹腔高压症(intra-abdominal hypertension, IAH),IAP>12mmHg,甚至发生腹腔间隔综合征(abdominal compartment syndrome, ACS),IAP>20mmHg。导致一系列病理生理变化:心排血量减少,肺顺应性降低,低氧血症及高碳酸血症,肾脏灌注减少,肠道黏膜屏障破坏、通透性增加和内毒素易位,多器官衰竭,甚至死亡。监测IAP可预测IAH患者病情变化,及早防治ACS的发生,降低危重患者的死亡率。膀胱压力测定是一种简单实用的定量测定IAP的可靠方法。

腹内压测量方法有直接测量法和间接测量法。前者是指通过腹腔引流管或穿刺针连接传感器进行测压,测量值准确。但此方法为有创操作,导管易堵塞和有较高的腹腔感染的风险,且价格昂贵,故临床很少应用。间接测量法即通过测量腹腔内器官的压力间接反映IAP,通过测量膀胱、下腔静脉、子宫内、胃或结肠内压力。其中Kron等学者于1984年首次提出的膀胱内压力(urinary bladder pressure, UBP)测量技术,具有技术操作简便、创伤小等优点,在0~70mmHg的范围内,与腹内压直接测量值均有很高的相关性,是目前公认的间接测定IAP的"金标准",因而最常用。本章以膀胱内测压为例来讲述腹腔压力监测。

一、适应证

各种原因导致的腹内压升高,均是腹内压监测的适应证。临床上,通常包括腹部疾病和非腹部疾病两大类:

(一)腹部疾病

1. 腹腔出血。
2. 严重的腹腔外伤伴随器官肿胀。
3. 腹膜后出血。
4. 腹膜炎(原发性和继发性)。
5. 麻痹性或机械性肠梗阻。
6. 腹部手术。
7. 腹腔镜和气腹。
8. 巨大切口疝修复。
9. 为预防术后切口疝而用腹带包扎腹部。
10. 短时间内大量液体复苏者。

(二)非腹部疾病

1. 严重烧伤。
2. 创伤。
3. 全身感染。

二、禁忌证

1. 绝对禁忌证　膀胱损伤。
2. 相对禁忌证　神经性膀胱、膀胱痉挛、腹腔粘连、膀胱手术史、膀胱肿瘤、

三、术前准备

1. 消毒液。
2. 输血器。
3. 三通。
4. 无菌剪刀。
5. 无菌手套。
6. 20ml空针。
7. 压力传感器(监护仪测定时使用)。
8. 100ml无菌盐水。
9. 纱布。
10. 压力测量模块和连接导线(监护仪测定时使用)。
11. 制作"测压尿袋装置" 打开尿袋外包装,取下输血器上螺旋接口,在距尿袋接头处约5~10cm处剪开,连接尿袋、三通和螺旋接口。

四、手术过程

1. 将患者完全平卧,在无菌操作下经尿道插入Forley尿管。
2. 排空膀胱后,将25~100ml、36~40℃的无菌等渗盐水,经尿管缓慢(2~3分钟)注入膀胱内,夹住尿管30~60秒。
3. 连接尿管与尿袋,在尿管与引流袋之间连接"T"型管或三通接头。
4. 测压 接压力计进行测定,以耻骨联合处为调零点,测得水柱高度即为压力值;也可用导尿管直接接血压计测定。
5. 调节零点 将传感器通大气,然后按监护仪上的调零按钮。
6. 校准零点正确后,将患者置于平卧位,使腹肌无收缩情况下,排除其他干扰因素后观察监护仪上曲线变化,待曲线稳定后,在患者呼气末读数,即为IAP。

五、并发症

经膀胱测定IAP操作简单,只需插入导尿管,并发症较少,最常见的并发症为尿道黏膜损伤、尿路感染和尿道出血等。

六、注意事项

1. 膀胱内液体在100ml以内时,膀胱内压和IAP具有相关性,故每次注入盐水量不能超过100ml。
2. 无论何种测压方法,均应动态或持续监测,并根据患者的临床症状和表现,判断病情变化。
3. 患者体位对IAP测量有影响,测压时应平卧位,需在无腹肌紧张状态下测定。
4. 机械通气时PEEP对IAP影响较大。对于此类患者可将PEEP降为0cmH$_2$O或短暂脱机,以减少正压通气和呼吸对IAP测量的影响。
5. 每次膀胱测压时须排空膀胱,注入的生理盐水量必须相等,便于比较。

6. 通常情况下,每2~8小时测量1次IAP,每次重复测量2~3次后取平均值,以减少人为误差。

(柴艳芬)

第四节 床旁超声技术在重症医学中的应用

床旁超声是一种简便易行、无创、无电离辐射、可动态复查的检查手段,可及时反映患者器官结构功能状态、实现有创操作可视化,在休克、肾损伤病因诊疗及有创操作等ICU核心诊疗领域发挥着不可替代的作用。

一、休克病因诊疗

休克原因不明时,可遵循心脏结构功能、容量状态及有无血管病变思路,按心脏、下腔静脉、腹部、胸腔和血管顺序进行超声检查。

(一)心脏结构功能

持笔式抓握相控阵探头(1~5MHz),小鱼际接触患者维持探头稳定,观察左、右心结构功能状态,判断有无心脏压塞。

1. 常用切面(图19-11)

(1)胸骨旁左室长轴切面(parasternal long axis view, PLAX):于胸骨左缘3~4肋间,沿心脏长轴放置探头,标记点指向患者右肩。

(2)胸骨旁左室短轴切面(parasternal short axis view, PSAX):于PLAX基础上,顺时针旋转探头90°,标记点指向患者左肩。

(3)心尖四腔切面(apical four chamber view, A4C):探头置于心尖搏动最强点,扫查平面指向患者右肩,标记点指向2~3点方向。

(4)剑突下切面(subcostal view, SC):患者仰卧位,探头近水平位置于剑突下,扫查平面指向患者左肩,标记点指向3点方向。

2. 左心功能评估

(1)左室大小:于二尖瓣腱索水平,测定舒张末期室间隔与左室后壁间距离,正常值5.5/5.1cm(男/女)。

(2)左室收缩功能

1)视觉评估:PSAX切面下,左室应呈同心圆样运动。心动周期中左室内径变化率及室壁增厚率应分别为25%~50%与50%;两者均大于50%,甚至出现收缩期心腔排空现象,提示左室高动力改变;心室内径变化率10%~25%、室壁增厚率30%~50%,提示左室收缩功能中度减低;心室内径变化率<10%、室壁增厚率<30%,提示左室收缩功能严重减低。

2)定量评估

①二尖瓣瓣叶位移法:应用M型检查在PLAX切面测定二尖瓣尖与室间隔间最小距离(e-point septal separation, EPSS),正常值≤5cm,合并主动脉瓣反流、二尖瓣狭窄、基底部室间隔增厚时此法存在误差。

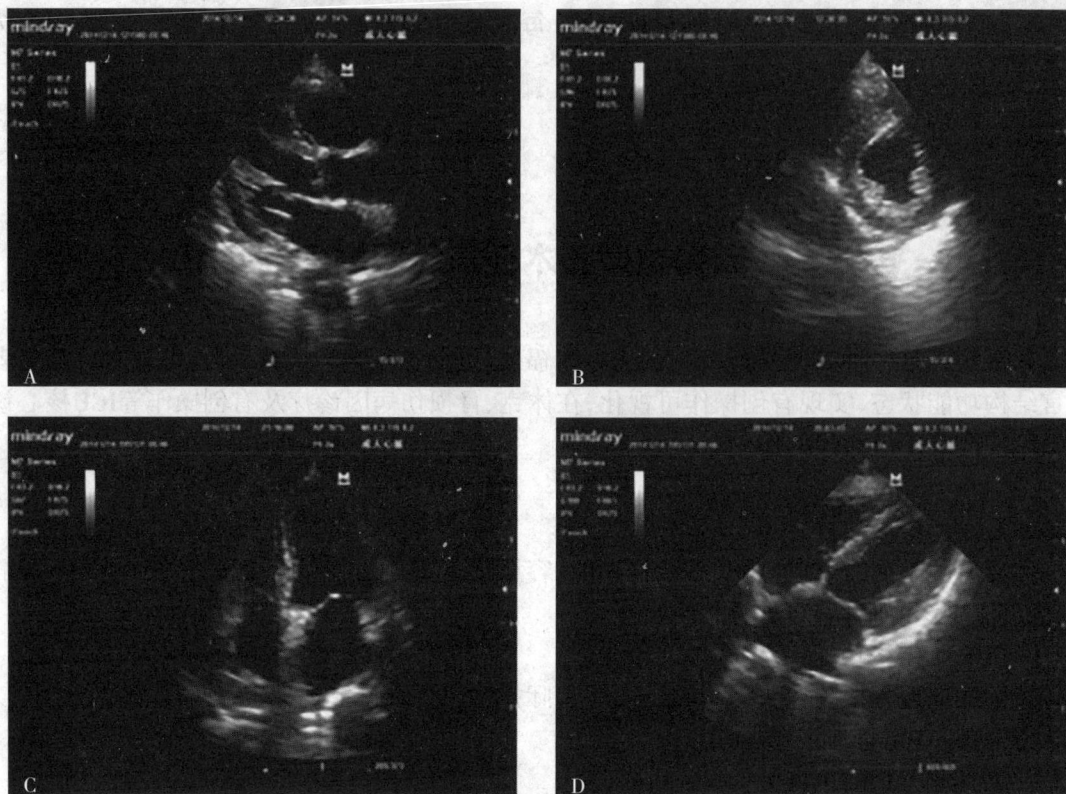

图19-11 心脏超声常用切面

A. 胸骨旁左室长轴切面; B. 胸骨旁左室短轴切面; C. 心尖四腔切面; D. 剑突下切面

②短轴缩短率(fractional shortening, FS): 于PLAX切面测定收缩及舒张末二尖瓣尖水平左室内径,计算FS=(左室舒张末内径-左室收缩末内径)/左室舒张末内径,正常值25%~45%,不适用于存在心尖和基底部室壁运动障碍患者。

③辛普森法测定左室射血分数(left ventricular ejection fraction, LVEF): 于A4C切面描迹收缩及舒张末期左室心内膜轮廓,计算LVEF,正常值55%~77.3%。

3. 右心功能评估

(1)右室大小: 左右心室内径比正常值1:0.6。A4C切面下,右室基底部内径>42mm、中段内径>35mm提示右室扩大。右室压力升高时,舒张期室间隔向右室侧运动减弱(平直),甚至与左室后壁呈同向运动,短轴切面左室呈"D"形(图19-12)。舒张末期右室壁厚度>5cm提示慢性右室高压。

(2)右室收缩功能: 观测右室游离壁及三尖瓣环位移情况或勾勒对比心动周期中右室面积变化率(fractional area change, FAC)评估右室收缩功能,FAC<35%提示右室收缩功能障碍。

4. 心脏压塞征象 心包积液表现为心包腔内无回声(暗)区;少量积液多呈线样,局限于后心包;大量积液环绕心脏。心脏压塞时,心脏充盈及腔静脉回流受限,超声表现为收缩期右房及舒张期右室游离壁向内偏曲(甚至完全塌陷)、吸气相室间隔矛盾运动(舒张期凸向左室)、下腔静脉增宽(>2cm)且呼吸变异率减小(<50%),见图19-13。

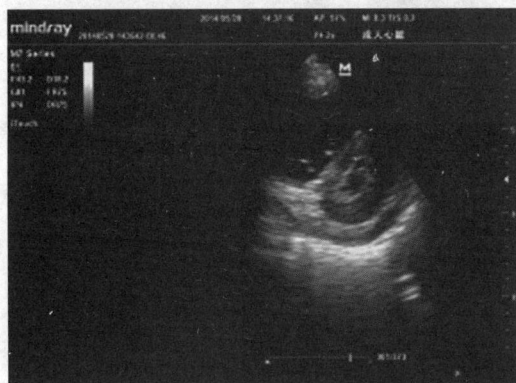

图19-12　右室高压超声表现
舒张期室间隔向右室侧运动减弱(平直),甚至与
左室后壁呈同向运动,短轴切面左室呈"D"形

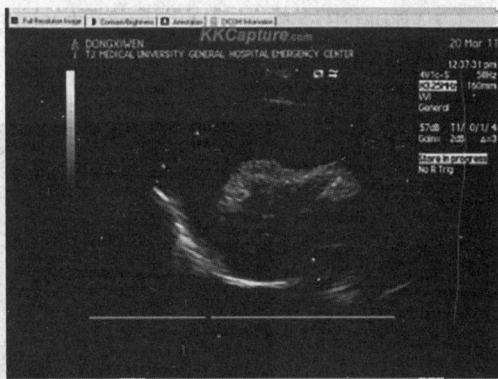

图19-13　心脏压塞
心包腔内见大量液性暗区环绕心
脏周围,收缩期右室游离壁塌陷

(二)容量状态评估

1. 下腔静脉探查　将相控阵探头置于剑突下腹中线右侧1~2cm,与腹壁呈45°,标记点朝向头侧。于肝静脉汇入下腔静脉处(距右房约3cm)测定下腔静脉内径(图19-14),计算腔静脉指数[caval index=(IVC_{max} – IVC_{min})/ IVC_{max} × 100%],估测中心静脉压(表19-1)。机械通气患者腔静脉指数>12%~18%时,提示容量不足、液体反应性良好。

2. 体液渗漏　可见于内出血、液体负荷过重或感染性疾病等病理情况。

(1)FAST检查:按右上象限(探头置于右腋前线至腋中线8~10肋间,标记点指向头侧或右肩)、剑突下、左上象限(探头置于左腋后线8~10肋间,标记点指向头侧)、耻骨上(探头置于耻骨联合上方,标记点指向患者右侧)顺序检查腹盆腔有无液性暗区。

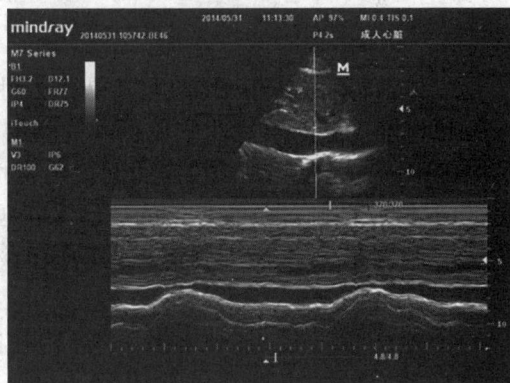

图19-14　下腔静脉内径测量
于肝静脉汇入下腔静脉处(距右房约3cm)测定下
腔静脉内径,计算腔静脉指数

表19-1　依据呼吸周期中下腔静脉内径变化估测中心静脉压

下腔静脉内径(cm)	腔静脉指数	中心静脉压(cmH_2O)
<1.5	完全塌陷	0~5
1.5~2.5	>50%	5~10
1.5~2.5	<50%	11~15
>2.5	<50%	16~20
>2.5	无变化	>20

（2）胸腔积液探查：FAST检查时，于右上及左上象限肝脾头侧见膈肌，呈线样强回声。胸腔积液超声表现为膈肌上方无回声（暗）区，内多可见压缩不张"肝样"肺组织（图19-15）。

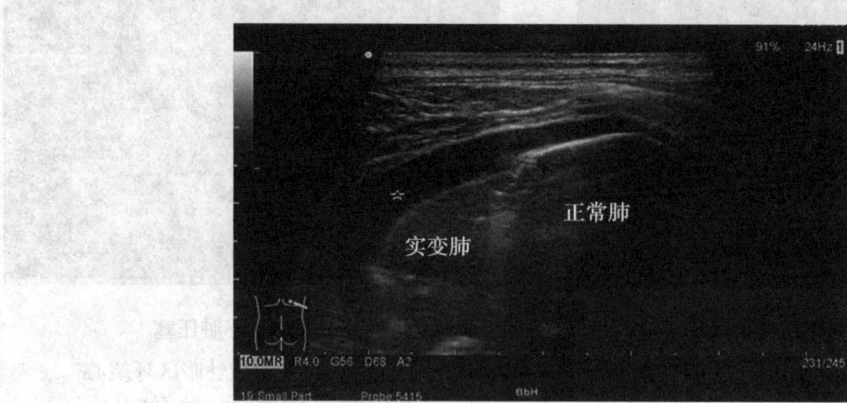

图19-15　胸腔积液与肺实变
超声图像上显示实变部分肺叶呈肝实质样回声。其与内侧
的正常充气肺叶相邻，外侧可见无回声的胸腔积液

3. **体液循环受限**　气胸尤其是张力性气胸可使胸腔内压力升高，静脉回心血量受阻。床旁超声检查有助于发现危重患者气胸的存在：患者仰卧位，床头略抬高，将高频线阵探头（7~10MHz）置于锁骨中线2~4肋间。正常情况下，肋骨下方0.5cm处可见胸膜滑动征及彗星尾征（自胸膜向肺部垂直延伸的数厘米长强回声束），前者M型检查表现为沙滩征（胸壁相对静止形似线样波纹，后方肺组织运动形似沙滩，见图19-16。胸膜滑动征与彗星尾征同时消失，提示发生气胸。

4. **容量负荷过重（肺水肿）**　将相控阵探头置于前侧胸壁2~5肋间，发生肺水肿时，增厚小叶间隔产生特有声学伪像（B线），表现为自胸膜向远场扇形放射的强回声束，见图19-17。

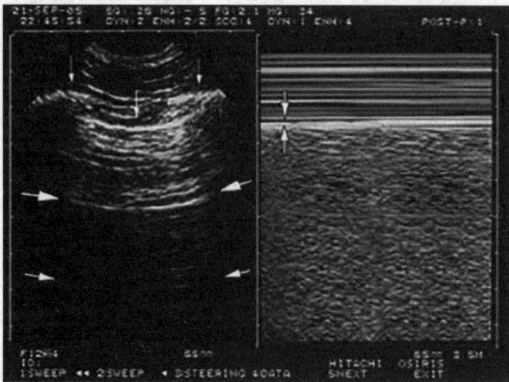

图19-16　正常肺部M型超声表现-沙滩征
胸壁相对静止形似线样波纹，后方肺组织运动形
似沙滩

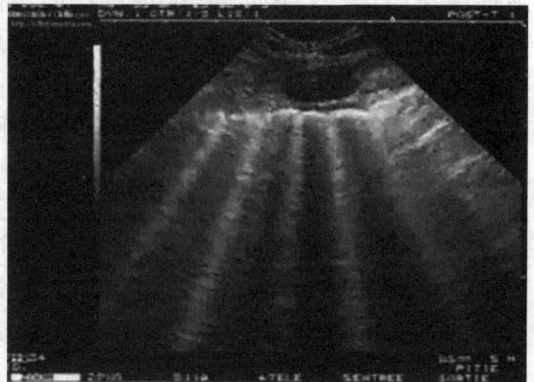

图19-17　肺水肿时肺部B型超声表现-B线

（三）血管疾患

1. 深静脉血栓

（1）下肢深静脉探查

1）股静脉探查：患者平卧位，床头抬高30°~45°，下肢外旋，将高频线阵探头横置于腹股沟韧带下方，标示点指向操作者左侧，显示股总动脉（外侧）及静脉（内侧），向下每1~2cm间断探头加压至股深静脉消失，并尽可能向股浅静脉远端追踪。

2）腘静脉探查：患者屈膝45°，将探头置于腘窝处，显示腘动脉和静脉，进而间断探头加压至腘静脉分叉处。

（2）上肢深静脉探查：患者仰卧位，将探头横置于胸锁乳突肌三角顶点探查颈内静脉，并向下依次探查头臂静脉、锁骨下静脉、腋静脉、肱静脉及分支（桡静脉和尺静脉）。

（3）血栓栓塞判断：探头加压致动脉受压变形而静脉管腔仍不能被完全压瘪、腔内探及异常回声、血流充盈不完全或脉冲频谱减弱/消失，提示存在血栓。

2. 动脉疾患

（1）腹主动脉瘤：将相控阵或凸阵探头横置于剑突下，指向患者背侧，于椎体前及下腔静脉左侧探及腹主动脉，向脐部滑移探头至髂动脉分叉水平。腹主动脉外径＞3cm，提示存在腹主动脉瘤，＞5cm者破裂风险大。

（2）主动脉夹层：PLAX切面下测量主动脉根部内径，胸骨上切面（相控阵探头置于胸骨上窝，探测平面指向足侧偏前方）探查主动脉弓。主动脉根部扩张（＞3.8cm）、腔内见撕脱内膜飘动提示主动脉夹层，彩色多普勒检查有助于识别真假腔。

二、肾损伤病因鉴别

急性肾损伤及少尿患者应完善泌尿系统超声检查，二维超声观察肾脏大小、皮质回声及有无肾盂积水、膀胱过度充盈尿路梗阻表现，对肾脏损害的病因有鉴别意义。通过彩色多普勒超声观察肾脏血流分布、脉冲多普勒检测肾内叶间/小叶间动脉血流速度和血流阻力指数（$RI=Vs-Vd/Vs$）了解肾脏皮质灌注情况。

1. 肾脏大小　长径正常值9~12cm。肾脏缩小多提示慢性或不可逆性肾损伤。超声发现单侧肾脏缩小，应考虑本侧肾动脉狭窄的可能。

2. 肾盂积水　表现为积聚于肾盂内相互连通的无回声（暗）区，可伴有输尿管扩张，提示尿路梗阻。

3. 肾皮质　慢性肾衰时二维超声表现肾皮质变薄、弥漫性回声增强，皮质与髓质界限模糊，如同时有双侧肾脏缩小，多提示慢性肾小球肾炎所致肾衰竭。急性肾病患者肾皮质回声多增强，急性缺血缺氧致急性肾衰竭肾脏饱满，肾脏弥漫性回声。局灶性肾脏皮质回声增强主要见于感染和肾静脉血栓。

4. 彩色多普勒超声　急、慢性肾衰竭患者彩色多普勒检查可见肾脏血流信号减少，RI升高，提示肾皮质灌注减低，RI＞0.7对AKI发生有预警意义。

三、超声引导深静脉穿刺

（一）操作前准备

1. 设备放置　朝向穿刺者，以便直视下操作。

2. 探头选择及处理　常使用高频线阵探头,血管位置深在时(多见于过度肥胖、严重水肿及存在解剖变异患者)可选用低频凸阵探头。引导操作前应用无菌套及耦合剂进行预处理。

(二)穿刺前探查

依据血管通畅(呼吸周期中可见血管塌陷,探头加压血管可被压瘪)、浅表易及、内径适宜(置管内径3倍以上)原则选择穿刺血管。动静脉血管超声鉴别见表19-2。

表19-2　动静脉超声鉴别

	静脉	动脉
形状	椭圆形	圆形
管径	较粗	较细
管壁结构	薄	厚、可有斑块附着
血管搏动性	强,随心动周期出现规律出现	弱,随呼吸周期规律出现
受压表现	可被完全压瘪	不易压瘪
彩色多普勒	血流色彩柔和、连续且充满管腔	血流色彩明亮,存明显搏动性

(三)引导穿刺

1. 静态引导　探头横切目标血管,使其显示于屏幕中央,于探头中点进行体标记,沿血管走向间隔1~2cm再次定位标记,连线描记血管走向指引穿刺路径。

2. 动态引导

(1)短轴引导:探头垂直静脉走行放置,使探头标记点与屏幕标记同向。调整探头位置,使目标血管显示于屏幕中央。穿刺针紧邻探头中部垂直探测平面与皮肤呈45°进针。穿刺针超声显像为后方伴模糊声影(黑影)或混响伪像(亮带)的亮点。进针过程中可见肌肉组织移位及血管壁向内弯曲变形,出现受压血管壁快速回弹现象时,提示进入管腔。该引导方式下动静脉位置相对固定,适于初学者应用。

(2)长轴引导:沿静脉走行放置探头,使目标血管显示于屏幕中央。穿刺针平行探测平面进针,走行超出探测平面而不能显像时,需回退穿刺针重新穿刺。该方法可实时监视进针轨迹,避免损伤血管后壁。

(柴艳芬)

第五节　主动脉内球囊反搏术

主动脉内球囊反搏术(intra-aortic balloon pump, IABP)是目前应用广泛和有效的机械性辅助循环装置。在X线导引下,用导管导入一个30~50cc的球囊放至左锁骨下动脉开口远端,进行与心动周期相应的充气和放气,使血液在主动脉内发生时相性变化(图19-18)。球囊内充以二氧化碳或氦气,并与体外的气源及反搏控制装置(反搏泵)相连。IABP可降低左室负荷,减轻心脏负担;提高舒张压,增加冠状动脉灌注;改善全身重要器官的血流灌注。此外,尚有降低右心室负荷的功能。

1953年,Kantrowitz首先提出IABP的概念。1968年,其首次采用经股动脉切开的方法,将IABP应用于临床。1981年,Bregmen改进了球囊结构,并采用Seldinger技术置入了IABP。本文以Seldinger技术穿刺右侧股动脉为例,讲述IABP的植入过程。

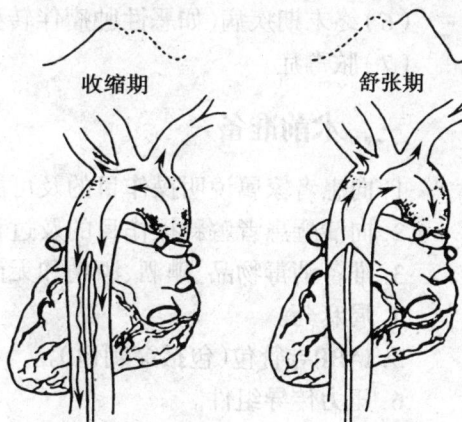

收缩期　　　舒张期

图19-18　主动脉内囊反搏工作原理

一、适应证

(一)各种原因引起的心力衰竭

1. 急性心肌梗死合并心源性休克
2. 围术期发生的心肌梗死
3. 体外循环后低心排血量综合征
4. 心脏挫伤
5. 中毒性休克
6. 病毒性心肌炎

(二)急性心肌梗死后发生的机械性并发症

1. 室间隔穿孔
2. 乳头肌断裂致二尖瓣关闭不全
3. 室壁瘤

(三)其他

1. 药物治疗无效的不稳定型心绞痛
2. 心肌缺血所致的室性心律失常
3. 进展性心肌梗死
4. 围术期对重症患者的支持和保护
5. 心脏移植前后的辅助治疗

此外,实施IABP的血流动力学指征包括如下:①心脏指数<2L/(m^2·min);②平均动脉压<60mmHg;③左房压或肺毛细血管楔压>20mmHg;④成人尿量<20ml/h。当患者出现以上情况时,如给予血管活性药物治疗后,血流动力学指标仍无改善,应及早开始IABP治疗。

二、禁忌证

1. 绝对禁忌证
(1)中度以上主动脉瓣关闭不全。
(2)主动脉夹层动脉瘤、主动脉窦瘤破裂或主动脉、髂动脉梗阻性疾病。
2. 相对禁忌证
(1)腹主动脉瘤。
(2)严重的出血倾向或出血性疾病。
(3)终末期心肌病,且不宜心脏移植者。
(4)严重的周围动脉硬化。
(5)心脏畸形矫正不满意。

（6）终末期疾病（如恶性肿瘤伴转移、不可逆的脑损害、心脏停搏/心室纤颤等）。

（7）脓毒症。

三、术前准备

1. 向患者家属说明操作目的及可能意外，取得家属同意并签署知情同意书。

2. 向清醒患者解释操作目的及过程，解除患者顾虑，取得患者配合。

3. 准备消毒物品、碘酒、酒精和无菌手套，备皮预穿刺部位。

4. 局麻药。

5. IABP导管包（包括穿刺包）。

6. 压力传导组件。

7. 肝素及生理盐水。

8. 输血加压袋。

9. 除颤仪。

10. 反搏机。

11. 心电图连接导线和压力传感器。

12. 将电源线插入合格的交流电源插座，保证电源线和反搏泵背面的接口稳定连接，总电源位于开的位置，打开主机电源开关，等待大约10秒钟，屏幕出现系统测试通过信息。

四、手术过程

1. 右侧腹股沟穿刺区备皮、消毒、铺巾、局麻。

2. 采用Seldinger技术，穿刺股动脉，置入导丝（详见本章第一节Seldinger穿刺术）。

3. 导丝定位。

4. 将穿刺点处皮肤切开2mm（此步骤亦可在穿刺动脉前完成）。

5. 用前置扩张器扩张组织。

6. 将鞘及后置扩张器经导丝置入。

7. 取出导管，冲洗中央腔，置入导管，将球囊经导丝放入到正确位置。

8. 中央腔与压力导管连接，建立测压连接。

9. 套上保护套，连接氦气（二氧化碳）管。

10. 固定导管

（1）缝合固定穿刺鞘或止血鞘。

（2）缝合固定氦气（二氧化碳）管之Y型端。

11. 设定所需触发模式（心电标准模式、心电峰值模式、自动房颤模式、心室起搏/心房模式、压力模式及内在模拟触发模式等）、触发频率（1：1、1：2、1：4及1：8等），调节充放气时相后，开始反搏。

五、并发症

随着IABP的器械和装置不断更新，质量不断改善与提高，应用范围不断扩大，并发症亦显著降低，常见的并发症如下：下肢缺血、动脉损伤、动脉栓塞、气囊破裂、感染、出血、血小板减少、动脉夹层或穿通。

六、注意事项

1. 在反搏泵运转前,应做好以下工作

（1）确定球囊导管位置　球囊导管正确位置是距离左锁骨下动脉开口1~2cm和肾动脉开口以上之间,可通过X线确定其位置。

（2）检查气体是否充足、是否连接好电源,选定适宜的球囊充气量。球囊大小、触发模式、触发频率及充放气时相等,可在反搏泵工作过程中随时调节。

2. IABP球囊的选择

身高＞183cm,50cc

163cm＜身高＜183cm,40cc

152cm＜身高＜163cm,34cc

身高＜152cm,25cc

3. 球囊充气后的大小应该是主动脉直径的80%~90%。如果球囊的体积太大,易损伤主动脉;球囊的体积太小,会降低反搏效果。

4. 定期检查右足背动脉搏动情况。

5. IABP有效的表现包括循环改善（皮肤、面色红润,鼻尖、额头及肢体末端转暖）、中心静脉压及肺动脉压下降、尿量增多。

6. 从导管包中取出导管时,要笔直向后,不能弯曲。

（柴艳芬）

第六节　床边临时起搏术

起搏器是通过发放一定形式的电脉冲刺激心脏并使之激动和收缩,即模拟正常心脏的冲动形成和传导,相当于人造的异位兴奋灶,代替正常的起搏点激动心脏,以治疗心律失常或心功能障碍的一种医用电子仪器。与永久型起搏器不同,临时起搏器为非永久性植入起搏电极,起搏器放置在体外。它是治疗严重心律失常的一种应急和有效的措施,也是心肺脑复苏的急救手段,为心脏病患者进行非心脏手术时提供了安全保障措施。

1804年,Aldini用直流电刺激使心脏复跳。1932年,Hyman将起搏器命名为pacemaker。1952年Zoll首次使用经胸壁起搏心脏。1958年,Ake Senning和Rune Elmquist首次由静脉途径植入心脏起搏器。1963年Lemberg和Castellenos应用了心室按需起搏,被认为是标准的起搏方式。1973年Schnitzler首先应用漂浮电极导管技术,进行床旁心脏临时起搏。

心脏起搏器由发生器、导线和电极组成。电源供应产生电能,发生器发放起搏脉冲,经导线传到电极刺激心肌,引起心脏兴奋和收缩。根据起搏器的性能和工作方式,规定用几个外文字母代表,具体见表19-3:

表19-3　NBG起搏器代码

I	II	III	IV	V
起搏的心脏	感知的心腔	感知后的反应	可程控性频率适应性	抗心动过速功能
O=无	O=无	O=无	O=不能程控	O=无
A=心房	A=心房	I=抑制	P=单参数可程控	P=起搏
V=心室	V=心室	T=触发	M=多参数程控	S=电击
D=双腔	D=双腔	D=两种	C=遥测功能	D=起搏和电击
（心房心室两种）	（心房心室两种）	（触发和抑制两种）	R=频率适应	两种

举例：VVI表示心室起搏-心室感知-R波抑制型起搏器

DDD表示双腔起搏-双腔感知-R波抑制型或P波触发型起搏器

一、适应证

植入临时起搏器的指征还没有一致的意见，大多数的意见来自于临床经验而不是临床试验。通常包括治疗性起搏、保护/预防性起搏及诊断性起搏。

（一）治疗性起搏

1. 任何原因引起的心搏骤停及各种心动过缓引起的阿-斯综合征的紧急抢救。

2. 需超速抑制终止，但对药物治疗无效或不宜用药物、电复律的快速心律失常。

3. 符合永久起搏器植入指征，但属疾病急性期或心律失常可能治愈者。如急性心梗、心肌炎等。可先临时起搏，如心律失常治愈，则撤除临时起搏，否则改永久起搏。

（二）保护/预防性起搏

1. 心脏外科手术的保护措施，协助复苏、控制心动过速及处理手术引起的房室传导阻滞。

2. 有心律失常潜在危险者，进行外科大手术和心血管介入性诊疗时，作为保护性措施。

（三）诊断性起搏

主要应用于心脏电生理检查，如：

1. 快速心房起搏诊断冠状动脉粥样硬化性心脏病。

2. 窦房结功能测定。

3. 心脏电生理检查。

二、禁忌证

通常情况下，临时起搏器植入术无绝对禁忌证。

三、术前准备

1. 向患者家属说明操作目的及可能意外，取得家属同意并签署知情同意书。

2. 向清醒患者解释操作目的及过程，解除患者顾虑，取得患者配合。

3. 消毒液、局麻药及生理盐水。

4. 静脉穿刺包（包括穿刺针、导引钢丝、扩张管、静脉鞘管等）。

5. 双极球囊漂浮临时起搏导管。

6. 心脏临时起搏器。

7. 起搏参数分析仪。

8. 连接桥线。

9. 心电图机。

10. 心电监护仪。

11. 急救设备　除颤仪、气管插管等。

12. 急救药品　肾上腺素、多巴胺、阿托品及利多卡因等。

13. 无菌敷料包。

14. 起搏电极。

四、操作过程

心脏临时起搏器的植入方法有以下4种：经皮起搏、经静脉起搏、经食管心脏起搏和经胸心脏起搏。床边临时起搏通常采用单腔按需起搏器，即VVI，在体表心电图指引下应用漂浮导管电极，不需X线指导。植入方式因患者情况而定，95%以上的心脏临时起搏采用经静脉途径。通常选择颈内静脉、股静脉及锁骨下静脉，右侧颈内静脉较常用。本文以颈内静脉穿刺，心室单腔起搏为例，讲述临时心脏起搏器的植入方法。

1. 穿刺方法　患者取平卧头后仰位，头转向对侧，消毒皮肤，确定穿刺部位，局麻满意后用16G或18G穿刺针穿刺静脉，进入静脉后回血通畅，将导引钢丝送入血管腔内，撤除穿刺针（详见本章第一节Seldinger穿刺术）。经导引钢丝送入扩张管和静脉鞘管，退出扩张管和导引钢丝后，起搏电极导管经鞘管推送，进入15~20cm或达右心房后，气囊充气1.0~1.5ml，电极导管可顺血流导向通过三尖瓣进入右心室。

2. 电极导管的定位　右室心尖部是最稳固的部位，可获得满意的起搏与感知阈值。心电图可指导电极导管的定位。心电图显示巨大QRS波形时，提示导管进入右心室，依起搏图形QRS波方向调整电极位置，直至出现稳定的起搏图形。右心室心尖部起搏，在体表心电图上显示为类似左束支传导阻滞及左前分支阻滞的QRS-T波群，心电轴显著左偏−30°至−90°，V_5-V_6的QRS波形态可表现为以S波为主的宽阔波。

右室流出道起搏也是可选择的安全的电极导管放置部位。

3. 电极导管的固定　电极导管安置到位后固定导管。酒精消毒后局部覆盖无菌纱布包扎。

五、并发症

并发症的发生率与术者的技术水平、起搏器导管保留时间的长短及术后起搏系统护理状况等相关，约为4%~36%。

1. 导管移位　为临时起搏最常见并发症，心电图表现为不起搏或间歇性起搏。需要重新调整电极。

2. 心脏穿孔。

3. 导管断裂。

4. 膈肌刺激。

5. 心律失常   心腔内放置任何导管均可能诱发心律失常。最常见的是室性异位心律。

6. 穿刺并发症（详见本章第一节Seldinger穿刺术）。

六、注意事项

1. 搬动患者要小心，防止电极脱开或刺破右心室。

2. 琥珀胆碱、高钾血症及代谢性酸中毒可提高心肌起搏阈值，降低起搏效果；缺氧和低钾血症可降低心肌起搏阈值，诱发心室颤动。

3. 手术中应尽量不使用电灼，以免干扰起搏器。

4. 临时起搏器放置时间一般不超过4周。

5. 利多卡因局麻时，用药不宜过量，防止抑制窦房结和房室结传导功能。

6. 如患者可能需要永久起搏器植入，最好避免左锁骨下静脉途径，因这是永久起搏最常用的穿刺点。

（柴艳芬）

第七节   气管插管术

气管插管术（endotracheal intubation, ETI）：指将一特制的导管，通过口腔或鼻腔插入患者气管内的技术，是保持上呼吸道通畅的最可靠手段。ETI是重要的抢救技术，是医务人员，尤其是急诊医学科医护人员必须熟练掌握的基本技能。ETI已成为心肺脑复苏及伴有呼吸功能障碍的急危重症患者抢救过程中的重要措施，对抢救患者生命、降低病死率起到极其重要的作用。

一、适应证

ETI的主要作用是及时吸出患者气管内分泌物或异物、防止异物进入呼吸道、保持呼吸道通畅、进行有效的人工或机械通气及防止缺氧和二氧化碳潴留。其适应证包括：

1. 患者自主呼吸突然停止，需要心肺脑复苏者。

2. 不能满足机体的通气和氧供的需要，而需机械通气者。

3. 不能自主清除上呼吸道分泌物、胃内容物反流或出血随时有误吸者。

4. 存在有上呼吸道损伤、狭窄、阻塞、气管食管瘘等影响正常通气者。

5. 中枢性或周围性呼吸衰竭者。

6. 全麻手术者。

7. 婴幼儿气管切开前需气管内插管定位者。

8. 下呼吸道分泌物过多或出血需要反复吸引者。

9. 因诊断和治疗需要，在短时间内要反复插入支气管镜者，为减少患者的痛苦和操作方便。

二、禁忌证

1. 绝对禁忌证   以下情况禁忌气管内插管：喉头水肿、急性喉炎及喉头黏膜下血肿等。

2. 相对禁忌证

（1）呼吸道不全梗阻者,禁忌快速诱导插管。

（2）并存出血性疾病（如血友病或血小板减少性紫癜等）者。

（3）主动脉瘤压迫气管者。

（4）鼻道不通畅如鼻咽部纤维血管瘤、鼻息肉或有反复鼻出血史者,禁忌经鼻气管内插管。

三、术前准备

1. 根据不同的患者,选择合适的气管插管导管。

2. 测压计　用于监测气囊压力,使其维持在25~35cmH$_2$O。

3. 导管管芯（气管插管用导丝）。

4. 10ml注射器。

5. 固定插管用的胶布。

6. 喉镜。

7. 简易呼吸器或呼吸机。

8. 条件允许时,应备有床旁X线机或者B超机,以确定插管位置。

9. 听诊器。

10. 药物　对急危重患者而言,诱导用药的选择较气管插管技术本身更为困难和关键。针对患者不同的情况,选择不同的药物及剂量,以达到个体化治疗,既可充分发挥快速诱导插管的优势,又不至于加重基础疾病。常用的药物包括：

（1）诱导药物：硫喷妥钠、咪达唑仑、依托咪酯、氯胺酮及异丙氯胺酮等。

（2）肌松药物：司克林、罗库溴铵、米库氯铵、维库溴铵及阿曲库胺等。

（3）其他药物：芬太尼、艾司洛尔、利多卡因及丁卡因等。

11. 吸痰器及吸痰管。

12. 牙垫。

13. 液状石蜡油。

14. 喉头喷雾器（经鼻气管插管用）。

15. 消毒液。

四、操作过程

1. 经口气管插管　借助喉镜在直视下暴露声门后,将导管经口腔插入气管内。在呼吸、心搏骤停抢救时较常使用。

（1）将患者头后仰,双手将下颌向前、向上托起以使口张开,或以右手拇、示、中指拨开患者上、下唇,提起下颌并启开口腔。左手持喉镜沿右口角置入口腔,将舌体稍向左推开,使喉镜片移至正中位,此时可见悬雍垂。

（2）沿舌背慢慢推进喉镜片使其顶端抵达舌根,稍上提喉镜,可见会厌的边缘。继续推进喉镜片,使其顶端达舌根与会厌交界处,然后上提喉镜,以挑起会厌而显露声门。

（3）以右手拇指、食指及中指如持笔式持住气管导管,由右口角进入口腔,斜口端对准声门裂,轻柔地插过声门而进入气管内。借助管芯插管时,当导管尖端入声门后,应拔出管芯后再将导管插入气管内。置入牙垫于上、下齿之间。退出喉镜。听诊两肺有呼吸音,确定气管导管在气管内,且位置适当后,妥善固定导管与牙垫。通常,导管插入气管内的深度,成人女性约21cm,男性约23cm。

（4）气管导管套囊注入适量空气（3~5ml）,使导管与气管壁密闭,便于辅助呼吸或控制呼吸,防止呕吐物、口腔分泌物或血液反流入气管。

2. 经鼻气管插管　经鼻气管插管又分为经鼻明视插管和经鼻盲探插管,前者与经口气管插管相似,以下主要讲述经鼻盲探气管插管的过程。

经鼻盲探气管插管,即将气管导管经鼻腔在非明视条件下,插入气管内。经鼻气管插管有效、方便,易固定,不影响口腔护理和进食,不易因较长时间使用气管插管,导致营养不良和电解质紊乱。

（1）检查患者鼻腔有无鼻中隔偏曲及鼻息肉,患者取仰卧位,肩部垫一小枕,使头后仰,保持口、咽、气管在一直线上。以1%丁卡因做鼻腔内表面麻醉,并滴入3%麻黄素使鼻腔黏膜的血管收缩,以增加鼻腔容积,减少出血。

（2）选用合适管径的气管导管,在导管外部涂上石蜡油或局麻药膏,以右手持管插入鼻腔。在插管过程中边推进,边侧耳听呼出气流的强弱,同时左手调整患者头部位置,以寻找呼出气流最强的位置。导管口越正对声门,气流声音越响;反之,越偏离声门,声音越轻或全无。

（3）在声门张开时将导管迅速推进。

（4）如导管推进后呼出气流消失,为插入食道的表现。应将导管退至鼻咽部,将头部稍仰,使导管尖端向上翘起,可对准声门利于插入。

3. 经纤支镜气管插管　纤维支气管镜检查是将细长的支气管镜经口或鼻置入患者的下呼吸道,即经过声门进入气管和支气管以及更远端,直接观察气管和支气管的病变,并根据病变进行相应的检查和治疗。近年来,纤支镜配合气管插管,已经广泛应用于临床,能大大地提高气管插管的成功率和安全性,尤其适用于头颈部外伤、颈椎炎、重症肌无力、肢端肥大症及严重头部外伤等气管插管困难者。另外,由于支气管镜的直观可视性,可以避免常规盲目插管所带来的损伤,适用于上气道异常而插管困难的患者。除此之外,当需要进行分侧肺机械通气时,必须行双腔气管插管,此时支气管镜引导有助于双腔气管插管位置的确定,支气管镜是最可靠的工具。

五、并发症

在ICU中,危及生命的ETI并发症包括严重低氧血症、心搏骤停甚至死亡,发病率25%~39%。严重但并不危及生命的并发症包括心律失常、困难插管、食管和（或）气管损伤、误吸及躁动等,发生率10%~30%。

六、注意事项

1. 在行气管插管术之前,有自主呼吸的患者如已存在明显的缺氧时,应首先给予面罩吸氧,使血氧饱和度在90%以上,再进行插管。

2. 应准备好急救药和器械。

3. 经鼻气管插管时必须保留自主呼吸。

4. 插管完成后,要确认导管是否已进入气管内,确认方法有:

（1）压胸部时，导管口有气流。

（2）人工呼吸时，可见双侧胸廓对称起伏，并可听到清晰的肺泡呼吸音。

（3）如用透明导管时，吸气时管壁清亮，呼气时可见明显的"白雾"样变化。

（4）病人患者如有自主呼吸，接麻醉机后可见呼吸囊随呼吸而张缩。

（5）如能监测呼气末CO_2则更易判断，呼气末CO_2图形有显示则可确认无误。

5. 术前应检查患者有无义齿和已松动的牙齿，将其去除或摘掉，以免在插管时损伤或不小心致其脱落、滑入气道，引起窒息而危及生命。

6. 气管插管前应检查导管气囊是否漏气。

7. 插管后可通过听诊双肺呼吸音、X线片或B超了解导管位置和深度，若发现一侧呼吸音消失，可能是气管插入另一侧肺，需及时调整。

（柴艳芬）

第八节 经皮气管切开术

气管切开（tracheotomy）是一种切开颈段气管，以解除喉源性呼吸困难或下呼吸道分泌物潴留所致呼吸困难的一种常见手术。目前气管切开有4种方法：气管切开术、经皮气管切开术、环甲膜切开术及微创气管切开术。经皮气管切开术，又称经皮扩张气管切开术（percutaneous dilational tracheostomy，PDT），是一种借鉴Seldinger血管穿刺法发展而来的微创气管切开术，由Ciaglia于1985年首次报道并应用于临床。目前主要有3种PDT技术，即Ciaglia技术（应用多个或单一扩张器），Portex技术（应用特殊设计的扩张钳）和Fantoni技术（经咽部气管切开），其中Portex技术应用最为广泛。与传统气管切开术相比，PDT具有耗时短、操作简单及并发症少等优点，整个操作在ICU内即可完成。

一、适应证

与气管插管机械通气相比，PDT降低意外拔管的风险；减少人工气道的长度，节省呼吸功，缩短了机械通气时间，有利于患者脱机，从而降低患者在ICU的时间。其适应证与传统的气管切开术相似，包括以下情况：

1. 需要长期机械通气。

2. 下呼吸道阻塞，需引流气道分泌物。

3. 需要建立人工气道，但是不能经口或经鼻气管插管者。

4. 减少与气管插管相关的喉损伤。

5. 提高机械通气患者的舒适度。

（1）便于交流和发声。

（2）可以经口进食。

二、禁忌证

1. 绝对禁忌证 紧急情况下建立人工气道、婴儿、生命体征不稳定、切开部位感染、需要高水平PEEP或高浓度吸氧。

2. 相对禁忌证　解剖异常(气管异位、表浅静脉增粗等)、甲状腺肿大或其他颈部肿块、凝血功能障碍、有颈部手术史、肥胖、气管环钙化。

三、术前准备

1. 手术包(如Portex套装)
内含：
(1)扩张钳。
(2)穿刺针,套管,空针。
(3)导丝和推送架。
(4)皮肤扩张器。
(5)一次性刀片。
(6)带有孔内芯的气管套管。
(7)弹力固定带。
2. 药物
(1)镇静剂　如异丙酚。
(2)局麻药　如1%利多卡因。
3. 灭菌用生理盐水。
4. 无菌手套。
5. 消毒液。
6. 吸痰器及吸痰管。
7. 简易呼吸器或呼吸机。

四、操作过程

1. 患者仰卧位,颈肩部下方垫物,头后仰成过伸位,使下颏、喉结和胸骨上切迹三点一线。
2. 用拇指和食指定位甲状软骨,在预定插入位置处做一标记。
3. 在进行手术前,先增加吸氧浓度至100%,同时监测患者生命体征。
4. 有气管插管的患者,先进行咽部吸痰,将气管插管套囊放气,并拔出至喉头入口处(<20cm),再充气,在声门上方将气道再次封闭。
5. 清洁皮肤,铺消毒巾,必要时可用含1∶100 000肾上腺素的利多卡因浸润麻醉,减少手术部位出血。
6. 在选定部位切开一道横或直的伤口,伤口需容纳气管切开套管(1.5~2.0cm),钝性分离皮下组织,进一步明确解剖标志。
7. 空针筒抽半管生理盐水,以14G套管针穿刺,气管针稍向头部倾斜,进针直到气泡抽出,拔出穿刺针,留置套管于原位。
8. 用导丝引导器将导丝送入套管内,进入气管深度约10~15cm。经套管放入导丝时,若患者咳嗽反射强烈,证明导丝在气管内,可给予适当镇静药物,以利于进一步操作。撤出套管,留导丝于原位。
9. 沿导丝将扩张钳滑入气管前壁,张开钳子使气管前壁前方的软组织扩张,在保持扩张钳打开的状态下移去扩张钳,重复上述步骤,扩张气管壁。将扩张钳手柄向患者头部推移,保持扩张钳纵轴与患者身体纵轴平行,使扩张钳尖端进一步进入气管内。

10. 将气管切开套管沿着钢丝推进入气管,固定在合适的位置,拔出管芯和钢丝。

11. 吸引分泌物,气囊充气,气囊压力应在15~25cmH$_2$O之间。固定气管切开套管,连接呼吸管路。

五、并发症

与传统的气管切开术相比,PDT的并发症发生率显著降低,主要包括:缺氧、低血压、气管旁嵌入、出血、创口感染、皮下气肿、气管狭窄、气管食管瘘、低氧血症、心律失常。

六、注意事项

1. 术前应检查套管气囊是否漏气,确定套管管芯可自由移动。

2. 拔除静脉套管前,先确定钢丝在套管中可自由移动。

3. 术前检测导引钢丝可否自由通过扩张钳和套管管芯。

4. 在扩张前,应该上下拉动导丝,使导丝顺直,避免导丝曲折,扩张到不应该扩张的组织。

5. 在手术过程中应保持患者的头、颈在正中位置并维持气道通畅,以减少手术并发症。

6. 与呼吸机连接处应尽量保持直立位,避免移动呼吸机管道或患者。

7. 尽量选择直径较大的气切导管,以利于通气。通常情况下,女性患者选用7.5~8.0的气切导管,男性选用8.0~8.5的气切导管。

8. 每24小时应调整固定带1次,以固定带与患者颈部刚能插入两指为佳;气管切开术后48小时内切忌更换导管;气切导管最长使用时间约1个月。

9. 气管切开位置不可过低,不能低于5~6环,否则易发生大出血。

10. 如果条件允许时,使用纤维支气管镜监视穿刺位置和深度,可避免扩张器损伤气管后壁黏膜,防止插管插入气管旁。

11. 手术者必须精通传统的气管切开方法,一旦PDT不成功即可改为手术切开。

第九节　机械通气治疗

机械通气是"为增加或代替患者自主通气而设计的一种装置"。机械通气一般可分为正压通气、负压通气和高频通气。病情危重的严重呼吸衰竭患者,需要及时采取确切有效的通气方法和准确可靠的监测指标,故正压通气是目前最普遍应用的通气技术。也是本节讲解的重点。负压通气的原理是设法在患者的胸腹周围产生负压,空气经口鼻吸入,当胸腹周围压力恢复到大气压时,应肺胸的弹性回缩力发生被动呼气。负压通气最常用于神经肌肉或骨骼疾病所致的呼吸衰竭。高频通气是一种高频率低潮气量的通气方式,通气频率至少为正常呼吸频率的4倍。高频通气主要用于喉镜、支气管镜检查和上呼吸道的外科手术中。高频通气存在的问题是:①气道湿化不够充分;②气源能量输出较难恰当掌握;③缺乏潮气量和气道压的可靠监测,从而影响疗效。

一、目的及适应证

(一)目的

机械通气是严重呼吸衰竭患者患病期间的一种呼吸支持方法,它不是一种病因治疗,因此不能治愈疾病。它只为针对呼吸衰竭的各种病因治疗争取时间和创造条件,即所谓"buy time"的作用。在危重病的抢救过程中,明确机械通气的目的是非常重要的(表19-4)。

表19-4　机械通气的目的

目的	适应证
改善肺的气体交换	纠正严重的呼吸性中毒;
	纠正严重低氧血症,缓解组织缺氧
缓解呼吸窘迫	降低呼吸氧耗;
	逆转呼吸肌的疲劳
改善压力-容量关系	预防和治疗肺不张;
	改善顺应性;
	预防进一步的损伤
其他	保障应用镇静剂和肌松剂的安全;
	降低颅内压(过度通气疗法);
	维持胸壁的稳定性;
	有利于肺和气道的愈合;
	避免并发症

过去机械通气的主要作用是提供基本的生命支持,以纠正患者的呼吸衰竭为目的,力求达到正常的血气指标。随着机械通气临床实践的增加,人们越来越认识到机械通气本身也会导致或加重肺损伤。十余年来机械通气的应用逐步向呼吸支持的同时,如何避免医源性损害的理念上转变,这个应用的转变主要表现在以下几个方面。

1. 无创通气比例逐渐增加　1998年纳入的所有病例中有5%为无创机械通气(NPPV),2004年和2010年分别增加至10%和14%。这个数据主要归功于NPPV在COPD和心源性肺水肿患者的成功应用,NPPV的成功应用降低了患者的气管插管率和呼吸机相关性肺炎(VAP)的发生率。使用NPPV的患者中,ARDS的比例并未发生明显变化。

2. 机械通气模式的转变　机械通气模式的10年变迁更为明显,虽然2010年容量控制通气仍占有最高的比例,但与1998年和2004年相比已经明显呈下降趋势。最明显的变化是PSV的应用明显增加。虽然近些年来先后有许多新的通气模式应用于临床,但并没有大样本的证据证明这些新的通气模式会给机械通气患者带来明显的预后改变,因此并没有彻底改变机械通气模式使用的格局。临床医师更愿意使用自己比较熟悉的通气模式,比如目前为止容量控制通气仍是最主要的模式。

3. 潮气量与PEEP水平的变化　除了机械通气模式,潮气量水平和PEEP水平最能反映出10年来机械通气应用趋势的变化。1998年以后的多个随机对照研究都证实小潮气量(6ml/kg)能使ARDS患者死亡率下降。近年来倾向于相对高水平的PEEP,2010年增加到$7.0cmH_2O$。

虽然下调潮气量和提高PEEP水平以限制平台压同时促进肺泡复张这个理念几乎为大多数ICU医师所接受,但究竟什么水平的潮气量和PEEP是合适的目前仍没有准确的结论。

(二)适应证

原则上说,凡呼吸系统不能维持正常通气所发生的呼吸衰竭经常规治疗效果不佳而且在继续发展者,就应予以机械通气。但在临床实践中,应根据患者通气治疗的目的,呼吸衰竭发展趋势,机械通气的益处和害处的利弊权衡,以及患者的病情是否可逆,有无撤机可能等综合考虑(表19-5)。

表19-5　常规正压通气的适应证

分类	适应证
中枢神经系统疾病	外伤、出血、感染、水肿、镇痛或安定药物中毒、特发性中枢性肺泡通气不足
神经肌肉疾病	多发性肌炎、吉兰-巴雷综合征、重症肌无力、肌肉弛缓症、有机磷中毒
骨骼肌肉疾病	胸部外伤(连枷胸)、脊柱侧弯后凸、肌营养不良、皮肌炎、严重营养不良
肺部疾病	各种肺实质或气道的病变,如ARDS、限制性肺疾病、肺栓塞、重症肺炎、弥漫性肺间质纤维化、肺心病急性恶化、重症哮喘
围术期	外科手术的常规麻醉和术后管理的需要;心、胸、腹部和神经外科手术;手术时间延长或需特殊体位;心肺疾病者需行手术治疗

机械通气的病因研究告诉我们,机械通气的患者主要由慢性呼吸系统疾病导致的呼吸衰竭、神经系统疾病和各种原因导致的急性呼吸衰竭构成。慢性呼吸系统疾病占10%~13%,神经系统疾病占20%,各种原因导致的急性呼吸衰竭占70%左右。

二、禁忌证

机械通气是治疗呼吸衰竭和危重患者呼吸支持最为有效的手段。为抢救患者生命,以下一些所谓禁忌证是相对的。

1. 张力性气胸或纵隔气肿(未引流前)。
2. 肺大疱和肺囊肿。
3. 活动性大咯血(已有呼吸衰竭或窒息表现者除外)。
4. 低血压(未经治疗前)。
5. 食管-气管瘘等。

三、机械通气类型

机械通气按不同标准可分为不同类型,按是否建立人工气道可分为有创机械通气及无创机械通气。而按照对呼吸机的依赖分为控制性机械通气及辅助性机械通气。

1. 控制性机械通气(controlled mechanical ventilation, CMV)　常用于两种情况:①疾病所造成的自主呼吸消失或减弱;②自主呼吸不规则或频率过快,机械通气无法与患者的自主呼吸较好地协调时,只能用人为的方法(过度通气或药物)将自主呼吸抑制或使其消失,此时采用CMV。

2. 辅助性机械通气(assisted mechanical ventilation, AMV)　AMV时,机械通气靠患者的

吸气负压或吸气气流所触发；患者的各种呼吸参数，如呼吸频率（f）、吸/呼比例（I:E）、潮气量（TV）或分钟通气量（MV）等，受自主呼吸和机械通气设置参数的双重影响。

四、模式与功能

随着生物工程学的不断发展，机械通气模式越来越多，而目前临床上常用的包括以下几种模式：

1. 间歇正压通气（intermittent positive pressure ventilation，IPPV） 也称CMV，吸气相时正压，呼气相时压力降为零。临床上泛指的机械通气就是IPPV。IPPV主要用于无自主呼吸的患者。适用于各种以通气功能障碍为主的呼吸衰竭患者，尤其是COPD和中枢、神经-肌肉系统的疾病。少数弥散功能障碍的疾病，通过IPPV机械通气提高吸氧浓度（FiO_2），也可以得到一定程度的缓解。

（1）定容IPPV特点：①吸入TV恒定；②预调IPPV频率，采用时间切换；③一般都需预调吸气时间和吸气平台；④若患者的胸肺顺应性或气道阻力改变，也能保证通气量的供给。

（2）定压IPPV特点：①预调IPPV频率，采用时间切换；②预调IPPV吸气峰压；③一般无吸气平台；④若气道阻力增加或胸肺顺应性下降可发生通气量不足。

IPPV缺点：①若有自主呼吸，易发生人机对抗；②定压IPPV可发生通气不足或过度；③不利于自主呼吸的锻炼。

2. 持续正压气道通气（continuous positive airway pressure，CPAP） 指在患者有自主呼吸的条件下，整个呼吸周期内，均人为地施以一定程度的气道内正压（高于大气压）。主要用于有自主呼吸的患者，故也可以理解为是自主呼吸状态下的呼气末正压。该通气模式有助于防止肺萎缩，增加功能残气量，改善肺顺应性，等。目前CPAP除了用于ARDS外，也用于治疗睡眠呼吸暂停综合征及哮喘发作期。在应用CPAP时，只需设定FiO_2和正压水平。此时患者的TV、f、I:E等均由患者的自主呼吸能力来决定。CPAP可和同步间歇指令通气（SIMV）、压力支持通气（PSV）等方式合用。

3. 间歇指令通气（intermittent mandatory ventilation，IMV）和同步间歇指令通气（synchronized intermittent mandatory ventilation，SIMV）

（1）IMV：这种方式可分指令期与自发性呼吸期，指令期通气时与CMV相同，自发性呼吸期通气时与CPAP相同。另一种解释：自主呼吸的f和TV由患者自己控制，间隔一定的时间（可调）给予IPPV。由于不同步可能出现人机对抗，所以单独IMV不常用。

（2）SIMV：指机械通气时，按事先设置的呼吸参数（f、TV、I:E）等，给予患者指令性呼吸。患者可以有自主呼吸，但自主呼吸的f、TV、I:E等不受机械通气的影响，而均由患者自己控制和调节。应用SIMV时，机械通气则由患者的自主呼吸触发，即使是指令性通气，也与AMV相同。主要用于脱机前的训练和过渡。应用脱机前准备时，可将SIMV的f由正常水平逐渐减少，直至完全脱机。一般当指令f降至5次/min，患者仍可保持较好氧合状态时，即可考虑脱机。应用常规通气时，多与PSV同时使用（SIMV/PSV），以避免或加重呼吸肌疲劳。

SIMV特点：①由于自主呼吸和IPPV有机结合，可保证患者的有效通气。②临床上根据患者的自主TV、f和MV变化，适当调节SIMV的f和TV，利于呼吸肌的锻炼。SIMV已成为撤离呼吸机前的必用手段。③当$PaCO_2$过高或过低时，患者可以通过自主呼吸加以调整，这样减少了发生通气不足或过度的机会。

应用SIMV应注意以下几点：①应用SIMV时，SIMV的f不得大于通气f；②应用SIMV时，每分钟强制通气量必须低于患者的需求量，这样患者才能进行自主呼吸；③每分钟机械通气量和SIMV频率应酌情逐渐降低；要避免盲目性，否则易导致呼吸疲劳和通气不足。

4.压力支持通气（pressure support ventilation，PSV） PSV时，只需设定吸气时的压力触发水平和吸气压力，而f、TV、吸气和呼气时间均由患者自己调节。因而，PSV更接近生理状态。通常用于机械通气撤除的过程中，危重哮喘，COPD，胸部外伤和手术后需长期机械通气支持者。单独应用PSV时，可先从较高水平开始，以后随病情好转而逐渐降低，最高压力以≤30cmH_2O为妥，视呼气潮气量而定。

SIMV/PSV主要用于：①锻炼呼吸肌，防止呼吸肌疲劳而产生衰竭；②脱机前准备；③各种原因所致的呼吸肌无力（低血钾和神经-肌肉疾患）；④某些情况下，当自主呼吸与机械通气不同步时，应用PSV可能有助于呼吸机的协调，以减少镇静剂和肌松剂的应用。

SIMV/PSV的调节方法：①当把SIMV频率减低至接近零而吸气压力水平仍存在时，此刻通气模式则变成PSV；②当吸气压力水平降到零而SIMV频率仍有时，此刻通气模式则为SIMV；③当SIMV频率和吸气压力水平均降至接近零时，此刻通气模式就相当于PEEP为零的持续气道正压通气模式。

五、参数设置和调节

（一）初始参数设置

开始进行机械通气及随着病情的改变，均需要调整机械通气参数，主要参数包括如下：

1.呼吸频率（f） 目前越来越主张采用低f的通气原则。所以，一般应尽可能地将f设置在12~15次/min水平。倘若患者的自主呼吸f明显增快（＞28次/min），初始的f不易设置过低，否则会发生人机对抗，增加呼吸做功。一般以接近或略低于患者的自主呼吸f为原则。对有气道阻力增高的COPD患者，为进一步地降低气道阻力，尤其适合选用慢而深的呼吸，最好将f设置在12~15次/min水平。对患限制性肺部疾病的患者，因为他们的气道阻力基本正常，而主要表现在肺顺应性下降和有效的气体交换的肺单位减少，宜使用稍快而深的呼吸，如将f设置在正常较高的水平（18~24次/min），不必强求将f降至较低的水平。

2.潮气量（TV） 一般均可将TV按6~10ml/kg水平设置，以后再根据动脉血气分析的指标进行相应地调整。特殊状况下如肺大疱、可疑气胸、血容量减少尚未纠正、血压下降等，可初始就将TV设置在较低的水平（4~7ml/kg），此时如通气不足，可适当提高f。如果设置的f较高（30次/分钟），所设置的TV水平就应适当降低。

3.吸/呼时间比（I：E） 呼吸功能基本正常者，I：E多选择1：1.5~2；有阻塞性通气功能障碍的患者，I：E可选择1：2~2.5；患限制性通气功能障碍的患者，I：E多选择1：1~1.5。

I：E设置方法：①直接设置；②以设置吸气时间来决定I：E；③调节流速的方法设置。

4.通气压力（吸气压力） 一般为能达到满意TV的最低通气压力（15~20cmH_2O）为妥。通气压力与肺、胸的顺应性成反比。

5.呼气末正压（PEEP） 低氧血症尤其是ARDS，单靠提高吸氧浓度，氧合改善不大，加用PEEP可以提高氧合量。COPD患者，加用适当的PEEP可支撑小气道，防止呼气时在小气道形成"活瓣"作用，利于CO_2排出。但初始机械通气时，一般不主张立即应用PEEP。PEEP有加重心脏负担、减少回心血量及心排量、易引起肺气压伤等可能。最佳PEEP值为对循环无不良影响而达到最大的肺顺应性、最小的肺内分流、最高的氧运输、最低的吸氧浓度时的最佳PEEP值。一般在10cmH$_2$O左右,多数患者使用6~8cmH$_2$O即可。

6. 吸氧浓度(FiO$_2$) 初始机械通气时,为迅速纠正低氧血症,可以应用较高浓度的FiO$_2$(>60%),最高可达100%,但时间应控制在30分钟~1小时。低氧血症改善明显的患者,以FiO$_2$设置在40%~50%水平为最佳,否则应尽可能控制在<60%水平。FiO$_2$设置的原则是能使PaO$_2$维持在60mmHg前提下的最低FiO$_2$水平。

(二)根据动脉血气分析调节

动脉血气分析指标是调节机械通气各项参数的最可靠依据。通常在机械通气治疗20~30分钟后,应常规进行动脉血气分析监测。

1. PaO$_2$ 低氧血症已被纠正者PaO$_2$≥60mmHg,说明所设置的有关纠正低氧血症的机械通气参数基本合理。倘若所设置的FiO$_2$水平已经降至40%~50%水平,可以暂不做调整,待患者的PaO$_2$稳定一段时间后再做调整,直至降低至准备脱机前的水平。低氧血症尚未被纠正者可从以下几方面着手调整机械通气的有关参数:①低氧血症最可能因素是肺内分流,应首先考虑应用PEEP;②如果其原因是弥散障碍,则一般只能通过适当提高FiO$_2$;③如果是通气功能障碍,最简单的调节方法是去除呼吸道分泌物、保持呼吸道通畅,适当增加TV。

2. PaCO$_2$ PaCO$_2$>50mmHg时,除了尽可能地保持呼吸道通畅外,主要可通过增加TV、MV、f和延长呼气时间等加以纠正。PaCO$_2$<35mmHg时,一般可通过降低TV、缩短呼气时间等方法进行调节。对严重低碳酸血症患者,如果心功能和血流动力学状况允许,有时可采用反比通气。

六、并发症

机械通气常见并发症见表19-6。

表19-6 机械通气的并发症

分类	并发症
肺气压伤(1%~30%)	肺间质气肿、纵隔气肿、心包积气、气腹及腹膜后积气、张力性气胸、静脉或动脉空气栓塞
血流动力学影响	胸内压增高、前负荷减少、肺血管阻力增加、心排血量减少、血压降低
气管套管相关的并发症	困难插管(30%)、气管狭窄、气管-食管瘘、出血、黏液栓堵塞
气管-肺感染	
通气不足、过度通气	PaCO$_2$潴留或PaCO$_2$下降
其他	水肿(20%)、腹胀、黄疸、胃肠道出血(20%)、氧中毒、机械故障

七、规范化撤离机械通气的实施

广义上撤机包括通气辅助的终止和人工气道的拔除两个连续的阶段。规范化撤机流程包括对患者是否具备撤机条件的筛查、自主呼吸实验及气道通畅性和自洁能力的评估3个主要步骤。

1.每日筛查判断患者是否具备撤机的前提条件 规范化撤机要求对所有机械通气时间>24小时的患者进行筛查,如果患者满足以下客观条件认为患者具备撤机前提,并考虑进行自主呼吸试验(spontaneous breathing test,SBT)。

(1)导致呼吸衰竭的基础疾病好转,无新发疾病。

(2)氧合充分表现在PEEP≤5~8cmH$_2$O情况下,PaO$_2$/FiO$_2$>150~200mmHg,同时pH≥7.25。

(3)血流动力学监测没有活动性的心肌缺血,没有临床上的低血压。

(4)患者有自主呼吸触发。

如患者未能满足上述条件,则在次日继续进行筛查。

2.自主呼吸试验 当患者通过筛查具备撤机前提条件后应实施SBT以评估患者能否耐受自主呼吸。SBT可采用低水平PSV(5~7cmH$_2$O)、CPAP及T管(将气管切开管直接脱离呼吸机并供氧)等方式实施,目前认为上述3种方式SBT的临床评判效果基本相同。如患者在SBT初期(2分钟内)或持续SBT过程中出现以下情况认为SBT失败:①呼吸频率>35次/min;②经皮指脉氧饱和度≤85%~90%;③心率>140次/min或心率较SBT前基础值≥20%;④收缩压>180mmHg或<90mmHg;⑤烦躁、焦虑、大汗;⑥浅快呼吸指数(潮气量/呼吸频率)>105。

3.气道通畅性及气道自洁能力评估 临床上可通过套囊漏气实验评估气道的通畅性。首先将呼吸机设置为辅助控制通气,潮气量10ml/kg,连续记录6个呼吸周期,3个最小的呼气潮气量平均值和吸气潮气量的差值<110ml认为套囊漏气实验阳性,提示患者拔管后发生气道梗阻的可能性高。气道自洁能力的评估缺乏统一的客观标准,临床上往往根据主观感受的呛咳能力、气道分泌物的量及抽吸频率进行评估。气道通畅性及气道自洁能力评估有助于判断患者能否成功拔除气管插管。

第十节 血液净化技术的原理和方法

血液净化(blood purification)是清除机体内水分和溶质的技术的总称。其中一次血液净化时间≥24小时者称为连续性血液净化技术(CBP)。由于自身的优点,CBP已经成为重症医学领域常用和非常重要的治疗手段。CBP与血液透析相比具有下列特点:①稳定的血流动力学特点;②持续、稳定地控制氮质血症及电解质和水盐代谢;③不断清除循环中的毒素和中分子物质;④按需提供营养及药物治疗。这些优势为重症患者的救治提供了非常重要的、赖以生存的内稳态的平衡。故已逐步应用到了严重的水、电解质及酸碱失衡,中毒,高热中暑,并被广泛应用于各种疾病所致的全身炎性反应综合征(包括急性胰腺炎、脓毒症休克及重症烧伤)的治疗。

一、适应证

(一)肾性适应证

急性肾衰竭的患者合并以下情况:血流动力学不稳定;液体负荷过重;高分解代谢状态;脑水肿;营养支持或需大量输液;清除炎症介质(MODS,Sepsis,SIRS)。

慢性肾衰竭合并严重并发症:血流动力学不稳定;液体负荷过重,充血性心衰;尿毒症脑病;尿毒症心包炎;尿毒症性神经病变。

(二)非肾性适应证

1. SIRS、Sepsis、MODS 用于清除炎症介质(对流和吸附),抑制炎症反应。

2. ARDS 用于清除炎症介质,减轻肺水肿。

3. 心肺手术 因血液稀释、液体过负荷、炎症反应激活,导致组织水肿,心肺功能不良,用于减轻心肺负荷,清除炎症介质。

4. 充血性心衰。

5. 肝衰竭或肝移植术后替代治疗。

6. 严重水、电解质、酸碱失衡 如严重水中毒、高钾、重度血钠异常、乳酸性酸中毒等。

7. 挤压综合征和横纹肌溶解综合征。

8. 急性出血坏死性胰腺炎。

9. 其他 高热、中毒、肿瘤化疗等。

二、禁忌证

无绝对禁忌证,但在下述情况下可加重病情而危及生命:

1. 休克或低血症状况。

2. 有严重出血倾向。

3. 重度贫血(血红蛋白≤60g/L)状态。

4. 心功能不全或严重心律失常不能耐受体外循环。

5. 恶性肿瘤晚期。

6. 脑血管意外。

7. 未控制的严重糖尿病。

8. 精神异常、不能合作者。

三、溶质清除机制

血液净化常见清除溶质的机制有弥散、对流和吸附3种方式。不同的血液净化技术利用不同的溶质清除方式来清除致病因子,也有的血液净化技术同时利用几种原理来清除溶质。

(一)弥散

弥散的动力来自半透膜两侧的溶质浓度差,可以透过半透膜的溶质从浓度高的一侧向浓度低的一侧移动,最终两侧浓度逐渐达到相等。血液透析主要通过弥散清除溶质。

弥散的速度主要取决于溶质分子自身的布朗运动,即分子的热运动。相同条件下布朗运动剧烈程度同分子的质量呈负相关,分子量越小,布朗运动越剧烈。因此,弥散机制更有利于小分子物质的清除。

(二)对流

当半透膜两侧的液体存在压力差时,液体就会从压力高的一侧流向压力低的一侧,液体中的溶质也会随之穿过半透膜,这种溶质清除机制即为对流。半透膜两侧的压力差称为跨膜压,是对流的源动力。血液滤过清除溶质主要凭借对流机制。

对流机制溶质清除的动力来自跨膜压,影响对流机制溶质清除的因素有滤过膜的面积、跨膜压、筛过系数和血流量等。中分子量物质可凭借对流机制予以清除。

(三)吸附

溶质分子可以通过正负电荷的相互作用或范德华力同半透膜发生吸附作用,是部分中分子物质清除的重要途径之一。这种吸附作用同溶质分子的化学特性及半透膜表面积有关,而同溶质分子浓度无关。炎症介质、内毒素、部分药物和毒物可能通过滤膜的滤过和吸附两种机制清除。吸附的介质通常有活性炭和树脂,尚可在树脂上结合抗原或抗体而成为免疫树脂。当吸附介质的吸附作用达到饱和后,清除效率也会随之下降。吸附作用达饱和的时间可能同溶质分子的特性和滤膜表面积有关。血液灌流即是通过吸附的原理实现的。

四、血液净化技术

(一)常用治疗模式

1. 血液透析 血液透析(hemodialysis, HD)时,血液和透析液间的物质交换主要在滤过膜的两侧完成,弥散作用是溶质转运的主要机制。HD模式的特点是对小分子物质,包括尿素氮、肌酐、钾、钠等清除效率高,但对炎症介质等中分子物质清除能力较差。

2. 血液滤过 血液滤过(hemofiltration, HF)常用的模式是连续静脉-静脉血液滤过(CVVH),是利用高通量滤过膜两侧的压力差,通过超滤的方式滤出水分,同时以对流的机制清除溶质。

HF和HD对溶质清除的主要机制不同,对不同分子量溶质的清除效率也不一样。HD模式有利于小分子物质(MW<500D)的清除,而HF模式有利于中分子物质(MW 500~50 000D)的清除。因此应根据治疗目标恰当选择治疗模式:为减轻全身炎症反应或治疗挤压综合征,应选择HF;为纠正高钾血症或氮质血症,则应选择HD。

3. 血液滤过透析 血液滤过透析(hemodiafiltration, HDF)HDF是在HF的基础上发展而来的,弥补了HF对小分子溶质清除效率低的不足。

4. 高通量血液透析 高通量血液透析(high-flux hemodialysis, HFD)是对HD的改进,通过增加透析膜的孔径和透析量提高对溶质的清除效力。同常规的HD相比,HFD对截留分子量以下的各种溶质有较高的清除效率。但在实施过程中某些风险增加,主要包括致热源入血,大量白蛋白、可溶性维生素及微量元素丢失等。

5. 高容量血液滤过 高容量血液滤过(high volume hemofiltration, HVHF)指置换液速度大于35ml/(kg·h)的连续性血液滤过。该模式对中、小分子物质清除能力大为提高。

6. 低效延时每日透析 低效延时每日透析(slow extended daily dialysis, SLEDD)利用HD的设备,降低治疗时血流速度(100~200ml/min)和透析液流量(100~300ml/min),延长治疗时间到8~24小时。同HD相比,SLEDD有较好的心血管耐受性和液体调节能力,适用于老年人、心功能不全者、少尿型肾功能不全者或需要调节液体平衡者。

7. 血液灌流 血液灌流(hemoperfusion, HP)是将患者的血液从体内引出,经灌流器将毒物、药物或代谢产物吸附清除的一种血液净化治疗方法,近年来已广泛应用于药物或毒物中毒、急性肝衰竭等危重患者的救治。

8. 血浆滤过吸附　血浆滤过吸附（plasma filtration adsorption，PFA）以血浆吸附滤过器分离出血浆，将血浆引入吸附装置，去除内毒素、炎症介质等有害物质，再将血浆重新输回体内。该模式可以应用于SIRS或sepsis的治疗。

9. 血浆置换　血浆置换（plasma exchange therapy，PE）是应用膜滤过的方法将患者的血液分离为血浆和细胞成分，弃去患者的血浆，而将细胞及其他保留成分与废弃血浆等量的健康人血浆和白蛋白等一起输回患者体内，借以清除病理性物质。常用于治疗中毒和某些自身免疫性疾病，如SLE、自身免疫性溶血性贫血、重症肌无力等。

（二）重症血液净化技术

目前重症患者常用以下几种血液净化技术：连续静脉-静脉血液滤过（CVVH）、连续静脉-静脉血液透析滤过（CVVHDF）、连续静脉-静脉血液透析（CVVHD）、高容量血液滤过（HVHF）、血液灌流（HP）和血浆置换（PE）。由于每一种方式都有不同的清除能力和局限性，因此充分评估各种不同疾病所需的血液净化治疗方式方法是很重要的。

当然，CBP同样可以出现血液净化常见的一些并发症，如低血压、导管相关血流感染、过敏、空气栓塞等。

1. CBP模式选择

（1）CVVH：常用的CBP模式之一，主要清除中分子毒物或代谢产物为主。

（2）CVVHD：主要清除小分子毒物或代谢产物为主。

（3）CVVHDF：兼顾中、小分子毒物或代谢产物的清除。

（4）SCUF：以清除水为主，适用于心衰及水负荷过重的患者。

（5）HVHF：能增加炎症介质的清除，对感染性休克患者可能有益。

2. 置换液的配置与补充　原则上说，置换液的成分应当尽可能接近人的细胞外液。可应用的碱基包括乳酸盐、柠檬酸盐、醋酸盐及碳酸氢盐，由于前三者需要在肝脏中代谢成碳酸氢盐，因此在肝功能不全或乳酸性酸中毒患者的应用中受到限制。在重症医学领域，碳酸氢盐作为置换液碱基的应用最为广泛。

3. 抗凝　血液接触体外管路和滤器后可激活凝血因子，引起血小板活化和黏附，在滤过膜及管路的表面形成血栓，从而影响管路中血液流动的阻力和溶质的清除效率，或可导致严重的栓塞并发症。因此在血液净化治疗过程中应采取恰当的抗凝措施。目前所采用的抗凝策略有3种：全身抗凝，局部抗凝和无抗凝。

对于无出血风险的重症患者可采用全身抗凝。全身抗凝一般采用普通肝素或低分子肝素持续给药。对接受血液净化治疗的高出血风险患者，应采用局部抗凝，无局部抗凝条件时可采用无抗凝策略。一般认为，有活动性出血、血小板$<60 \times 10^9/L$、INR>2、APTT>60秒或24小时内曾发生出血者，均应被视为高出血风险者。局部抗凝可采用普通肝素法或柠檬酸盐法。

五、并发症

（一）临床并发症

包括出血、血栓形成、感染和败血症、生物不相容性和过敏反应、低温、营养丢失、血液净化不充分及低血压、低血容量等。

（二）技术并发症

包括血液通路不畅、血流下降和体外循环凝血、管路连接不良、气栓、滤器功能丧失及液体和电解质失衡等。

六、重症患者的血液净化治疗

（一）AKI

AKI的肾替代治疗方式有HD、CRRT和腹膜透析3种。其中CRRT包括CVVH、CVVHDF和CVVHD等模式。HD和CRRT是目前临床治疗AKI的主要肾替代治疗。尽管现有的临床研究尚未发现CRRT在AKI预后方面与IHD相比有显著性差异，由于前文所述的CRRT与IHD相比具有的明显优越性，更多的临床医生还是选择CRRT作为AKI的肾替代治疗方式。在时机的选择上，当AKI2期患者对利尿剂反应不佳时即可考虑，但同时也应考虑CRRT带来的导管相关感染等其他风险对机体的影响。总之，应权衡利弊，综合考虑。肾替代治疗的最佳剂量目前并未明确，一般危重患者的治疗剂量20~35ml/(kg·h)。

（二）全身炎症反应综合征

重症急性胰腺炎、严重创伤、烧伤等是全身炎症反应综合征(systemic inflammatory response syndrome, SIRS)的常见病因。SIRS过程中，促炎细胞因子大量产生和释放可引起休克、DIC，严重时可致MODS。血液净化技术可以从循环中清除大量炎症介质，包括促炎细胞因子、补体激活产物及花生四烯酸代谢产物等，从而减轻全身炎症反应。为提高中分子溶质清除效率，治疗SIRS时一般选择高治疗剂量血液滤过(HVHF)或HDF等，以对流机制清除溶质。虽然多项临床和实验研究提示血液净化能有效清除循环中炎症介质水平，改善临床指标，但目前尚无大型、多中心的随机、对照研究证实能影响SIRS患者预后。

（三）液体过负荷

液体过负荷，药物治疗无效时，可以选择血液净化技术。充血性心力衰竭、心肺转流手术、急性呼吸窘迫综合征(ARDS)及重症急性胰腺炎(SAP)等是液体过负荷常见疾病或原因。血液净化技术能安全可靠地清除体内过多的水，迅速降低心脏前负荷，改善肝、肾等重要脏器灌注，同时使肾素-血管紧张素-醛固酮系统得到抑制，改善心脏后负荷，有利于心功能恢复。对治疗药物难以奏效的液体过负荷，可选择连续静脉-静脉血液滤过(CVVH)、低效延时每日透析(SLEDD)或缓慢连续性超滤(SCUF)等持续模式。

（四）严重的电解质及酸碱平衡紊乱

血液净化可迅速纠正重度高钠血症、低钠血症、高钾血症或严重代谢性酸中毒，但治疗时应注意，慢性低钠或高钠血症时纠正速度不宜过快。文献提供的治疗指证分别为：血钠<115mmol/L或>160mmol/L、血钾>6.5mmol/L、pH<7.1。

（五）挤压综合征和横纹肌溶解

挤压综合征和横纹肌溶解时，大量释放入血的毒素和肌红蛋白可以引起全身炎症反应综合征和急性肾功能损伤，上述物质均可被血液净化清除。治疗应尽早开始，应采用高通透性滤器，行HVHF或HVHDF治疗，或可采用血浆吸附。

（六）药物过量和中毒

血液透析联合血液灌流在药物和毒物中毒救治中的疗效已得到了广泛认可。循环中的有机磷农药和各种毒鼠药，以及抗癫痫药、镇静催眠药、抗生素类、洋地黄类及抗肿瘤化疗药等都可被血液透析联合血液灌流技术予以清除。

（七）肝功能不全

各种原因引起的重型肝炎、肝功能不全或肝衰竭常伴有内环境紊乱和体内毒性物质蓄积，抑制肝细胞再生。包括PE等模式的人工肝治疗可提供正常肝脏的解毒、合成及分泌等功能，为肝细胞再生或进行肝移植手术提供契机。

（柴艳芬　熊旭东　江荣林）

主要参考书目

1. 中华医学会重症医学分会. 中国严重脓毒症/脓毒性休克治疗指南(2014). 中华内科杂志,2015,54(6): 557-581.

2. Dellinger R P, Levy M M, Rhodes A, et al. Surviving sepsis campaign: international guidelines for management of severe sepsis and septic shock, 2012. Intensive Care Med,2013,39: 165-228.

3. 何健卓,张敏州,郭力恒. 五脏相关学说论治多器官功能障碍综合征. 新中医,2015,47: 5-7.

4. 梁群. 呼吸重症疾病的诊断与治疗. 北京: 人民卫生出版社,2014.

5. 重症血流动力学协作组. 重症血流动力学治疗(北京共识). 中华内科杂志,2015,54(3): 248-271.

6. 汪宗昱,吴胜楠,朱曦,等. 功能性血流动力学监测. 中国呼吸与危重监护杂志,2008,(3): 237-240.

7. 徐腾达,于学忠. 现代急症诊断治疗学. 北京: 中国协和医科大学出版社,2007.

8. 王吉耀. 内科学. 2版. 北京: 人民卫生出版社,2010.

9. 王磊,张敏州,郭力恒,等. 急性心肌梗死中西医结合临床路径的构建及初步评价研究. 中国中西医结合杂志,2011,31(1): 7-10.

10. 陈可冀,张敏州,霍勇,等. 急性心肌梗死中西医诊疗专家共识. 中国中西医结合杂志,2014,34(4): 389-395.

11. 中华医学会心血管病学分会,中华心血管病杂志编辑委员会. 急性ST段抬高型心肌梗死诊断和治疗指南. 中华心血管病杂志,2015,43(5): 380-393.

12. 王松云,鲁志兵,余锂镭,等. 恶性心律失常的急诊识别与处理. 心血管病学进展,2014,12(2): 112-114.

13. 朱良春. 中国百年百名中医临床家丛书 朱良春. 北京: 中国中医药出版社,2001.

14. 胡大一,郭继红. 中国心律学. 北京: 人民卫生出版社,2008.

15. 中华医学会心血管病学分会,中华心血管病杂志编辑委员会. 2010年急性心力衰竭诊断和治疗指南. 中华心血管病杂志,2010,38(3): 195-208.

16. 中华医学会心血管病学分会,中华心血管病杂志编辑委员会. 中国心力衰竭诊断和治疗指南2014. 中华心血管病杂志,2014,42(2): 98-122.

17. 中华心血管病杂志编辑委员会心肌炎心肌病对策专题组. 关于成人急性病毒性心肌炎诊断参考标准和采纳世界卫生组织及国际心脏病学会联合会工作组关于心肌病定义和分类的意见. 中华心血管病杂志,1999,27: 405-407.

18. 于维汉. 心肌病学. 北京: 科学出版社,2006.

19. Nassisi D, Oishi M L. Evidence-based guidelines for evaluation and antimicrobial therapy for common emergency department infections. Emerg Med Pract,2012,14(1): 1-29.

20. Lee YT, Chen SC, Chan KC, et al. Impact of infectious etiology on the outcome of Taiwanese patients hospitalized with community acquired pneumonia. J Infect Dev Ctries, 2013, 7(2): 116-124.

21. Limper AH, Knox KS, Sarost GA, et al. An official american thoracic society statement: treatment of fungal infections in adult pulmonary and critical care patients. Am J Respir Crit Care Med, 2011, 183(1): 96-128.

22. Raghavendran K, Napolitano LM. ALI and ARDS: Challenges and advances. Crit Care Clin, 2011, 27(3): XIII-XIV.

23. Raghavendran K, Napolitano LM. Definition of ALI/ARDS. Crit Care Clin, 2011, 27: 429-437.

24. Villar J, Blanco J, Kacmarek RM. Acute respiratory distress syndrome definition: do we need a change ?. Curr Opin Crit Care, 2011, 17: 13-17.

25. Chung KF, Wenzel SE, Brozek JL, et al. International ERS/ATS guidelines on definition, evaluation and treatment of severe asthma. Eur Respir J, 2014, 43: 343-373.

26. Mark FJ, Bateman ED, Boulet LP, et al. Global Strategy for Asthma Management and Prevention (2015 update). Global Strategy for Asthma Management and Prevention, 2015.

27. 中华医师学会心血管病学分会肺血管病学组, 中国医师协会心血管内科医师分会. 中国急性肺血栓栓塞症诊断治疗专家共识. 中华内科杂志, 2010, 49(1): 74-80.

28. Konstantinides SV, Torbicki A, Agnelli G, et al. 2014 ESC Guidelines on the diagnosis and management of acute pulmonary embolism: The Task Force for the Diagnosis and Management of Acute Pulmonary Embolism of the European Society of Cardiology (ESC) Endorsed by the European Respiratory Society (ERS). European Heart Journal, 2014, 35(43): 3033-3073.

29. ASGE Standards of Practice Committee, Fisher L, Krinsky ML, et al. The role of endoscopy in the management of obscure GI bleeding. Gastrointest Endosc, 2010, 72(3): 471-479.

30. 中国医师协会急诊医师分会. 急性上消化道出血急诊诊治专家共识. 中国急救医学, 2010, 30(4): 289-293.

31. 王净净, 龙俊杰. 中医临床病证诊断疗效标准. 长沙: 湖南科学技术出版社, 1993.

32. 石淑青. 上消化道出血的中医辨证论治. 中国中医急症, 2014, 23(6): 1135-1136.

33. 王今达, 王宝恩. 多脏器功能失常综合征MODS病情分期诊断及严重程度评分标准. 中国危重病急救医学, 1995, 7(6): 346-347.

34. 黎介寿. 肠衰竭——概念、营养支持和肠黏膜屏障维护. 肠外与肠内营养, 2004, 11(2): 65-67.

35. Blaser AR, Malbrain ML, Starkopf J, et al. Gastrointestinal function in intensive care patients: terminology, definitions and management Recommendations of the ESICM Working Group on Abdominal Problems. Intensive Care Med, 2012, 38(3): 384-394.

36. 刘大为. 实用重症医学. 北京: 人民卫生出版社, 2010.

37. Kutayli ZN, Domingo CB, Steinberg SM. Intestinal failure. Current Opinion in Anaesthesiology, 2005, 18(2): 123-127.

38. 刘大为, 邱海波, 严静. 中国重症医学专科资质培训教材. 北京: 人民卫生出版社, 2013.

39. 吕传真, 周良辅, 洪震, 等. 实用神经病学. 4版. 上海: 上海科学技术出版社, 2014.

40. 王辰, 席修明. 危重症医学. 北京: 人民卫生出版社, 2012.

41. 何志捷, 管向东. 重症医学. 北京: 人民卫生出版社, 2009.

42. 方邦江, 刘清泉. 中西医结合急救医学. 北京: 人民卫生出版社, 2015.

43. 中华医学会创伤学分会创伤急救与多发伤学组. 多发伤病历与诊断：专家共识意见. 创伤外科杂志，2014, 16(2): 191-192.

44. 方邦江. 中医急诊内科学. 北京：科学出版社, 2010.

45. 陈灏珠. 实用内科学. 14版. 北京：人民卫生出版社, 2013.

46. 中华医学会外科学分会，中华外科杂志编辑委员会. 围手术期预防应用抗菌药物指南. 中华外科杂志，2006, 44(23): 1594-1596.

47. 王茂斌. 康复医学. 北京：人民卫生出版社, 2009.

48. 安友仲，邱海波，黄青青，等. ICU病人镇痛镇静治疗指南(2006). 北京：人民卫生出版社, 2009.

49. 万献尧，于凯江，马晓春，等. 中国重症加强治疗病房危重患者营养支持指导意见(2006). 中华外科杂志，2006, 44(17): 1167-1177.

50. Mcclave SA, Martindale RG, Vanek VW, et al. Guidelines for the Provision and Assessment of Nutrition Support Therapy in the Adult Critically Ill Patient: Society of Critical Care Medicine(SCCM) and American Society for Parenteral and Enteral Nutrition(A. S. P. E. N.). JPEN J Parenter Enteral Nutr, 2009, 33(3): 277-316.

51. 周岁锋，郭应军，汤双齐. 胃气理论在危重病患者肠内营养支持中的作用. 中国中医急症，2006, 15(12): 1367-1368.

52. 国家卫生和计划生育委员会脑损伤质控评价中心. 脑死亡判定标准与技术规范(成人质控版). 中华神经科杂志，2013, 46(9): 637-640.

53. 中华医学会器官移植学分会. 中国心脏死亡器官捐献工作指南(第2版). 中华移植杂志(电子版), 2012, 6(3): 221-224.

54. 卫生部关于规范活体器官移植的若干规定. 中华移植杂志(电子版), 2010, 4(1): 62-63.

55. 柴艳芬，寿松涛，么颖. 急诊重症监护治疗病房(EICU)手册. 北京：人民卫生出版社, 2015.

56. Falter F. Bedside Procedures in the ICU. London: Springer London, 2012.

57. Dalfino L, Sicolo A, PAPARELLA D, et al. Intra-abdominal hypertension in cardiac surgery. Interact Cardiovasc Thorac Surg, 2013, 17(4): 644-651.

58. Kotsakou M, Kioumis I, Lazaridis G, et al. Pacemaker insertion. Ann Transl Med, 2015, 3(3): 42.

59. Mechlin MW, Hurford WE. Emergency tracheal intubation: techniques and outcomes. Respir Care, 2014, 59(6): 881-892.

60. Madsen K R, Guldager H, Rewers M, et al. Danish Guidelines 2015 for percutaneous dilatational tracheostomy in the intensive care unit. Dan Med J, 2015, 62(3): pii: B5042.

61. Gilotra N A, Stevens GR. Temporary mechanical circulatory support: a review of the options, indications, and outcomes. Clin Med Insights Cardiol, 2015, 8(S1): 75-85.

62. Jankowich M, Gartman E. Ultrasound in the Intensive Care Unit. New York: Springer New York, 2015.

63. Esteban A, Frutos F, Muriel A, et al. Evolution of Mortality over Time in Patients Receiving Mechanical Ventilation. Am J Respir Crit Care Med, 2013, 188: 220-230.

64. Blankman P, Gommers D. Lung monitoring at the bedside in mechanically ventilated patients. Curr Opin Crit Care, 2012, 18(3): 261-266.

65. Marini JJ. Mechanical ventilation: past lessons and the near future. Crit care, 2013, 17(Suppl1): S1.

附录 常用方剂

二 画

人参汤（《金匮要略》）：人参 甘草 干姜 白术

八珍汤（《瑞竹堂经验方》）：人参 白术 茯苓 当归 川芎 白芍 熟地黄 甘草

十灰散（《十药神书》）：大蓟 小蓟 荷叶 侧柏叶 茅根 茜根 山栀 大黄 牡丹皮 棕榈皮

三 画

大定风珠（《温病条辨》）：白芍 阿胶 龟板 干地黄 麻仁 五味子 生牡蛎 麦冬 炙甘草 鸡子黄 鳖甲

大承气汤（《伤寒论》）：大黄 枳实 厚朴 芒硝

大柴胡汤（《伤寒论》）：柴胡 黄芩 大黄 枳实 半夏 白芍 大枣 生姜

大陷胸汤（《伤寒论》）：芒硝 大黄 甘遂

小承气汤（《伤寒论》）：大黄 厚朴 枳实

小柴胡汤（《伤寒论》）：柴胡 半夏 人参 甘草 黄芩 生姜 大枣

四 画

五味消毒饮（《医宗金鉴》）：金银花 野菊花 蒲公英 紫花地丁 紫背天葵子

五虎追风散（《晋男史传恩家传方》）：蝉蜕 天南星 天麻 全虫 僵蚕

六君子汤（《医学正传》）：人参 白术 茯苓 炙甘草 陈皮 半夏

天麻钩藤饮（《中医内科杂病证治新义》）：天麻 钩藤 石决明 山栀 黄芩 牛膝 杜仲 益母草 桑寄生 夜交藤 茯神

邓氏冠心方（《邓铁涛学术经验集》）：法半夏 云苓 橘红 枳壳 甘草 竹茹 党参 丹参

五 画

加味保元汤（《医学集成》）：人参 黄芪 肉桂 杏仁 五味子 炙甘草

半夏白术天麻汤（《医学心悟》）：半夏 天麻 茯苓 橘红 白术 甘草

四君子汤（《太平惠民和剂局方》）：人参 白术 茯苓 甘草

四逆汤（《伤寒论》）：附子 干姜 炙甘草

圣愈汤（《医宗金鉴》）：熟地 白芍 川芎 人参 当归 黄芪

归脾汤（《正体类要》）：白术 人参 黄芪 当归 甘草 茯苓 远志 酸枣仁 木香 龙眼肉 生姜

大枣

玉屏风散(《世医得效方》):防风 黄芪 白术

玉真散(《外科正宗》):白附子 天南星 天麻 白芷 防风 羌活

瓜蒌薤白桂枝汤(《金匮要略》):瓜蒌 薤白 桂枝

甘露消毒丹(《医效秘传》):飞滑石 淡黄芩 绵茵陈 石菖蒲 川贝母 木通 藿香 连翘 白蔻仁 薄荷 射干

生脉散(《医学启源》):人参 麦门冬 五味子

白虎汤(《伤寒杂病论》):石膏 知母 粳米 甘草

龙胆泻肝汤(《医方集解》):龙胆草 栀子 黄芩 木通 泽泻 车前子 柴胡 甘草 当归 生地

六 画

回阳急救汤(《医学衷中参西录》):党参 山药 白芍 山萸肉 炙甘草 赭石 朱砂

回阳救急汤(《伤寒六书》):人参 茯苓 白术 甘草 陈皮 半夏 肉桂 附子 干姜 麝香

安宫牛黄丸(《温病条辨》):牛黄 水牛角 人工麝香 珍珠 朱砂 雄黄 黄连 黄芩 栀子 郁金 冰片

当归四逆汤(《伤寒论》):当归 桂枝 芍药 细辛 通草 甘草 大枣

朱砂安神丸(《内伤伤辨惑论》):朱砂 黄连 炙甘草 生地黄 当归

血府逐瘀汤(《医林改错》):桃仁 红花 当归 生地黄 牛膝 川芎 桔梗 赤芍 枳壳 甘草 柴胡

阴阳两救汤(《医醇滕义》):熟地 附子 人参 菟丝子 枸杞 茯神 远志 干河车 炮姜炭

七 画

来复汤(《医学衷中参西录》):山萸肉 生龙骨 生牡蛎 生杭芍 野台参 炙甘草

苍耳子散(《济生方》):苍耳子 辛夷 白芷 川芎 黄芩 薄荷 川贝母 淡豆豉 菊花 甘草

苏子降气汤(《太平惠民和剂局方》):紫苏子 半夏 当归 甘草 前胡 厚朴 肉桂

补元汤(《证治准绳》):川芎 当归 白芍药 熟地黄 紫草 红花 陈皮 甘草 白术

补阳还五汤(《医林改错》):黄芪 当归 赤芍 地龙 川芎 红花 桃仁

补肺汤(《备急千金要方》):黄芪 甘草 钟乳 人参 肉桂 干地黄 茯苓 白石英 厚朴 桑白皮 干姜 紫菀 橘皮 当归 五味子 远志 麦门冬 大枣

连朴饮(《霍乱论》):厚朴 黄连 石菖蒲 半夏 豆豉 栀子 芦根

八 画

参附龙牡汤(《世医得效方》):人参 附子 生姜 大枣 龙骨 牡蛎

参附汤(《圣济总录》):人参 附子 青黛

参附汤(《重订严氏济生方》):人参 附子

参麦汤(《医学衷中参西录》):生山药 干麦冬 牛蒡子 人参 生杭芍 清半夏 苏子 甘草

参苓白术散(《太平惠民和剂局方》):白扁豆 白术 茯苓 甘草 桔梗 莲子 人参 砂仁 山药 薏苡仁

固阴煎(《景岳全书》):人参 熟地 山药 山茱萸 远志 炙甘草 五味子 菟丝子

泻心汤(《金匮要略》):大黄 黄连 黄芩

泻白散(《小儿药证直诀》)：桑白皮 地骨皮 粳米 甘草
炙甘草汤(《伤寒论》)：甘草 生姜 桂枝 人参 生地黄 阿胶 麦门冬 麻仁 大枣

九 画

复元活血汤(《医学发明》)：柴胡 瓜蒌根 当归 红花 甘草 穿山甲 大黄 桃仁
复脉汤(《医门补要》)：炙甘草 西洋参 火麻仁 生地 麦冬
枳实薤白桂枝汤(《金匮要略》)：枳实 厚朴 薤白 桂枝 瓜蒌
独参汤(《修月鲁般经后录》引《十药神书》)：人参
茵陈术附汤(《伤寒论》)：茵陈 白术 附子 干姜 炙甘草 肉桂
茵陈蒿汤(《伤寒论》)：茵陈 栀子 大黄
香砂枳术丸(《景岳全书》)：木香 枳实 砂仁 白术
凉营清气汤(《丁甘仁医案》)：犀角 石斛 栀子 牡丹皮 生地 薄荷叶 黄连 赤芍 元参 生石膏 甘草 连翘 竹叶 茅根 芦根 金汁
射干麻黄汤(《金匮要略》)：射干 麻黄 生姜 细辛 紫菀 款冬花 大枣 半夏 五味子

十 画

桂枝甘草龙骨牡蛎汤(《伤寒论》)：桂枝 甘草 牡蛎 龙骨
桃仁红花煎(《陈素庵妇科补解》)：红花 当归 桃仁 香附 延胡索 赤芍 川芎 乳香 丹参 青皮 生地
桃红四物汤(《医宗金鉴》)：当归 熟地 川芎 白芍 桃仁 红花
桃核承气汤(《金匮要略》)：桃仁 大黄 桂枝 芒硝
涤痰汤(《奇效良方》)：南星 半夏 枳实 茯苓 橘红 石菖蒲 人参 竹茹 甘草
涤痰汤(《证治准绳》)：胆南星 半夏 枳实 茯苓 橘红 石菖蒲 人参 竹茹 甘草
真武汤(《伤寒论》)：茯苓 芍药 生姜 附子 白术

十 一 画

清胰陷胸汤(《急腹症方药新解》)：柴胡 黄芩 胡黄连 木香 元胡 大黄 芒硝 甘遂
清营汤(《温病条辨》)：水牛角 生地 金银花 连翘 元参 黄连 竹叶心 丹参 麦冬
清瘟败毒饮(《疫疹一得》)：生地 黄连 黄芩 丹皮 石膏 栀子 甘草 竹叶 玄参 犀角 连翘 芍药 知母 桔梗
清瘟败毒饮(《疫疹一得》)：生地 黄连 黄芩 丹皮 石膏 栀子 甘草 竹叶 玄参 犀角 连翘 芍药 知母 桔梗
羚角钩藤汤(《通俗伤寒论》)：羚羊角 钩藤 桑叶 川贝母 竹茹 生地 菊花 白芍 茯神 甘草
菖蒲郁金汤(《温病全书》)：石菖蒲 炒栀子 鲜竹叶 牡丹皮 郁金 连翘 灯心 木通 淡竹沥 紫金片
银翘散(《温病条辨》)：连翘 金银花 桔梗 薄荷 竹叶 生甘草 荆芥穗 淡豆豉 牛蒡子
麻杏石甘汤(《伤寒论》)：麻黄 杏仁 甘草 石膏
麻黄连翘赤小豆汤(《伤寒论》)：麻黄 连翘 杏仁 赤小豆 大枣 桑白皮 生姜 甘草
黄连温胆汤(《六因条辨》)：川连 竹茹 枳实 半夏 橘红 甘草 生姜 茯苓

黄连解毒汤(《外台秘要》)：黄连　黄芩　黄柏　栀子

十　二　画

犀角地黄汤(《外台秘要》)：犀角　生地　芍药　丹皮

犀羚三汁饮(《重订通俗伤寒论》)：犀角　连翘　白薇　皂角刺　羚羊角　郁金　天竺黄　丹皮　竹沥　石菖蒲　藕节

疏凿饮子(《重订严氏济生方》)：槟榔　大腹皮　茯苓皮　椒目　赤小豆　秦艽　羌活　泽泻　生姜

紫雪丹(《太平惠民和剂局方》)：石膏　寒水石　磁石　滑石　犀角　羚羊角　木香　沉香　元参　升麻　甘草　丁香　朴硝　硝石　麝香　朱砂

葛根芩连汤(《伤寒论》)：葛根　黄芩　黄连　甘草

葶苈大枣泻肺汤《金匮要略》：葶苈　大枣

十　五　画

增液汤(《温病条辨》)：玄参　麦冬　生地

增液承气汤(《温病条辨》)：玄参　麦冬　细生地　大黄　芒硝

镇肝熄风汤(《医学衷中参西录》)：牛膝　赭石　龙骨　牡蛎　龟板　白芍　玄参　天冬　川楝子　麦芽　茵陈　甘草

十七画以上

礞石滚痰丸(《奇效良方》)：大黄　片黄芩　礞石　沉香